新编护理学理论指导与实践

XINBIAN HULIXUE

LILUN ZHIDAO YU SHIJIAN

主编　田晓静　赵欣欣　王晓玲　靳惠珍

朱红霞　刘　霞　武萍萍

黑龙江科学技术出版社

HEILONGJIANG SCIENCE AND TECHNOLOGY PRESS

图书在版编目（CIP）数据

新编护理学理论指导与实践／田晓静等主编． -- 哈尔滨：黑龙江科学技术出版社，2023.12
ISBN 978-7-5719-2228-3

Ⅰ．①新… Ⅱ．①田… Ⅲ．①护理学 Ⅳ．①R47

中国国家版本馆CIP数据核字（2023）第237365号

新编护理学理论指导与实践
XINBIAN HULIXUE LILUN ZHIDAO YU SHIJIAN

主　　编	田晓静　赵欣欣　王晓玲　靳惠珍　朱红霞　刘　霞　武萍萍
责任编辑	包金丹
封面设计	宗　宁
出　　版	黑龙江科学技术出版社
	地址：哈尔滨市南岗区公安街70-2号　邮编：150007
	电话：（0451）53642106　传真：（0451）53642143
	网址：www.lkcbs.cn
发　　行	全国新华书店
印　　刷	黑龙江龙江传媒有限责任公司
开　　本	787 mm×1092 mm　1/16
印　　张	24.25
字　　数	614千字
版　　次	2023年12月第1版
印　　次	2023年12月第1次印刷
书　　号	ISBN 978-7-5719-2228-3
定　　价	238.00元

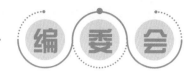

编委会

主　编

田晓静　赵欣欣　王晓玲　靳惠珍
朱红霞　刘　霞　武萍萍

副主编

朱　盼　雷春梅　杜荣荷　张　茹
顾君惠　郎永华　孟锡敏　张桂英
张　璐　武继业　王彬艳　龚小倩
李　红

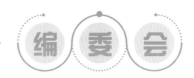

编　委（按姓氏笔画排序）

于　波（枣庄市妇幼保健院）

王晓玲（东营市第二人民医院）

王彬艳（四川省泸州市精神病医院）

文正矫（荆楚理工学院附属中心医院/荆门市人民医院）

田晓静（潍坊医学院附属医院）

朱　盼（曹县中医医院）

朱红霞（山东省菏泽市牡丹区中医医院）

刘　颖（郸城县中医医院）

刘　静（北京中医药大学枣庄医院）

刘　霞（济宁市中西医结合医院）

孙慧芸（荆楚理工学院附属中心医院/荆门市人民医院）

杜志丹（十堰市人民医院）

杜荣荷（沂源县中医医院）

李　红（山东省烟台市桃村镇卫生院）

张　茹（菏泽市定陶区人民医院）

张　璐（潍坊医学院附属医院）

张灵霞（山东青岛中西医结合医院/青岛市第五人民医院）

张桂英（山东省青岛西海岸新区薛家岛街道社区卫生服务中心）

武继业（潍坊医学院附属医院）

武萍萍（济南市高新区人民医院）

易春梅（十堰市人民医院）

郎永华（莱州市人民医院）

孟锡敏（溧阳市中医医院）

赵欣欣（山东中医药大学第二附属医院）

袁　菲（山东青岛中西医结合医院/青岛市第五人民医院）

顾君惠（济宁市第二人民医院）

龚小倩（四川省绵阳市中医医院）

靳惠珍（新疆医科大学附属肿瘤医院）

雷春梅（成都大学附属医院）

薛　君（枣庄市妇幼保健院）

穆　娟（十堰市人民医院）

前 言

FOREWORD

　　护理学是一门以多学科理论为基础,研究护理现象及其发生、发展规律的应用学科,其具有较强的理论性和实践性。护理学的发展得益于护理前辈对护理的概念、理论、模式等方面的完善与创新。社会的进步和科学的发展,护理教育水平的不断提高,护理研究的广泛开展,护理实践的复杂性增加,护理知识体系的完善和扩展,都推动着护理学成为一门独立的学科。随着人们生活条件的提高和医疗事业的迅速发展,护理工作越来越受到人们的广泛关注。护理技术操作流程和质量标准是护理工作规范化和标准化的基础,是保障护理工作质量的先决条件,为满足广大护理工作者在临床护理操作中的实际需要,编者在参考了国内外大量最新文献后编写了《新编护理学理论指导与实践》一书。

　　本书从基础出发,首先介绍了护理指标、气道护理、清洁与舒适护理等;然后重点阐述了急诊科疾病的护理、神经内科疾病的护理、心内科疾病的护理等。本书内容丰富、重点突出,结合了当前我国护理行业的实际情况,在内容编写上顺应学科专业发展及教育教学改革趋势,将护理学科专业的新知识、新成果、新技术编入其中,尽量体现先进性、科学性和实用性。本书既可作为临床护士工作实践的参考材料,又对临床实习护士的临床思维培养有指导意义。

　　由于编者编写水平有限,加上编写时间仓促,书中不足之处在所难免,希望广大读者不吝赐教。

《新编护理学理论指导与实践》编委会

2023 年 9 月

目 录

CONTENTS

3

第一章 护理指标

第一节 住院患者约束率

一、概述

患者身体约束带来很多负性质量问题。通过对住院患者身体约束率的监测，医院或护理部门能够及时获得约束具使用率、约束具使用导致的不良事件和约束具使用的其他相关信息。通过根本原因分析，找到过度使用约束具的影响因素。通过医院管理团队和医务人员的共同努力，找到有效的替代措施，努力减少身体约束率或使身体约束更具合理化，从而提高住院患者的安全性，提高人文护理质量。

二、指标的定义和意义

(一)指标定义

1.身体约束率

住院患者在医疗机构任何场所，任何徒手或采用物理的、机械的设备、材料，或者使用患者附近不易移动的设施，来限制患者活动或正常运用身体的自由。其使用率即统计周期内住院患者约束具使用天数占统计周期内住院患者人数的百分率。由于ICU、精神科、神经内科、神经外科等病区约束具使用较普遍，建议目前对这些特殊科室进行约束具使用的数据监测。

2.约束

一切用身体、药物、环境等措施来限制患者活动能力的行为。

3.身体约束

使用任何物理或机械性设备、材料或工具附加在或邻近患者的身体，患者不能轻易将其移除，限制患者的自由活动或使患者不能正常接近自己的身体。

4.药物约束

通过给药来限制患者活动或用于控制意外行为。但用于患者特殊病情或精神疾病治疗的情况除外。

5.隔离(环境约束)

隔离(环境约束)指把患者独立安置于单独的房间,防止他们离开,也可看作约束的一种形式。

6.约束用具

约束用具是指对自伤、可能伤及他人的患者限制其身体或机体某部位的活动,以达到维护患者安全,保证治疗、护理顺利进行的各种用具。身体约束的装置包括皮制或棉质的腕关节或踝关节约束带、约束大单、软带或背心、连指手套、骨盆带、衣服或背带、轮椅安全带和床栏等。

(二)指标的意义

临床护理服务质量是考评医疗机构质量的重要指标,各个环节的护理内容都需要严格进行质量控制,约束也不例外。以避免自我伤害、非计划拔管、坠床等保障患者安全为目的,身体约束是在我们国家医院部分护理领域经常采取的护理行为。在全球发达国家中,身体约束的使用已经是一个很有争议的问题,尽管是为了保护患者,但是约束却带来了更多负面问题,例如,导致皮肤创伤、压疮、便秘、抑郁、愤怒、功能下降等,这些问题可能增加患者的烦躁,甚至会让患者受到更严重的伤害,增加患者的病死率和住院费用。通过对住院患者身体约束率的监测,医院或部门能够及时获得约束具使用的率、约束具使用导致的不良事件和约束具使用的关联信息。通过根本原因分析,找到过度使用约束具的因素,可采取一系列有效的预防策略和替代疗法,减少约束具的使用和克服约束具使用的不良反应。相关研究表明,护士是直接负责患者安全的主体,也是身体约束的直接实践者,护理人员在约束实践中扮有重要角色,只有拥有正确的认知才能做出正确的决策与实践。因此,监测活动首先起始于护理人员对约束具使用危害的认知,不然就有可能导致约束具的过度使用。

通过医院管理团队和医务人员的共同努力,找到有效的替代措施,努力减少约束具的使用,从而提高住院患者的安全性、减少患者的病死率和住院费用等。因此,以指标监测获得信息为引导的持续质量改进活动,是日常医院患者安全管理的重要内容。由于护理人员在患者身体约束中起着很重要的作用,以护理人员为主导、以团队合作为基础的住院患者身体约束率的监测具有非常重要的意义。

三、测量方法

(一)计算公式

住院患者身体约束率=同期住院患者身体约束天数/统计周期内住院患者实际占用床天数×100%。

统计周期可根据质量管理评价部门要求确定统计周期,如每月、每季度、每年。"约束天数"每班由相关成员观察每位患者使用约束具情况,每位患者每天使用1次或1次以上计1天,约束一个部位或同时约束多个部位均计1次。

身体约束率的其他相关指标计算方法扩展:除了基本公式的统计方法,各医院也可以根据自己医院管理的需求采取不同的统计方法,如统计平均每位患者的约束时长等。

(二)数据及来源

1.涉及的变量

病区名称、日期、患者数、班次、当班护士人数;约束患者年龄、性别、主要诊断、APACHEⅡ评分;约束发生时的意识状态、是否镇静和镇静程度、是否机械通气、有无气管插管、各种导管置管情况;约束原因、约束部位、约束工具、约束开始和结束时间、有无约束医嘱、意外拔管等不良事件发生率、患者知情同意等。

2.数据来源

患者身体约束天数可来自护理病历记录、病程记录、医嘱单、患者约束观察表;住院患者实际占用床天数来源于病区的病案日报。如医院有信息系统,患者身体约束天数可直接从护理电子病历系统获取,住院患者实际占用床天数从病案系统直接获取。

四、指标的使用方法

住院患者身体约束率作为一个常用指标进行监测,通常用于使用约束具频率较高的科室,如ICU、精神科、神经内科、神经外科等病区。身体约束的使用受多因素影响,研究显示患者类型、治疗特征、医护人员对身体约束的认知及实践行为、医疗资源环境等都是影响临床使用身体约束的重要因素。

通过数据监测,可以了解住院患者约束具使用情况,同时可分析身体约束的相关因素,为制定合理使用约束、减少身体约束策略提供理论依据。因此,医院应建立身体约束的记录、分析、反馈和上报系统,建立完整的合理使用约束和减少患者身体约束的流程和制度,并对医护人员进行定期培训、教育和考核。

一旦患者给予约束,所有医务人员都应有记录和上报的习惯。护理部、病区每月进行全院和病区约束具使用数据的收集和统计分析,每季度向医院质量管理委员会汇报。根据监测结果,可以检验临床护理实践、组织体系、医护合作、规章制度是否合理,医护人员对于约束的认知是否到位、了解护理人员是否短缺、替代约束的措施有无落实到位,通过寻找相关原因并制定整改计划;按照计划实施落实;监测过程、维持改进。改进后的结果与基线比较,确认整改措施是否有效。如果无效,需要改变措施,进入下一轮的持续质量改进。

五、评述

(一)实施身体约束的争议

身体约束主要用于以下两个方面:①减少医疗干扰,降低医疗潜在风险,保证医疗和护理工作的顺利实施。②对意识障碍患者的肢体制动,减少伤害和自我伤害的发生,其中,最主要的是降低非计划拔管的发生率。但其使用指征和程度尚有争议。澳大利亚循证医学循证卫生保健中心于2013年7月公布的身体约束原则中指出:尽量不使用约束,应尽早解除约束;尽可能地寻求替代性治疗方法。美国护理协会及其他相关护理和医疗组织表示,减少约束已经成为衡量护理质量的重要指标,也是持续质量改进的目标之一。国外很多医疗机构认为,身体约束会明显降低护理质量,属于不合格护理。强制约束患者只能作为其他方法都无效的情况下,被采用的最后一种不得已方法。目前,国外的很多医疗机构已制订了大量限制或禁止医务人员对患者使用身体约束的规定和鉴定标准,要求所有医院应制订相应规定,将约束的应用降低到最低。国内ICU人力资源相对不足,部分医护人员约束使用知识不够、约束具使用技能不熟练,缺乏有效的身体约束相关制度和流程,导致患者身体约束率居高不下。现状调查发现当前ICU身体约束主要存在以下问题:身体约束告知流程不规范、约束指征不明确、约束期间护理不到位、对患者及家属缺乏必要的人文关怀等。在患者法律观念和维权意识日益增强的今天,不恰当的身体约束的使用或将带来医患纠纷。研究发现身体约束可能引发下列不良后果。

(1)身体约束可能导致皮肤、血管、神经和肌肉骨骼的损伤,其原因可能是烦躁或意识模糊的患者在身体约束时挣扎、躁动引起的机械性损伤。

(2)身体约束也被认为是ICU患者不适感的主要来源。ICU患者处在陌生环境,若同时身体约束,极有可能发生意识状态和精神心理因素的改变。Shehabi等的一项大样本研究表明身体约束增加ICU谵妄的发生率。Tugay等报道身体约束的患者可能遭受一系列不良的心理后果,从淡漠和拒绝到认知行为异常等。

(3)身体约束在一定程度上被认为是侵犯患者的自主权和人格尊严。这个论点在国外伦理学和医学界被广泛争议。

(4)身体约束与ICU获得性肌无力(ICU acquired weakness,ICUAW)相关。ICUAW是一项重要的重症相关性并发症,可引起较长时间的神经和肌肉功能障碍。

因此,保护性身体约束作为一项对患者干预治疗的方法,实际却是涉及生理、心理、法律和伦理等方面的复杂课题。但鉴于ICU等治疗单元患者病情的特殊性和多样性,以及专业护理人员缺乏等实际情况的存在,使身体约束在今后的临床工作中仍长期存在。

(二)正确评估对身体约束合理使用的作用

身体约束的使用一定要在对患者生理、心理、医疗设备及环境充分评估后进行。用一定的评估工具来衡量是否有使用身体约束的指征,可以降低约束具使用率,而我国目前尚缺乏相关工具来评估身体约束使用的指征和时机,护理人员往往根据经验判断是否进行身体约束。

(三)身体约束使用的其他相关因素

临床上约束的使用与很多情况相关,多项研究显示患者因素、治疗因素、医护人员对约束的认知与态度及医疗环境等都是影响临床进行约束决策的重要因素。

1.患者因素

研究显示患者的疾病特征、治疗方式、药物使用特点、精神意识状态和人口统计学特征等都影响患者身体约束的使用。重症监护室病情危重和意识不清的患者较多,意识状态的影响和插管带来的不舒适都会导致意外拔管事件的发生,再加上护理工作量较大,监护室中缺少专人陪护,约束就成为最理想的保护措施。患者镇静程度越深身体约束使用越少,镇静越浅身体约束使用越多,但也越容易发生拔管。Martin等建议身体约束和药物约束的选择应该根据治疗目的、疾病及医疗资源来综合考虑。

2.护士因素

护士是直接负责患者医疗设备完整和安全的主体,也是身体约束的直接实践者,他们对约束的认知、态度及相关行为都会对身体约束的使用产生影响。护理人员在约束实践中扮有重要角色,只有拥有正确的认知才能做出正确的决策与实践,但是许多临床护理人员缺乏对身体约束的正确认知,导致临床护士有滥用约束的倾向。目前临床约束存在的错误认知主要表现在两方面:夸大身体约束使用效果,忽视约束给患者带来的不良反应。法国的调查显示85%的护士认为没有身体约束气管插管的患者是不可能有安全保证的,临床护士常常为了预防意外发生而对清醒尚合作的患者使用约束,增加了不必要的身体约束使用。在实践活动中护士是约束决策实践的主体,研究显示临床上约束使用的决策大部分是由护士决定,有些国家护士拥有医嘱权,而有些国家护士需将决定通知给医师,再由医师开医嘱执行,但护士的判断始终是影响约束使用最为重要的因素。

3.环境因素

环境因素主要是指影响身体约束使用的人力资源、管理、物理环境等方面的因素。人力资源包括人力数量、人才结构和职称结构,以及护理临床教学科研等功能发挥和利用的综合概念,特别是作为衡量人力资源数量指标的护患比和人力资源调配过程中护理工作量、每班护士人力及职称的构成都对身体约束的使用产生影响。在我国护患比普遍较低,护士没有能力全面、持续观察到患者的行为举动,不得不预防性使用身体约束来替代临床观察对患者的安全监视,从而潜在性地增加了身体约束的使用。管理方面,Hurlock-Chorostecki 等认为医院的组织构架与相关制度会直接影响约束的使用状况。例如,在欧洲的研究调查发现,相关约束管理制度完善的 ICU 使用约束率比制度不完善的 ICU 低。物理环境已经被证实成为影响身体约束使用的重要因素。ICU 和普通病房相比,ICU 灯光长明、仪器报警、有创诊治操作、限制探视等都可能会使患者发生谵妄、焦虑、激怒等。隔离的环境可能保护了患者的尊严与隐私,但是也可能限制护士能够及时观察患者,护士会通过增加身体约束来保障患者的安全。

(四)通过多元化的干预减少身体约束率

通过管理、教育、身体约束的替代和正确使用约束具四个维度减少身体约束发生率。首先约束具使用时必须做好记录和相关数据的收集和分析,医院管理部门应规定约束相关内容的记录方式并指定相应责任人负责数据的整理和分析。通过对患者身体约束率的分析,明确与患者身体约束的相关的因素,积极使用替代约束的方法以减少约束的使用。建立和完善医院减少约束具使用的制度和流程,加强医务人员对约束认知的教育,提高护士人力资源配备。为减少身体约束的应用,医疗团队应做到:优化镇静策略、尽早脱离机械通气、早期开始运动康复训练等。护理方面需要注意以下几点。①维持患者定向力:要加强与患者的语言或非语言沟通,重视他们参与护理计划,安慰、抚触患者。②防止患者自行拔除治疗监护设备:可将管道等设备移到患者直接视野之外,如将胃管绕到前额,将微量泵放到患者身后,提供让患者抓在手里的物品。③环境疗法和其他分散注意力的方法,如音乐、按摩、推拿、针灸等。

六、此指标与其他敏感指标的关联和联合应用

(1)患者身体约束率的高低与其他指标密切相关。大量文献表明,护患比、住院患者每 24 小时平均护理时数可以影响约束率的高低。如果护患比、住院患者每 24 小时平均护理时数低下,则不能满足床旁护理的需求。为了保障患者安全和非计划拔管等不良事件的发生,很多医护人员会选择患者身体约束来替代护理人员对患者的床旁实时监护,导致约束的过度使用。

(2)本科及以上学历护士的占比、不同级别护士的合理配置等指标对降低住院患者身体约束率都起着非常大的作用。学历结构的高低决定护士对培训的接受度和对知识的理解能力,护理团队中如果低学历、低层级护士多,这些护理人员相对工作经验缺乏,对如何合理使用身体约束的判断能力较低,从而导致给患者盲目使用身体约束的率增加。

(3)约束率的高低与非计划拔管之间存在一定的关联性。约束时段的镇静水平不合适,可以导致非计划拔管的发生。以减少非计划拔管的发生为目的产生的身体约束,虽然非计划拔管率有可能降低,也是约束率居高不下的原因之一。部分文献表明:使用约束并不能降低非计划拔管的发生率。

(4)约束具的使用与压疮发生率有关。约束状态下患者主动活动和被动活动均减少,护士由于担心约束的有效性加之约束状态下操作的不方便,间接减少了给患者被动活动的频率和活动时间,也可能改变给患者活动的方式如翻身不彻底,侧卧位时间减少等。患者约束状态下身体舒适度下降,主动活动减少,躁动的可能性增加,导致皮肤破损的危险,也可以成为压疮的诱因之一。

(田晓静)

第二节 住院患者跌倒发生率

一、概述

患者发生跌倒可能造成伤害,导致严重甚至危及生命的后果。通过对住院患者跌倒发生率指标的监测,了解所在医院或部门的跌倒发生率和伤害率。通过根本原因分析和有效的对策实施,可以降低导致患者跌倒的风险及跌倒的发生率,保障患者安全。对患者跌倒风险的评估,可以帮助护理工作者建立患者分类管理的职业思维。预防患者跌倒的过程,充分体现了护理工作对患者的责任和关怀。

二、指标的定义和意义

(一)指标定义

1.跌倒

跌倒指住院患者在医疗机构任何场所,未预见性地倒于地面或倒于比初始位置更低的地方,可伴或不伴有外伤。所有无帮助及有帮助的跌倒均应包含在内,无论其由生理原因(如晕厥)或是环境原因(如地板较滑)造成。若患者是从一张较低的床上滚落至垫子(地面)上也应视其为跌倒并上报。

2.跌倒伤害

跌倒伤害指患者跌倒后造成不同程度的伤害甚至死亡。跌倒对患者造成的影响可根据美国护理质量指标国家数据库做出的分级定义。①无:没有伤害;②严重度1级(轻度):不需或只需稍微治疗与观察的伤害程度,如擦伤、挫伤、不需要缝合的皮肤小撕裂伤等;③严重度2级(中度):需要冰敷、包扎、缝合或夹板等医疗或护理处置与观察的伤害程度,如扭伤、大或深的撕裂伤、皮肤撕破或小挫伤等;④严重度3级(重度):需要医疗处置及会诊的伤害程度,如骨折、意识丧失、精神或身体状态改变等;⑤死亡:患者因跌倒产生的持续性损伤而最终致死。

3.住院患者跌倒发生率

统计周期内住院患者跌倒发生例次数(包括造成或未造成伤害的)与统计周期内住院患者总天数的千分比称为住院患者跌倒发生率。

4.住院患者跌倒伤害率

统计周期内住院患者跌倒发生伤害例次数与统计周期内有记录的跌倒例次数的比例称为跌倒伤害率。

5.跌倒伤害严重度1级比率

统计周期内住院患者跌倒发生伤害严重度1级的例次数与同期住院患者有记录的跌倒发生伤害例次数的比率。

6.跌倒伤害严重度2级比率

统计周期内住院患者跌倒发生伤害严重度2级的例次数与同期住院患者有记录的跌倒发生伤害例次数的比率。

7.跌倒伤害严重度 3 级比率

统计周期内住院患者跌倒发生伤害严重度 3 级的例次数与同期住院患者有记录的跌倒发生伤害例次数的比率。

8.住院患者

住院患者包括所有住院患者和急诊观察室患者。

(二)指标的意义

住院患者跌倒是医院内患者不良事件之一,跌倒可能导致严重甚至危及生命的后果。

跌倒的发生与医院的整体管理、护理质量、患者教育、疾病因素和治疗方法等密切相关。跌倒发生率的高低是评价医院患者安全的重要指标之一。美国医疗机构联合委员会在患者安全目标中指出,跌倒是护理质量的核心指标,也是护理的一项敏感指标。采用某些工具来评估并辨别出具有较高跌倒风险的患者,实施跌倒预防措施,对发生的跌倒事件进行监测和上报,医院或部门能够及时获得跌倒发生的频率、严重度和跌倒发生相关联的其他信息。通过根本原因分析,使患者跌倒的相关危险因素得到及时识别,在医院管理团队和医务人员的共同努力下,找到有效的预防措施,努力减少跌倒不良事件的发生,借此提高住院患者的安全性。住院患者发生跌倒造成的伤害,不但给患者带来身体和精神上的痛苦,也给医院的整体利益带来损失,包括增加患者的住院时间和医疗费用、增加护理人员的工作任务、影响床位周转率等。因此,以指标监测获得的信息为基础引导的持续质量改进活动,是日常医院患者安全管理的重要内容。由于护理人员直接接触患者,是控制导致患者跌倒的不安全因素的主要实施者,这些活动包括及时正确评估患者跌倒的高危因素,通过循证获得预防跌倒的最佳措施予以实施,评估跌倒预防措施的落实率,防止责任缺陷。管理部门通过对跌倒发生率、伤害率和伤害程度的分析,得到造成患者跌倒的特异性因素,完善医院预防跌倒管理制度、优化预防流程、提高护士人力资源配备,将与跌倒关联的系统原因包括环境因素、设备因素、人员因素、治疗因素、患者教育因素等改进,防止类似的事件再次发生。因此,护理人员介导的以团队改进为基础的住院患者跌倒发生率的监测具有非常重要的意义。

三、测量方法

(一)计算公式

(1)住院患者跌倒发生率=同期住院患者中发生跌倒患者例次数/统计周期内住院患者人数×1 000‰。

(2)住院患者跌倒伤害率=同期住院患者中发生跌倒伤害例次数/统计周期内有记录的患者跌倒例次数×100%。

(3)跌倒伤害某等级比率=同期住院患者中发生跌倒伤害某等级患者例次数/统计周期内住院患者中发生跌倒伤害例次数。

"统计周期"可根据质量管理部门要求确定,如每月、每季度、每年;"跌倒"的纳入标准:所有的住院患者、急诊观察室的患者发生的跌倒,同一患者多次跌倒每次都需要计一例。

(二)数据及来源

计算住院患者跌倒发生率,需要先确定统计的周期;然后根据不良事件报表或护理记录,获得统计周期内跌倒发生例数和跌倒造成不同程度伤害的例数。住院患者人数可以通过病区日报表获得。如果医院信息系统比较完善,跌倒发生例数和跌倒造成不同程度伤害的例数可直接从不良事件上报系统或护理记录系统获取,住院患者实际占用床天数从病案系统直接获取。

为了便于做分层分析,通常还会将患者的跌倒风险评分、个体特征(年龄、性别、诊断)等信息一并进行采集。如果要通过跌倒原因寻找病区或医院层面患者跌倒的危险因素,则可以根据跌倒的影响因素设计报表。

四、指标的使用方法

住院患者跌倒发生率和跌倒伤害率作为护理高度相关的常用安全指标进行监测。通过数据监测,可以了解住院患者跌倒发生率和跌倒伤害率的情况,同时可以分析发生跌倒和跌倒伤害的相关因素,是否与护理不当和照护缺失有关,为制定预防跌倒的改进策略提供理论依据。医院应建立护理不良事件上报系统;护理不良事件报告有上报—分析—责任确认—系统整改—落实反馈等完整流程和制度;相关制度与流程有利于主动报告;定期对护士进行安全警示教育。跌倒发生后护理人员除及时上报以外,还应在护理病历中及时记录跌倒的过程、跌倒的结果和处置。护理部、病区每月进行全院和病区跌倒数据的收集和统计分析,每季度向医院质量管理委员会汇报。根据监测结果,可以检验临床护理实践、组织体系、规章制度是否合理,预防跌倒的措施是否落实到位,了解患者跌倒的风险是什么、本医院护理工作的效力和效率如何、护理人员是否短缺、护理临床工作经验是否缺乏、护士防范患者跌倒的知识是否缺乏等问题。通过寻找相关原因并制定整改计划;按照计划实施落实;监测过程、维持改进;改进后的结果与基线比较,确认整改措施是否有效。如无效果,需要改变措施,进入下一轮的持续质量改进。

五、评述

据美国疾病控制与预防中心(CDC)的调查数据显示,跌倒是老年人非致死性损伤和伤害死亡的主要原因,据估计,每年65岁以上的老年人跌倒的发生率为33%,其中20%～30%的人遭受中度到重度跌倒所致的损伤,包括骨折和头部创伤,从而导致死亡率上升、严重致残等;由于跌倒患者群体呈逐年上升趋势,给社会造成的经济负担也很严重。因此,跌倒已成为值得关注的公共卫生问题。很多国家已经或正在把住院患者跌倒发生率作为临床护理质量控制的一项指标。美国医疗机构联合委员会在患者安全目标中指出,跌倒是护理质量的核心指标,也是护理的一项敏感指标。

(一)多团队合作

Merrett 等认为跌倒的发生与患者的疾病、生理、心理、所用的药物和周围环境等密切相关,因此,跌倒的预防措施也是全面和多方位的,不能把预防跌倒的工作仅仅作为护理部门的职责,应该通过不同领域的专业人员合作来预防跌倒。文献报道,护理人力资源配置、外部环境、患者个体因素等都会对跌倒和跌倒造成的伤害产生影响。预防患者跌倒是一个系统工程,需要医师、护士、后勤服务等及家属等共同参与。Graham 等认为,一个完整的跌倒预防项目需要跨学科的团队去完成,这个团队成员包括每个护理单元的护士代表、药剂师、康复人员、风险管理者和管理员等。Wright 等于 2007 年提出,沟通、政策和程序、团队合作是成功进行跌倒管理的 3 个要素。Miake-Lye 等通过文献系统回顾(包括 4 个 Meta-分析涉及 19 项研究)表明,强调多元化策略预防跌倒,其中包括跌倒风险的评估、患者教育等在住院患者中的应用,可降低跌倒的相对风险高达 30%。Ireland 等针对各种各样患者的需求、复杂的临床实践环境和有限医疗资源,对传统的干预措施进行了改革,强调主动地利用证据、员工参与、专家咨询、政策和协议、员工和患者教育等措施,在 60 个临床中心的实施证实了能降低年跌倒率达 20%。Bonuel 等于 2011 年提出 CATCH 模型,建议跨学科团队成员每月定期召开会议,讨论跌倒的案例,并发挥头脑风暴提出可能有效减少跌倒发生的预防策略。包括:制作住院患者跌倒预防宣传册和家庭预防跌倒小册子;重新评价医院的跌倒政策和程序是否与联合委员会及以证据为基础的跌倒预防实践相一致;为员工创建醒目的跌倒教育海报;制作适合本院的跌倒预防视频;开发患者跌倒报告的查检表;将一个新的患者跌倒风险评估模板和跌倒有关的文件模版结合到教育规划中;重新评估医院现有的跌倒预防能力;完成各学科间有关跌倒的教育等预防措施。

(二)跌倒风险评估量表的选择

为了减少患者因跌倒造成的伤害风险,JCAHO 中指出,各医院应该建立降低患者跌倒的计划,其中包括评估患者的跌倒风险,并采取措施减少风险和降低跌倒导致的伤害风险。

Dana 等指出需使用标准化的风险评估工具评估跌倒的风险。在国外用于预测住院患者跌倒评估量表有许多种,其中托马斯跌倒风险评估工具,Hendrich 跌倒风险评估表,摩尔斯跌倒评估量表和约翰霍普金斯跌倒风险评估量表。4 个量表研究较多,是相对较成熟的量表。

1.托马斯跌倒风险评估工具

托马斯跌倒风险评估工具是 Oliver 等在 1997 年研制的,量表主要包括 5 个条目:意识不清/躁动不安;步态不稳;曾发生过跌倒;常上厕所的需求;视觉不佳且造成日常生活功能障碍。评估总分≥2 分表明跌倒高风险,需要实施防跌倒措施。Oliver 等对托马斯跌倒风险评估工具进行测评,表明其敏感度为 93%,特异度为 87%,阳性预测率为 62%,阴性预测率为 98%。应用此量表评估患者的跌倒风险花费时间短,较容易完成,是专为老年人设计的跌倒风险评估量表,缺点是评估中考虑跌倒内在因素较多,而忽略了外在因素如环境因素等。

2.Hendrich 跌倒风险评估表

Hendrich 跌倒风险评估表是 Ann Hendrich 等在 2003 年研制的。研究者在一家三级综合医院,通过病例对照研究(355 例/780 例),从 600 多条跌倒危险因素中最终筛选出 8 个条目:意识模糊/定向力障碍/行为冲动;排泄状态/抑郁状态;头晕/眩晕;男性;服用抗癫痫类药物;服用苯二氮䓬类药物;起立—行走测试。量表总得分≥5 分被认为是跌倒高危人群,提示护理人员应实施护理干预措施,预防患者跌倒。此量表是目前最新的跌倒风险评估量表,是专门应用于成年住院患者的跌倒风险评估,敏感度为 74.9%、特异度为 73.9%,评定者间信度为 100%。量表简短,使用方便,3~5 分钟即可完成跌倒风险的评估。

3.摩尔斯跌倒评估量表

摩尔斯跌倒评估量表是由 Morse 等在 1989 年研制的,包括 6 个条目:精神状态不佳;步态/移位障碍;曾发生跌倒;行走需辅具;次诊断;附加医疗设备(IV/检测器/导管)。得分 0~24 分为跌倒低危人群,25~44 分为跌倒中危人群,45 分以上为跌倒高危人群。研究者对加拿大的医院、护理院、康复中心的 16 个病房的 2 689 例患者做了测试研究,其中 41%是 65 岁以上的老年人。当临界值为≥45 分时敏感度为 73%,特异度为 75%,阳性预测率 4%,阴性预测率为 99%。此量表可以应用于社区、护理院及医院的所有患者。

4.约翰霍普金斯跌倒风险评估量表

约翰霍普金斯跌倒风险评估量表是由美国约翰·霍普金斯大学医学院在 2003 年研制的,包括 7 个条目:年龄;跌倒史;排泄(大、小便);使用高风险跌倒的药物;携带的导管;活动能力;认知。得分 0~5 分为低危跌倒风险值,6~13 分为中危跌倒风险值,13 分以上为高危跌倒风险值。

有学者应用美国约翰霍普金斯大学医院跌倒危险评估表中文版对住院老年患者进行跌倒危险性的评估,将患者分为高度、中度和低度跌倒危险并给予相应的护理措施,结果经过1年的临床研究和效果观察,某老年病房跌倒发生率由预防跌倒分级管理方案实施前0.045%下降到0.015%。

对于跌倒评估的频次,JCAHO强调住院患者每天评估1次,患者转科、病情改变或跌倒后需再次评估。Gustafson等认为患者入院时即完成跌倒风险的评估,然后在评估的基础上,按照医院的政策和程序采取措施,降低跌倒的发生。

(三)跌倒重在预防

美国、英国、新加坡、日本、加拿大等发达国家,已在社区、医院、养老院等建立了不同规模的预防跌倒团队,团队成员包括医师、护士、药师、心理治疗师、康复或作业治疗师、生物工程技术人员、社会工作者、社会学家、流行病学家、社区警察等。Cumming报道,通过跌倒预防,养老院老年人跌倒率降低了26%且两年内未发生与跌倒有关的入院事件。

跌倒是由环境、生理、病理和心理等因素综合作用的结果。国内外相关研究已证实,给予患者综合性预防,能有效降低住院患者跌倒发生率。然而,到目前为止,所有的研究都片面强调护士的作用,而忽略了其他医务人员(如医师、药师、康复治疗师、后勤、设备人员等)在患者跌倒防范中的作用。因此,以跌倒高危因素为切入点,以多学科合作、综合预防为核心,防患于未然,降低住院患者跌倒率和跌倒伤害率。

(四)数据的真实性和便捷性

据统计,每年有20%的住院老年患者发生跌倒,其中5%～15%的跌倒造成脑部损伤、软组织损伤、骨折、脱臼,但实际跌倒上报的发生率偏低。据国外报道,42%住院跌倒患者造成了伤害,8%住院跌倒患者造成了严重伤害。国内报道,70.28%住院跌倒患者造成了伤害,23.74%住院跌倒患者造成了严重伤害。那么高的伤害率有可能存在跌倒漏报的现象,尤其跌倒后没有造成伤害的案例可能被忽视了。目前,国内有关跌倒率和跌倒伤害率并没有统一的计算标准,如果分母、分子的纳入、排除标准不一致,本质上就没有可比性。不同医院收治的病种和病情严重度不一样,导致发生跌倒的风险因素就不一致,那么可比性也较差。因此,要加强教育,必须明确指标监测的意义,指标的监测并不是进行好坏的排序,而是为了自我前后对照、与标杆对照、与目标值对照,帮助机构找差距,找问题,进行持续质量改进。同时,要普及临床护理信息系统,把跌倒相关信息直接植入病历书写模块,那么,数据就可以直接从信息源头抓取,保证了数据的真实和便捷。

(五)关注过程指标

进行指标监测时,不能仅仅关注结果指标,还要关注导致该结果的相关要素(过程)指标,如跌倒的评估、个体化护理计划的制定、预防措施的落实,从而进行过程改进。

(六)跌倒指标计算

不同科室的跌倒指标要分别计算,尤其产科、康复科、儿科、精神科的住院患者跌倒发生率应单独计算,因其发生跌倒的原因和预防策略有其特殊性。

六、此指标与其他敏感指标的关联和联合应用

近年来,有研究提示护理单元的人员配置,尤其是专业护士的数量和专业水平,可能会影响跌倒事件的发生率。护士有责任识别出具有较高跌倒风险的患者,并且有义务制订相应的护理计划来将此风险最小化。护理人员短缺,经验不足,以及专业知识欠缺均可使患者受伤的风险增

加。较高的跌倒发生率则提示医院管理部门需要对识别、预防"跌倒高危"患者相关的临床及组织过程进行检视,并考虑是否可能存在人员短缺的情况,包括是否存在护患比低下、护理时数不足、护理人员由于学历层次和教育水平不够导致的经验匮乏,以上因素可以导致组织对患者存在的跌倒风险感知能力和预防能力低下等。对住院患者跌倒发生率的监测可以有效评价医院患者安全管理水平和护理质量,能敏感地影响护理实践,指导护理工作者针对问题主导和进行持续质量改进工作。在一定程度内提高护患比、住院患者每 24 小时平均护理时数、本科及以上学历护士的占比,改善不同级别护士的合理配置等指标,对降低住院患者跌倒发生率和伤害率都起着非常大的作用。

(田晓静)

第三节 院内压疮发生率

一、概述

通过监控院内压疮发生率,可分析院内压疮发生的趋势、特征及其影响因素,通过采取针对性的压疮护理措施与管理,进一步减少院内压疮的发生,减少皮肤损伤对患者造成的直接和间接伤害。

二、指标的定义和意义

(一)指标定义

1.压疮

美国国家压疮咨询委员会(National Pressure Ulcer Advisory Panel,NPUAP)和欧洲压疮咨询会(European Pressure Ulcer Advisory Panel,EPUAP)联合定义压疮:皮肤和皮下组织的局限性损伤,通常发生在骨隆突处,一般由压力或压力联合剪切力引起。因弥漫性蜂窝织炎、散在性的胶带撕脱伤、动静脉功能不全、糖尿病相关神经病变及失禁造成的皮肤损伤均为非压力因素导致,不属于压疮范畴。压疮包括医院获得性压疮(hospital-acquired pressure ulcers,HAPU)和社区获得性压疮(community-acquired pressure ulcers,CAPU),这里重点阐述的是住院患者的压疮,通常以"院内压疮发生率"和"压疮现患率"来描述。

2.医院获得性压疮

医院获得性压疮又称院内压疮,是指患者在住院期间获得的压疮,即患者入院 24 小时后新发生的压疮,也包括社区获得性压疮患者在住院 24 小时后又发生了新部位的压疮。入院 24 小时内发生的压疮应纳入社区获得性压疮。

3.院内压疮发生率

院内压疮发生率是指统计周期内住院患者压疮新发病例数与周期内住院患者总数的百分比。

4.压疮现患率

压疮现患率是指在某一特定时点住院患者中已经发生压疮的总人数(包含 HAPU 和 CAPU)

与该时点住院患者总数的百分比。

(二)指标的意义

压疮的发生会增加患者的痛苦、住院时间、医疗费用和病死率,给患者、家庭和社会带来沉重负担,也增加护理工作量。在严重压疮治疗过程中,患者感受到的疼痛程度不亚于一般的癌性疼痛。在英国,每治愈1例Ⅰ期压疮需1 064英镑,Ⅳ期压疮需10 551英镑;在美国,每治愈1例压疮需要2 000~70 000美元。压疮还延长患者住院时间,增加出院30天内的再住院率。院内压疮的发生,除了与患者自身因素(如疾病严重程度、年龄、营养状况)有关外,还与临床护士认知因素(如对压疮风险防范意识不强、专业知识掌握不全面)、行为因素(如专业护理不到位、健康宣教未落实、对患者的动态评估不及时、压疮护理措施不规范、针对个体的压疮防范重点不到位),以及其他因素(如护理人力不足、防范设施不完善、管理者监控的时效性滞后)密切相关,除患者因素外,护理人员认知、行为及人力等因素均是护理服务范畴内的活动。

另一方面,护士是患者皮肤直接护理者和观察者。护理人员通过院内压疮发生率的监测,分析院内压疮发生的现状、趋势、特征及影响因素,为其预防、控制等管理活动提供科学依据,以进行历史性、阶段性的自身比较,或与国家、地区标杆水平进行横向比较,并进行目标性改善,可避免院内压疮发生,减轻患者痛苦,提高其生活质量。

三、测量方法

(一)计算公式

1.院内压疮发生率

院内压疮发生率=同期住院患者压疮新发病例数/统计周期内住院患者总数×100%

该公式用于计算某时间段医疗机构院内压疮发生率,能较为客观地反映院内压疮发生情况和压疮管理质量,使用简单,可操作性强,国内外普遍使用。由于临床对Ⅰ期压疮的评估存在一定困难(如肤色较深的人群),以及对Ⅰ期压疮预期的乐观认识,存在不报和漏报的现象。为使压疮发生率能准确反映压疮发生情况,可通过现患率的调查来佐证发生率的准确和真实。同时在计算时分类统计出包含Ⅰ期压疮和不含Ⅰ期压疮两个数值更为客观。院内压疮发生是一个持续动态过程,通过早期干预,可以防止已发生的压疮进一步恶化。减少Ⅲ~Ⅳ期压疮的发生率是医院压疮管理的重要目标,可以更好地反映医院压疮的综合管理水平。

2.院内压疮现患率

压疮现患率=某一特定时点住院患者压疮病例数/该时点住院患者总数×100%

该公式用于计算某一个特定时点的压疮现患率,能较为全面反映压疮的存在情况,包括社区获得性及医院获得性的压疮,国内外均较多使用。压疮现患率常用于分析压疮流行趋势、流行特征,也可以来佐证临床压疮发生率的真实性,了解压疮现存情况,可反映护理管理质量。

(1)不同分期压疮构成比:反映了某一特定时点不同分期的压疮构成情况。

某期压疮构成比=某一特定时点某期压疮个数/该时点压疮总个数×100%

(2)不同部位压疮构成比:一般反映某一特定时点不同部位的压疮构成情况。

某部位压疮构成比=某一特定时点某部位压疮个数/该时点压疮总个数×100%

(3)不同风险患者压疮构成比:反映了某一特定时点压疮风险患者发生压疮的情况。压疮风险患者是根据压疮风险评估量表评估的,对于普通病房的患者,采用患者确诊压疮前的最严重风险评分;而对于ICU患者,采用患者确诊压疮前的最后风险评分;然后根据评分来判断患者是否有发生压疮的风险及风险的级别(包括低危、中危、高危和极高危患者)。

某等级风险患者压疮构成比＝某一特定时点某等级风险患者发生压疮病例数/该时点压疮总例数×100%

(二)数据及来源

计算院内压疮发生率涉及的信息包括统计周期内住院患者总人数及这些患者新发生压疮的例数。临床护士根据压疮风险评估工具对患者进行评估(24小时内),被确定为具有压疮风险或已发生压疮的患者,填写其基本资料、风险评分、压疮部位、分期及处理措施等信息,并持续动态评估(通过电子或手工上报表)。通过医院电子记录系统或手工报表的方法,提取统计周期始日(取0:00)仍留院人数,加上统计周期内新入院患者数,即为周期内住院患者总数(分母)。定期通过电子系统或手工上报表合计该周期内的压疮发生例数(分子)。随着医院电子系统管理日趋成熟,通过计算机统计一定周期内的压疮发生例数和住院患者人数也变得更简单、便捷,然后依据计算公式得出压疮发生率的数值。

四、指标的使用方法

院内压疮发生率主要用于护理质量的评价,也可以通过其与护理结构、过程指标的关联性来推断风险因素并提供相关的支持。无论应用在哪个方面,只要应用得当,都有助于临床护理工作的有序开展,进而预防院内压疮的发生、保障患者的安全。

(一)院内压疮发生率与护理质量的评价

评价一家医院的压疮护理质量,最客观的评价指标就是院内压疮发生率。实施院内压疮发生率的监控,可以帮助医疗机构及时监测该项患者安全指标,促进医院质量改进。持续开展院内压疮发生率的监测,可以了解医院院内压疮发生的现况、趋势,并与国家、地区标杆质量和基线水平相比,有助于发现自身存在的问题,从结构指标和过程指标中寻找致伤因素,以促进压疮护理质量的提升。持续监测、反馈信息,应纳入护理质控系统中,作为护理质量持续改进的一部分,以提高相关科室护理人员对压疮预防的认识,增强对压疮护理的重视程度,不断更新压疮相关知识,降低院内压疮发生率,改善压疮患者皮肤损伤的结局,提高压疮管理的效果。

(二)压疮护理质量与护理结构、过程指标的关联性推断

当管理者同时获取了医院/科室院内压疮发生率和其他护理结构、过程指标的数值,则可通过数据分析来推断它们的相关性和关联特征。例如,美国护理协会(American Nurses Association,ANA)在2004－2011年对美国733所医院开展的一项研究发现,随着患者护理时数的增加,院内压疮发生率随之降低,即护理时数与院内压疮发生率存在负相关关系($OR=1.04$, $P<0.01$)。由此分析出患者护理时数与压疮发生率的关联特征(图1-1)。因而,若院内压疮发生率与患者护理时数密切关联,则护理时数很可能就是引起院内压疮发生率变化的原因之一,管理者应当考虑以患者的护理时数为切入点,改进护理质量,降低其发生率。

由上得出,这样的关联性分析能够给上级部门提供科学的数据,将这些数据及时反馈给护士长、科主任、护理部、院长或其他护理单元的决策者,有助于发现压疮发生的真实原因,有的放矢地进行质量改进。

五、评述

欧美国家于多年前就开展了院内压疮发生率的调查工作,并有统一的平台上传、汇总、公布

调查数据,指导临床实践。这说明开展院内压疮监测、建立压疮护理质量监控数据库已是全球性趋势。如何降低压疮发生率、提高质量管理的效率,对压疮数据的监测还需注意以下工作。

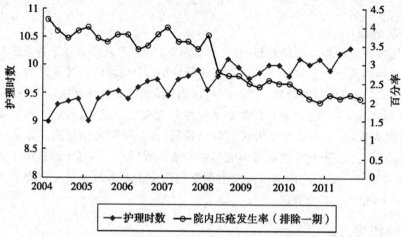

图 1-1　2004－2011 年美国 773 所医院患者护理时数与院内压疮发生率关系

(一)专业护理队伍合作以预防为主

美国多所医院纷纷开展了以"减少院内压疮至零发生"为目标的预防研究,循证依据认为需要采用多种形式、多种方法的预防护理(如建立多学科护理小组或项目),才能达到较好的预防效果。美国迈阿密大学医院建立了由伤口造口失禁护理专科护士、临床护理专家(Clinical Nursing Specialist,CNS)、营养专家、临床教育者等组成的多学科护理小组,全员培训压疮预防知识、指导 Braden 量表评估方法、制定皮肤护理策略、更新床和床垫、选择和使用减压产品、每月调研一次压疮发生率,结果显示院内压疮发生率由干预前(2009 年)的 17.4% 降至干预后(2012 年)的 4.1%。McGuinness 等报道,建立由伤口造口失禁护理专科护士、CNS 等专业人员组成的皮肤和伤口评估小组(Skinand Wound Assessment Team,SWAT),每周对所有患者进行一次全身皮肤检查,记录和测量所有压疮,指导护士如何实施预防计划和使用压疮预防及伤口护理产品等,结果院内压疮发生率在 3 年内下降了 61%。我国原南京军区总医院建立了以造口治疗师为督导、各专科护理骨干为组员的多学科伤口护理小组,设计并启动了压疮预警管理项目,包括制定全院预防压疮护理规范,培训护士正确使用 Braden 量表(表 1-1)和采取恰当的压疮预防护理措施,每月定期调研全院压疮发生率,有效提高了护士执行预防压疮护理的准确性和规范性。

表 1-1　Braden 压疮风险评估量表

项目	评分			
感知 机体对压力所引起的不适感的反应能力	1.完全受限 对疼痛刺激没有反应(没有呻吟、退缩或紧握)或者绝大部分机体对疼痛的感觉受限	2.大部分受限 只对疼痛刺激有反应,能通过呻吟、烦躁的方式表达机体不适;或者机体一半以上的部位对疼痛或不适感觉障碍	3.轻度受限 对其讲话有反应,但不是所有时间都能用语言表达不适感,或者机体的1～2个肢体对疼痛或不适感感觉障碍	4.没有改变 对其讲话有反应,机体没有对疼痛或不适的感觉缺失

项目	评分			
潮湿 皮肤处于潮湿状态的程度	1.持久潮湿 由于出汗、排尿等原因皮肤一直处于潮湿状态,每当移动患者或给患者翻身时就可发现患者皮肤是湿的	2.经常潮湿 皮肤经常但不总是处于潮湿状态,床单每天至少每班换一次	3.偶尔潮湿 每天大概需要额外换一次床单	4.很少潮湿 皮肤通常是干的,只需按常规换床单即可
活动能力 躯体活动的能力	1.卧床不起 限制在床上	2.局限于轮椅活动 行动能力严重受限或没有行走能力	3.可偶尔步行 白天在帮助或无须帮助的情况下偶尔可以走一段路。每天大部分时间在床上或椅子上度过	4.经常步行 每天至少两次室外行走,白天醒着的时候至少每2小时行走一次
移动能力 改变/控制躯体位置的能力	1.完全受限 没有帮助的情况下不能完成轻微的躯体或四肢的位置变动	2.严重受限 偶尔能轻微地移动躯体或四肢,但不能独立完成经常的或显著的躯体位置变动	3.轻度受限 能经常独立地改变躯体或四肢的位置,但变动幅度不大	4.不受限 独立完成经常性的大幅度体位改变
营养 平常的食物摄入模式	1.重度营养摄入不足 从来不能吃完一餐饭,很少能摄入所给食物量的1/3,每天能摄入2份或以下的蛋白量(肉或者乳制品),很少摄入液体,没有摄入流质饮食,或者禁食和/或清液摄入或静脉输入大于5天	2.营养摄入不足 很少吃完一餐饭,通常只能摄入所给食物量的1/2,每天蛋白摄入量是3份肉或乳制品。偶尔能摄入规定食物量,或者可摄入低于理想量的流质或者管饲	3.营养摄入适当 可摄入供给量的一半以上。每天4份蛋白量(肉或者乳制品),偶尔拒绝肉类,如果供给食物通常会吃掉,或者管饲或TPN能达到绝大部分的营养所需	4.营养摄入良好 每餐能摄入绝大部分食物,从来不拒绝食物,通常吃4份或更多的肉和乳制品,两餐间偶尔进食。不需其他补充食物
摩擦和剪切力	1.有此问题 移动时需大量的帮助,不可能做到完全抬空而不碰到床单,在床上或椅子上经常滑落。需要大力帮助下重新摆体位。痉挛、挛缩或躁动不安通常导致摩擦	2.有潜在问题 躯体移动乏力,或者需要一些帮助,在移动过程中,皮肤在一定程度上会碰到床单、椅子、约束带或其他设施。在床上或椅子上可保持相对好的位置,偶尔会滑落下来	3.无明显问题 能独立在床上或椅子上移动,并且有足够的肌肉力量在移动时完全抬空躯体。在床上或椅子上总是保持良好的位置	

多项分析研究表明,通过专业的评估、追踪及多学科团队的综合预防和整体管理,可以有效预防患者住院期间发生的Ⅲ～Ⅳ期压疮。宏观上加强对院内压疮的预防、监测和管控,细节上做好个案管理和相关研究,将压疮预防的先进理念与实践相结合,可以有效降低院内压疮发生率。

(二)关于院内压疮发生率和现患率

院内压疮发生率和现患率是反映住院患者压疮发生状况的两个指标,两者从不同角度诠释了医院压疮新的发生和在院患者压疮总体状况。现患率是某一时间截面某一医疗机构压疮现况，容易收集和获取数据。在压疮数据统计中，目前大多数文献均采用了现患率调查，统计得出现有压疮患者数去除院外带入压疮数，可以粗略得出院内压疮发生率，这与发生率指标数值有出入，也难以准确反映院内压疮在一段时期内演变状况及特征。美国质量论坛将院内压疮发生率作为衡量护理质量的一个指标，若同级别医院院内压疮发生率越高，则表明其皮肤护理管理质量越差。

(三)数据来源准确性

目前国内在压疮管理过程中，由于研究对象、调查工具、数据收集过程等不同，导致数据的形成缺乏科学性、有效性。不同国家院内压疮现患率和发生率的结果存在差异，如我国的调查结果普遍低于欧美国家。这可能与国家医疗制度有关，如与住院人群、患者病情及所接受的治疗和预防措施等不同有关，还可能与不同地域人群的体型、生活习惯、饮食结构有关。美国住院患者多为病重、手术患者或卧床者，而我国分级诊疗未建立，住院患者病情轻重不一。随着我国医疗安全意识、不惩罚文化的建立，以及分级诊疗的深入，不同层级医院的压疮发生率会有一个更客观的数据。

国际联合委员会(JCI)护理敏感指标实施指南及国外部分研究将Ⅰ期压疮不纳入统计范畴，原因是对Ⅰ期压疮进行评估时存在一定困难(尤其是肤色较深的人群)、护士对Ⅰ期压疮认知的差异及乐观的预期，导致护士存在不报和漏报的现象。因此在监测时应分类统计，计算包含Ⅰ期压疮和不包含Ⅰ期压疮两个数值，使数据更为准确客观，利于比较和分析。此外，美国护理质量指标国家数据库及JCI护理敏感指标实施指南将在监测时不具备医学稳定性、无法进行评估的患者(如休克、疼痛无法控制、骨折待修复及濒死等患者压疮不再是治疗目标者)排除压疮监测范畴，但在当前国内护理工作中，出于对患者皮肤完整性、舒适、尊严及人文关怀等方面考虑，仍将其作为压疮管理的对象。

(四)压疮管理应关注重点对象

1.重点科室

Lahmann等对德国256所医院2002—2009年32 400例住院患者资料进行回顾性分析，比较ICU与普通病房患者压疮发生率，结果表明普通病房患者压疮发生率为3.9%，而ICU压疮发生率高达14.9%；国内对多所综合性医院压疮发生率的调研显示，院内压疮发生率前三位的科室排序分别为ICU、老年科、神经内科。因而，重点防控ICU、老年科等高发科室，可提高压疮管理效率。

2.重点人群

(1)风险患者:Delmore等的一项关于足跟部压疮的病例对照研究显示，压疮组患者入院时Braden评分平均为(15±3)分，而对照组平均为(20±3)分，差异具有统计学意义，通过Logistic回归分析得出:Braden评分≤18分是足跟部压疮发生的独立危险因素；Eberlein-Gonska等的研究表明，Braden评分每减少1分，院内压疮的发生率增加1.19倍。

(2)老年患者:Leijon等研究表明，年龄与压疮发生率密切相关。Sullivan等对59个压疮预防研究进行系统评价，发现老年是最常见的院内压疮发生人群；Lyder等的研究中，≥65岁的老年患者占院内压疮的82.9%。随着我国老龄人口比例的增加，重视对老龄患者及其照护者压疮预防的教育，早期对脆弱老化皮肤进行保护、个体化失禁控制、积极体位调整等，可有效降低压疮发生的风险。

(3)儿童患者:Schindler等对9所医院儿科重症监护病房(PICU)患儿的一项研究显示，≤2岁、住院时间≥4天、机械通气、体外膜肺治疗的患儿更易发生压疮，压疮的发生多因治疗所用的医学装置,如导管、氧饱和度探头、电极线等,增加了患儿压疮发生的可能性。因此,在压疮预防与管理中,婴幼儿患者作为高危人群应重点关注,如增加评估的频次、改善营养状态、选择合适的支撑面及保护装置等,均可减少压疮的发生。

(4)低营养状态患者:Desneves 等研究表明,体重减轻、蛋白质或能量摄入不足、脱水、低蛋白血症等低营养状态是压疮发生的独立危险因素;Stratton 等也认为,体重下降、低体重指数与营养摄入不足是导致压疮的重要危险因素。鉴于此,护士需使用有效而可靠的筛查工具,判断患者的营养风险,联系注册营养师或跨学科营养团队,并实施个体化营养支持计划,改善患者营养状态,有助于降低院内压疮发生率。

(5)病情危重患者:AlmirallSolsona 对医院 ICU 一年收治的患者调查结果显示,APACHE Ⅱ 评分的增高会促使院内压疮的发生、发展;国内对 735 名 ICU 住院患者的调查结果表明,压疮发生风险与 APACHE Ⅱ 评分成正相关关系,表明患者病情越严重,发生压疮的风险性增加。所以,通过体位调整、更换支撑面及营养支持等措施,强化危重患者压疮的预防与护理,是压疮护理管理的重点。

(6)脊髓损伤患者:压疮是脊髓损伤后最常见的并发症,是导致患者死亡的主要因素之一,其发生与脊髓损伤无直接的因果关系,而是运动功能受损的后果。因此,对于脊髓损伤坐位患者,由于畸形会导致压力再分布,应让患者坐在可适合身体形态的、压力分散均匀、高陷入或可减压的座位支撑面上;对于卧床患者,提供适当的辅助设备,鼓励患者定期调整体位,协助其维持合适的体位,可有效预防压疮发生或促进已有的压疮愈合。

六、此指标与其他敏感指标的关联和联合应用

(一)与护理时数的关系

现有研究表明,护理时数的变化影响院内压疮的发生率。国外研究报道,当护理时数减少时,院内压疮呈上升趋势,当护理时数增加时,院内压疮呈下降趋势。调查结果也强调,院内压疮发生主要与护理时数有关,充足的护理时间有利于预防压疮。因此,增加住院患者的护理时数,有助于护士做好患者的细节护理,有效预防压疮发生。

(二)与约束具使用率的关系

医源性制动常需要约束,由此引起患者活动量下降、卧床时间延长,造成皮肤易损,压疮发生率增高。Manzano 等调查显示,由于机械通气患者的制动、感知觉丧失及频繁的血流动力学监测等原因,易发生压疮。当进行医源性制动时,会增加约束具的使用,而约束具的使用也在一定程度上增加了院内压疮的发生。

(田晓静)

第四节　床　护　比

一、概述

床护比反映开放床位和护理人力的匹配关系。计算床护比,能够帮助管理者了解当前开放

床位所配备的护理人力状况,进而建立一种以开放床位为导向的护理人力配备管理模式,保障一定数量开放床位护理单元的基本护理人力配备,是医疗机构及其护理单元护理人力的配备参考、评价指标。

二、指标的定义和意义

(一)指标定义

1.床护比

统计周期内提供护理服务的单位实际开放床位与所配备的执业护士人数比例,反映平均每张开放床位所配备的执业护士数量。根据护理服务单位的类型,可分为医疗机构总床护比、普通病房护理单元床护比及特殊护理单元床护比等。

2.相关名词定义

(1)实际开放床位数:医疗机构实际收治患者的长期固定床位数,有别于医疗机构执业注册的"编制床位数"。

(2)特殊护理单元床位数和普通病房护理单元床位数:特殊护理单元床位数包括重症医学科、手术室、产房、层流病房、母婴同室床位数。除这些特殊护理单元外,其他护理单元均为普通护理单元,其床位数计为普通病房护理单元床位数。

(3)执业护士总人数:在护理岗位工作的执业护士总人数,含助产士。

(二)指标的意义

患者护理结局的好坏,与护理人力的配备有直接关系。床护比正是反映护理服务的人力投入。床护比过低,表明护理人力不足,而当受到护理人力不足的掣肘时,护理服务的规范化便失去了基础的保障。护理人员的工作强度很可能超负荷,进而影响护理队伍的稳定。

护理服务的需要是配置护理人力的准绳。不同护理单元收治的病例类型不同,需要的护理服务内容和强度也有区别,故此,应用床护比作为人力配置或护理质量结构性指标时,有必要对不同护理单元区别对待。重症医学科(各类 ICU)、手术室、产房、层流病房、母婴同室等护理单元的护理工作服务强度通常明显高于普通病房,这些单元的床护比一般也比较高。

三、测量方法

(一)计算公式

床护比＝1×(统计周期内实际开放床位数/同期执业护士人数)

(1)根据测量不同类别床护比,护士总人数为统计周期内相应医疗机构或护理单元的总执业护士人数(包含所有护理岗位注册执业护士),但如果某护理单元有非开放床位配置的全院性专科护士,则在测算护理单元床护比时应排除。

(2)统计周期可根据质量管理评价部门的要求确定统计周期时间,如月、某季、某年等,也可以测量某个时点的床护比。为了便于统计,统计周期内执业护士总人数可以通过期初和期末的执业护士人数算得。

(二)数据及来源

计算床护比涉及全院及各护理单元的实际开放床位数和在岗的执业护士数。从"医院统计报表"可以获得实际开放床位数;从医院的人事部门或护理部可以获得在护理岗位的执业护士人数。从临床科室的执业护士名单和排班表,也可以获得各护理单元的在岗护士人数。

数据采集方式:医院的统计和病案部门通常每天都会统计当天实际开放床位。通过医院人力资源管理信息系统和/或护理排班信息系统,可以提取统计期间内医院或各病区护理单元护理岗位的执业护士人数,依据这些信息可以计算医院和各护理单元的床护比。如果医院的信息系统尚不能便利地采集和汇总上述信息,可以通过病案科、人事部门、护理部采集上述开放床位和护理人力信息,汇总成"报表"(表1-2),进行医院和各护理单元床护比的计算。

表1-2　医疗机构和护理单元床护比信息报表举例

统计单位	统计周期(统计时间)	实际开放床位数	执业护士总数
医院			
普通病房			
手术间			
重症监护室			
母婴同室			
层流病房			
产房			
某护理单元			

四、指标的使用方法

床护比是一个引导管理者基于开放床位数配置护理人力的工具。管理者应当对这些护理单元最低和合理的床护比的"理论值"做到心中有数。理论值可以参考国家卫生行政部门或行业组织的相关推荐,也可以参考国外权威机构发布的推荐值。区域医护服务管理者和医院的管理者还可以结合收治患者的类型、医院的定位和发展方向等因素,拟定自身的床护比标准值。

管理者通过采集相关的变量信息,计算当前不同护理单元实际的床护比,比对床护比的"理论值",可以预先判断护理单元人力配置是否恰当、尚可、不足、过多。继而管理者可以考虑护理人力的增减和/或存量调配。即便短期内无法改进人力配置,至少让管理者了解潜在的风险。

事实上,每当开放床位数发生显著变化时,管理者都可根据床护比的计算来指引护理人力的配置。另一方面,管理者可以定期分析各个护理单元床护比,通过床护比的变化识别护理人力的配置是否合理,进而提前进行护理质量风险的预判,做好应对和预案,以保障患者的安全和护理质量。

医院质量管理通常是医院(质控办)、护理部、护理单元三级管理。护理单元床护比不达标时,及时向护理部汇报,护理部首先进行人力资源调配。如无法完成人力资源调配,护理部应向医院人事部门和质控部门汇报,提交院委会解决。医院院委会在质控办、护理部、人力资源部汇报的数据和目标基础上,给予政策支持,督促执行干预措施,保证最低床护比配备,并实施床护比指标质量持续保持方案。

五、评述

在很长一段时间内,床护比几乎是我国卫生行政部门指导医疗机构配置护理人力的唯一一个量化指标。1978年,原卫生部会发布的《综合医院组织编制原则试行草案》便提出了不同床位规模医疗机构床护比的指导意见,例如,床位数为100~200张的机构,推荐床护比为1:(0.46~0.49);

床位数为 300 张的机构,推荐床护比为 1∶(0.50～0.53);床位数达 500 张的机构,推荐床护比为 1∶(0.58～0.61)。2011 年底,原卫生部会颁发的《中国护理事业发展规划纲要(2011－2015 年)》提出,到 2015 年,全国三级综合医院、部分三级专科医院的医院床护比不低于 1∶0.8,病区床护比不低于 1∶0.6。2014 年,国家卫健委颁布的《优质护理服务评价细则》,也使用床护比作为护理质量的结构性指标。

以床护比作为指标,最大的优势是涉及的变量和计算方法简单,便于操作。这也是这一指标得到广泛应用的原因。然而,值得注意的是,床护比实际上是以"实际开放床位数"代表护理服务的需要,以"执业护士数"代表护理服务的提供。这既忽略了床位使用率对护理服务需要的影响,也没有细致区分护士中有多少人是真正从事护理相关工作、有多少人是从事非护理工作。可见,床护比无论是对护理服务的需要还是提供的测量,都比较粗糙。

作为护理质量的结构性指标,护患比和护理时数要比床护比敏感。国内有学者研究了国内外护理人力资源的配置现状与方法,其中包括以护理时数推算护理人力配备,然后评判目前业内流行的床护比标准的恰当性。

此外,影响护理服务需要和提供的因素复杂,应用床护比时应当结合患者的病情、病房的条件设施、相关配套设施(如是否设有配液中心)、护理人员的工作效率及当地的风俗习惯等进行综合考虑。翁卫群等根据收治患者病情危重程度、临床专业、护理工作量不同,将各临床专业病区分为 A、B、C 三类,测算得出 A 类病区床护比为 1∶0.75,B 类病区 1∶0.68,C 类病区 1∶0.57。也有学者以医院等级代表医院收治患者的护理服务需要,提出三级综合医院床护比为 1∶(0.63～0.77),二级医院床护比为 1∶(0.49～0.51),一级医院床护比为 1∶(0.4～0.44)。

总而言之,应用床护比时,应综合考虑床位使用率、平均住院日、危重患者占比等影响护理实际工作量的因素。如能结合护患比、护理时数、基础设施建设、设备配备等做全面分析,则能更好地控制偏差。

(田晓静)

第五节 护 患 比

一、概述

护患比反映护理服务需求和护理人力的匹配关系。计算护患比,能够帮助管理者了解当前护理人力配备状况,进而建立一种以护理服务需求为导向的科学调配护理人力的管理模式,让需要照护的患者获得护理服务,保障患者的安全和护理服务质量。

二、指标的定义和意义

(一)指标定义

1.护患比

统计周期内当班责任护士人数与其负责照护的住院患者数量之比。

2.当班责任护士人数

统计期间内在岗直接看护患者的责任护士总人数,不包括治疗护士(配药护士)、办公班(主班)护士、护士长等其他岗位护士。

(二)指标的意义

患者护理结局的好坏,与护理人力的配备有直接关系。护患比反映护理服务的有效人力投入,反映执业护士直接照护患者数量情况,而护理人力的合理配置,是护理服务的规范化的基本保障,属于护理质量的结构指标。无论是从逻辑还是实证研究的结果上看,合理护理人力配备与护理质量密切相关。如护患比过高,代表每个护士照护患者数量增加,护士的护理工作量超负荷,将影响护理质量、患者结果及护理队伍稳定。患者安全隐患、医患矛盾、护理质量、护理人员因工作压力而离职等问题,都与护理人力配备不足密切相关。

然而,何为"合理",却一直困扰着国内的护理管理者。到目前为止,能够指引管理者配备护理人力的工具依旧十分缺乏。对于护理人力配置而言,我们也一直在探求以患者需要为导向的指标,"护患比"便是其中之一。国内有些医院已经开始探索使用这一指标进行护理人力的调配。本章通过研讨护患比的测算和应用方法,为管理者提供一种从完善人力配备出发提升护理质量的参考路径。

从护患比的定义可以看出,如果需要接受照护的患者数固定,提供护理服务的执业护士人数越多,护患比越高。例如,国家卫健委颁布的"三级医院评审标准"主张每个责任护士平均看护患者数量不超过 8 个。假定某个护理单元通过实践表明,当护患比达到 1∶8 时,护理服务质量能够得到保障,那么,其他类似的护理单元若护患比低于此值,应当考虑增加护理人力的配置。再如,当管理者发现不同班次之间护患比的差异很大,夜班的护患比明显低于此值,则应根据患者护理工作量需求配备护士人数,达到合适护患比。

值得注意的是,不同护理单元收治的患者类型不同,所以,即便患者数量相同,护理工作量的差异可能很大。管理者应该监控全院各护理单元护患比情况,根据患者疾病严重程度和护理依赖度合理调配护理人员,必要时增加护士人数。同时,考量各护理单元、各班次患者护理需求的差异性,保持护士与患者的合适比例。重症监护病房(ICU)、母婴同室等收治危重患者等护理工作服务强度明显高于普通病房的护理单元,则需配备的护理人力也较多。故此,测量护患比时,可以计算一个医院各个时段平均的护患比,也可以根据管理的需要,计算不同护理单元、不同时段的护患比,如各护理单元护患比、白班护患比、夜班护患比等。

三、测量方法

(一)计算公式

平均每天护患比=1×(统计周期内每天各班次责任护士数之和/同期每天各班次患者数之和)。

"统计周期"是质量管理者关注的时间段,如某年、某月、某一天或某个班次等。其中,每个班次或每天"收治患者总数"包含统计时期始收治在院患者总数与新转入患者数之和,例如,该班次起始时点在院患者 20 人,到该班次结束,转出 2 人,转入 3 人,则"收治患者总人数"为 23 人。

(二)数据及来源

1.涉及的变量

统计周期、统计周期内收治患者总人数及在岗责任护士人数。

2.数据来源及采集方式

某一班次及每一天在岗责任护士的总人数,通常可以从各专业临床科室护理单元排班表中获得;收治患者总人数可以从统计报表中获得。

四、指标的使用方法

从护理质量管理的角度出发,护患比至少可以应用于护理人力配置的预判和护理质量与护理人力配置关联推断这两个方面。无论应用在哪个方面,只要应用得当,都有助于一线护理服务规范、有序地开展,进而有助于防范护理不良事件的发生,提升护理质量。

(一)护理人力配置的预判

如前所述,护患比是一个引导管理者"基于患者的护理需要"配置护理人力的工具。管理者根据不同护理单元收治患者的情况,从患者安全出发,应当对这些护理单元最低并合理的护患比之"理论值"做到心中有数。管理者通过采集相关的变量信息,计算当前不同护理单元实际的护患比,与护患比的"理论值"对比,便可以预先判断护理单元人力配置是否恰当、尚可、不足、过多。继而,便可以考虑护理人力的增减和/或存量调配。即便短期内无法改进人力配置,至少让管理者明了潜在的风险。

事实上,每当护理对象发生显著变化时,管理者都可以通过护患比的计算来指引护理人力的配置。另一方面,管理者有必要定期分析各个护理单元护患比(有条件的医疗机构,甚至可以把护患比作为一个日常监测的指标),通过护患比的变化识别护理人力的配置是否合理,进而提前进行护理质量风险的预判,做好应对和预案,以保障患者的安全和护理质量。

(二)护理质量与护理人力配置关联的推断

当管理者同时掌握护理单元护患比和该护理单元其他护理质量指标的情况,或者同时掌握多个护理服务内容和强度相似的护理单元的这两类信息。那么,管理者就可以通过分析护患比与另外一个或几个护理质量指标值的关联,来推断护患比与其他护理质量指标的关联特性,甚至得出护患比与其他指标的关联规律(如护患比每提高1%,某指标值升高或降低2%等)。

关联推断的方法,假定管理者除了护患比以外还掌握另一个护理质量结局指标的数值(图1-2),随着护患比的增加,另一个指标值也随之增加,说明两者之间为正相关关系;如果随着护患比的增加,另一个指标值随之下降,说明两者之间为负相关关系;如果随着护患比的增加,另一个指标值并无显著的变化或变化趋势不明朗,说明两者之间无相关关系。如果分析结果发现护患比与某一护理结局指标关联密切,那么,一线护理人力配置的问题很可能就是导致这个不良事件的原因,管理者应当考虑通过人力调配进行质量改善。

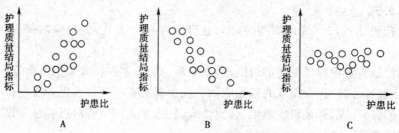

图1-2 推断护理人力配置与护理结局关系

A.表示护理结局指标值与护患比呈正相关关系;B.表示护理结局指标值

与护患比呈负相关关系;C.表示护理结局指标值与护患比没有相关关系

可见,关联分析能够给管理者直接的证据,把通过关联分析获得的证据及时反馈给院长、护理部主任、科主任、护士长、人力资源部门或其他护理单元的决策者,有助于他们快速把握问题,有理有据地进行决策。

五、评述

护患比之所以能够作为护理质量的敏感指标,是因为患者能否获得与其病情相应的规范的护理服务,取决于有多少一线护理人员能够为患者提供服务。如若人手不足,护理服务的数量和质量都会大打折扣,继而有损患者的安全和护理结局。

世界上有些地区甚至对护患比进行了法律上的强制规定。例如,美国的加利福尼亚州早在1999年就强制执行最低护患比,规定ICU的最少护患比为1:2、分娩及产后综合病房为1:3、儿科为1:4、普通专科病房为1:5(2008年调整为1:4)等。许多研究对加利福尼亚州强制执行最小护患比的政策进行了评估,结果发现此项政策的实施确实有助于降低护理不良事件和提升护士工作满意度。到2010年,美国已有15个州和哥伦比亚地区采用了这种"最低护患比"规定或者签署了相关法案。

澳大利亚的维多利亚州是另一个较早实行"最小护患比"制度的地区。初期,维多利亚州要求辖区内的公立医院最小护患比达到1:4。到了2004年,在澳大利亚护士联盟的推动下,维多利亚州政府将最小护患比调整为"5:20"。尽管从数值上看,5:20=1:4,但在操作层面,政策调整后,护理单元的人力配备较过去灵活了。这是因为一个护理单元有多个护士时,有些护士护理患者病情严重,从绝对数量上看,这些护士人均护理的患者可能不到4个,而另一些护士护理的患者病情较轻,他们人均护理的患者可能超过4个。但只要从总体上看,这个护理单元不违反5:20的护患比,便不会违规。因此,新的模式把护士人力配置的决定权交回给了病区管理者,使他们可以根据患者的病情和护士的能级情况来决定护士数量,再次强调了护理工作是一个团队的工作,护理工作是由整个病区的护理团队来共同承担的。

日本针对床位数计算出24小时内平均护士人数,还明确规定了夜班护士配置的最低比例。如果患者病情突然变化或有紧急入院等情况而引起护理工作量突然增加时,护理人员的呼叫制度可以保证迅速调集在家备班的护士前来补充;如果配置的护理人力超过了实际工作需要,也可随时安排部分上班护士回家,以减少当班的剩余人力。

目前,我国已经在三级医院评审时引入了护患比的概念,对三级医院提出了"每位责任护士照护患者不超过8人"的基本要求。

作为护理人力资源配置、护理质量结构性指标,国内更多地采用床护比指标,是把床位数量作为护理人员配置的最主要因素,国内大多数医疗机构实际开放床位比编制床位要多,因此床护比指标的床位计算应以实际开放床位为基数,但床护比并未考虑患者数量、病情变化需要,因此存在一定的人力配备局限性。国外更成熟的是评价护患比。护患比是以患者所需的护理工作量为主要因素的,护患比概念更合理化;护患比更符合国家卫生健康委员会提出的"每名责任护士平均负责患者数量不超过8例"的要求。无论是床护比或护患比进行护理人力资源的配备、评价,除与患者的病情、床位使用率有关外,还与病房的条件设施、相关配套设施,如配液中心、护理人员的工作效率及当地的风俗习惯等相关。

六、应用此指标可能遇到的问题和应对方法

(一)统计期间内收治患者总人数

(1)某统计时间点的住院患者人数。

(2)统计期间内收治患者总人次,包括转出、出院、收入患者人数。

(二)护士总人数的确定

统计期间内在岗看护患者的责任护士总人数。

(三)护患比的评价频次

护患比指标主要是评价责任护士与看护患者的比例,评价每位护士看护患者的数量,可测量一段时间的平均护患比,或某班次的平均护患比,或某特定班次的护患比。有条件的医院可利用信息化系统,常规测量每班次护患比。

七、此指标与其他敏感指标的关联和联合应用

(1)护患比与护理时数:护患比是合理护士人力配备指标。合理护患比指标的测算基础是收治患者所需护理时数。

(2)护患比是根据患者的护理需要而配备护士,更符合患者实际需求。但也应考虑影响护理人力配备的基础设施建设、设备配备等因素。

(袁　菲)

第二章　气道护理

第一节　氧气吸入术

一、鼻导管氧气吸入

(一)目的

提高血氧含量和动脉血氧饱和度。

(二)评估

1.评估用物

检查手电,使用状态良好。

2.评估患者

(1)两人核对医嘱。

(2)核对患者床号、姓名、病历号和腕带(请患者自己说出床号和姓名)。

(3)了解患者病情,呼吸状态、缺氧程度(口唇和甲床发绀程度)、意识状态、合作程度和对吸氧的心理反应、鼻腔状况。

(4)告知患者用氧目的、操作方法,并指导患者配合。

3.评估环境

安静整洁,宽敞明亮。床旁有中心供氧装置,环境是否安全(无明火、无漏气)。

(三)操作前准备

1.人员准备

仪表整洁,符合要求。洗手,戴口罩。

2.物品准备

治疗车上层放置清洁盘或治疗盘(内放置氧气装置1套,检查氧气装置是否完好)、一次性湿化瓶、一次性吸氧管2根、无菌棉签、小水杯1个、灭菌蒸馏水或灭菌注射用水(注明吸氧专用和日期)、护理治疗单、快速手消毒剂。以上物品符合要求,均在有效期内。治疗车下层放置生活垃圾桶、医疗废物桶。

25

（四）操作程序

（1）核对床号、姓名、病历号和腕带（请患者自己说出床号和姓名）。

（2）协助患者取舒适卧位。

（3）安装氧气装置，向外轻拉下接头，检查安装是否牢固。

（4）拧下湿化瓶，打开灭菌注射用水（按取无菌溶液方法操作），先倒入小水杯少许灭菌注射用水，再向湿化瓶内倒入灭菌注射用水至 1/2～2/3 处，安装好湿化瓶。

（5）取棉签蘸取小水杯内灭菌注射用水，清洁一侧或双侧鼻腔，棉签置于医疗废物桶内。

（6）打开一次性吸氧导管外包装，取出吸氧管，外包装置于生活垃圾桶内，将一次性吸氧导管连接至吸氧装置上，打开流量表开关，遵医嘱调节至所需流量。

（7）再次核对患者床号和姓名。

（8）将吸氧管末端置于前臂内侧，检查吸氧管是否通畅，将吸氧管轻轻放入患者鼻孔，固定好吸氧管。

（9）观察患者缺氧改善情况，并告知注意事项和用氧安全，请患者不要自行调节氧流量等。将呼叫器放置于患者枕边，妥善安置患者。

（10）再次核对患者床号和姓名。

（11）快速手消毒剂消毒双手。

（12）推车回治疗室，洗手。

（13）记录用氧开始时间和氧流量，定时巡视，观察患者用氧情况。

（五）停止吸氧

（1）遵医嘱停止氧气吸入，两人核对医嘱。

（2）携用物推车至患者床旁，核对床号、姓名、病历号和腕带。观察患者吸氧后症状改善情况（口唇和甲床发绀程度），并向患者解释。

（3）松开患者吸氧管固定装置，取下吸氧管，关闭流量表，将吸氧管摘下置于医疗废物桶内，协助患者用纸巾清洁面颊，纸巾置于生活垃圾桶内。

（4）妥善安置患者，整理床单位，将呼叫器放于患者枕边，卸下氧气装置，放置于治疗车下层。

（5）快速手消毒剂消毒双手，推车回治疗室。

（6）按医疗废物分类处理原则处理用物，将氧气装置内液体倒出，拧下湿化孔杯，将湿化瓶和湿化孔杯浸泡在含有效氯 500 mg/L 消毒液桶内，30 分钟后清洗晾干备用。氧气表用含有效氯 500 mg/L 消毒液小毛巾擦拭干净，放回原处备用。

（7）洗手，记录用氧停止时间。

（六）注意事项

（1）在操作过程中要随时注意患者的病情变化并给予人文关怀。

（2）严格遵守操作规程，切实做好防火、防油、防热，注意用氧安全。

（3）使用氧气时，应先调节氧流量后再使用，停用时应先拔除鼻导管，再关氧气开关，以免操作失误，大量氧气突然冲入呼吸道而损伤患者肺组织。

（4）一般情况下，湿化瓶内放 1/2～2/3 的灭菌注射用水或灭菌蒸馏水。肺水肿时遵医嘱瓶内放 30%～50% 乙醇，因乙醇可降低肺泡内泡沫的表面张力，使泡沫破裂，扩大气体和肺泡壁接触面，使气体易于弥散，改善气体交换功能。

（5）氧气吸入浓度计算公式：浓度（%）＝21＋4×氧流量。

(6)长期吸氧患者,24小时更换一次湿化瓶内液体。

(7)吸氧结束后,湿化瓶和湿化孔杯浸泡在含有效氯500 mg/L消毒液桶内,30分钟后清洗晾干备用。氧气表用含有效氯500 mg/L消毒液小毛巾擦拭干净,放回原处备用。

二、一次性吸氧装置氧气吸入

(一)目的

提高血氧含量和动脉血氧饱和度。

(二)评估

1.评估用物

检查手电,使用状态良好。

2.评估患者

(1)两人核对医嘱。

(2)核对患者床号、姓名、病历号和腕带(请患者自己说出床号和姓名)。

(3)了解患者病情、呼吸状态、缺氧程度(口唇和甲床发绀程度)、意识状态、合作程度和对吸氧的心理反应、鼻腔状况。

(4)告知患者用氧目的、操作方法,并指导患者配合。

3.评估环境

安静整洁,宽敞明亮。床旁有中心供氧装置,环境是否安全(无明火、无漏气)。

(三)操作前准备

1.人员准备

仪表整洁,符合要求。洗手,戴口罩。

2.物品准备

治疗车上层放置清洁盘或治疗盘(内放置氧气装置1套,检查氧气装置是否完好)、一次性湿化瓶、一次性吸氧管2根、无菌棉签、小水杯1个、灭菌蒸馏水或灭菌注射用水(注明吸氧专用和日期)、护理治疗单、快速手消毒剂。治疗车下层放置生活垃圾桶、医疗废物桶。

(四)操作程序

(1)携用物推车至患者床旁,核对床号、姓名、病历号和腕带(请患者自己说出床号和姓名)。

(2)协助患者取舒适卧位。

(3)安装氧气装置,向外轻拉下接头,检查安装是否牢固。

(4)打开一次性湿化瓶外包装,取出湿化瓶外包装置于生活垃圾桶内(有效期为11天)。

(5)确保氧气流量计处于关闭状态,将流量计插入设备带,拔除加湿通路瓶体进气口密封帽,将加湿通路瓶体进气口插入流量计快插接头内,听到"咔"声并略用力向下拉动不脱离即为连接成功。

(6)拔下加湿通路瓶体出气口密封帽,接通氧气调至所需流量10秒后,将输送管路(面罩软管)与加湿通路瓶体出口处连接,即可吸氧。

(7)打开灭菌注射用水,先倒入小水杯少许,取棉签蘸取小水杯内灭菌注射用水,清洁一侧或双侧鼻腔,棉签置于医疗废物桶内。

(8)打开一次性吸氧导管外包装,取出吸氧管,外包装置于生活垃圾桶内,将一次性吸氧导管连接至吸氧装置上,打开流量表开关,遵医嘱调节至所需流量。

(9)再次核对患者床号和姓名。

(10)将吸氧管末端置于前臂内侧,检查吸氧管是否通畅,将吸氧管轻轻放入患者鼻孔,固定好吸氧管。

(11)观察患者缺氧改善情况,并告知注意事项和用氧安全,请患者不要自行调节氧流量等。将呼叫器放置于患者枕边,妥善安置患者。

(12)再次核对患者床号和姓名。

(13)快速手消毒剂消毒双手。

(14)推车回治疗室,洗手。

(15)记录用氧开始时间和氧流量,定时巡视,观察患者用氧情况。

(五)停止吸氧

(1)遵医嘱停止氧气吸入,两人核对医嘱。

(2)携用物推车至患者床旁,再次核对床号、姓名、病历号和腕带。观察患者吸氧后症状改善情况(口唇和甲床发绀程度),并向患者做好解释。

(3)松开患者吸氧管固定装置,取下吸氧管,关闭流量表,握持加湿通路瓶体的同时将快插接头压套上提即可取下产品。

(4)将吸氧管摘下置于医疗废物桶内,协助患者用纸巾清洁面颊,纸巾置于生活垃圾桶内。

(5)妥善安置患者,整理床单位,将呼叫器放于患者枕边,卸下氧气装置,放置于治疗车下层。

(6)快速手消毒剂消毒双手,推车回治疗室。

(7)按医疗废物分类处理原则处理用物,将一次性湿化瓶和氧气鼻导管弃入医疗废物桶内,氧气表用含有效氯 500 mg/L 消毒液小毛巾擦拭干净,放回原处备用。

(8)洗手,记录用氧停止时间。

(六)注意事项

(1)在操作过程中要随时注意患者的病情变化并给予人文关怀。

(2)严格遵守操作规程,切实做好防火、防油、防热,注意用氧安全。

(3)包装和内容物破损,加湿通路漏液,零部件缺失、形变或连接部分分离,严禁使用。

(4)加湿通路瓶体内湿化液混浊、有异物时,严禁使用。

(5)包装开启,立即使用。

(6)使用时严禁上提流量计快插接头压套,以免吸氧装置坠落。

(7)加湿通路瓶体使用时应保持竖直,倾斜不得超过30°。

(8)使用氧气时,应先调节氧流量后再使用,停用时应先拔除鼻导管,再关氧气开关,以免操作失误,大量氧气突然冲入呼吸道而损伤患者肺组织。

(9)一般情况下,湿化瓶内放 1/2～2/3 的灭菌注射用水或灭菌蒸馏水。肺水肿时遵医嘱瓶内放 30%～50%乙醇,因乙醇可降低肺泡内泡沫的表面张力,使泡沫破裂,扩大气体和肺泡壁接触面,使气体易弥散,改善气体交换功能。

(10)氧气吸入浓度计算公式:浓度(%)＝21＋4×氧流量。

(11)长期吸氧患者,观察湿化瓶中无菌用水的量,及时更换。标明开瓶日期和有效期(有效期 11 天)。

(12)吸氧结束后,湿化瓶弃入生活垃圾桶,吸氧管弃入医疗废物桶。

(13)氧气表用含有效氯 500 mg/L 消毒液小毛巾擦拭干净,放回原处备用。

(14)当湿化液液面下降至最低液位线时须更换产品。

(15)除正常悬挂使用外,氧气流量计与加湿通路瓶体分开放置,以免倾倒致湿化液进入流量计内。

(16)严禁挤压加湿通路瓶体,以免变形漏液。

(武萍萍)

第二节　经口鼻吸痰

一、目的

清除患者呼吸道分泌物,保持呼吸道通畅。

二、评估

(一)评估患者

(1)两人核对医嘱。

(2)核对患者床号、姓名、病历号和腕带(请患者自己说出床号和姓名)。

(3)评估患者病情、意识状态和合作程度。

(4)评估患者的呼吸状况、吸氧流量及口、鼻腔情况。

(5)评估患者呼吸道分泌物的量、黏稠度、部位。

(6)评估患者肺部:戴好听诊器,暴露患者胸部。①听诊部位:肺尖部位于锁骨中线第二肋间,肺中部位于腋前线第四肋间,肺底部位于腋中线第八肋间。②听诊顺序:从上到下,左右对称,每一部位听诊时间3～4秒,必要时吸痰前协助患者叩背。

(7)告知患者操作目的、方法和过程。

(二)评估环境

安静整洁,宽敞明亮。

三、操作前准备

(一)人员准备

仪表整洁,符合要求。洗手,戴口罩。

(二)物品准备

治疗车上层放置清洁盘(盘内放一次性吸痰管2根)、听诊器、生理盐水250 mL、手电筒、无菌棉签、小水杯1个,治疗巾折叠固定于床边,内放吸痰用长引流管接头前端。根据病情需要准备压舌板1个、开口器1个、口咽通气道1个、快速手消毒剂。以上物品符合要求,均在有效期内。治疗车下层放置医疗废物桶、生活垃圾桶、含有效氯500 mg/L消毒液桶。

四、操作程序

(1)核对患者床号、姓名、病历号和腕带(请患者自己说出床号和姓名)。

（2）协助患者取合适体位。

（3）取棉签蘸取小水杯内生理盐水，清洁一侧鼻腔。

（4）检查患者口腔，取下活动义齿。

（5）打开负压吸引开关，反折长引流管，检查吸痰器压力（吸痰器负压指针应在 0.02～0.04 MPa），吸痰器处于完好状态。

（6）打开一次性吸痰管外包装，取出无菌手套，展开无菌手套，将右手伸入无菌手套内，将垫纸置于患者胸前（注意不要污染手套）。

（7）取出吸痰管，缠于右手上，外包装弃于生活垃圾桶内。连接吸痰管与负压吸引器，试吸通畅。

（8）左手拇指抬起，使负压处于关闭状态，将吸痰管插入鼻腔，插管深度要适宜。打开负压，间断给予负压，吸痰时轻轻左右旋转上提吸痰管（痰液存留处可稍延长）吸净痰液，但每次吸引时间＜15 秒。

（9）吸痰过程中嘱患者咳嗽，并随时观察病情变化，同时观察痰液（颜色、性质、量），判断吸痰效果。

（10）经口腔吸痰时，嘱患者张口，必要时使用口咽通气道或压舌板。对昏迷患者可以使用开口器帮助其张口。吸痰方法同清醒患者。

（11）吸痰后再次观察患者生命体征，清洁口鼻及面部，帮助患者恢复舒适体位。

（12）吸痰结束后用生理盐水或含有效氯 500 mg/L 消毒液冲洗吸痰管，将吸痰管盘于右手，连同患者胸前垫纸及手套一并弃于医疗废物桶内。

（13）快速手消毒剂消毒双手，将治疗车推至一旁备用。

（14）洗手，书写护理记录单。

五、注意事项

（1）遵守无菌操作原则，插管动作轻柔、敏捷。

（2）吸痰前后应当给予高流量吸氧，每次吸痰时间不宜超过 15 秒，如痰液较多，需要再次吸引，应间隔 3～5 分钟，待患者耐受后再进行。1 根吸痰管只能使用 1 次。

（3）如患者痰液黏稠，可以配合叩背、雾化吸入、体位引流等胸部物理治疗方法稀释痰液；患者出现缺氧症状如发绀、心率下降等时，应当立即停止吸痰。

（李　红）

第三节　有　效　排　痰

一、目的

（1）利用各种方法及设备帮助患者排出痰液。

（2）保持呼吸道通畅，避免痰液淤积，预防感染，减少术后并发症。

二、评估

(一)评估患者

(1)两人核对医嘱。

(2)核对患者床号、姓名、病历号和腕带(请患者自己说出床号和姓名)。

(3)评估患者的病情、意识、咳痰能力、影响咳痰的因素和合作程度。

(4)评估痰液的颜色、性质、量和气味,与体位的关系。

(5)评估肺部呼吸音情况。

(6)评估患者有无胸闷、气促、呼吸困难、发绀,有无胸廓活动、气管移位等,判断缺氧程度。

(二)评估环境

安静整洁,宽敞明亮。

三、操作前准备

人员准备:仪表整洁,符合要求。洗手,戴口罩。

四、操作程序

(1)核对患者床号、姓名、病历号和腕带(请患者自己说出床号和姓名)。

(2)有效咳嗽。①协助患者取正确体位,上身微向前倾。②指导患者缓慢深呼吸数次后,深吸气至膈肌完全下降,屏气数秒,然后进行 2～3 次短促有力的咳嗽,缩唇将余气尽量呼出,循环做 2～3 次,休息或正常呼吸几分钟后可再重新开始。

(3)叩击或震颤法。①在餐前 30 分钟或餐后 2 小时进行。②根据患者病变部位采取相应体位。③避开乳房、心脏和骨突(脊椎、胸骨、肩胛骨)部位。④叩击法:叩击时五指并拢呈空杯状,利用腕力从肺底由下向上、由外向内,快速有节奏地叩击胸背部。⑤震颤法:双手交叉重叠,按在胸壁部,配合患者呼气时上下而上下震颤、振动加压。

(4)体位引流。①餐前 1～2 小时或餐后 2 小时进行。②根据患者病灶部位和患者的耐受程度选择合适的体位。肺上叶宜取半卧位;中叶取仰卧或健侧卧位;下叶取俯卧位。每天体位引流 2 次,每次 15～20 分钟。③引流顺序:先上叶,后下叶;若有二个以上炎性部位,应引流痰液较多的部位。④引流过程中密切观察病情变化,出现心律失常、血压异常等并发症时,立即停止引流,及时处理。⑤辅以有效咳嗽或胸部叩击或震颤,及时有效清除痰液。

五、注意事项

(1)注意保护胸、腹部伤口,合并气胸、肋骨骨折时禁做叩击。

(2)根据患者体型、营养状况、耐受程度,合理选择有效排痰的方法、叩击方式、时间和频率。神志清醒、能够配合、痰多黏稠不易咳出和术后患者可以首选有效咳嗽方法。支气管和/或肺疾病有大量痰液者可以配合体位引流方法。长期卧床、痰液黏稠不易咳出和长期建立人工气道患者可以配合叩击震颤方法。危重、年老体弱、新生儿、神志不清、人工气道等不能进行有效咳嗽者,选择吸痰术进行排痰(详见吸痰技术操作)。

(3)操作过程中密切观察患者意识及生命体征变化。

(李　红)

第三章　清洁与舒适护理

第一节　铺　床　术

一、备用床

（一）目的

保持病室整洁,准备接收新患者。

（二）评估

1.评估患者

(1)病室内无患者进行治疗或进餐。

(2)告知患者操作的目的和方法,取得患者配合。

2.评估环境

安静整洁,宽敞明亮,空气流通。

（三）操作前准备

1.人员准备

仪表整洁,符合要求。洗手,戴口罩。

2.物品准备

清洁车上层放置床褥、大单、被套、棉胎或毛毯、枕芯、枕套,叠放整齐并按使用顺序放于车上。污衣袋、快速手消毒剂。

（四）操作程序

(1)携用物推车至患者床旁。

(2)有脚轮的床,应先固定,调整床的高度。

(3)移开床旁桌,距离床约20 cm。移床旁椅至床尾正中处,椅背离床尾15 cm,铺床用物、棉胎或毛毯、床褥连同枕芯一起置于椅面上。

(4)检查床垫或根据需要翻转床垫。

(5)铺大单。①将大单中线对齐床面中线放于床褥上,将大单展开,顺序为床头、床尾、中间依次打开。②铺大单床头：护士移至床头将大单散开平铺于床头。③先铺近侧床头大单：一手将床头的床垫托起，一手伸过床头中线将大单塞入床垫下，在床头约30 cm处，向上提起大单边缘使其同床边缘垂直，呈等边三角形，以床沿为界。将三角形分为两半，上半三角覆盖于床上，下半三角平整塞在床垫下，再将上半三角翻下塞于床垫下，形成直角。④护士移至床尾，同步骤③铺床尾角。⑤护士移至床中间处，两手下拉大单中部边缘，塞于床垫下。⑥护士移至床对侧，同步骤③～⑤铺对侧大单。

(6)铺棉被或毛毯。①将被套中线对齐床面中线放于大单上，向床头侧打开被套、使被套上端距床头15 cm，再向床尾侧打开被套并拉平。②将近侧被套向近侧床沿下拉散开，将远侧被套向远侧床沿散开。③将被套尾部开口端的上层打开至1/3处。④将棉胎放于被套尾端开口处，棉胎底边与被套开口边缘平齐。⑤套被套：拉棉胎上缘中部至被套被头中部，充实远侧棉胎角于被套顶角处，展开远侧棉胎，平铺于被套内。⑥充实近侧棉胎角于被套顶角处，展开近侧棉胎，平铺于被套内。⑦护士移至床尾中间处，一手持被套下层底边中点、棉胎底边中点、被套上层底边中点于一点，一手展开一侧棉胎；两手交换，展平另一侧棉胎，拉平盖被。⑧系好被套尾端开口处系带。⑨折被筒：护士移至左侧床头，平齐远侧床沿，内折远侧盖被，再平齐近侧床沿，内折近侧盖被。⑩护士移至床尾中间处，将盖被两侧平齐两侧床沿，内折成被筒状于床两侧，分别将盖被尾端塞于床垫下。

(7)将枕套套于枕芯外，四角充实、平整，系带。横放于床头，开口背对病室门。

(8)将床旁椅放回原处，保持床单位整齐美观。

(9)洗手，脱口罩。

(五)注意事项

(1)符合铺床实用、耐用、舒适、安全的原则。

(2)床单中缝与床中线对齐，四角平整、紧扎。

(3)被头充实，盖被平整，两边内折对称。

(4)枕头平整、充实，开口背门。

(5)注意省时、节力。

(6)病室和患者单位环境整洁、美观。

二、暂空床

(一)目的

(1)供新住院患者或暂时离床患者使用。

(2)保持病室整洁。

(二)评估

1.评估患者

是否可以暂时离床活动或外出检查。

2.评估环境

病室内无患者进行治疗或进餐，清洁、通风。

(三)操作前准备

1.人员准备

仪表整洁，符合要求。洗手，戴口罩。

2.物品准备

按备用床准备用物,必要时备一次性中单。

(四)操作程序

1.方法一

改备用床为暂空床。

(1)携用物推车至患者床旁。

(2)移开床旁椅放于床尾处,将枕头放于椅面上。

(3)将备用床的盖被上端向内折1/4,然后扇形三折于床尾,并使之平齐。

(4)根据病情需要,铺一次性中单。

(5)将枕头放回床头。

(6)移回床旁椅。

2.方法二

铺暂空床。

(1)同备用床步骤(1)～(7)。

(2)护士于右侧床头,将备用床的盖被上端向内折1/4,然后扇形三折于床尾,并使之平齐。

(3)移回桌椅,洗手,脱口罩。

(五)注意事项

(1)同备用床。

(2)用物准备符合患者病情需要。

三、麻醉床

(一)目的

(1)便于接收和护理麻醉手术后患者。

(2)使患者安全、舒适,预防并发症。

(3)避免床上用物被污染,便于更换。

(二)评估

1.评估患者

(1)两人核对医嘱。

(2)核对床号、姓名、病历号和腕带(请患者自己说出床号和姓名)。

(3)评估患者病情和术后可能需要的抢救或治疗物品。

(4)告知患者操作的目的和方法,取得患者配合。

2.评估环境

安静整洁,宽敞明亮。病室内无患者进行治疗或进餐,通风。

(三)操作前准备

1.人员准备

仪表整洁,符合要求。洗手、戴口罩。

2.物品准备

清洁车上层放置床褥、棉胎或毛毯、大单、被套各1,枕芯2个(软硬各一)、枕套2个、一次性中单。根据患者病情、麻醉方式和麻醉后的苏醒情况准备。必要时准备:开口器、口咽通气道、压

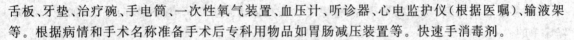

舌板、牙垫、治疗碗、手电筒、一次性氧气装置、血压计、听诊器、心电监护仪(根据医嘱)、输液架等。根据病情和手术名称准备手术后专科用物品如胃肠减压装置等。快速手消毒剂。

(四)操作程序

(1)携用物推车至患者床旁。

(2)铺大单和一次性中单。①同备用床操作程序(5)①~③。②手术部位下铺一次性中单。③铺棉被同备用床操作程序(6)①~⑧。④护士于床尾向上反折盖被底端,齐床尾,系带部分内折整齐。⑤将背门一侧盖被平齐床沿内折。⑥将近门一侧盖被边缘向上反折,对齐床沿。⑦将盖被三折叠于背门一侧。⑧套枕套,同备用床操作程序(7),软枕横立于床头,硬枕纵放于三折盖被上,齐被头上缘。⑨移回床旁椅。⑩将用物放置于床旁桌上。

(五)注意事项

(1)同备用床。

(2)护理术后患者的用物齐全,患者能及时得到抢救和护理。

四、卧有患者床

(一)目的

(1)保持患者的清洁,使患者感觉舒适。

(2)观察病情,协助患者变换卧位,预防压疮和坠积性肺炎。

(二)评估

1.评估患者

(1)评估患者病情、意识状态、活动能力、配合程度等。

(2)告知患者操作的目的和方法,取得患者配合。

2.评估环境

(1)同病室内无患者进行治疗或进餐等。

(2)酌情关闭门窗,按季节调节室内温度,必要时用屏风遮挡患者。

(三)操作前准备

1.人员准备

仪表整洁,符合要求。洗手,戴口罩。

2.物品准备

清洁车上层放置大单、被套、枕套、床刷、床刷套,需要时备清洁衣裤、一次性中单,快速手消毒剂。

(四)操作程序

(1)携用物推车至患者床旁,放于床尾正中处,距离床尾 20 cm 左右。

(2)放平床。

(3)移患者至对侧,松开床尾盖被,将患者枕头移向对侧,并协助患者移向对侧,患者侧卧,背向护士。

(4)松近侧污单,从床头至床尾将床单和一次性中单拉出,塞于患者身下。

(5)取床刷,并套上床刷套,扫净近侧床褥。

(6)铺近侧清洁大单和一次性中单。①铺大单同备用床操作程序(5)①~③。②铺一次性中单。

(7)移患者至近侧,协助患者平卧,将患者枕头移向近侧。患者侧卧,面向护士,躺卧于已铺好床单的一侧。

(8)松开对侧污单,护士转至床对侧,从床头至床尾将各层床单从床垫下依次拉出。放于护理车污物袋内。

(9)清扫对侧床褥。

(10)铺对侧清洁大单、一次性中单。①铺大单同备用床操作程序(5)①～③。②铺近侧一次性中单。

(11)摆体位,协助患者平卧,将患者枕头移向床中间。

(12)套被套同备用床操作程序(6)。

(13)更换枕套。

(14)同备用床操作程序(7)。

(15)铺床后处理。①移回床旁椅。②根据天气情况和患者病情,取舒适体位,开窗通风。③快速手消毒剂消毒双手。

(五)注意事项

(1)同备用床。

(2)患者卧位安全,防止坠床,必要时加床栏。

(3)避免患者受凉。

(4)与患者进行有效沟通,满足患者身心需要。

（刘　　霞）

第二节　协助患者进食水

一、目的

(1)满足患者营养成分摄入需要。

(2)给患者提供干净整洁的进食环境。

二、评估

(一)评估患者

(1)核对患者床号、姓名、病历号和腕带(请患者自己说出床号和姓名)。

(2)评估患者饮食类型、吞咽功能、咀嚼能力、口腔疾病、营养状况、进食情况,有无偏瘫、视力减退等。

(3)评估有无餐前、餐中用药,有无特殊治疗或检查。

(4)评估患者的病情、治疗情况、心理和意识状态、合作程度。

(二)评估环境

安静整洁,宽敞明亮。空气新鲜,适宜进餐。

三、操作前准备

(一)人员准备

仪表整洁,符合要求。洗手,戴口罩。

(二)物品准备

清洁车上层放置冲洗壶、洗手盆、肥皂、擦手纸、快速手消毒剂,以上物品符合要求,均在有效期内。清洁车下层放置医疗废物桶、生活垃圾桶。餐具、餐桌,必要时备屏风、便器。

四、操作程序

(1)协助患者洗手、漱口,必要时进行口腔护理。

(2)协助患者如厕或提供便器。

(3)协助患者采取舒适的进餐姿势病情许可,可协助患者下床进餐;不便下床者,可安排坐位或半坐卧位,放置床上小桌进餐;卧床患者可安排侧卧位或仰卧位(头转向一侧),并给予适当支托。

(4)用餐巾围于患者胸前,以保持衣服和被褥的清洁。

(5)护士核对患者和饮食单,根据饮食单上饮食要求,协助配餐员分发饮食。

(6)鼓励患者自行进餐。对于特殊患者,应根据情况提供协助。①鼓励卧床患者自行进食,并将食物、餐具放在患者易取到的位置,必要时给予帮助。②不能自行进食者给予喂食。为避免呛咳,应将患者头部稍垫高并偏向一侧。喂食要求耐心,温度适宜,速度适中,固体和液体食物应轮流喂食。进流食患者,可用吸管吸吮。③对双目失明或眼睛被遮盖的患者,应告诉患者喂食内容以增加食欲。若患者要求自己进食,可按时钟平面图放置食物,并告知方向、食品名称,利于患者按顺序摄取(如6点处放饭,12点、3点处放菜,9点处放汤)。④对于需禁食或限量饮食的患者,告知原因,取得配合,并摆放提示牌,做好交接班。⑤对增加饮水量者,告知饮水的目的和重要性。白天饮入一天总饮水量的3/4,以免夜间饮水多、增加排尿次数而影响睡眠。无法一次大量饮水时,可少量多次饮水,以保证液体的摄入。⑥对限制饮水量者,告知限水的目的和饮水量,床边应有限水标记。

(7)进餐结束后,及时撤去餐具,整理床单位。

(8)督促和协助患者洗手、漱口,必要时做口腔护理。

(9)用快速手消毒剂消毒双手,推车回治疗室,按医疗废物分类处理原则处理用物。

(10)洗手,书写护理记录单,记录进食情况和患者反应等。

五、注意事项

(1)特殊饮食的患者,在进食前应仔细查对。

(2)协助患者进食过程中,护士应注意食物温度、软硬度和患者的咀嚼力;掌握好量、速度,遇到吞咽困难、呛咳、恶心、呕吐等,立即停止,防止误吸。

(3)操作过程中与患者沟通,给予饮食指导。

(4)自备饮食,需经护士检查,符合治疗饮食原则方可食用。

(5)需禁食或延迟进食的患者,应做好交接班。

(王彬艳)

第三节 口腔护理

一、目的

(1)使口腔清洁、湿润,使患者舒适,预防口腔感染和其他并发症。

(2)清除口腔异味、增进食欲。

(3)观察口腔黏膜、舌苔变化和特殊的口腔气味,提供病情的动态信息。

二、评估

(一)评估患者

(1)两人核对医嘱。

(2)核对床号、姓名、病历号和腕带(请患者自己说出床号和姓名)。

(3)告知操作目的和方法,取得患者合作。

(4)评估患者病情和年龄、意识状态和合作程度。

(5)观察口腔情况在取得患者同意后,使用光源充足的手电筒为患者做口腔评估。如口唇色泽、湿润度、有无干裂;口腔黏膜的颜色,有无出血、溃疡;牙龈有无红肿、出血;舌苔颜色、湿润度,有无溃疡、肿胀和舌面积垢;有无活动的义齿;口腔有无异味、有无口臭;患者如有义齿,护士应协助其取下,放于清水中浸泡(按义齿护理)。

(二)评估环境

安静整洁,宽敞明亮,关闭门窗,室温适宜,隔离帘遮挡。

三、操作前准备

(一)人员准备

仪表整洁,符合要求。洗手,戴口罩。

(二)物品准备

治疗车上层放置漱口杯、吸水管、污水碗、无菌棉签、消毒液状石蜡、生理盐水、无菌镊子罐、快速手消毒剂;治疗盘内放无菌口腔护理包、治疗巾、手电筒、治疗本、清洁小毛巾,昏迷患者应准备舌钳和开口器。以上物品符合要求,均在有效期内。治疗车下层放置医疗废物桶、生活垃圾桶。准备盐水棉球:按无菌方法打开口腔护理包,将两个弯盘平放,用无菌镊子夹取弯盘内的镊子放于弯盘一侧边缘,清点棉球数目(12个)。用镊子将压舌板和弯血管钳放于另一弯盘一侧边缘。打开生理盐水瓶(标明口护专用,注明开瓶日期、时间),向弯盘内倒入少许生理盐水润湿棉球。护士一手持镊子,一手持弯止血钳,夹取一个棉球,双手反方向拧棉球,用一个弯盘接水,棉球湿度以不滴液为宜,拧后的棉球放入另一个弯盘中,每个棉球拧水方法相同。用过的镊子和止血钳放回弯盘内,注意其上端露在弯盘外面,以免污染棉球。将弯盘内的水倒至污物碗中,然后重新扣盖在另一个弯盘上,将口腔护理包包布包好,放在治疗车上层备用。

四、操作程序

(1)核对患者床号、姓名、病历号和腕带(请患者自己说出床号和姓名)。

(2)协助患者右侧卧位或头转向护士,并为患者颌下铺治疗巾。

(3)打开口腔护理包,取出一个弯盘置于患者口角旁,协助患者用温开水漱口(能合作的患者),漱口同时应协助其将头抬起向弯盘处侧倾,漱口水吐于弯盘内,漱口后为患者擦净面部。将弯盘内的水倒入医疗废物桶内。

(4)开始第二次清点棉球数(12个)。用弯止血钳夹取第1个棉球,嘱患者微闭口唇,用点擦法擦洗口唇,用过的棉球放于患者口角旁弯盘内。

(5)用镊子传递第2个棉球,另一手持压舌板轻轻撑开患者左侧颊部,从左侧沿牙齿纵向由内向门齿擦洗牙齿、牙龈、牙间隙,压舌板放于患者口角旁的弯盘内。

(6)夹取第3个棉球,嘱患者再次张嘴并咬合牙齿,用压舌板轻轻撑开左侧颊部,自内向外上下擦拭颊部,边擦边退压舌板。

(7)夹取第4个棉球,仍嘱患者张嘴并咬合牙齿,用压舌板轻轻撑开右侧颊部,从右侧沿牙齿纵向由内向门齿擦洗牙齿、牙龈、牙间隙。擦洗完毕,嘱患者闭上嘴休息。

(8)夹取第5个棉球,嘱患者张嘴并咬合牙齿,用压舌板轻轻撑开右侧颊部,自内向外上下擦拭颊部,边擦边退压舌板,嘱患者闭嘴休息,将压舌板放入患者口角旁弯盘中。

(9)夹取第6个棉球,由门齿向臼齿方向纵向擦洗左上内侧牙齿、牙龈、牙间隙,螺旋由内向外擦洗左上咬合面。

(10)夹取第7个棉球(方法同第6个棉球,擦洗左下内侧),由门齿向臼齿方向纵向擦洗左下内侧牙齿、牙龈、牙间隙,螺旋由内向外擦洗左下咬合面。

(11)夹取第8个棉球,由门齿向臼齿方向纵向擦洗右上内侧牙齿、牙龈、牙间隙,螺旋由内向外擦洗右上咬合面。

(12)夹取第9个棉球(方法同第8个棉球,擦洗右下内侧),由门齿向臼齿方向纵向擦洗右下内侧牙齿、牙龈、牙间隙,螺旋由内向外擦洗右下咬合面。

(13)夹取第10个棉球,横向擦洗硬腭。擦洗完毕,嘱患者闭嘴休息,并询问患者有无不适。

(14)夹取第11个棉球,横向擦洗舌面,纵向擦洗舌两侧。擦洗完毕,嘱患者闭嘴休息。

(15)夹取第12个棉球,擦洗舌下和口底,擦洗完毕,嘱患者闭嘴休息。

(16)操作过程中注意观察患者病情变化,适时询问有无不适,若患者口中水多,随时协助其吐出。

(17)再次清点棉球数目,确保棉球数目无误。

(18)将用过的弯盘、镊子和包布置于治疗车下层。将另一弯盘置于患者口角旁,协助漱口并擦嘴,将用过的弯盘和治疗巾放于治疗车下层。

(19)用手电筒再次检查患者口腔情况并检查有无棉球遗漏,若患者口唇干裂,适当擦涂液状石蜡。

(20)取下颌下铺巾,协助患者取舒适卧位,整理床单位。询问患者有无不适。

(21)快速手消毒剂消毒双手,推治疗车回治疗室,按医疗废物分类处理原则处理用物。

(22)洗手,按要求书写护理记录单。

五、注意事项

(1)操作时动作轻柔,避免损伤口腔黏膜和牙龈。

(2)擦洗时棉球应包裹弯止血钳,前端夹紧,避免金属碰撞牙齿。

(3)擦洗腭部时,勿触及软腭,以免引起恶心。

(4)昏迷患者禁漱口,需用开口器时,应从臼齿处放入,不可用暴力助其张口。擦洗时需用止血钳夹紧棉球,每次1个,防止棉球遗留在口腔内。棉球不可过湿,以防患者误吸,发现痰多时要及时吸出。

(5)操作过程中,应观察口腔有无异常情况。

(6)义齿可用牙膏刷洗干净后用清水冲洗,冲刷时禁用热水或乙醇,以免义齿龟裂变形、变色和老化。若暂不用,可浸入(冷)清水中,每天晨护后更换(冷)清水一次。

(7)长期应用抗生素者,应观察口腔内膜有无霉菌感染。

(8)口腔清洗次数和所需棉球数量应以满足清洁患者口腔需要为准。

(张灵霞)

第四节 床 上 洗 头

一、目的

(1)去除头皮屑和污物,清洁头发,减少感染机会。

(2)按摩头皮,促进头部血液循环和头发生长代谢。

二、评估

(一)评估患者

(1)核对患者床号、姓名、病历号和腕带(请患者自己说出床号和姓名)。

(2)评估患者的病情、治疗情况、心理和意识状态、合作程度。

(3)评估患者梳洗习惯、卫生情况、头发和头皮状态。

(4)向患者和家属解释操作目的和过程,取得患者配合。

(二)评估环境

安静整洁,宽敞明亮,室温适宜。

三、操作前准备

(一)人员准备

仪表整洁,符合要求。洗手,戴口罩。

(二)物品准备

治疗车上层放置治疗盘,内备眼罩或纱布、耳塞或棉球(以不吸水棉球为宜)、洗发液、梳子、别针、电吹风,治疗盘外备橡皮中单、浴巾、毛巾、橡胶马蹄形卷或自制马蹄形垫(可用洗头车代

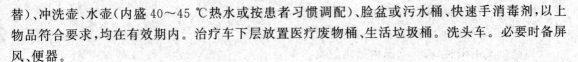

替)、冲洗壶、水壶(内盛 40～45 ℃热水或按患者习惯调配)、脸盆或污水桶、快速手消毒剂,以上物品符合要求,均在有效期内。治疗车下层放置医疗废物桶、生活垃圾桶。洗头车。必要时备屏风、便器。

(三)环境准备

室温调节至 24 ℃±2 ℃。

四、操作程序

(1)携用物推车至患者床旁,核对床号、姓名、病历号和腕带(请患者自己说出床号和姓名)。

(2)调节室温至 24 ℃±2 ℃,必要时使用隔帘或屏风,按需给予便器。

(3)摇平床头,移去枕头,将橡皮中单和浴巾垫于患者头和肩下;松开患者衣领向内反折,将毛巾围于颈部,用别针固定。

(4)协助患者仰卧,上半身斜向床边,移枕于肩下,患者屈膝,可垫枕于两膝下。①马蹄形垫洗头法:将马蹄形垫垫于患者后颈下,使患者颈部枕于马蹄形垫的突起处,头置于水槽中。马蹄形垫下端置于脸盆或污水桶中。②洗头车洗头法:将洗头车置于床头侧边,安置患者斜角仰卧或侧卧,头部枕于洗头车的头托上,将接水盘置于患者头下。

(5)用眼罩或纱布遮盖双眼,用耳塞或棉球塞好双耳。

(6)洗发:①测试水温合适后,松开头发,用水壶倒温水或喷头冲淋温水充分湿润头发。②取适量洗发液于掌心,均匀涂遍头发。③用指腹揉搓头皮和头发,方向由发际至脑后部反复揉搓,同时用指腹轻轻按摩头皮。④一手抬起头部,另一手洗净脑后部头发。⑤使用梳子,除去落发。⑥温水冲洗头发,直至冲净。

(7)洗发后,解下颈部毛巾,擦去头发水分,一手托患者头,一手撤去马蹄形卷或洗头车。取下眼部的眼罩或纱布和耳内的棉球。用毛巾包好头发,擦干面部。

(8)协助患者卧于床正中,将枕头移至头部。

(9)解下包头毛巾,擦干头发,用电吹风吹干头发,用梳子梳理整齐成形。

(10)协助患者取舒适卧位,整理床单位和用物。

(11)快速手消毒剂消毒双手,推车回治疗室,按医疗废物分类处理原则处理用物。

(12)洗手,记录执行时间和护理效果。

五、注意事项

(1)护士在为患者洗头时,应运用人体力学原理,身体尽量靠近床边,保持良好姿势,避免疲劳。

(2)洗头过程中,应注意观察患者病情变化,如面色、脉搏和呼吸的改变,如有异常情况,应停止操作。

(3)病情危重和极度衰弱患者不宜洗发。

(4)洗发时间不宜过久,避免引起患者头部充血或疲劳不适。

(5)操作过程中注意控制室温(24 ℃±2 ℃)和水温(43～45 ℃),避免打湿衣物和床铺,防止患者着凉。

(6)操作过程中注意保持患者舒适体位,保护伤口和各种管路,防止水流入耳和眼。

7.洗头车注意事项

(1)为避免交叉感染,每次使用后要清洗洗头盆,并把污水箱内污水排出,彻底清洗。

(2)洗头前,注意水箱实际水位,避免干烧发生意外。

(3)洗头前,注意水箱实际温度,避免烫伤患者。

(4)洗头车不用时,应将水箱内的水放出。

(张灵霞)

第五节 床 上 擦 浴

一、目的

(1)去除皮肤污垢,保持皮肤清洁,使患者舒适。

(2)促进皮肤血液循环,增强其排泄功能,预防感染和压疮等并发症。

(3)活动肢体,防止肌肉萎缩和关节僵硬等并发症。

(4)观察患者的一般情况,满足其身心需要。

(5)观察患者全身皮肤有无异常,为临床诊治提供依据。

二、评估

(一)评估患者

(1)两人核对医嘱。

(2)核对患者床号、姓名、病历号和腕带(请患者自己说出床号和姓名)。

(3)评估患者的病情、治疗情况、心理和意识状态、合作程度。

(4)评估患者肢体肌力和关节活动度、皮肤感觉、清洁度,皮肤有无异常改变。

(5)评估患者对保持皮肤清洁、健康相关知识的了解程度和要求等。

(6)向患者解释操作目的、方法,注意事项和指导患者配合。

(二)评估环境

安静整洁,宽敞明亮,必要时遮挡。

三、操作前准备

(一)人员准备

仪表整洁,符合要求。洗手、戴口罩。

(二)物品准备

治疗车上层放置患者自备物品(脸盆、毛巾、浴巾、浴皂、梳子)、护肤用品(润肤乳、爽身粉)、按摩油或膏、清洁衣裤、被服、快速手消毒剂、水桶内盛 50~52 ℃热水,以上物品符合要求,均在有效期内。治疗车下层放置医疗废物桶、生活垃圾桶。必要时备屏风、便器。

(三)环境准备

调节室温 24 ℃±2 ℃,关闭门窗,遮挡隔帘或屏风。

四、操作程序

(1)携用物推车至患者床旁,核对床号、姓名、病历号和腕带(请患者自己说出床号和姓名)。

(2)关闭门窗,遮挡隔帘或屏风,按需给予便器。

(3)协助患者移近护士,取舒适卧位。

(4)将脸盆中倒入热水约 2/3 满,水温保持 45~50 ℃。

(5)根据病情放平床头和床尾支架,松开床尾盖被。

(6)擦洗面部和颈部:①将浴巾围在颈下,并将微湿的毛巾包于护士右手上,左手扶托患者头顶部,为患者洗脸和颈部。②擦洗患者眼部,由内眦至外眦,并及时擦干。③询问患者面部擦洗是否使用香皂。按顺序洗净并擦干前额、面颊、鼻翼、耳后、下颌直至颈部。

(7)擦洗上肢和手:①将浴巾铺于擦洗部位下方。为患者脱去上衣,先脱近侧,后脱远侧。如有肢体外伤或活动障碍,应先脱健侧,后脱患侧。②将毛巾涂好香皂,擦洗患者上肢,直至腋窝,再用清水擦净,并用浴巾擦干。先洗对侧再洗近侧,注意洗净腋窝等皮肤褶皱处。③协助患者将手浸于脸盆中,洗净并擦干。根据情况修剪指甲。

(8)擦洗胸、腹部:①根据需要换水。②擦洗患者胸部乳房应环形用力,女患者注意乳房下皮肤褶皱处的清洁。③擦洗腹部时,应以脐为中心,顺结肠走向擦洗,注意脐部和腹股沟皮肤褶皱处的清洁。④擦洗过程中将浴巾盖于患者身上,保护隐私并避免着凉。

(9)擦洗背部:①协助患者取侧卧位,背向护士。②依次擦洗后颈部、背部和腰臀部。擦洗后进行背部按摩。③协助患者穿好清洁上衣。先穿对侧,后穿近侧;如有肢体外伤或活动障碍,应先穿患侧,后穿健侧。

(10)擦洗下肢、足部和会阴部:①根据需要换水。②协助患者取平卧位。③协助患者脱去裤子,将浴巾盖于患者下身。④依次擦洗踝部、膝关节、股,洗净后彻底擦干。⑤洗净并擦干会阴。⑥协助患者将足置于盆内,浸泡后擦洗并擦干。根据情况修剪趾甲。⑦协助患者穿好清洁裤子。

(11)协助患者涂抹润肤乳或爽身粉。骨隆凸处用按摩油或膏按摩。

(12)协助患者取舒适卧位,为患者梳头。观察患者沐浴后反应。

(13)整理用物,归还原处。

(14)快速手消毒剂消毒双手,推车回治疗室,按医疗废物分类处理原则处理用物。

(15)洗手,书写护理记录,记录沐浴时间、患者反应等。

五、注意事项

(1)饭后不宜立即擦浴,热水会刺激皮肤血管扩张,使消化系统血流减少,影响消化器官正常功能。

(2)擦浴时控制室温,注意保暖,保护隐私,尽量减少暴露。

(3)根据水温和擦洗部位,及时更换或添加热水。

(4)擦浴时动作敏捷、轻柔,减少翻动次数。通常于 15~30 分钟完成擦浴。

(5)擦浴时注意与患者沟通,随时观察病情变化和皮肤情况,若出现寒战、面色苍白、脉速等情况时,应立即停止擦浴,给予相应处理。

(6)擦浴过程中,注意遵循节力原则。

(7)擦浴过程中,保护伤口和管路,避免伤口受压、管路打折或脱出。

(王晓玲)

第六节 协助沐浴

一、目的

(1)去除皮肤污垢,保持皮肤清洁,使患者舒适。

(2)促进皮肤血液循环,增强其排泄功能,预防感染和压疮等并发症。

(3)观察患者全身皮肤有无异常,为临床诊治提供依据。

二、评估

(一)评估患者

(1)两人核对医嘱。

(2)核对患者床号、姓名、病历号和腕带(请患者自己说出床号和姓名)。

(3)评估患者病情、意识和心理状态、自理能力、合作程度。

(4)评估患者肢体肌力和关节活动度、皮肤感觉、清洁度,皮肤有无异常改变。

(5)评估患者对保持皮肤清洁、健康相关知识的了解程度和要求等。

(6)向患者解释操作的目的、方法、注意事项和指导患者配合。

(二)评估环境

安静整洁,宽敞明亮,必要时遮挡。

三、操作前准备

(一)人员准备

仪表整洁,符合要求。洗手,戴口罩。

(二)物品准备

治疗车上层放置毛巾、浴巾、浴液、洗发液、清洁衣裤、拖鞋、快速手消毒剂,以上物品符合要求,均在有效期内。治疗车下层放置医疗废物桶、生活垃圾桶。

(三)环境准备

调节室温至 24 ℃±2 ℃,水温保持在 40～45 ℃。

四、操作程序

(1)携用物推车至患者床旁,核对床号、姓名、病历号和腕带(请患者自己说出床号和姓名)。

(2)协助患者将洗浴用具放于浴盆或浴室内易取处,并放置防滑垫。

(3)协助患者进入浴室,嘱其穿好防滑拖鞋,协助其脱衣裤。

(4)指导患者调节冷、热水开关和使用浴室呼叫器,不反锁浴室门。

(5)扶持患者进入浴盆。

(6)沐浴后协助患者移出浴盆或浴室,用浴巾帮其擦干皮肤,穿清洁衣裤。

(7)协助患者回病床,取舒适卧位,观察患者沐浴后反应。

(8)将洗浴用具归还原处,清洁浴室。

(9)快速手消毒剂消毒双手后推车回治疗室,按医疗废物分类处理原则处理用物。

(10)洗手,书写护理记录,记录沐浴时间、患者反应等。

五、注意事项

(1)沐浴应在进食1小时后进行,以免影响消化功能。

(2)妊娠7个月以上孕妇不宜盆浴,衰弱、创伤和心脏病需卧床休息的患者,均不宜盆浴和淋浴。

(3)注意室温和水温的调节,防止患者受凉或烫伤。

(4)浴室内应配备防跌倒设施(防滑垫、浴凳、扶手等)。

(5)向患者解释呼叫器的使用方法,嘱患者如在沐浴过程中感到不适应立即呼叫请求帮助。

(6)沐浴时不应用湿手接触电源开关,不要反锁浴室门。

(7)沐浴时入浴时间不可过久,防止发生晕厥、跌倒等意外。

(8)若遇患者发生晕厥,应迅速到位进行救治和护理。

(王晓玲)

第七节 会阴冲洗

一、目的

清洁会阴,预防感染。

二、评估

(一)评估患者

(1)两人核对医嘱。

(2)核对患者床号、姓名、病历号和腕带(请患者自己说出床号和姓名)。

(3)患者会阴部情况,患者合作程度。

(二)评估环境

安静整洁,宽敞明亮,温度适宜,30分钟内无打扫。

三、操作前准备

(一)人员准备

仪表整洁,符合要求。洗手,戴口罩。

(二)物品准备

治疗车上层放置0.25‰碘伏溶液、盛有39～41℃温水的冲洗壶,无菌冲洗盘(无菌弯盘2个、无菌棉球4个、无菌镊子2把、纱布若干),检查垫,快速手消毒剂。以上物品符合要求,均在有效期内。治疗车下层放置医疗废物桶、生活垃圾桶。患者自备便盆。

四、操作程序

(1)解释操作目的,保护患者隐私,消除紧张,取得患者合作。

(2)嘱患者排空膀胱,取屈膝仰卧位,床上垫检查垫,协助患者脱去一侧裤腿,两腿分开,暴露会阴,臀下垫便盆。

(3)快速手消毒剂消毒双手。

(4)打开无菌冲洗盘,将2个弯盘分开,一个弯盘中放1把镊子、3个棉球,另一个弯盘中放纱布、1个棉球和1把镊子。

(5)左手持用盛39～41 ℃温水的冲洗壶,嘱患者鼓起腹部,冲阴阜。

(6)右手持第一把镊子分别夹取3个棉球,边冲边擦,顺序为:对侧腹股沟、大小阴唇至近侧腹股沟、大小阴唇至阴蒂、尿道口、阴道口、肛门。用过的棉球置于便盆内。

(7)将第一把镊子和空弯盘置于治疗车下层。

(8)左手持0.25‰碘伏溶液,右手持第二把镊子夹取最后一个棉球,分开左右小阴唇,用碘伏冲洗,用过的棉球置便盆内。

(9)夹取无菌纱布将腹股沟和臀部的液体擦干,将弯盘和镊子放至治疗车下层。

(10)撤除便盆和检查垫。

(11)快速手消毒剂消毒双手。

(12)推车回治疗室,整理用物。

五、注意事项

(1)注意保暖,注意保护患者隐私。

(2)操作过程中要按顺序,不可反复擦拭,如果未擦干净可更换新棉球增加擦洗次数。

(3)操作时动作轻柔,避免或减轻患者的不适。

(4)冲洗时避免浸湿患者的衣服。

(靳惠珍)

第四章　常见症状护理

第一节　发　热

发热是在致热源作用下或因各种原因引起体温调节中枢功能紊乱,使机体产热增多,散热减少,体温升高超出正常范围。可分为感染性发热和非感染性发热两大类。感染性发热较常见,由病原体引起;非感染性发热可由病原体之外的各种物质引起,目前越来越引起人们的关注。

发热过程包括 3 个时期:①体温上升期,其特点是产热大于散热,主要表现为皮肤苍白、疲乏无力、干燥无汗、畏寒,甚至寒战。②高热持续期,其特点是产热和散热趋于平衡,主要表现为面色潮红、口唇干燥、皮肤灼热、全身不适等。③体温下降期,其特点是散热大于产热,体温恢复到正常水平,主要表现为大汗、皮肤潮湿等。

将发热患者在不同时间测得的体温数值分别记录在体温单上,再将各体温数值点连接起来成体温曲线,该曲线的不同形态称为热型。某些发热性疾病具有独特的热型,细致观察有助于疾病诊断。

一、观察要点

(一)监测体温变化

一般每天测 4 次体温,高热时应 4 小时测量 1 次,待体温恢复正常 3 天后,改为每天 1 或 2 次。注意发热热型、程度及经过等。体温超过 38.5 ℃,遵医嘱给予物理降温或药物降温,30 分钟后复测体温,并做好记录和交班。

(二)注意水、电解质平衡

了解血常规、血细胞比容、血清电解质等变化。在患者大量出汗、食欲不佳及呕吐时,应密切观察有无脱水现象。

(三)观察末梢循环情况

高热而四肢末梢厥冷、发绀等提示病情加重。

(四)并发症观察

注意有无抽搐、休克等情况的发生。

二、护理措施

(一)降温

降温可选用物理或化学降温方法。物理降温有局部和全身冷疗两种,局部冷疗采用冷毛巾、冰袋、化学致冷袋,通过传导方式散热;全身冷疗应用温水或乙醇擦浴达到降温目的。药物降温通过机体蒸发散热达到降温目的,使用时应注意药物剂量,尤其是年老体弱及有心血管疾病者应防止虚脱或休克现象的发生。

(二)休息与活动

休息可减少能量的消耗,有利于机体康复。高热患者需卧床休息,低热者可酌情减少活动,适当休息。有谵妄、意识障碍的患者应加床挡,防止坠床。保持室内温湿度适宜,空气新鲜,定时开窗通风。

(三)补充营养和水分

提供富含维生素、高热量、营养丰富、易消化的流食或半流食。鼓励患者多饮水,以每天3 000 mL为宜,以补充高热消耗的大量水分,并促进毒素和代谢产物的排出。

(四)口腔和皮肤护理

每天酌情口腔护理2~3次或晨起、进食前后漱口。注意皮肤清洁卫生,穿棉质内衣,保持干燥。对于长期高热者,应协助其改变体位,防止压疮、肺炎等并发症出现。

(五)用药护理

遵医嘱正确应用抗生素,保证按时、足量、现用现配。

(六)心理护理

注意患者心理变化,及时进行疏导,保持患者心情愉快,处于接受治疗护理最佳状态。

三、指导要点

(1)指导患者了解发热的处理方法,告诉患者忌自行滥用退热药及消炎药。

(2)指导患者注意休息,有利于机体康复。

(3)指导患者食用易消化、高碳水化合物的饮食,多饮水。

(4)保持口腔清洁,着宽松、棉质、透气的衣服,以利于排汗。

(5)指导患者积极配合治疗和护理。

(朱红霞)

第二节 呼 吸 困 难

呼吸困难是指患者主观感觉空气不足、呼吸不畅,客观表现为呼吸用力,严重时可出现张口呼吸、鼻翼翕动、端坐呼吸、甚至发绀,辅助呼吸肌参与呼吸运动,并且伴有呼吸频率、深度及节律异常。

一、分类

根据发生机制及临床特点,将呼吸困难归纳为以下5种类型。

(一)肺源性呼吸困难

肺源性呼吸困难主要是呼吸系统疾病引起的通气、换气功能障碍导致缺氧和/或二氧化碳潴留。临床上分为3种。

1.吸气性呼吸困难

其特点为吸气时呼吸困难显著,重者出现胸骨上窝、锁骨上窝和肋间隙凹陷,即"三凹征";常伴有干咳及高调哮鸣,多见于喉水肿、气管异物、肿瘤或痉挛等引起上呼吸道机械性梗阻。

2.呼气性呼吸困难

其特点是呼吸费力,呼气时间延长,常常伴有哮鸣音,多见于支气管哮喘、慢性阻塞性肺疾病等。

3.混合性呼吸困难

吸气和呼气均感费力,呼吸频率增快,呼吸变浅,常常伴有呼吸音减弱或消失,常由重症肺炎、大量胸腔积液和气胸所致。

(二)心源性呼吸困难

最常见的病因是左心衰竭,亦见于右心衰竭、心包积液等。临床常表现为以下3种。

1.劳力性呼吸困难

劳力性呼吸困难常在体力活动时发生或加重,休息后缓解或消失,为左心衰竭最早出现症状。

2.夜间阵发性呼吸困难

患者在夜间已入睡后因突然胸闷、气急而憋醒,被迫坐起,呼吸深快。轻者数分钟后症状逐渐缓解,重者可伴有咳嗽、咳白色泡沫痰、气喘、发绀、肺部哮鸣音,称为心源性哮喘。

3.端坐呼吸

患者呼吸困难明显,不能平卧,而被迫采取高枕卧位、半卧位或坐位。

(三)中毒性呼吸困难

中毒性呼吸困难是指药物或化学物质抑制呼吸中枢引起的呼吸困难,如酸中毒时出现深而大的呼吸困难等。

(四)神经精神性呼吸困难

神经精神性呼吸困难常引起呼吸变慢、变深,并伴有节律异常,如吸气突然终止、抽泣样呼吸等。精神性呼吸困难常见于癔症患者。

(五)血源性呼吸困难

重症贫血可因红细胞减少,血氧不足而引起气促,尤以活动后加剧;大出血或休克时因缺血及血压下降,刺激呼吸中枢而引起呼吸困难。

二、观察要点

(1)动态观察患者呼吸情况和伴随症状,判断呼吸困难类型。

(2)有条件可监测血氧饱和度,动脉血气变化,若血氧饱和度降低到94%以下或病情加重,应及时处理。

(3)密切观察呼吸困难改善情况,如发绀是否减轻,听诊肺部湿啰音是否减少。

三、护理措施

(一)体位

患者采取身体前倾坐位或半卧位,可使用枕头、靠背架或床边桌等支撑物,以自觉舒适为原则。避免过厚盖被或穿紧身衣服而加重胸部压迫感。

(二)保持呼吸道通畅

指导并协助患者进行有效的咳嗽、咳痰;每1~2小时协助翻身1次,并叩背使痰液排出;饮水、口服或雾化吸入祛痰药可湿化痰液,使痰液便于咳出或吸出。

(三)氧疗和机械通气的护理

根据呼吸困难的类型、严重程度不同,进行合理氧疗和机械通气。监测和评价患者的反应,安全管理机械通气系统,预防并发症,满足患者的基本需要。

(四)休息与活动

选择安静舒适、温湿度适宜的环境,合理安排休息和活动量,调整日常生活方式。若病情许可,改变运动方式和有计划地增加运动量,如室内走动、室外散步、快走、慢跑、打太极拳等,逐步提高活动耐力和肺活量。

(五)呼吸训练

如指导患者做缓慢深呼吸、腹式呼吸、缩唇呼吸等,训练呼吸肌,延长呼气时间,使气体能完全呼出。

(六)心理护理

呼吸困难引起患者烦躁不安、恐惧,而这些不良情绪反应又可进一步加重病情。因而医护人员应评估患者的心理状况,安慰患者,使其保持情绪稳定,增强安全感。

四、指导要点

(1)指导患者采取舒适卧位,合理安排休息与活动。
(2)指导患者保持呼吸道通畅,合理氧疗和机械通气。
(3)指导患者做缓慢深呼吸、腹式呼吸、缩唇呼吸等。
(4)指导患者积极配合治疗和护理。

(朱　盼)

第三节　咯　血

咯血是指喉及喉以下呼吸道任何部位出血经口排出者,分为大量咯血(>500 mL/d,或1次>300 mL)、中等量咯血(100~500 mL/d)、少量咯血(<100 mL/d)或痰中带血。常见原因是肺结核、支气管扩张症、肺炎和肺癌等。

一、观察要点

(1)患者的生命体征、神志、尿量、皮肤及甲床色泽,及时发现休克征象。

(2)咯血颜色和量,并记录。

(3)止血药物的作用和不良反应。

(4)窒息的先兆症状:如咯血停止、发绀、自感胸闷、心慌、大汗淋漓、喉痒有血腥味及精神高度紧张等情况。

二、护理措施

(1)休息:宜卧床休息,保持安静,避免不必要的交谈。静卧休息,可使少量咯血自行停止。大咯血患者应绝对卧床休息,减少翻身,协助患者取患侧卧位,头侧向一边,有利于健侧通气,对肺结核患者还可防止病灶扩散。

(2)心理护理:向患者做必要的解释,使其放松身心,配合治疗,鼓励患者将积血轻轻咯出。

(3)确保静脉通路通畅,并正确计算输液速度。

(4)记录:准确记录出血量和每小时尿量。

(5)备齐急救药品及器械:如止血剂、强心剂、呼吸中枢兴奋剂等药物。此外应备开口器、压舌板、舌钳、氧气、电动吸引器等急救器械。

(6)药物应用。①止血药物:注意观察用药不良反应。高血压、冠心病患者和孕妇禁用垂体后叶素。②镇静药:对烦躁不安者常用镇静药,如地西泮5～10 mg肌内注射。禁用吗啡、哌替啶,以免抑制呼吸。③止咳药:大咯血伴剧烈咳嗽时可少量应用止咳药。

(7)饮食:大咯血者暂禁食,小咯血者宜进少量凉或温的流质饮食,避免饮用浓茶、咖啡、酒精等刺激性饮料。多饮水及多食富含纤维素食物,以保持大便通畅。便秘时可应用缓泻剂以防诱发咯血。

(8)窒息的预防及抢救配合:①咯血时嘱患者不要屏气,否则易诱发喉头痉挛。如出血引流不畅形成血块,可造成呼吸道阻塞。应尽量将血轻轻咯出,以防窒息。②准备好抢救用品如吸痰器、鼻导管、气管插管和气管切开包。③一旦出现窒息,应立即开放气道,上开口器立即清除口腔、鼻腔内血凝块,用吸引器吸出呼吸道内的血液及分泌物。④迅速抬高患者床尾,取头低足高位。⑤如患者神志清醒,鼓励患者用力咳嗽,并用手轻拍患侧背部促使支气管内淤血排出;如患者神志不清则应迅速将患者上半身垂于床边并一手托扶,另一手轻拍患侧背部。⑥清除患者口、鼻腔内的淤血。用压舌板刺激其咽喉部,引起呕吐反射,使其能咯出阻塞咽喉部的血块,对牙关紧闭者用开口器及舌钳协助。⑦如上述措施不能使血块排出,应立即用吸引器吸出淤血及血块,必要时立即行气管插管或气管镜直视下吸取血块。给予高浓度氧气吸入。做好气管插管或气管切开的准备与配合工作,以解除呼吸道阻塞。

三、指导要点

(1)告知患者注意保暖,预防上呼吸道感染。

(2)告知患者保持呼吸道通畅,注意引流与排痰。

(3)向患者讲解保持大便通畅的重要性。

(4)告知患者不要过度劳累,避免剧烈咳嗽。

(5)告知患者注意锻炼身体,增强抗病能力,避免剧烈运动。

(雷春梅)

第四节　恶心与呕吐

呕吐是胃内容物返入食管,经口吐出的一种反射动作,分为恶心、干呕和呕吐3个阶段,亦有呕吐可无恶心或干呕的先兆。恶心是一种可以引起呕吐冲动的胃内不适感,常为呕吐的前驱感觉,亦可单独出现,主要表现为上腹部特殊不适感,常常伴有头晕、流涎、脉搏缓慢、血压降低等迷走神经兴奋症状。呕吐可将胃内有害物质吐出,是机体的一种防御反射,具有一定保护作用,但大部分并非由此引起,且频繁而剧烈的呕吐可引起脱水、电解质紊乱等并发症。

一、分类

恶心与呕吐的病因很多,按发病机制可归纳为以下几类。

(一)反射性呕吐

(1)胃炎、消化性溃疡并发幽门梗阻、胃癌。

(2)肝脏、胆囊、胆管、胰、腹膜的急性炎症。

(3)胃肠功能紊乱引起的心理性呕吐。

(二)中枢性呕吐

中枢性呕吐主要由中枢神经系统疾病引起,如颅内压升高、炎症、损伤等。

(三)前庭障碍性呕吐

前庭障碍性呕吐如迷路炎和梅尼埃病等。

二、观察要点

(一)呕吐的特点

观察并记录呕吐次数,呕吐物的性质、量、颜色和气味。

(二)定时监测生命体征

定时监测生命体征、记录,直至稳定,血容量不足时可出现心率加快、呼吸急促、血压降低,特别是直立性低血压。持续性呕吐致大量胃液丢失而发生代谢性碱中毒时,患者呼吸变浅、变慢。

(三)注意水、电解质平衡

准确测量并记录每天的出入液量、尿比重、体重。观察患者有无失水征象,依失水程度不同,患者可出现软弱无力、口渴、皮肤黏膜干燥和弹性减低,尿量减少、尿比重升高,并可有烦躁、神志不清甚至昏迷等表现。

(四)监测各项化验指标

了解血常规、血细胞比容、血清电解质等变化。

三、护理措施

(一)呕吐处理

遵医嘱应用止吐药及其他治疗,促使患者逐步恢复正常的体力和饮食。

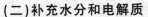

（二）补充水分和电解质

口服补液时,应少量多次饮用,以免引起恶心、呕吐。若口服补液未能达到所需补液量,需静脉输液以恢复机体的体液平衡状态。剧烈呕吐不能进食或严重水电解质失衡时,则主要通过静脉补液给予纠正。

（三）生活护理

协助患者进行日常活动。患者呕吐时应帮助其坐起或侧卧,使其头偏向一侧,以免误吸。吐毕给予漱口,更换污染衣物、被褥,开窗通风以去除异味。

（四）安全护理

告知患者突然起身可能出现头晕、心悸等不适。

（五）应用放松技术

常用深呼吸、交谈、听音乐、阅读等方法转移患者的注意力,以减少呕吐的发生。

（六）心理护理

耐心解答患者及家属提出的问题,消除其紧张情绪,特别是与精神因素有关的呕吐患者;消除紧张、焦虑会促进食欲和消化能力,增强对治疗的信心及保持稳定的情绪均有益于缓解症状。必要时使用镇静药。

四、指导要点

(1)指导患者呕吐时采取正确的体位。

(2)指导患者深呼吸,即用鼻吸气,然后张口慢慢呼气,反复进行。

(3)指导患者坐起时动作缓慢,以免发生直立性低血压。

(4)指导患者保持情绪平稳,积极配合治疗。

（杜荣荷）

第五节 腹 泻

腹泻是指正常排便形态改变,频繁排出松散稀薄的粪便甚至水样便。腹泻的发病机制为肠蠕动亢进、肠分泌增多或吸收障碍,多由饮食不当或肠道疾病引起,其他原因有药物、全身性疾病、过敏和心理因素等。小肠病变引起的腹泻粪便呈糊状或水样,可含有未完全消化的食物成分,大量腹泻易导致脱水和电解质丢失,部分慢性腹泻患者可发生营养不良。大肠病变引起的腹泻粪便可含脓血、黏液,病变累及直肠时可出现里急后重。

一、观察要点

(1)观察排便情况及伴随症状。

(2)动态观察体液平衡状态:严密观察患者生命体征、神志、尿量的变化;有无口渴、口唇干燥、皮肤弹性下降、尿量减少、神志淡漠等脱水表现;有无肌肉无力、腹胀、肠鸣音减弱、心律失常等低钾血症的表现;监测生化指标的变化。

(3)观察肛周皮肤:排便频繁时,观察肛周皮肤有无损伤、糜烂及感染。

(4)观察止泻药和解痉镇痛药的作用和不良反应。

二、护理措施

(一)休息与活动

急性起病、全身症状明显的患者应卧床休息,注意腹部保暖。

(二)用药护理

腹泻治疗以病因治疗为主,应用止泻药时应观察患者的排便情况,腹泻控制后应及时停药;应用解痉镇痛药如阿托品时,注意药物不良反应如口干、视物模糊、心动过速等。

(三)饮食护理

食少渣、易消化饮食,避免生冷、多纤维、刺激性食物。急性腹泻应根据病情和医嘱,给予禁食、流质、半流质或软食。

(四)肛周皮肤护理

排便后应用温水清洗肛周,保持清洁干燥,必要时涂无菌凡士林或抗生素软膏保护肛周皮肤,促进损伤处愈合。

(五)补充水分或电解质

及时遵医嘱给予液体、电解质和营养物质,以满足患者的生理需要量,补充额外丢失量,恢复和维持血容量。一般可经口服补液,严重腹泻、伴恶心与呕吐、禁食或全身症状显著者经静脉补充水分和电解质。注意输液速度的调节,老年人易因腹泻发生脱水,也易因输液速度过快引起循环衰竭,故老年患者尤其应及时补液并注意输液速度。

(六)心理护理

慢性腹泻治疗效果不明显时,患者往往对预后感到担忧,结肠镜等检查有一定痛苦,某些腹泻如肠易激惹综合征与精神因素有关,故应注意患者心理状况的评估和护理,鼓励患者配合检查和治疗,稳定患者情绪。

三、指导要点

(1)指导患者正确使用热水袋。
(2)指导患者进食少渣、易消化饮食。
(3)指导患者排便后正确护理肛周皮肤。
(4)指导患者积极配合治疗和护理过程。

(张　茹)

第六节　疼　痛

疼痛是一种复杂的主观感受,是近年来非常受重视的一个常见临床症状之一,也称第五生命体征。疼痛的原因包括:温度刺激、化学刺激、物理损伤、病理改变和心理因素等。疼痛对全身产生影响,可致精神心理方面改变,如抑郁、焦虑、愤怒、恐惧;致生理反应,如血压升高、心率增快、呼吸频率增快、神经内分泌及代谢反应、生化反应;致行为反应,如语言反应、躯体反应等。

个体对疼痛的感受和耐受力存在很大的差异,同样性质、强度的刺激可引起不同个体产生不同的疼痛反应。疼痛阈是指使个体所能感觉到疼痛的最小刺激强度。疼痛耐受力是指个体所能耐受的疼痛强度和持续时间。对疼痛的感受和耐受力受客观和主观因素的影响。其中客观因素包括个体的年龄、宗教信仰与文化、环境变化、社会支持、行为作用以及医源性因素;主观因素包括以往的疼痛经验、注意力、情绪及对疼痛的态度等。

一、观察要点

(1)患者疼痛时的生理、行为和情绪反应。

(2)疼痛的部位、发作的方式、程度、性质、伴随症状、开始时间以及持续时间等。

(3)评估工具的使用:可根据患者的病情、年龄和认知水平选择相应的评估工具。

二、护理措施

(一)减少或消除引起疼痛的原因

若为外伤所致的疼痛,应酌情给予止血、包扎、固定、处理伤口等;胸、腹部术后,患者会因咳嗽或呼吸引起伤口疼痛,术前应教会患者术后深呼吸和有效咳嗽的方法。

(二)合理运用缓解或解除疼痛的方法

1.药物镇痛

药物镇痛是治疗疼痛最基本、最常用的方法。镇痛药物种类很多,主要分3种类型:①阿片类镇痛药,如吗啡、哌替啶、芬太尼等;②非阿片类镇痛药,如水杨酸类、苯胺类、非类固醇类药物等;③其他辅助类药物,如激素、解痉药、维生素类药物等。镇痛药物给药途径以无创给药为主,可以选择口服、经直肠给药、经皮肤给药、舌下含服给药法,亦可临时采用肌内注射法、静脉给药法、皮下注射给药法,必要时选择药物输注泵。

2.物理镇痛

常应用冷、热疗法如冰袋、冷湿敷或热湿敷、温水浴、热水袋等。此外,理疗、按摩及推拿也是临床上常用的物理镇痛方法。高热、有出血倾向疾病、结核和恶性肿瘤等患者慎用物理镇痛。

3.针灸镇痛

根据疼痛部位,针刺相应的穴位,使人体经脉疏通、气血调和,以达到镇痛的目的。

4.经皮神经电刺激疗法

经皮肤将特定的低频脉冲电流输入人体,可以产生无损伤性镇痛作用。

(三)提供心理社会支持

积极指导家属理解支持患者,并鼓励患者树立战胜疾病的信心。

(四)恰当运用心理护理方法及疼痛心理疗法

心理护理方法包括:减轻心理压力、转移注意力和放松练习。转移注意力和放松练习可减少患者对疼痛的感受强度,常用方法有:参加活动、音乐疗法、有节律地按摩、深呼吸和想象。疼痛的心理疗法是应用心理性的原则和方法,通过语言、表情、举止行为,并结合其他特殊的手段来改变患者不正确的认知活动、情绪障碍和异常行为的一种治疗方法。

(五)采取促进患者舒适的措施

提供良好的采光和通风房间、舒适整洁的床单位、适宜的温湿度等促进患者舒适。

三、指导要点

（1）指导患者准确描述疼痛的性质、部位、持续时间、规律，并选择适合自身的疼痛评估工具。

（2）指导患者客观地向医护人员讲述疼痛的感受。

（3）指导患者正确使用镇痛药物，如用药的最佳时间、用药剂量等，避免药物成瘾。

（4）指导患者学会应对技巧以缓解疼痛。

（孟锡敏）

第五章 护理管理

第一节 护理规章制度

护理规章制度是护理管理的重要内容,是护理人员正确履行工作职责、工作权限、工作义务及工作程序的文字规定。它是护理管理、护理工作的标准及遵循的准则,是保障护理质量、护理安全的重要措施,并具有鲜明的法规性、强制性等特点。因此,护理人员必须严格遵守和执行各项护理规章制度。

本节仅列举主要的护理规章制度,各级管理者可根据医院实际情况不断修改补充,完善更新各项护理制度,并认真贯彻执行,定期督促检查执行情况。

一、护理规章制度

(一)护理部工作制度

(1)护理部有健全的组织管理体系,根据医院情况实行二级或三级管理,对科护士长、护士长进行垂直领导。

(2)按照护理部工作职责,协助医院完成护理人员的聘任、调配,负责培训、考核、奖惩等相关事宜。

(3)实行护理工作目标管理,护理工作有中长期规划,有年计划,季度安排,月、周工作重点,并认真组织落实,每年对执行情况分析、总结,持续改进。

(4)依据医院的功能、任务制定护理工作的服务理念,建立健全适应现代医院管理的各项护理规章制度、疾病护理常规、护理技术操作规程及各级护理人员岗位职责和工作标准。

(5)根据医院的应急预案,制定护理各种应急预案或工作指南。

(6)有护理不良事件管理制度,并不断修订、补充、完善。

(7)有健全的护士长的考核标准,护理部每月汇总护理工作月报表,发现问题并及时解决。

(8)组织实施护理程序,为患者提供安全的护理技术操作及人性化的护理服务。

(9)定期深入科室进行查房,协助临床一线解决实际问题。

(10)护理质量管理实施二级或三级质量控制。护理部、护理质量安全管理委员会、大科护士长严格按照护理质量考核标准,督促检查护理质量和护理服务工作,护理部专人负责护理质量管理,对全院护理质量有分析及反馈,有持续质量改进的措施。

(11)定期组织召开各种会议,检查、总结、布置工作。

(12)护理教学:护理部专人负责教学工作,制定年度教学计划及安排,制定考核标准。定期组织各级各类护理人员继续医学教育培训及岗前培训、业务考核,年终有总结及分析。

(13)护理科研:有专门的护理科研组织,制定科研计划并组织实施,对科研成果和优秀论文有奖励方案。

(二)会议制度

(1)医院行政办公会:护理副院长和护理部主任(副主任)参加。获取医院行政指令并汇报护理工作情况。

(2)医院行政会:全体护士长应参加。了解掌握医院全面工作动态,接受任务,传达至护士。

(3)护理部例会:1～2周召开1次。传达医院有关会议精神,分析讨论护理质量和工作问题,做工作小结和工作安排。

(4)护士长例会:每月召开1次。全体护士长参加,传达有关会议精神;组织护士长业务学习。通报当月护理工作质量控制情况,分析、讲评、研究护理工作存在问题,提出改进措施,布置下个月的工作。

(5)临床护理带教例会:护理部每学期召开不少于2次,科室召开每月1次。传达有关会议精神,学习教学业务。检查教学计划落实情况,分析、讲评、教学工作,做教学工作小结,布置工作。

(6)护理质量分析会:每年召开1～2次,对护理管理及护理工作中存在的问题、疑点、难点及质量持续改进等问题进行分析、通报,加强信息交流,采取有效的护理措施,规范护理工作。

(7)医院护理质量安全管理委员会会议:每年至少召开2次,分析、讲评、研究护理质量安全管理问题,修改、补充和完善护理规章制度、护理质量检查标准和护理操作规程。

(8)全院护士大会:每年召开1～2次。传达上级有关会议精神,护理专业新进展新动态,表彰优秀护士事迹,总结工作、部署计划。

(9)晨交班会:由护士长主持,全科护士参加,运用护理程序交接班,听取值班人员汇报值班情况,并进行床旁交接班,解决护理工作中存在的主要问题,布置当天的工作。每天08:00～08:30。

(10)病区护士会:每月召开1次,做工作小结,提出存在问题和改进措施,传达有关会议精神,学习业务及规章制度。

(11)工休座谈会:每月召开1次,由护士长或护士组长主持。会议内容:了解患者需求,听取患者对医疗、护理、生活、饮食等方面的意见和建议;宣传健康保健知识;进行满意度调查;要求患者自觉遵守病区规章制度等。

(三)护理部文件档案管理制度

(1)护理部文件包括:①全院护理工作制度、工作计划、工作总结。②护理质量控制、在职培训、进修、实习情况。③各种有关会议纪要、记录。④护士执业注册、出勤、奖、惩、护理不良事件、晋升资料。⑤护理科研、新技术、新项目、科研成果、学术论文申报及备案资料。⑥上级有关文件及申报上级有关文件存底。⑦护理学习用书、资料。⑧护理部仪器设备,如打印机、扫描仪、电脑、相机等。

(2)护理部指定专人负责资料收集、登记和保管工作。

(3)建立保管制度,平时分卷、分档存放,年终进行分类、分册装订,长期保管。

(4)严格遵守保密原则,机密文件、资料的收发、传阅、保管须严格按有关程序办理,加强电脑、传真机的管理,护理部以外其他人员不得动用各种文件及仪器设备,严禁通过无保密措施的通信设施传递机密文件及信息。

(5)护理部文件不得带出护理部。如需借用,填写借用单,妥善保管,不能丢失,并在规定时间归还。

(四)护理查房制度

1.护理部查房

(1)管理查房每月1次。查阅护士长管理资料。依据相关标准,进行全面质量检查、评价,提出改进意见。

(2)业务查房每季度1次,由护理部组织。由科室确定查房病例,对各科危重患者的护理每周1次,对护士的岗位职责、护理服务过程、分级护理质量、危重患者护理、疾病护理常规、技术操作规程、病区管理、差错事故隐患、医院感染控制、抢救药品、器械完好情况等工作进行检查、督促、落实。

2.教学查房

全院教学查房每季1次,科室教学查房每季1~2次。对护理病例进行分析、讨论,对主要发言人作点评,会前做好提问和答疑准备。

3.全院护士长夜查房

每周2次。夜班护士长不定时到科室查房,重点巡视护士岗位职责、规章制度的落实情况,解决护理工作疑难问题,指导或参与危重患者抢救并做好值班记录。

4.节假日查房

节假日安排查房。护理部或科护士长组织对全院各病区进行巡查,检查各科值班人员安排是否合理,护士工作状态和规章制度的落实情况,指导危重患者抢救护理,及时解决护理工作中疑难问题。

5.护士长参加科主任查房

每周1次,掌握特殊、危重患者病情,了解护理工作情况和医疗对护理的要求。

(五)护理会诊制度

(1)护理会诊的目的:为了解决重危、复杂、疑难患者的护理问题,切实、有效地提高护理质量。

(2)护理会诊工作由护理部负责,由各护理专科小组承担会诊任务,定期进行工作总结、反馈、整改。全院性会诊由护理部安排有关护理专家进行,会诊地点常规设在护理会诊申请科室。

(3)对于临床危重、复杂、疑难病例的护理,科室先组织护士进行讨论,讨论后仍难以处理,报告大科护士长协调处理,由大科护士长决定是否申请院内护理会诊。

(4)认真填写护理会诊申请单,经护士长书面签字后送交或电话通知大科护士长,再由大科护士长汇报护理部。

(5)护理部主任负责会诊的组织、协调有关护理人员进行会诊。

(6)会诊由护士长或管床护士汇报情况,会诊小组提出处理意见,并记录在会诊单上,科室执行处理意见详细记录在护理记录单上。会诊记录单一式两份,护理部1份,科室留存1份。

(7)参加护理会诊的人员由医院护理质量安全管理委员会成员、专科护士(经专科护士培训取得合格证,并具有一定临床工作能力)组成。

(8)普通会诊24小时内完成,急护理会诊2小时内完成。请院外护理会诊须经主管护理的院领导同意,由护理部向被请医院护理部提出会诊邀请。

(六)护理制度、护理常规、操作规程变更制度

(1)护理制度、操作常规、操作规程变更,应立足于适应临床工作需要,规范护理行为,提高工作质量,确保患者安全。

(2)护理制度、操作常规、操作规程变更,由护理质量管理委员会负责。如有变更需求,护理部、科室提出变更意见和建议,待委员会讨论批准后执行。

(3)变更范围:①对现有护理制度、操作常规、操作规程的自我完善和补充。②对新开展的工作,需要制定新的护理制度、护理常规或操作规程。

(4)护理制度、护理常规、操作规程变更后,应试行3~6个月,经可行性再评价后方可正式列入实施。文件上须标有本制度执行起止时间及批准人。

(5)变更后的护理制度、护理常规、操作规程由护理部及时通知全院护士,认真组织培训并贯彻执行。

(6)重大护理制度和护理常规、操作规程变更需与医疗管理职能部门做好协调,保持医疗护理一致性,并向全院通报。

(七)护士管理规定

(1)严格遵守《中华人民共和国护士条例》,护士必须按规定及时完成首次执业注册和定期延续注册。

(2)护士执业过程中必须遵守相关法律法规、医疗护理工作的规章制度、技术规范和职业道德。

(3)护士需定期考核,接受在职培训,完成规范化培训和继续教育有关规定。

(4)护士应对自己的护理行为负责,热情工作,尊重每一位患者,努力为患者提供最佳的、最适宜的护理服务。

(5)护士要养成诚实、正直、慎独、上进的品格和沉着、严谨、机敏的工作作风。护士通过实践、教育、管理、学习等方法提高专业水平。

(6)护士的使命是体现护理工作的价值、促进人类健康;护士应与其他医务人员合作,为提高整个社会健康水平而努力。

(八)护士资质管理规范

(1)护理部每年审核全院护士执业资质,按上级通知统一组织护士首次执业注册和延续注册(在注册期满前30天),对护士执业证书进行集体校验注册。

(2)护理部协助人事部门审核招聘护士的身份证、毕业文凭、护士执业证书。

(3)护理部负责审核进修护士的身份证、毕业文凭、护士执业证书。

(4)护理部为转入护士及时办理变更执业注册,在有效变更注册前不得在临床单独值班。

(5)实习护士、进修护士、未取得护士执业证书并有效注册的新护士不能单独工作,必须在执业护士的指导下进行护理工作。

(6)护理部对资质审核不合格的护士,书面通知相关人员,确保做到依法执业。

(7)按各级护士考核制度进行定期考核,考核合格方可注册。

(8)护士长严格执行上述规范,加强依法执业管理。

(九)护理质量管理制度

(1)建立护理质量安全管理委员会,在分管院长及护理部主任的领导下进行工作,成立三级护理质量控制组织,负责全院的护理质量监督、检查与评价,指导护理质量持续改进工作。

(2)依据相关法律法规和卫生行政相关规范和常规,修订完善医院护理质量管理标准、规章制度、护理不良事件等管理制度。

(3)定期监督、检查各项护理规章制度、岗位职责、护理常规、操作规程落实情况,发现问题及时纠正。

(4)检查形式采取综合检查、重点检查、专项检查、夜班检查等。

(5)护理质量控制要求。①全院各病区每月检查不得少于1次,有整改措施、有记录。②根据护理工作要求,制定和完善患者对护理工作满意度调查表,每季度满意度调查1次,每个病区5张调查表。③按照《临床护理实践指南》进行护士的培训和考核,每年进行急救技术操作培训,要求人人参训并掌握。

(6)对患者及家属的投诉、纠纷及护理安全隐患,做到三不放过(事件未调查清楚不放过;当事人未受教育不放过;整改措施未落实不放过)。对问题要调查、核实、讨论、分析,提出改进措施和投诉反馈。

(7)每月汇总各类质控检查结果,作为护理部和科室质量改进的参考依据,存在问题作为次月质控考核的重点,年终质控结果与科室护理工作奖惩挂钩。

(8)护理不良事件管理登记完整,及时上报汇总,定期组织讨论,提出预防和改进措施。

(9)强化对全院护士的质量管理教育,树立质量管理意识,参与质量管理,定期进行护理安全警示教育。

(十)重点科室、重点环节护理管理制度

1.重点科室护理管理制度

(1)重点科室包括重症医学科、急诊科、产房、血液透析室、手术室、供应室。

(2)根据相关要求,制定各重点科室的护理质量管理考评标准。

(3)科护士长严格按照质量标准的各项要求管理、督导护理工作。

(4)护理质量管理委员会对上述科室的护理工作进行重点检查。

2.重点环节护理管理制度

(1)重点环节包括以下内容。①重点环节:患者交接、患者信息的正确标识、药品管理、围术期管理、患者管道管理、压疮预防、患者跌倒/坠床、有创护理操作、医护衔接。②重点时段:中班、夜班、连班、节假日、工作繁忙时。③重点患者:疑难危重患者、新入院患者、手术患者、老年患者、接受特殊检查和治疗的患者、有自杀倾向的患者。④重点员工:护理骨干、新护士、进修护士、实习护士、近期遭遇生活事件的护士。

(2)落实组织管理:护士长应组织有关人员加强重点时段的交接班管理和人员管理,根据病房的具体情况,科学合理安排人力,对重点时段的工作、人员、工作衔接要有明确具体的要求,并在排班中体现。

(3)落实制度:严格执行各项医疗护理制度、护理操作规程。

(4)落实措施:病房针对重点环节,结合本病房的工作特点,提出并落实具体有效的护理管理措施,保证患者的护理安全。

(5)落实人力:根据护士的能力和经验,有针对性地安排重点患者的护理工作,及时检查和评价护理效果,加强对重点患者的交接、查对和病情观察,并体现在护理记录中。

(6)控制重点员工,工作职责有明确具体的要求,并安排专人管理。

(十一)抢救及特殊事件报告制度

各科室进行重大抢救及特殊病例的抢救治疗时,应及时向医院有关部门及院领导报告。

1.需报告的重大抢救及特殊病例

(1)涉及灾害事故、突发事件所致死亡3人及以上或同时伤亡6人及以上的重大抢救。

(2)知名人士、保健对象、外籍、境外人士的抢救,本院职工的病危及抢救。

(3)涉及有医疗纠纷或严重并发症患者的抢救。

(4)特殊危重病例的抢救。

(5)大型活动或其他特殊情况中出现的患者。

(6)突发甲类或乙类传染病及新传染病患者。

2.应报告的内容

(1)灾害事故、突发事件的发生时间、地点、伤亡人数、分类及联络方式;伤病亡人员的姓名、年龄、性别、致伤、病亡的原因,伤者的伤情、病情,采取的抢救措施等。

(2)大型活动和特殊情况中发生的患者姓名、年龄、性别、诊断、病情、预后及采取的医疗措施等。

(3)特殊病例患者姓名、性别、年龄、诊断、治疗抢救措施、目前情况、预后等。

3.报告程序及时限

(1)参加院前、急诊及住院患者抢救的医务人员向医务部(处)、护理部报告;参加门诊抢救的医务人员向门诊部报告;节假日、夜间向院总值班报告。在口头或电话报告的同时,特殊情况应填报书面报告单并在24小时内上交医务部和护理部。

(2)医务部(处)、护理部、门诊部、院总值班接到报告后,应及时向院领导报告。

(十二)护理投诉管理制度

(1)在护理工作中,因服务态度、服务质量、技术操作出现的护理失误或缺陷,引起患者或家属不满,以书面或口头方式反映到护理部或有关部门的意见,均为护理投诉。

(2)护理投诉管理制度健全,有专人接待投诉者,使患者及家属有机会陈诉自己的观点,并做好投诉记录。

(3)接待投诉时要认真倾听投诉者意见,并做好解释说明工作,避免引发新的冲突。

(4)护理部设有护理投诉专项记录本,记录事件发生的时间、地点、人员、原因,分析和处理经过及整改措施。

(5)护理部接到护理投诉后,调查核实,应及时反馈给有关科室的护士长。科室应认真分析事发原因,总结经验,接受教训,提出整改措施。

(6)投诉经核实后,护理部可根据事件情节严重程度,给予当事人相应的处理。①给予当事人批评教育。②当事人认真做书面检查,并在护理部或护士长处备案。③向投诉者诚意道歉,取得谅解。④根据情节严重程度给予处罚。

(7)对护理投诉进行调查、分析并制定相应措施,要及时进行会议通报,减少投诉、纠纷的发生。

(十三)护理不良事件报告及管理制度

护理不良事件是指医院对住院患者、孕妇及新生儿,由于护理不周,直接或间接导致患者受

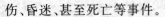

伤、昏迷、甚至死亡等事件。

(1)护理不良事件包括护理差错、护理事故、在院跌倒、坠床、护理并发症、护理投诉及其他意外或突发事件。

(2)主动及时报告:凡发生护理不良事件,当事人或者知情人应立即主动向科室领导或护士长报告,护士长向护理部报告,护理部及时上报医院领导。发生严重差错逐级上报,不得超过24小时。

(3)护理部接到护理投诉,应热情接待、认真调查、尊重事实、耐心沟通、端正处理态度,避免引发新的冲突。调查核实后,应及时向有关科室的护士长进行反馈。

(4)及时补救:对护理不良事件采取积极有效的补救措施,将问题及对患者造成的不良后果降到最低限度,并立即报告医师及时抢救、启动应急预案及时处理。

(5)调查分析:发生护理不良事件,护理部应组织有关人员了解情况,核对事实,同时指导科室确定不良事件的性质及等级,找出原因,进行分析,上报书面材料。

(6)按规定处理:对护理不良事件,应根据医院有关规定进行处理,以事实为依据,客观、公正地按护理不良事件的判定标准评定处理,既考虑到造成的影响及后果,又要注意保护当事护理人员。护理事故由医院医疗事故技术鉴定委员会定性或由医学会组织专家鉴定。

(7)吸取教训:护理不良事件的处理不是最终目的,关键是吸取教训,将防范重点放在预防同类事件的重复发生上。应视情节及后果,对当事人进行批评教育,召开会议。对事件的原因与性质进行分析、讨论,吸取经验教训,提出处理和改进措施,不断提高护理工作质量。

(8)发生护理不良事件的各种有关记录,检验报告、药品、器械等均应妥善保管,不得擅自涂改、销毁,必要时封存,以备鉴定。

(9)各科室及护理部如实登记各类护理不良事件,护理部指定专人负责护理不良事件的统计,详细记录不良事件发生的原因、性质、当事人的态度、处理结果及改进措施等。

(10)执行非惩罚性护理不良事件主动报告制度,并积极鼓励上报未造成不良后果但存在安全隐患的事件及有效杜绝差错的事例。对主动报告、改进落实有成效的科室及护士长,在当月护士长会上给予口头表扬,并对不良事件进行分析、总结。对主动报告的当事人按事件性质给予50~100元奖励。如不按规定报告、有意隐瞒已发生的护理不良事件,经查实,视情节轻重严肃处理。

(十四)紧急状态护理人员调配制度

(1)护理部、科室有护理人员紧急调配方案,担任紧急任务的人员需保持联络通畅。

(2)突发事件发生时,护理部、科室依照情况需要,统一组织调配。夜间、节假日由科室值班护士立即向医院总值班和病区护士长报告,总值班根据情况统一组织调配。

(3)院内、外重大抢救时,正常工作时间由护理部统一调配人员;夜间、节假日听从院总值班和护理部统一调配,同时向科护士长、病区护士长通报。护理部、科护士长或护士长接报后立即妥善安排工作。

(4)在岗护理人员有突发情况不能工作时,首先通知该病区护士长,安排人员到岗。病区有困难时,应逐级向科护士长、护理部汇报,由上级部门协调解决。

(5)病、事假原则上应先请假或持有相关部门的有效假条作为凭证。如遇临时特殊情况急需请假有书面报告,应立即向病区护士长报告,病区内安排有困难可逐级请科护士长、护理部协调解决,等待替换人员到岗后方可离开。

(十五)护理人员培训与考核制度

1.岗前培训制度

新护士必须进行岗前培训。由护理部负责组织护理专业相关内容培训。

2.在岗培训与考核制度

(1)每年对各级护士要制订护理培训考核计划,包括基础理论、基本操作、基本技能、专科技能、新业务技术及应急处置技能培训。由护理部组织实施。

(2)要求护士参训率、考核合格率达标。

(3)根据专科发展需要,有计划选送护士进修学习。

(4)护理部每月组织业务授课,科室每月组织业务学习。

(5)组织继续护理学教育,完成年度规定学分,考核登记归档。

(十六)护理人员技术档案管理制度

(1)护理人员技术档案由护理部指定专人管理,负责收集资料、整理、登记和档案保管工作,档案用专柜存放并上锁。

(2)档案内容包括护士的一般资料(姓名、年龄、婚否、性别、家庭地址和电话号码、学历、职称、职务、毕业学校、毕业时间、执业注册、论文发表、科研、晋升时间等)、护士年度行为评价资料、继续教育情况及一些特殊情况记录。

(3)技术档案登记完善、准确,不得随意涂改、伪造或遗失,保管者调动工作时应及时移交。应有记录。

(4)每年核对补充整理档案,发现问题及时解决。

(5)技术档案不得外借,以确保档案保密性。

(十七)护理新技术、新业务临床准入管理制度

凡是近期在国内外医学领域具有发展趋势、在院内尚未开展和未使用的临床护理新项目被认定为护理新技术、新业务。

(1)根据国家相关的法律、法规和规章制度,制定医院护理新技术、新业务准入管理的规章制度。

(2)成立医院新技术、新业务准入管理领导小组,对需开展的国家级、省级、市级、院级新技术、新业务作出评估及书面批准。

(3)凡开展的护理新技术、新业务需填报申请书,经医院准入管理领导小组评估、论证同意准入后方可实施,做好开展过程的有关记录。

(4)了解、掌握开展的护理新技术、新业务的实施情况,发现问题及时纠正,对实施过程中发生的重大问题要及时报告及处理。

(5)拟开展护理新技术、新业务要符合准入的必备条件:①符合国家的相关法律、法规和相关规定;具有医院相关部门书面"准入"批示。②具有先进性、科学性、有效性、安全性和效益性。③所使用的各种医疗仪器设备必须具有医疗仪器生产企业许可证、医疗仪器经营企业许可证、医疗仪器产品注册证、产品合格证。④所使用的各种药品必须具有药品生产许可证、药品经营许可证、产品合格证,进口药品须有进口许可证。⑤拟开展的新技术、新业务项目不得违背伦理道德标准。⑥拟开展的新技术、新业务项目应征得患者本人的同意,严格遵守知情同意原则,并签订有关协议同意书。

(十八)护理科研管理制度

(1)科研课题实行自由申报、同行评议;择优上报、签订合同;逐级管理、定期检查;本人负责、科室保证的原则。

(2)申报各种基金课题,要求具有先进性、科学性和实用性,研究目标明确。

(3)获取上级批准的基金课题负责人应严格遵照合同要求,制订具体实施步骤,按进度执行,定期填报课题执行情况表进行检查督促,协调解决课题进行中的困难。立项课题按期总结、鉴定。

(4)课题经费按课题建账,专款专用,节约开支,经费支用须经有关部门审批。与外单位协作课题须经科教科批准并签订科研协作合同。

(5)申报科研成果须资料齐全、结果真实、数据可信,具有先进性、科学性、实用性。

(6)成果获奖后,奖金按医院有关分配方案发放。获奖成果护理部登记入档管理。

(十九)分级护理制度

(1)患者在住院期间,由医师根据患者病情和生活自理能力,确定并实施不同级别的护理。

(2)分级护理分为四个级别:特级护理、一级护理、二级护理和三级护理,并有统一标识。病危患者:黄色;一级护理:红色;二级护理:蓝色;三级护理:无色。

(3)患者一览表和床头牌有分级护理标志,标志与护理级别吻合,根据医嘱及时更改。患者住院期间,应根据级别护理要求进行护理。

(二十)值班、交接班制度

(1)值班护士必须坚守岗位,履行职责,保证诊疗、护理工作准确、及时、安全不间断地进行。

(2)值班护士要做好病区管理工作,加强安全管理,遇有重大问题,及时向上级请示报告。

(3)值班护士掌握患者的病情变化,按时完成各项治疗、护理工作;要严密观察危重患者;负责接收新入院患者;检查指导护理员工作。

(4)按照要求书写交接班报告,报告要求真实、清晰、简明扼要,有连贯性。

(5)值班者必须在交班前完成本班各项护理工作和记录,整理好物品,特殊情况应进行详细交班。白班应为夜班做好充分的工作准备。如抢救药品、用物及常规用物等。

(6)每班必须按时交接班,清点交班物品,药品,阅读交班报告、护理记录等。在接班者未交接清楚之前,交班者不得离开岗位;接班中发现患者病情、治疗、器械、毒麻精神贵重药品、物品等问题应当面提出,由交班者负责;接班后因交接不清而引发的问题应由接班者负责。

(7)每天早晨集体交接班,由科主任或护士长主持,全体在班人员参加,运用护理程序进行交接班,值班护士报告病区动态和新入院、危重、手术前后、特殊检查等患者的病情,并认真进行床旁交接,护士长讲评并布置当天工作。

(二十一)查对制度

1.医嘱查对制度

(1)护士接收医嘱打印执行单,须经两人核对后才能执行。对可疑医嘱,必须查清后才能执行,必要时向上级医师及护士长报告。

(2)护士除抢救患者外不得执行口头医嘱,抢救患者执行口头医嘱时,护士应复诵无误后方可执行,并保留所用安瓿,经二人核对后,方可弃去。事后督促医师及时、据实补记医嘱,由护士签名确认。

(3)医嘱应每班查对,主班护士和晚夜班护士对当天医嘱进行核对,护士长每周组织总查对医嘱 1 次。

(4)转抄、整理医嘱后,需经另一人认真核对后方可执行。

2.服药、注射、输液查对制度

(1)执行医嘱,严格"三查八对,一注意"。①"三查":服药、注射及各种治疗执行前、中、后各查对 1 次;②"八对":对床号、姓名、药名、剂量、浓度、时间、用法、药品有效期;③"一注意":注意用药后反应。

(2)准备药品和使用药品前,应检查药品质量、标签、失效期和批号,如不符合要求或标签不清的药物,不得使用。

(3)给药前注意询问患者有无过敏史。使用毒、麻、精神药品要经过反复核对,使用多种药物时注意配伍禁忌。

(4)发药或注射时,如患者提出疑问,应及时查清,方可执行。

3.手术室查对制度

(1)择期手术,在手术前的各项准备工作与手术切口标志皆已完成后方可手术。

(2)手术患者佩戴手腕带,以此用于查对患者的身份信息。

(3)建立病房与手术室之间的交接程序,麻醉医师、手术室护士与病房医师、护士应严格按照查对制度的要求进行认真交接,核对无误后双方签字确认。

(4)手术安全核查是由手术医师、麻醉医师和巡回护士三方分别在麻醉实施前、手术开始前和患者离开手术室前,共同对患者身份和手术部位等内容进行核查,在手术安全核查表上确认签名。凡人体对称器官或组织,应在手术单上注明为何侧,摆放体位时必须和手术医师查对后一起摆放。

(5)实施手术安全核查前,参加手术的手术医师、麻醉医师、手术护士必须全部到齐。

(6)实施手术安全核查内容及流程。①麻醉实施前:由麻醉医师按照手术安全核查表中内容依次提问患者身份、手术方式、手术部位、术前备血等内容,手术医师逐一回答,同时巡回护士对照病历逐项核对并回答。②手术开始前:由手术医师、麻醉医师和巡回护士按上述方式,再次核对患者身份、手术方式、手术部位,并确认风险预警等内容。③患者离开手术室前:由手术医师、麻醉医师和巡回护士按上述方式,共同核对实际手术名称、清点手术用物、确认手术标本、检查患者皮肤完整性、静脉通路、引流管、患者去向等内容。

(7)手术安全核查必须按照步骤进行,核对无误后方可进行下一步操作。

(8)确保手术前预防性抗生素规范使用,按医嘱认真核对实施。

(二十二)临床输血管理制度

(1)申请输血前,医护人员持输血申请单,双方当面核对患者姓名、性别、年龄、病案号、病室/门急诊、床号、血型和诊断,采集血样做血交叉试验。

(2)医护人员凭医嘱和输血申请单到血库取血,并与血库发血者共同查对签名,无特殊情况 1 次只取 1 个患者的血。取血过程中要避免血液震动,以防红细胞破裂。

(3)输血前由 2 名医护人员核对交叉配血报告单、血型化验单,按输血查对制度执行"三查八对",如有疑问立即与血库联系,准确无误方可进行输血。

(4)血液领出库后 30 分钟内进行输血,3~4 小时输完(200~300 mL)。估计静脉穿刺有困难者,待静脉穿刺成功后再到血库取血。血袋一经启封不可再退回血库。输血前应将血袋轻轻混匀,避免剧烈震荡,血液内不得加入其他药物(如含钙药品、酸性及碱性药品等),如需稀释只能用静脉注射生理盐水。

(5)输血时,须由执行者2人以上带病历共同到患者床旁进行"三查八对",再次查对血液质量后并签名。严格执行无菌技术操作,必须使用一次性输血器输血。

(6)输血前后用静脉注射生理盐水冲洗输血管道,连续输用不同供血者血液时,前一袋血输尽后,用静脉注射生理盐水冲洗输血器,再接下一袋血液继续输注。

(7)输入冷藏血液时,不必加温,输入前轻摇血袋4～5次,使血浆与血细胞混匀即可,有冷凝集现象的血液或有血管痉挛者及大量输血时应适当复温。

(8)输血过程中应先慢后快,观察15分钟无不良反应后,再根据病情和年龄调整输血速度,严密观察受血者有无输血不良反应,如出现异常情况应及时报告并做如下处理:①减慢或停止输血,保留静脉通路,再次"三查八对"。②立即通知值班医师和输血科(血库)值班人员,及时检查、治疗和抢救,并查找原因,医护人员填写患者输血反应回报单,并返还血库保存、封存输血袋及输血器等,做好记录。

(9)输血完毕,应填写输血卡及输血记录单,交叉配血报告单贴在病历中,并将血袋送回输血科(血库)。

(10)护士长要加强对输血制度的教育及管理,严格督促执行"三查八对"制度,凡有输血患者,护士长在班时要亲自再次核对或经2人核对,确保输血安全。

(二十三)医嘱执行制度

(1)凡用于患者的各类药品、各类检查和操作项目,医师均应下达医嘱,护士转抄和整理医嘱必须准确、及时,不得涂改。

(2)护士转抄各项治疗护理执行单(卡)时,对可疑医嘱应与医师核对后再转抄执行。护士除抢救患者外不得执行口头医嘱,抢救患者执行口头医嘱时,护士应复诵无误后方可执行。并保留所用安瓿,经2人核对后,方可弃去。事后督促医师及时、据实补记医嘱,由护士签名确认。

(3)护士长应组织每周总查对医嘱1次,护士每班查对医嘱。护士交接班时应检查医嘱是否处理完毕,值班期间随时查看有无新开医嘱。医嘱转抄后,须经另一护士查对,每次查对后应签名。执行输血医嘱时必须由两名护士认真核对并签名。

(4)接到医嘱指令按时执行。临时医嘱必须在规定时间15分钟内执行,要求先执行,后签名、签时间。长期医嘱对急危重患者的处置时间不超过30分钟,平诊患者处置时间不超过1小时。

(5)凡需下一班护士执行的临时医嘱,应交代清楚,并做好记录。

(6)患者手术、分娩、转科、出院或死亡后,当班护士应停止以前所有的医嘱。

(二十四)抢救患者工作制度

(1)工作人员应保持严肃认真有序的工作态度,全力以赴,明确分工,紧密配合,听从指挥,严格执行各项规章制度,分秒必争抢救患者。

(2)抢救器械、药品及物品,必须齐全完备,做到"五定一及时",即定品种数量、定点放置、定人管理、定时检查、定期消毒灭菌,及时维修补充。

(3)参加抢救人员必须熟练掌握各种抢救技术操作流程,熟悉突发事件应急预案,保证抢救工作的顺利进行。

(4)严密观察病情,准确及时记录抢救时间、用药剂量、给药途径、抢救过程及病情变化。

(5)严格执行交接班、查对制度及分级护理等制度。

(6)及时与患者家属联系,告知患者病情及特殊检查注意事项及操作,以便配合抢救工作。

(7)如患者病情需要转重症监护病房,由主治医师决定和重症监护病房联系,由经治医师和责任护士护送至重症监护病房,并详细交接。

(8)抢救完毕应及时清理物品进行消毒、登记,及时、据实做抢救记录。

(二十五)病区管理制度

(1)病区由护士长负责管理。科主任及各级医护人员应尊重和支持护士长履行职责,共同做好病区管理工作。

(2)保持病区整洁、舒适、安全、安静。工作人员做到"四轻",即走路轻、开关门轻、说话轻、操作轻。

(3)统一病区陈设规范,室内物品和床位摆放整齐,位置固定,未经护士长同意不得随意变动。

(4)定期对患者进行健康教育,科普知识宣传,每月召开患者座谈会沟通交流,征求意见,督促患者自觉遵守住院规则。

(5)保持病区清洁整齐,每天按时进行卫生清扫,每周大扫除,每月彻底清扫,注意通风,病区内严禁吸烟。

(6)患者穿病号服,病号服、床单、被套、枕套等每周换洗不少于1次。患者未经许可不得进入医护办公室及治疗室等工作场所。

(7)护士长全面负责管理病区财产、设备,建立账目,定期清点,有记录,做到账物相符;如有遗失及时查明原因,按规定处理;精密贵重仪器建册、建账,有使用程序和使用要求,有保管保养须知,指定专人管理。

(8)做好陪护探视管理,控制陪护人数在规定范围之内,陪护未经同意不得在病房留宿。

(二十六)护士站管理制度

(1)护士站是护理人员办公场所,要保持室内安静,禁止吸烟。

(2)护士站陈设按护理部规定,物品放置整齐、定位、有序。

(3)工作人员不得在护士站聊天,非工作人员未经允许不得进入,患者、陪护及探视人员不得翻阅病历。

(4)对患者和来访人员咨询要做到首问负责制。接电话应使用文明用语。

(5)护士站物品管理有序。交接班时应做到事清、物清、清洁整齐。

(6)有患者呼叫信号系统,及时对患者提供帮助。

(二十七)病区安全管理制度

(1)病区设有标识、指示、警示牌,提示醒目、清晰、温馨;病区走廊通畅,禁止堆放各种物品、仪器设备等,保证患者通行安全。

(2)加强安全意识教育,掌握突发事件应急预案处理程序,医疗仪器设备按程序操作,定期维修,检查电源是否通畅,防止意外事故发生。各种物品、仪器、设备放置固定,便于急用、清点及检查。

(3)病区内禁止吸烟,禁止使用电炉明火。使用酒精灯时应在指定位置,人员不能离开,以防失火。

(4)消防设施功能完好、齐全,工作人员掌握使用方法,消防设备上无杂物。安全通道畅通,不堆、堵杂物。

(5)加强对陪护和探视人员的安全教育及管理,妥善保管贵重物品,空病房要及时上锁。

(6)病房晚上 9 点以后应谢绝探视,及时请探视人员离开病区。

(7)加强巡视,如发现形迹可疑者,及时通知保卫处。

(8)严格执行消毒隔离制度,预防医院感染发生。

(二十八)患者入院制度

(1)患者住院持门诊或急诊医师签署的住院证办理住院手续。急危重患者优先收治,无床时应加床收治,不得拒收和推诿。

(2)急危重患者入院时,应由医护人员送至病房,并立即通知住院部医师及护士长,应做好相应的抢救准备,详细交代病情、治疗及其他注意事项,对行走不便的患者应主动护送至病房。

(3)热情接待患者。主动进行自我介绍,告知住院规则及病区有关制度(病室环境、作息时间、膳食制度等),介绍经治医师姓名。

(4)护士负责建立住院病历,做好入院登记。应立即通知医师进行检诊处理。

(5)按规定时间完成护理评估,根据病情需要制订护理计划。

(二十九)患者住院管理制度

(1)患者有遵守医院规章制度及医嘱的义务,应尊重医护人员,与医护人员密切合作,配合检查、治疗和护理。

(2)患者须按时作息,在查房、诊疗时间内不得擅自离开病房。特殊情况外出应书面请假,经主管医师或值班医师同意后方可离开,但不得外宿。

(3)做好个人卫生,经常保持病房整齐、清洁和安静。

(4)患者不得擅自进入治疗室和医护办公室,不得翻阅病历。

(5)患者饮食由医师根据病情决定,不得随意更改。

(6)患者住院携带必需生活用品等按规定放置,贵重物品、钱财妥善保管。

(7)传染病患者不得互串病房,遵守探视规则。

(8)节约用水、用电,爱护公物,如损坏公物应按价赔偿。

(9)发扬团结友爱精神,患者之间应当做到互相关心、互相体谅、互相帮助。

(三十)患者出院制度

(1)患者出院须经主管医师或科主任同意,病情不宜出院、患者执意要出院者,医师应加以劝阻,如说服无效,应报科主任,由患者或监护人在病历上签署自动出院并签名。护士同时做好护理记录。

(2)办公室护士接到患者出院医嘱后,通知患者次日结账,做出院准备,护士核对治疗、护理等项目。护士清点床单位物品,并注销一切治疗、护理、饮食等医嘱,整理病历。

(3)出院前,由责任护士做出院指导,包括目前的病情、出院带药用法及注意事项、饮食、康复锻炼、复查时间、预约等,主动征求患者对医疗、护理的意见及建议。

(4)患者出院后,床单位进行终末消毒。

(三十一)护理健康教育制度

(1)责任护士或专人对护理健康教育工作进行全程管理。

(2)护理人员在提供护理技术服务时,根据患者疾病和心理状况,提供适宜的健康保健知识服务,如入院介绍、术前和术后护理、服药、饮食、功能锻炼、注意事项及出院指导等。

(3)各科室及门诊应根据科室医疗特色、患者需要,制作健康教育宣传栏或宣传册等,定期以各种形式向患者及家属进行健康指导。

(4)对住院患者开展健康教育,覆盖率应达 100％。

(5)健康教育指导应具有个性化,教育内容应适宜不同文化层次的患者和家属,且通俗易懂、有效果,患者知晓率≥50％。

(三十二)病区医疗文件管理制度

(1)按《医疗机构病历管理规定》《病历基本书写规范》及有关医疗配套文件规定进行医疗文件管理。护士长负责本病区医疗文件的管理,办公室护士负责具体整理保管工作,各班护理人员均需按照管理要求执行。

(2)住院患者的医疗病历和护理病历中各表格应按规定顺序排列整齐,要求记录及时、完善,不得随意涂改、伪造或遗失,用后归还原处。

(3)患者不得擅自翻阅和带病历出科室,外出会诊或转院时只许携带病历摘要。需要复印病历者,按《医疗事故处理条例》有关规定执行,报经医务部批准。确保病历档案的保密性、安全性。

(4)办公室护士须每天整理病历 1 次,护士长每周检查各种文件的整理和管理状况,发现问题及时解决。归档前的护理文件,应指定专人按有关标准进行审核评价,非归档护理文件科室保存 3 个月后由医院按医用垃圾统一销毁处理。

(5)患者出院或死亡后,护理病历与医疗病历由办公室护士按序检查确认其完整性后,及时入档保存。

(三十三)病区物品、器材管理制度

(1)护士长负责对各种物品、器材的领取、保管、报损。应建立账目,分类保管,定期检查,做到账物相符。

(2)各类固定资产指定专人管理,定期清点,每年与有关部门核对 1 次。精密仪器应由专人保管,有使用登记,应经常保持仪器清洁功能良好。

(3)凡因不负责任或违反操作规程而损坏医疗器械,应根据医院赔偿制度进行处理。

(4)了解各类物品的性能,分类保管、定期保养、及时维修,防止生锈、霉烂、虫蛀等,提高其使用率,降低医疗成本。

(5)借出物品必须登记,经手人签字,贵重器械经护士长同意后方可外借,抢救器械,不予外借。

(6)护士长调动时必须做好物品移交手续,并由双方共同签字。

(7)一次性用品按有关使用规定加强管理,防止浪费。

(三十四)病区药品管理制度

(1)临床各病区根据病种配备一定数量的药品基数,便于临床应急使用,工作人员不得擅自取用。

(2)备用药应指定专人或专班次管理。根据药品种类与性质,如针剂、内服、外用、剧毒药分别定位,不得将不同规格的药品同放一盒、一瓶内,编号排列放置,每班查对交班,有登记。

(3)定期检查药品质量,防止积压变质。如发生沉淀、变色、过期药、瓶签与药品不符,标签模糊或经涂改者,不得使用。保持药柜整洁、干燥、通风,特殊药品避光保存。

(4)凡抢救药品必须固定放置在抢救车上,做到"五定一及时",每天严格交接查对,保证应急使用。

(5)贵重药品应有登记签收上锁保管制度。

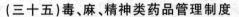

(三十五)毒、麻、精神类药品管理制度

(1)毒、麻、精神类药品及毒性中药的品种范围应根据《中华人民共和国药典》《中华人民共和国药品管理法》及国家药政管理有关规定执行。

(2)临床科室储备的毒、麻、精神类药品,仅限该科室常用和急救用的品种,并建卡建册,实行"四专",即专人保管、专柜加锁、专用处方、专册登记管理。每班交接,交接班时账物相符,用正楷签全名。用后凭处方、安瓿和登记本向药房领取。剩余药液须经两人查看弃去。

(3)毒、麻、精神类药品用量必须严格按处方限量执行。

(4)外出执行临时任务,必须携带毒、麻、精神类药品时,需经医务部(处)同意,可预领一定基数,严格掌握使用管理,并填写登记清楚。完成任务后,凭处方、安瓿报销。

(5)此类药品标签有明显标记,在显著位置上分别注明"毒"或"麻"的字样,定期检查以防失效、过期。

(三十六)高危险药品管理制度

(1)高危险药品是指药理作用显著迅速,易危害人体的药品。高危险药品包括高浓度电解质制剂、肌肉松弛药及细胞毒化药品等。

(2)高危险药品设置专门的存放抽屉,不得与其他药品混合存放。

(3)高危险药品存放抽屉应标识醒目,设置醒目警示牌提示医务人员注意。

(4)高危险药品使用时应严格按照医嘱执行,使用前认真执行查对制度,确保准确无误。

(5)加强高危险药品的有效期管理,保持先进先出,确保安全有效。

(三十七)患者身份识别制度

(1)患者在院期间应被正确识别身份。

(2)住院患者均佩戴腕带作为身份识别标志。佩戴腕带时信息必须准确,经患者及家属核对无误;若损坏、更新,须经两人核对。

(3)患者转运过程中能被正确识别(如加床、转床、手术、外出检查)。

(4)医技人员在给患者进行特殊检查、样本收集、特殊药物治疗使用腕带标识时,实行双核对。

(5)医师查房时需核对患者两种以上信息,确认患者姓名及腕带信息一致。

(6)护士在给患者进行治疗和护理时,必须严格执行"三查八对"制度,至少同时使用两种信息对患者进行识别,不得以床号作为识别的依据。

(7)在手术患者转运交接中有识别患者身份的具体措施,如手术患者进手术室前,手术室护士核对患者腕带,手术中、手术结束、患者回病房时再次核对。

(8)昏迷、神志不清、无自主能力的重症患者在诊疗活动中,使用腕带作为各项诊疗操作前辨识患者的一种手段,并按要求做好登记记录。

(三十八)医用管道标识使用规范

(1)所有门诊及住院患者,一旦置管均应贴统一的医用管道标识,准确分类,正确粘贴管道标识位置。

(2)医用管道标识由置管者或配合置管的护士粘贴,粘贴位置常规距管道外端口5 cm,包裹管道后对折,以不损伤患者为原则。

(3)护士填写内容字迹应清晰可辨,不得涂改,责任者签全名,备注栏内注明置管长度、置管时间等;更换导管时应及时更换标识,如标识脱落、破损、污染时应及时重贴。

(4)在进行管道护理操作时,如更换引流袋、深静脉置管连接输液器等,均需认真查对管道标识,必要时与相关医师共同核查,防止连接错误。

(5)置入管道的部位、长度及置管日期应在护理记录单上正确记录。

(6)根据管道的种类选择相应的标识。①红色:深静脉置管、脑室引流管、胸腔闭式引流管;②黄色:导尿管、膀胱造瘘管;③绿色:胃管、胃肠营养管;④蓝色:腹腔引流管、盆腔引流管、关节腔引流管等。

(三十九)危重患者护理风险评估制度

(1)凡住院的危重患者需填写危重患者护理风险评估与防范措施表。

(2)责任护士需掌握所管危重患者病情,及时进行护理风险评估及相关护理记录,直至患者病情转危为安。

(3)严密观察病情变化,认真落实护理措施并评价护理效果,严格执行床旁交接班制度。

(4)护士长需动态掌握病区危重患者的护理情况,并对护士的评估及措施认真督查,及时指导责任护士的护理工作。

(5)护理部定期进行督查,对督查结果及时反馈,定期分析,落实整改,保证护理质量及安全。

(四十)护理操作及应用保护性约束告知制度

(1)执行各项护理操作前,向患者告知操作的目的、必要性和主要程序及由此带来的不适,取得患者的配合。

(2)告知过程中注意语言通俗易懂、行为文明规范,不得训斥、命令患者,不得暗示、诱导患者,做到耐心、细心、诚心地对待患者。

(3)无论何种原因导致操作失败,都应诚恳礼貌地道歉,取得患者谅解。

(4)老年、幼儿、无陪护患者,以及有创操作、各类插管、治疗不配合等患者,应采用保护性约束,履行书面告知义务。

(5)凡患者实施保护性约束时,应先向家属讲清约束的目的和必要性,进行书面告知,取得家属的理解和配合(注意做好约束处皮肤的保护,防止不必要的损伤)。

(6)对昏迷或精神障碍患者,若家属不同意保护性约束,则需要签字注明,由此发生的意外后果由患方自负。

(四十一)保护性医疗制度

(1)医务人员尊重、体贴和同情患者,做到热情礼貌、谨言慎行。

(2)对患者要耐心解释病情,精心指导患者治疗、护理、休息和生活。在与患者和家属谈话时,既要实事求是地讲清诊治过程中可能发生的意外和并发症,还要注意增强患者战胜疾病的信心。

(3)对患者隐私要保守秘密,未经允许不得随意向无关人员透露;对危重或癌症患者,一般不能将病情直接告诉患者;涉及患者隐私部位的检查、操作时,需保护患者隐私。

(4)加强责任心,保证医疗安全,防止医疗事故和差错发生。

(5)精神病患者、神志不清的患者或患儿,要注意采取医疗保护措施,防止发生坠床、摔伤和误伤等意外。男医师检查女性患者时,要有第三者在场。

(6)妥善保存病历、辅助检查等临床资料,不得遗失或私藏。病历及辅助检查资料一般不外借。

(7)尊重患者宗教、信仰,尊重少数民族风俗习惯,尊重患者的意愿,尽量满足患者的要求。

二、护理制度管理评价要点

(1)有现代医院管理健全完善的护理制度文件或手册,定期进行修改、补充和完善。

(2)新建、修订制度要立足于适应临床护理工作需要,有理论依据和实践论证,修订后的制度文件,有试行－修改－批准－培训－执行的程序,做到持续改进。

(3)对科室新开展的工作,应制定新的护理制度、护理常规或操作规范,提交护理质量管理委员会审核通过方可执行。

(4)护理部或科室定期开展培训,有制度的培训、教育或考核记录,资料齐全,各级护理人员对有关制度知晓率≥95％,核心制度(值班、交接班制度、分级护理制度、查对制度、临床输血管理制度)知晓率达100％。

(赵欣欣)

第二节　优质护理服务

随着现代科学技术的飞速发展和人民生活水平的不断提高,诊疗技术日益更新,社会需求越来越高,护理工作的科学性和重要性显得更为重要。在对患者的诊断、治疗、抢救、手术、康复的全过程中,以及对健康人群的保健、预防等方面都离不开护理工作。为了规范临床护理工作,改善护理服务,提高护理质量,保障医疗安全,为人民群众提供安全、优质、满意的护理服务,自2010年起,卫生健康委员会持续在全国卫生系统开展优质护理服务活动。

一、概述

(一)优质护理服务的概念

"优质护理服务"是指以患者为中心,强化基础护理,全面落实护理责任制,深化护理专业内涵,整体提升护理服务水平。"以患者为中心"是指在思想观念和医疗行为上,处处为患者着想,一切活动都要把患者放在首位;紧紧围绕患者的需求,提高服务质量,控制服务成本,制定方便措施,简化工作流程,为患者提供"优质、高效、低耗、满意、放心"的医疗护理服务。

(二)开展优质护理服务的目的、意义

为了深入贯彻落实医药卫生体制改革和2010年全国卫生工作会议精神,坚持"以患者为中心",进一步规范临床护理工作,切实加强基础护理,改善护理服务,提高护理质量,保障医疗安全,努力为人民群众提供安全、优质、满意的护理服务。2010年1月,国家卫生健康委员会在全国卫生系统启动"优质护理服务示范工程"活动;在总结2011年优质护理服务开展情况的基础上,国家卫生健康委员会制定了《2012年推广优质护理服务工作方案》,进一步推广优质护理服务。

(三)优质护理服务的发展概况

国家卫生健康委员会自2010年起,在全国卫生系统开展"优质护理服务示范工程"活动,结合"服务好、质量好、医德好、群众满意"的"三好一满意"活动,深化"以患者为中心"的服务理念,达到"患者满意、社会满意、政府满意"。通过引导、示范、推广,夯实基础护理,全面提高医院临床护理工作水平,2010年底全国所有三级医院必须启动开展优质护理服务,并在2011年全面推进

优质护理服务。国家卫生健康委员会先后下发《2012年推广优质护理服务服务工作方案》,2014年《关于开展优质护理服务评价工作的通知》、2015年《关于进一步深化优质护理,改善护理服务的通知》。截止到2015年年底,全国所有二级医院和三级医院已全面推行责任制整体护理的服务模式,为患者提供全面、全程、专业、人性化的护理服务。优质护理服务的开展提高了护理质量,使护理工作更加科学、高效,增强护理人员的责任感,家属陪护率降低,患者满意度提高,护患关系更加和谐。

(四)优质护理服务的目标

(1)改革护理服务模式,实施责任制整体护理。

(2)履行护理职责,深化专业内涵建设,提升临床护理质量。

(3)加强科学管理,充分调动护士队伍积极性,建立推进优质护理服务的长效机制。

(4)达到患者满意、社会满意、政府满意为目标。

二、优质护理实施的方案

按照国家卫生健康委员会《2010年"优质护理服务示范工程"活动方案》《基础护理服务工作规范》并结合各医院实际情况,坚持"以患者为中心"进一步规范临床护理工作,落实基础护理,改善护理服务,保证护理质量,全面提高医院临床护理工作水平,制定《优质护理服务示范工程活动方案》。

(一)明确认识,全员培训

护理部要求以科室为单位认真组织学习:国家卫生健康委员会关于《2010年"优质护理服务示范工程"活动方案》的通知,国家卫生健康委员会下发的《基础护理服务工作规范》《综合医院分级护理指导原则(试行)》《住院患者基础护理服务项目(试行)》;将其纳入科室业务学习及考核范畴,要求学习及考核有原始记录,科室护士长及护理部定期或不定期抽查护士知晓率。

(二)组织保障责任落实

(1)科室成立基础护理检查小组,以护士长为组长,科室高职称及高年资护士为小组成员,制定相应工作职责,并将基础护理质量分解到各个小组进行检查,各小组每月检查2~3次,本着督促工作、逐步提高的目标,认真检查,大胆负责,促进科室基础护理质量全面提高。

(2)优质护理其主要内容之一就是认真落实基础护理职责,改善护理服务,明确将患者的面部清洁、翻身、拍背等床旁基础护理内容纳入护士工作职责。建立、修改、完善、制定并落实各级各类护士的各班岗位职责和工作流程,按标准对当班护士的工作进行督查和指导,并及时改进和完善。

(3)制定详细的各班工作重点,尤其是对责任护士,不但有每天工作重点,还要有每周工作重点,细化基础护理内容,做好分级护理的基础护理实施工作。

(三)切实落实基础护理职责,改善护理服务

(1)以晨晚间护理和生活护理为切入点,提高基础护理质量,落实岗位职责,不依赖家属做基础护理,满足患者的基本生活需要:将"三短[即头发短、胡须短、指(趾)甲短]、七洁(即头发、面部、皮肤、口腔、会阴、手、足清洁)、无异味、无护理并发症"作为基础护理考核的"金标准"。

(2)将分级护理标准公示,接受患者和家属监督。

(3)实行责任护士负责制:明确护士职责,分区分组,相对固定管床护士,全员参与护理基础工作。

（4）责任护士尽量对患者实施连续、全程的护理服务。

（5）依据卫生健康委员会《基础护理服工作规范》标准要求，对危重及生活不能自理的患者，认真落实晨、晚间护理，加强护理安全管理，对高危患者有评估并落实相应的各项护理措施。

（6）落实生活护理日，根据《住院患者基础护理服务项目》每周至少完成1次危重及生活不能自理的患者生活护理，并有记录。护理部及科总护士长定期到科室参加生活护理日。

（7）按《综合医院分级护理指导原则（试行）》要求，认真落实各项护理工作。加强病房巡视，危重、一级护理患者至少1小时1次，二级护理至少2小时1次；相关护理措施到位；对患者进行健康教育和各项告知，认真落实护理工作核心制度和手术访视制度，将患者是否满意作为考核的标尺。

（8）护士长结合科室的特点，不断丰富和拓展对患者的护理服务内涵，在做好规定护理服务项目的基础上，根据患者需求，将"以患者为中心"的服务理念和人文关怀融入对患者的护理服务中，倡导"亲情化"服务观念，在提供基础护理服务和专业技术服务的同时，加强与患者的沟通交流，为患者提供人性化护理服务。

（四）完善临床护理质量管理，持续改进质量

（1）护理部加强对基础护理质量督导，以科总护士长和护理部成员为督导小组，负责对患者基础护理与分级护理的落实进行检查。

（2）按照《基础护理服务工作规范》标准要求，做到每天轮换科室巡视（危重患者多的科室增加巡视次数），严格检查基础护理落实情况。特别针对危重患者的生活护理（卧位、排泄、擦浴等）及安全管理内容的落实，并做到有检查有记录。

（3）了解科室基础护理（特别是晨、晚间护理）落实情况，严格把关，每月固定检查、定点查与跟踪查、现场检查相结合，当场反馈，并将每月检查反馈情况及时上报。

（4）检查负责护士按护理级别要求，定时巡视病房的落实情况，是否认真执行落实床头交接班制度，提问负责护士对患者"十知道"（即床号、姓名、年龄、病情、治疗、护理、饮食、心理、家庭、经济状况）的了解和掌握情况，将检查的情况认真记录，及时反馈。

（5）设立基础护理满意度调查表，定期征求患者或家属对科室基础护理落实满意情况，基础护理合格率不低于95％。

（6）对检查中存在的问题，提出改进意见。

三、优质护理服务的工作任务

国家卫生健康委员会下发的《2012年推广优质护理服务工作方案》，明确医院优质护理服务的工作任务如下。

（一）改善临床护理服务

1.深化护理模式改革

继续推行责任制整体护理工作模式，为患者提供全面、全程、专业、人性化的护理服务。在临床科室及门（急）诊、手术室等部门探索优质护理的实践形式，优化服务流程，推行"一站式服务"，做好对患者的健康教育和指导，为手术患者提供规范的围术期护理，保障患者安全，体现人文关怀。

2.全面履行护理职责

责任护士全面履行护理职责，关注患者身心健康，做好专业照顾、病情观察、治疗处置、心理

支持、沟通和健康指导等任务,为患者提供整体护理服务。工作过程中,不依赖患者家属或家属自聘护工护理患者。

3.加强护理内涵建设

认真落实《临床护理实践指南》和《护理技术规范》,细化工作标准,规范护理行为。责任护士能够正确实施治疗处置,密切观察、评估患者病情并及时与医师沟通,配合医师共同完成诊疗计划。同时,加强与患者的交流,尊重、关心、爱护患者,增进护患信任。中医医院、中西医结合医院和民族医院要按照《中医医院中医护理工作指南》的要求开展临床护理服务,充分体现中医和民族医护特色优势。

4.提高专科护理水平

临床护理服务充分突出专科特色,责任护士运用专业技术知识,对患者开展个性化的健康教育,指导进行康复锻炼,促进患者功能恢复,解决护理疑难问题,提高专科护理水平,保障患者安全,提高医疗质量和效率。

5.积极开展延伸服务

鼓励对出院患者进行随访,将常规随访、专科随访和专病随访相结合,在医院层面建立多部门合作机制。有条件的医院可以与社区卫生服务机构建立合作关系,为社区急危重症患者转入医院开辟"绿色通道",将康复期住院患者转至社区卫生服务机构,逐步实现双向转诊,满足患者就医需求,提高医疗资源利用效率。

(二)加强护士科学管理

1.保证临床护士配备

按照责任制整体护理的要求配备护士,临床护理岗位护士占全院护士比例不低于95%。普通病房实际护床比不低于0.4∶1,每名护士平均负责的患者不超过8个,重症监护病房护患比为(2.5～3)∶1,新生儿监护病房护患比为(1.5～1.8)∶1。门(急)诊、手术室等部门根据门(急)诊量、治疗量、手术量等综合因素合理配置护士。

2.合理调整护理人力

根据工作量、技术难度等因素合理调整护理人力,加床或者危重症患者较多时,及时增加护士数量;制定护士人力紧急调配预案,遇有突发事件和特殊情况时,保证护士的应急调配。护士排班兼顾临床需要和护士意愿,体现对患者的连续、全程、人性化护理。

3.完善绩效考核制度

护士的绩效考核以护理服务质量、数量、技术风险和患者满意度为重点,注重临床表现和工作业绩,将绩效考核结果与护士的收入分配、职称晋升、学习进修、奖励评优等挂钩,向工作量大、技术性难度高的临床护理岗位倾斜,体现同工同酬、多劳多得、优绩优酬。

4.加大护理培训力度

医院制定并实施护士的在职培训计划,根据实际需要开展新护士规范化培训、专科培训和管理培训等,创新培训的方式方法,深化"以患者为中心"的理念,注重人文精神和职业素养的培养,提高服务能力和专业技术水平。

5.探索实施岗位管理

结合公立医院人事制度改革,探索实施护士的岗位设置管理,科学设置护理岗位,制定岗位目录、职责和任职条件,建立岗位责任制度,实行按需设岗、竞聘上岗、按岗聘用,逐步将护士按身份管理转变为按岗位管理。

(三)保障护士合法权益

1.切实落实护士编制

医院根据核定的人员编制标准,落实护士编制,不得随意减少编制内护士人数,不得随意增加编外聘用合同制护士。医院的服务规模、床位数量等发生变化时,应当合理调整护士配置数量并保证编制的落实。

2.保证护士福利待遇

医院执行国家有关工资、岗位津贴、福利待遇、职称晋升的规定,提高临床一线护士的工资待遇水平。医院聘用的合同制护士与编制内护士享有同等待遇,做到同工同酬、公平公正。

3.落实支持保障措施

关心护士身心健康,改善护士工作条件,建立健全支持保障系统,减少病房护士从事非护理工作,形成全院各部门服务于临床的格局,提高护理工作效率。

四、优质护理服务工作措施

(一)责任制整体护理排班

尽管责任制护理和整体护理引进我国多年,但流水作业式的"以处理医嘱为中心"的护理分工方式并未发生本质改变。而国际上,无论是港澳台地区或者欧美发达国家,均采用向心式的"以患者为中心"的责任制整体护理模式。因此,经过努力改革功能制护理模式,创新"以患者为中心"的责任制整体护理模式,实施护士负责患者,并将这种护理模式固定下来,使护理工作模式与国际接轨,成为开展优质护理的重要突破口和切入点。

1.责任制整体护理排班的原则

(1)能级化原则:根据护士层级和能力的大小来分管相应数量和护理级别的患者。具体地说,就是护士负责患者,护士长排班不是分工作而是分患者,依据护士临床护理工作能力和患者病情轻重,分配给护士一定数量的患者进行全程整体护理。

(2)扁平化原则:所谓层级扁平化就是减少护士管理层级,科室内或小组内护士只要是注册护士,不论年资高低,均须独立分管患者,只是所管患者的轻重程度和多少不同。

(3)全责化原则:护理全责化就是责任护士对分管患者负全责,提供包括治疗处置、病情观察、生活照顾、健康教育、心理护理、康复护理等全程连续整体护理。

(4)动态化原则:管理动态化,护士长每天根据情况动态调整护士分管患者数量及上班时间,护理部根据各病区情况,动态调整各病区护理人力状况,确保在患者护理需求高峰时段的护理人力。

(5)工时化原则:护理工作小时化,护士每周工作时间以小时为单位统计,按总小时数计算,即原则上护士每周工作时间为40小时。排班可以以月为单位,补休尽量根据患者多少及轻重在月内安排,可以按小时安排补休。

2.责任制整体护理排班方式

(1)实行包患到护排班制:一般科室除办公室及治疗室护士外,其余所有在班护士均担任责任护士,根据能力大小分管相应数量及等级的患者。护士长根据各工作时段的护士数量及患者数量,调整分配患者给相应能级的护士分管,护士对患者实施全程连续照顾,即责任护士对其"承包"的患者全面负责,包括生活照顾、病情观察、治疗处置、康复训练、健康指导、心理护理等。做到每个护士每天均分管固定患者,每个患者每天均由固定护士分管。保留办公室护士和治疗室护士是由于大部分医院尚未普及移动护士工作站,化验单、给药单等单据汇总和打印的工作仍需在专门的办公区域完成,而且很多医院尚未成立静脉配液中心,静脉配液工作仍需各病区自行完成。有条件的医院,上述两班均可取消。

(2)实行三班制:责任 A 班(08:00~16:00)、责任 P 班(16:00~22:00)、责任 N 班(22:00~08:00)。

(3)实行工作内容和职责重组:与排班模式改变相配套的是护士工作内容重组、流程再造、职责细分。即将功能制护理模式下患者所接受的护理内容按流水线式的分工方式,转变成每位患者当天的全部护理工作均由 1 名护士完成,并据此重新组合工作内容及重新拟定责任护士职责。

(4)12 小时值班制:白班 07:30~19:30,夜班 19:30~07:30,适用于重症监护病房。

(5)弹性排班:护士长根据护士的个人临时需求和患者病情的变化对排班计划进行弹性调整。

(二)简化护理文书

为确实减轻临床护士书写护理文书的负担,使护士有更多时间和精力为患者提供直接护理服务,卫生健康委员会连续下发《关于应发〈病历书写基本规范〉的通知》和《关于在医疗机构推行表格式护理文书的通知》等系列文件,要求在医疗机构推行表格式护理文书。

1.制定单病种临床护理路径

各科室可以根据专科疾病特点、收治患者情况结合责任制整体护理工作流程,制定单病种临床护理路径,并以此为切入点简化和规范护理文书书写。

现以神经内科较常见的"脑梗死的优质护理路径"为例。在从患者入院到出院的整个时段,护士们每天应针对哪些内容进行患者病情的评估,该执行哪些治疗处置措施,该在健康教育中向患者告知哪些内容,该完成哪些生活照顾的服务项目,该进行哪些康复指导事项,均一一地加以列出,护士对照此优质护理路径表,对完成的项目打钩以备忘,如在脑梗死患者入院第一天,护士要完成的患者病情评估内容就包括生命体征的监测、认知沟通状况的评估、生活自理能力的评估、吞咽功能的评估、肌力评估和压疮危险因素的评估 6 项。单病种临床护理路径针对疾病特点,通过强制性重复流程,有助于年轻护士迅速熟悉工作内容,避免人为疏忽而遗漏工作内容和环节,也为护士们进一步提升专业技能指明了方向。

2.专科疾病护理记录单

在重症患者护理和护理文书的书写上,专科特点不突出的问题较普遍。很多护士在交班时谈到的也往往是千篇一律的常规项目,而有专科特征的观察点则被忽略。专病护理记录单的设计主要依据专科疾病特点,参照医院已经实施的优质护理临床路径、专科疾病标准护理计划、护理常规等。将专科疾病从入院到出院各阶段预计所要接受的评估、处置、治疗、护理、告知、观察要点等内容事先列出表格,并将原先分散的疼痛评分表、生活自理能力评估表、肌力评估表、表格式护理记录单合为一体。执行情况及结果打钩即可,如有变异则另行描述性记录。最好选用病种相对单一、进入临床路径的病种先行试点。这些病种的诊治流程、预期结果较为确定,能够事先预设护理问题及措施,护士记录时以打"√"和填写数字为主,简便易行,节约时间。如表中的患者基本信息、入院处置、术前宣教、送患者入手术室前准备、术后护理等根据项目内容打"√"即可。引流液护理记录每班记录一次量、性状,运用表格式记录方式,严密观察出血情况。若疾病发生变异情况,则在记录单的变异护理记录部分记录生命体征,并重点在病情观察及处理栏内进行描述性记录。

如对于一个肠梗阻的患者,护士们观察到的通常是患者神智是否清楚,是否有排气排便,入量和出量分别是多少;而对于患者腹部是否膨胀,腹肌是软还是硬,肠蠕动的情况如何等则常常被忽略。因此,科室可制作专病护理记录单,把各种疾病的专科观察要点列明,比如甲状腺手术后的患者,护理中主要的观察要点包括患者声音是否嘶哑,术后进食是否会呛咳等,这些核心信息反映出手术是否造成患者喉返神经的损伤,有了这些带提示性的护理记录单,不论是年轻护士还是高年资护士,不论是本科室护士还是其他科室护士,都能知道护理中患者的观察重点。

3.加强护理文书书写培训

加强对护士护理文书书写的培训,确保记录规范到位。护士长要组织全体护士进行培训学习,熟悉护理文书书写的基本要求,掌握相关疾病的专科疾病表格式护理记录单项目内容和记录方法,完成各项抢救、治疗、护理措施的详细记录情况,为医师诊断、抢救、治疗提供重要决策依据,对顺利完成抢救、手术、治疗及患者康复具有重要意义。

(三)深化优质护理服务内涵

1.基本要求

优质护理的实质是全面推行责任制整体护理,使优质护理服务在及时发现病情变化、减少并发症、加快患者康复、保障患者安全、缩短平均住院日、减轻患者家属负担等方面发挥作用,并得到医院、医师、护士、患者、社会及政府的满意。

要求认真落实《临床护理实践指南》和《护理技术规范》,细化工作标准,规范护理行为。责任护士能够正确实施治疗处置,密切观察、评估患者病情并及时与医师沟通,配合医师共同完成诊疗计划,同时,加强与患者的交流,尊重、关心、爱护患者,增进护患信任。

必须强化护士培训以岗位需求为导向,以岗位胜任为核心,突出专业内涵。针对不同岗位与层级的护理人员,制定分层培训计划,从专科护理知识、整体护理能力、重点部门护士专科水平、"人本位护理"理念、护理管理等方面开展培训,确保护士有能力为患者提供全程、专业的优质护理服务。在患者自理能力评估训练、专业照顾技术及康复技能培训基础上,护士应用专业知识对患者进行个性化评估,然后根据患者病情及自理能力进行专业照顾和个性化指导,以达到减少并发症、降低医疗费、加速康复、保障患者安全的目的。

2.制度、标准和流程完善

一方面,随着临床护理服务模式的改革,实行以患者为中心的责任制整体护理,原来功能制护理模式下的许多制度流程已经不能适应临床需要。另一方面,为了通过优质护理加强病情观察、减少并发症、加快患者康复、提升护理品质,就需要对过去的许多护理常规进行更加细化、更加可操作和可测量的修订完善。因此,建立健全护理工作规章制度,制定并落实疾病护理常规和临床护理技术规范及标准十分必要。

3.加强基础护理

基础护理是对患者实施基础医疗服务措施和生活照料。长期以来传统的观念普遍存在对基础护理重视程度不够的现象。"优质护理服务示范工程"就是以夯实基础护理为主题。基础护理不仅是患者的基本需要,更是医学模式转变的根本需要,卫生健康委员会马晓伟副部长指出:"护理要做到贴近患者,贴近临床,贴近社会。"要实现"三贴近"离不开基础护理工作这个重要内涵。因此,必须理清护理工作发展的思路、方向和原则,解决对基础护理工作的认识问题,着眼于患者得到实实在在的护理服务,正确认识对患者的生活照顾原则。患者能做到的,鼓励其做;患者不能做的,护士帮助或协助做。通过照顾患者,才能全方位了解和观察病情,采集资料,发现问题,预防并发症,保证医疗护理安全。现要求不仅将分级护理的要求落实到位,并要求将其内容公示于众,让患者及家属知情,共同协助或监督护士落实分级护理。提高护理质量,满足患者需求,让患者早日康复。

4.专科护理水平提升

(1)临床护理服务充分突出专科特色,责任护士运用专业技术知识,对患者开展个性化的健康教育,指导进行康复锻炼,促进患者功能恢复,解决护理疑难问题,提高专科护理水平,保障患者安全,提高医疗质量和效率。

(2)在重症护理、儿科护理、肿瘤护理、中医护理、产科护理等专科领域,强调护士的专科规范培训,专科护士持证上岗。

(3)探索单病种优质护理临床路径,将各系统单病种疾病,按照优质护理全面履职要求,对护士需要为患者提供的专业照顾、病情观察、治疗处置、康复护理、健康教育、心理护理6个方面内容进行设计,做到规范化、标准化和表格化,将专科疾病的优质护理流程与临床路径的开展有机结合,围绕"加快患者康复速度、减少并发症的发生"两个核心目标,规范护理行为,促进患者康复,缩短住院天数。

(4)应用循证护理方法改进护理流程。引入"人本位护理"理念,即在诊治伤病的同时,观察、判断和处理患者伤病的反应,尽量满足和缓解伤病或治疗过程给患者在情感、心理、功能等整体方面所带来的个性化需求和改变;或者实行"快速康复外科"理念,即在手术前、中、后等的各个阶段,运用各种有效和已经实践证实的方法和手段,以减少手术后的应激和并发症,促进患者术后的快速康复,从而达到改善治疗效果和确保患者安全,降低药占比和并发症,加速患者康复,减少治疗费用,改善医院收入结构,提升质量效益的目的。

5.延伸护理服务开展

对出院患者进行定期随访,将常规随访、专科随访和专病随访相结合,在医院层面建立多部门合作机制,建立责任护士随访工作制度。同时,在一些慢性疾病领域,开展家庭病床护理服务,如呼吸科慢性阻塞性肺疾病患者随访家庭护理;脑卒中患者出院后延续护理等。

6.门(急)诊护理流程优化

(1)明确门(急)诊护理服务职责,创新服务形式。医院要建立门(急)诊护理岗位责任制,明确并落实护理服务职责。优先安排临床护理经验丰富、专业能力强的护士承担分诊工作,做好分诊、咨询、解释和答疑。对急危重症患者要实行优先诊治及护送入院。对候诊、就诊患者要加强巡视,密切观察患者病情变化,给予及时、有效处置。要采取各种措施加强候诊、输液、换药、留观等期间的患者健康教育。

(2)门诊护理在分工上同样能借鉴病房护理中的责任制管理方式,不论是内科门诊还是外科门诊,都可以采用划分片区负责患者的方式,责任护士负责片区内所有患者的分诊、检诊、导诊。其次,门诊护士在分诊、检诊、导诊的过程中,同样应强调全程连续的整体护理。因此,门诊护士需要在多方面扩大职能。

(3)对于入院患者,在患者联系好床位住进病房之前,门诊护士可以承担患者的协助检查、手术前的准备工作告知、各种健康教育,门诊护士也可以相对固定地负责某个科室手术患者的术前准备告知和健康教育。对于出院后的患者,门诊也可以承担复诊、换药、拆线、健康教育、随诊等工作。

(4)门诊护士还可以发挥医师助手的作用。例如,为医师配备护士共同出诊,护士充当专家级医师的助手,帮其做些简单的病史采集,如询问患者、填写表格、录入患者信息。当医师拿着这些信息面对患者的时候,已经对患者基本的身体状况和疾病信息有了大致的了解,从而节省医疗专家的时间。随后,当医师完成问诊,给出诊疗方案后,向患者进行方案的解释和交代的工作也可以交给护士,同样能为医师节省出不少时间。要完成这类工作,需要有经验的护士才能胜任。

(5)通过延伸职能,门诊护士不论是在入院前的就医流程咨询和健康教育,还是在出院后的延续服务上,都丰富了优质服务的内涵。而且,门诊护士也为病房护士分担出院前、后的部分工作,减轻了病房护士的负担。

(6)开设护理门诊扩大护理服务范围。随着医学模式的转变及社会需求的多元化,人民群众迫切需要得到方便及时的疾病预防、治疗、康复及护理等方面的健康服务和指导。随着护理工作范围和服务领域的不断扩大,由在某个临床护理领域具有丰富工作经验、先进专业知识和高超临床技能的护士主导的护理门诊应运而生。在护理门诊中,护士提供的服务主要包括以下内容:健康评估;与治疗相关的护理管理;监测患者健康状况;社会-心理支持;信息咨询;进行健康教育促使患者提高依从性及促进患者采用健康生活方式;提供有效的护理和治疗服务;对患者进行家庭随访,必要时提供家庭护理服务等。

(四)岗位管理

实施护士岗位管理,在实施责任制整体护理的基础上,根据临床护理需要设置护理岗位,同时引入患者和社会参与评价机制,把患者满意度作为评价护理质量的标尺,是为患者提供整体护理服务和优质护理的重要举措。护士岗位管理就是对护士岗位职能及工作效果的质量管理系统,是获得从岗位职责、患者护理质量、患者满意度等高质量管理的过程及方式。通过实施岗位设置、护士配备、绩效考核、晋职晋级、岗位培训等措施,达到科学设置护理岗位,实现岗位管理;明确护士配置,保障患者安全;完善绩效考核机制,建立激励机制;加强护士队伍的配置,提高护士队伍素质。根据护士所在护理工作岗位的工作性质、工作任务、责任轻重、技术难度等要素,将医院护理工作岗位分为护理管理岗位、临床护理岗位和其他护理岗位。

1.护理管理岗位

护理管理岗位是注册护士从事医院护理管理工作的岗位。一般指护理副院长、护理部岗位及护士长岗位,包括护理副院长、护理部主任、护理部副主任、科护士长、培训主管、病房护士长、副护士长、护理部干事等。

2.临床护理岗位

临床护理岗位是注册护士为患者提供直接护理服务的岗位。主要包括病房(含重症监护病房)、门诊、急诊科(室)、手术室、产房(含助产)、血液净化室、导管室、腔镜检查室、放射检查室等直接服务于患者的岗位。

其中重症监护病房、急诊急救、手术室、血液净化室、肿瘤科、产房等专科护理技术要求较高的临床护理岗位设专科护理岗位。

为了体现护理工作岗位苦脏累程度、工作条件、风险和责任大小的差别,使职称、待遇、分配向苦脏累程度高、工作条件差、风险和责任大的部门和科室倾斜,我们将医院临床护理工作岗位划分为一线临床护理岗位和非一线临床护理岗位。①一线临床护理岗位:是指直接为患者提供临床护理服务并需要常规轮值夜班的临床护理岗位。主要包括病房、重症监护病房、急诊科(室)、手术室、产房、血液净化室等直接服务于患者的岗位。②非一线临床护理岗位:是指直接为患者提供非临床护理的辅助性的服务、管理及技术岗位,且不需要常规轮值夜班。主要包括门诊、预防保健科、健康体检中心、腔镜检查室、放射检查室、计划免疫室、医技部门等科室的护理岗位。

3.其他护理岗位

其他护理岗位是注册护士为患者提供非直接服务的岗位,主要包括消毒供应中心、医院感染管理部门及其他需要护理专业背景的行政管理部门等间接服务于患者的岗位。

4.护理岗位分级

根据卫生健康委员会医政司关于护理岗位设置试点要求,结合(2009)115号《临床护士分级分类管理办法(试行)》、医院岗位设置要求及护理专业技术职称晋升等规定进行。

(1)护理管理岗位分级:护理管理岗位共分为5级,一级为护理部干事、副护士长;二级为病房护士长;三级为科护士长、护理部副主任;四级为护理部主任;五级为护理副院长。

(2)临床护理岗位分级:临床护理岗位中的一线临床护理岗位共分为5级,分一级护士、二级护士、三级护士、四级护士、五级护士;非一线临床护理岗位共分为3级,分一级、二级、三级。临床教学护士、护理;督导及护理质量控制护士由临床护理岗位护士兼任。

5.护士岗位培训

在排班模式彻底转向包病到护的责任制后,如何在保证患者安全的情况下让护士尽快掌握独立分管患者的技能成了迫在眉睫的课题。根据护士的实际业务水平、岗位工作需要及职业发展,制定护士在职培训计划,保障护士按照计划接受培训显得尤为重要。

6.机动护士库

机动护士是指在医院护理队伍中设立的隶属护理部统一调配管理,具有一定灵活性、应急性强的较高素质的年轻护理人员。优秀的机动护士库是医院宝贵的卫生人力资源,机动护士的培养是护理人力资源合理使用的体现。充分调动与发挥护理的工作潜能,不仅保证日常护理工作的完成,全面提高护理医疗工作质量,还为突发事件的应急救援队伍蓄积后备力量。

(1)机动护士库的类型。①日常机动护士库:针对部分科室护理人员短缺,使得临床护理人员忙于治疗性处置,而无暇顾及患者的心理护理和健康教育,难以满足临床护理需要,无法保证护理质量而设立。②危重机动护士库:针对重症监护病房、急诊科等科室急危重症患者突然增加或其他科室重症患者需要安排特级护理的情况而设立。③应急救援护士库:主要针对地震、泥石流等自然灾害,以及突发暴力事件需立即抽调护士参加救援而设定。

(2)机动护士库的管理。①机动护士库的管理:全院聘用护士中符合机动护士库入选标准的护士;在本人自愿的基础上,由科室推荐2~3名组成机动护士库,并指定1名人员负责具体管理工作,有科护士长协助进行机动护理人员工作的统筹和安排。②机动护士的培训:对于入选机动护士库的护士,护理部先进行统一的机动护士岗位培训,以全科护士作为培训目标进行严格的业务培训。危重机动护士库护理部再根据情况安排科室轮转,以熟悉各科专业特点,如重症监护病房进行3~6个月的全面培训后,再到外科、内科及专科轮转3~6个月,每一位危重机动护士在2年时间内一般需轮转5~10个科室,不同的科室其专科护理要求各不相同,机动护士必须要在短期内熟悉、掌握该专科理论知识和操作技能,通过不断学习来适应新的工作岗位。通过轮转,在实践中掌握越来越多的疾病护理知识,提高对多发病、疑难病的护理技能,同时也提高其适应新环境、新的人际关系的能力。危重机动护士均为工作能力极强的优秀护士,轮转期间护理对象可针对相关科室急危重症疾病,护理相应病例数方为合格。③机动护士工作方法:入选护士每周末将下周休息情况报护理部。机动护士库中人员平时在各自科室正常工作,当某科室需要临时增

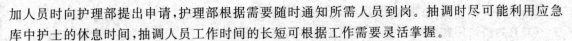

加人员时向护理部提出申请,护理部根据需要随时通知所需人员到岗。抽调时尽可能利用应急库中护士的休息时间,抽调人员工作时间的长短可根据工作需要灵活掌握。

(五)绩效考核

绩效考核是按照一定的标准,运用科学体系的方法、原理,检查和评定员工在本职岗位上对职务所规定的职责的履行程度及工作效果,以确定其工作成绩的一项动态性考评工作。

(1)绩效考核原则。护士绩效考核的基本原则:公平公正原则;科学、规范原则;分级、分层原则;整合原则;可行性原则。

(2)绩效考核步骤。建立护士绩效考核管理系统;制定护士绩效考核标准及方法;确立考核对象;采取定期或不定期的方式考核,保证绩效考核的完整性。

(3)护士的绩效考核以护理服务质量、数量、技术风险和患者满意度为重点,向工作量大、技术性难度高的临床护理岗位倾斜,体现同工同酬、多劳多得、优绩优酬。将护士长管理幅度、难度、质量及护士长个人能级水平等进行客观评价量化,并直接兑现每月奖励性绩效工资分配。

(六)后勤支持保障

在责任制整体护理的改革目标中,"责任制"强调的是改革的形式保障,"整体"所强调的则是以患者为中心的新的服务内容。通过改变护理服务的分工和班次,包病到护的排班改革主要解决的正是"责任制"这一形式保障的问题。此外,明晰的责任也进一步成为改善护士行为的外在动力,但要实现整体护理所意味着的护理服务内容的扩展和深化,既需要护理人力数量的增长和质量的提升,也需要诸多辅助部门的支撑和配合。

贯彻"以患者为中心"的理念;加强从营养配膳、安全保卫、清洁卫生到中央运送等后勤保障改革步伐;推进开展临床路径管理、规范医疗行为、缩短平均住院日、增加门诊和住院人次等改革的进程,做到把时间还给护士,把护士还给患者。

1.建立中央运送系统

中央运送是指提供医院内部各种物品运送服务的统称,包括药品、标本和担架运送等服务。以担架使用为例,患者外出检查和使用担架均采用预约的方式完成,这些预约登记单汇总到中央运送的调度中心后,调度中心会将工作任务登记并分配给各担架队员,担架队员第二天会自动按时间要求去运送患者。其中,经评估认定的重症患者,必须要有医护人员陪护才能运送,避免运送途中因缺乏专业知识的担架队员而不能处理患者骤然出现的病情和生命体征变化所带来的风险。

2.陪客管理和安保支持

加强陪客管理有利于为医护人员营造清净的诊疗和服务环境,为患者营造安静舒适的休息环境,同时也有利于减少院内感染。在降低医院陪客率方面,做到"陪而不护"同样是创建优质护理服务的重要内容,尽管陪客管理保障优质护理推进的重要性已在医院内部获得广泛共识,但其推进仍殊为不易,必须实现医护人员和安保部门的联动管理。医院要制定陪客管理制度,统一探视时间,有条件的医院可设置门禁系统加强管理;无条件的医院可在医院规定的非探视时间内,增加安保人员配置,加强陪客管理。

五、优质护理服务改进措施

(1)定期分析制约、影响优质护理服务深入开展的原因及存在问题。

(2)有针对地对影响及存在的问题原因进行分析。

（3）根据原因分析，逐项解决、落实，不能落实的要有原因说明。

（4）有为解决问题与相关领导、部门及科室沟通的措施。

六、优质护理追踪检查程序

（一）访谈各级护理人员内容

1.主管院长应掌握的信息

（1）优质护理服务目标、内涵。

（2）优质护理服务领导小组构成及职责。

（3）护理人力资源配置。

（4）优质护理服务保障措施（人事、药事、后勤、医学装备、消毒供应等）。

（5）优质护理服务取得的成效。

（6）其他护理相关问题等。

2.护理部主任（副主任）应掌握的信息

（1）优质护理服务目标、内涵、规划、实施方案。

（2）全院护士信息、掌握全院护理岗位、护士分布及配置情况。

（3）医院护理规章制度修订、执行程序。

（4）绩效考核方案及落实情况。

（5）合同护士同工同酬情况。

（6）护理质量与安全管理委员会运行情况。

（7）护士在职培训、专科护士培训。

（8）护理不良事件管理制度。

（9）其他护理相关问题等。

3.科护士长应掌握的信息

（1）优质护理服务目标、内涵。

（2）优质护理服务实施方案。

（3）护理质量与安全管理架构与运行情况。

（4）科级护理人力资源调配记录。

（5）其他护理相关问题等。

4.护理部干事应掌握的信息

（1）优质护理服务目标及内涵。

（2）岗位职责。

（3）其他护理相关问题等。

5.病区护士长应掌握的信息

（1）病区总体情况：开放床位数、实际患者数、医护人员人数、危重患者数、一级护理人数、高危风险患者数等。

（2）对医院优质护理服务实施方案知晓情况。

（3）病区落实优质护理服务措施：①如何落实护理管理目标及工作计划。②病区一级质控人员组成、检查方法、评价方法等。③分级护理服务标准。④弹性调配护理人员方案。⑤病区管理护工、护理员的情况（岗位职责、培训、考核、调配等）。⑥病区护理相关问题等。

6.责任护士应掌握的信息

(1)分管患者数、患者治疗护理情况(十知道)、主要护理问题、护理计划、护理措施、健康教育、主要阳性体征及处理措施。

(2)各项规章制度、流程、规范、疾病护理常规等。

(3)护理文件书写规范。

(4)分级护理落实情况:①特殊用药情况;②重点环节、应急预案;③分管患者的相关情况等。

(二)资料的准备

1.护理部需准备的资料

(1)卫生健康委员会、医院相关文件。

(2)医院优质护理服务领导小组文件。

(3)优质护理服务实施方案、工作目标、进度安排、重度任务、相关政策、保障措施。

(4)相关部门支持保障措施,部门分工工作职责,落实记录。

(5)护理中长期发展规划、工作计划及总结。

(6)医院办公会及院长查房记录。

(7)医院护理资源弹性调配方案、床护比、机动人力资源库、调配记录。

(8)护理管理组织体系、三级护理管理、合理分工、工作职责、贴近临床具体措施、检查考核记录、对护士长考核记录。

(9)护士分层级管理制度、岗位管理、护理岗位说明书(层级划分标准、能力要求、工作职责、工作标准、工作流程及考核标准),护士分层级培训及专科护士培训。

(10)护理管理人员及护理骨干培训制度,工作方案或计划、内容、经费保障及实施记录。

(11)护理绩效考核制度及方案,护理工作数量、质量、技术难度、患者满意度等,与护士的收入分配、职称晋升、学习进修、奖励评优等结合;护理人员对护理绩效考核方案的知晓率及满意度,对薪酬满意度。

(12)护理工作规章制度、护理技术操作规范、护理操作规程、疾病护理常规等。

(13)患者对护理工作满意度情况。

(14)其他相关资料。

2.病区需准备的资料

(1)医院优质护理服务文件。

(2)医院优质护理服务实施方案。

(3)护理绩效考核方案及实施情况,护理绩效考核记录。

(4)护理人力调配方案及记录。

(5)年度工作计划及年度总结。

(6)岗位说明书(层级划分标准、能力要求、工作职责、工作标准、工作流程及考核标准),护士分层级管理(制度、培训)及岗位管理。

(7)护理分层使用、合理分工情况,护士分层级培训计划及专科护士培训计划、记录、考核等。护理人员在职培训方法及内容。

(8)岗位职责、岗位设置及岗位履职情况。

(9)护理制度、职责、流程、疾病护理常规等培训计划、内容,培训记录及考核。

(10)质控:文件、工作计划及总结,会议记录、考核记录、效果评价。病区质控人员岗位职责及质控运行情况。

(11)护理查房及护理会诊程序,护理查房、护理会诊、业务学习实施记录。

(12)优质护理服务目标、内涵。优质护理服务保障措施及护理人员对优质护理服务的满意度。

(13)护理人员对护士长工作满意度。

(14)护理不良事件管理制度。

(15)患者对护理工作满意度情况。

(16)其他相关资料等。

(三)优质护理服务追踪检查

1.现场查看

(1)护士长模拟护理查房、护理会诊案例。

(2)护士排班情况。

(3)责任护士护理技术操作。

(4)护士分管患者情况,所管患者护理措施落实情况。

(5)护理级别与病情是否相符。

(6)分级护理标识及落实。

(7)取血与输血流程。

(8)基础护理落实情况(患者皮肤、卧位、给药、输血及口腔护理等)。

(9)专科护理落实情况(引流管、呼吸机管路及常见并发症的护理)。

(10)安全措施(腕带、约束带、床挡、警示标识、交接登记及身份识别等)。

(11)访谈患者对优质护理服务及责任护士工作满意度、住院感受、健康教育知识情况。

(12)访谈家属对医院的整体印象。

2.支持保障系统

(1)人力资源部:全院护理人员花名册及人员结构、科室分布;护士工资标准、绩效方案及福利待遇规定;为护士缴纳社会保险种类。

(2)门诊部:预约诊疗服务、高峰时段就诊秩序、便民服务措施、健康教育及健康咨询、患者等候时间、门诊突发事件应急预案等。

(3)消毒供应中心:为病房提供下收和下送服务的落实情况、病房满意度调查、特殊时段对临床物品供应的保障情况。消毒供应中心人员的培训计划、执行、考核、评价情况、持续改进情况及监督数据情况。

(4)手术室:手术部护理工作制度(安全核查);护理人员岗位职责、护士分层级配置标准、手术量统计报表、当天手术台次、当班护士人数及资质;手术部护理人员应急调配及原始记录,手术患者交接内容及记录,手术室护理人员培训计划、执行、考核评价情况、持续改进情况及监督数据情况,突发事件应急预案、培训及演练记录;患者访视(术前、术后);患者交接程序(重症监护病房、病房、急诊)。

(5)药事管理部门:提供口服摆药的服务,静脉用药统一配送服务,查看摆药流程,静脉用药配置中心。

(6)医学装备部:临床使用耗材统一配送;对医学装备实行统一的保障(保养、维修、效验、强验)管理,并指导操作人员履行日常保养和维护;对临床急救类、生命支持类装备完好情况和使用情况进行监督管理。

(7)后勤处：后勤服务下收、下送、下修的实施记录；普通膳食供应；陪检、送标本的情况；保洁、安全保卫工作等。

(四)个案追踪检查案例(供参考)

1.访谈科主任或医师

优质护理服务的目标及内涵；开展优质护理服务以来护理质量是否有提升及医师对护理工作的满意度。

2.访谈护士长

病区护理质量与安全管理组织架构，科室危重患者情况，护理人力资源情况，护士排班情况，护士分层级培训情况及效果。

3.访谈责任护士

护士1：患者一般情况(十知道)、护理问题、护理计划、护理措施、护理效果、个性化健康教育。

护士2：岗位职责、工作流程、护士能级对应情况；疑问医嘱处理情况等。

护士3：给药制度、患者用药反应、如何与医师沟通等。

护士4：分级护理制度，职业暴露处理流程。

护士5：常见护理并发症预防措施及处理流程。

护士6：护士操作情况，随机查看或模拟。

4.访谈患者及家属

住院感受、用药介绍、饮食、康复、卧位、知晓主管医师、责任护士；对医院总体印象、护理工作满意度等。

5.查看患者

护理级别与病情相符；基础护理(皮肤、卧位、口腔、会阴等)；专科护理(引流管、呼吸机、各种管路护理等)；腕带及其他标识；安全措施(约束带、床挡、警示标识、身份识别等)；护士健康教育情况等；主要护理措施(肠内营养、吸痰、雾化吸入、呼吸机使用、气管切开护理等)；口服给药、给药查对、静脉给药、药品有效期管理、化学治疗(简称化疗)药物集中配制等。

6.病历查阅

护理病历书写是否规范、风险评估等。

7.资料查阅

(1)用药安全：用药(发药)查对、观察及记录；给药差错分析、培训、整改记录；化疗药物防护措施，职业暴露上报流程。

(2)护理技术操作与常见并发症预防及处理规范；护理技术操作培训及资料、持续改进实例与数据。

(3)执行医嘱护士资质，执行医嘱操作流程，查对医嘱登记。

(4)重点环节与应急管理制度；应急预案培训、演练。

(5)围术期护理。

(6)护士分层级培训及专科护士培训资料。

(7)护理相关资料。

(赵欣欣)

第三节　护理岗位管理

医院应当实行护理岗位管理,按照科学管理、按需设岗、保障患者安全和临床护理质量的原则,合理设置护理岗位,明确岗位职责、任职条件、健全管理制度,提高管理效率。

一、护理岗位设置

《卫生健康委员会关于实施医院护士岗位管理的指导意见》中对改革护士管理方式、护理岗位设置等方面提出了明确的要求。

(一)护理岗位设置的原则

1.以改革护理服务模式为基础

实行"以患者为中心"的责任制整体护理工作模式,在责任护士全面履行专业照顾、病情观察、治疗处置、心理护理、健康教育和康复指导等职责的基础上,开展岗位管理相关工作。

2.以建立岗位管理制度为核心

医院根据功能任务、规模和服务量,将护士从按身份管理逐步转变为按岗位管理,科学设置护理岗位,实行按需设岗、按岗聘用、竞聘上岗,逐步建立激励性的用人机制。通过实施岗位管理,实现同工同酬、多劳多得、优绩优酬。

3.以促进护士队伍健康发展为目标

遵循公平、公正、公开的原则,建立和完善护理岗位管理制度,稳定临床一线护士队伍,使医院护士得到充分的待遇保障、晋升空间、培训支持和职业发展,促进护士队伍健康发展。

4.建立合理的岗位系列框架

运用科学的方法,收集、分析、整合工作岗位相关信息,对岗位的职责、权力、隶属关系、任职资质等作出书面规定并形成正式文件,制定出合格的岗位说明书。

(二)护理岗位的设置

医院护理岗位设置分为护理管理岗位、临床护理岗位和其他护理岗位。

1.护理管理岗位

护理管理岗位是从事医院护理管理工作的岗位,包括护理部主任、副主任、科护士长、护士长和护理部干事。护理管理岗位的人员配置应当具有临床护理岗位的工作经验,具备护理管理的知识和能力。医院应当通过公开竞聘,选拔符合条件的护理人员从事护理管理岗位工作。

2.临床护理岗位

临床护理岗位是护士为患者提供直接护理服务的岗位,主要包括病房(含重症监护病房)、门诊、急诊科、手术部、产房、血液透析室、导管室、腔镜检查室、放射检查室、放射治疗(简称放疗)室、医院体检中心等岗位。临床护理岗位含专科护士岗位和护理教学岗位。重症监护、急诊急救、手术部、血液净化等对专科护理技能要求较高的临床护理岗位宜设专科护理岗位。承担临床护理教学任务的医院,应设置临床护理教学岗位。教学老师应具备本科及以上学历、本专科5年及以上护理经验、主管护师及以上职称,经过教学岗位培训。

3.其他护理岗位

其他护理岗位是护士为患者提供非直接护理服务的岗位,主要包括消毒供应中心、医院感染管理部门、病案室等间接服务于患者的岗位。

(三)护士分层级管理

医院应当根据护士的临床护理服务能力和专业技术水平为主要指标,结合工作年限、职称和学历等,对护士进行合理分层。临床护理岗位的分级包括 N0~N4,各层级护士按相应职责实施临床护理工作,并体现能级对应。

(1)医院层面依据护士学历、年资、岗位分类、工作职责、任职条件、技术职称和专业能力等综合因素,确定层级划分标准及准入条件。

(2)科室层面根据患者病情、护理难度和技术要求等要素,对责任护士进行合理分工、科学配置及分层级管理。N1~N4 级护士比例原则为 4∶3∶2∶1,在临床工作中可根据医院及科室的实际情况酌情调整。

注明:专业能力培训重点是指各层级护士在承担相应级别护理工作期间,应接受高一层级护士的专业能力培训,以便在该层级期满以后顺利晋升到高一层级。如 N0 护士准备晋升 N1 时,应具备 N1 护士的资质要求及临床能力,符合晋级条件,并接受 N1 级别标准的专业能力培训考核合格,方能晋升为 N1 级护士。

(3)护理部建立考核指标,对各层级护士进行综合考评及评定,以日常工作情况及临床护理实践能力为主要考评因素,并与考核结果相结合,真正做到多劳多得、优绩优酬,护士薪酬向临床一线风险高、工作量大、技术性强的岗位倾斜,实现绩效考核的公开、公平、公正。

二、岗位职责

(一)护理管理岗位职责

1.护理部主任职责

(1)在院长及主管副院长的领导下,负责医院护理行政、护理质量及安全、护理教学、护理科研等管理工作。

(2)严格执行有关医疗护理的法律、法规及安全防范等制度。

(3)制定护理部的远期规划和近期计划并组织实施,定期检查总结。

(4)负责全院护理人员的调配,向主管副院长及人事部门提出聘用、奖惩、任免、晋升意见。

(5)教育各级护理人员培养良好的职业道德和业务素质,树立明确的服务理念,敬业爱岗,无私奉献。

(6)加强护理科学管理。以目标为导向,以循证为支持,以数据为依据。建立护理质量评价指标,不断完善结构-过程-结果质量评价体系。

(7)建立护士培训机制,提升专业素质能力。建立"以需求为导向,以岗位胜任力为核心"的护士培训制度。制定各级护理人员的培训目标和培训计划,采取多渠道、多种形式的业务技术培训及定期进行业务技术考核。

(8)负责护生、进修护士的教学工作,创造良好的教学条件和实习环境,督促教学计划的落实,确保护理持续质量改进。

(9)组织制定护理常规、技术操作规程、护理质量考核标准及各级护理人员的岗位职责。积极开展护理科研和技术革新,引进新业务、新技术。

（10）主持护理质量管理组的工作，使用现代质量管理工具、按照现有的护理程序，做好日常质量监管。

（11）深入临床，督导护理工作，完善追踪管理机制，做到持续监测、持续分析、持续改进。

（12）定期召开护士长会议，部署全院护理工作。定期总结分析护理不良事件，提出改进措施，确保护理持续质量改进。

（13）定期进行护理查房，组织护理会诊及疑难疾病讨论，不断提高护理业务水平及护理管理质量。

（14）制定护理突发事件的应急预案并组织实施。

2.护理部副主任职责

（1）在护理部主任的领导下，负责所分管的工作，定期向主任汇报。

（2）主任外出期间代理主任主持日常护理工作。

3.科护士长职责

（1）在护理部、科主任领导下全面负责所属科室的临床护理、教学、科研及在职教育的管理工作。

（2）根据护理部工作计划制定本科室的护理工作计划，按期督促检查、组织实施并总结。

（3）负责督促本科各病房认真执行各项规章制度、护理技术操作规程。

（4）负责督促检查本科各病房护理工作质量，加强护理质量评价指标监测，利用管理工具对问题进行根本原因分析，制定对策，达到持续质量改善的效果。

（5）有计划地组织科内护理查房，疑难病例讨论、会诊等。解决本科护理业务上的疑难问题，指导临床护理工作。

（6）有计划地组织安排全科业务学习。负责全科护士培训和在职教育工作。

（7）负责组织并指导本科护士护理科研、护理改革等工作。

（8）对科内发生的护理不良事件按要求及时上报护理部，并进行根本原因分析、制定改进对策，做好记录。

4.护士长职责

（1）门诊部护士长职责：①在护理部、门诊部或科护士长领导下，负责门诊部及其管辖各科室的护理行政及业务管理。督促检查护理人员及保洁人员的岗位责任制完成情况。②负责制定门诊护理质量控制标准，督促检查护理人员严格执行各项规章制度和操作技术标准规程，认真执行各项护理常规。③根据医院和护理部总体目标，制定本部门的护理工作目标、工作计划并组织落实，定期总结。④负责护理人员的分工、排班及调配工作。负责组织护士做好候诊服务。⑤组织专科业务培训和新技术的学习，不断提高门诊护理人员的业务技术水平。⑥负责对新上岗医师、护士和实习生，进修人员介绍门诊工作情况及各项规章制度，负责实习、进修护士的教学工作。⑦落实优质护理措施，持续改进服务质量。⑧负责督促检查抢救用物、毒麻精神药品和仪器管理工作。⑨负责计划、组织候诊患者进行健康教育和季节性疾病预防宣传。⑩严格执行传染病的预检分诊和报告制度，可疑传染病患者应及时采取隔离措施，防止医院感染。⑪制定门诊突发事件的应急预案，定期组织急救技能的培训及演练，保证安全救治。⑫加强医护、后勤及辅助科室的沟通，不断改进工作。⑬建立不良事件应急预案，加强不良事件的上报管理，并落实改进对策。

（2）急诊科护士长职责：①在护理部主任和科主任领导下，负责急诊科护理行政管理及护理部业务技术管理工作。②制定和修订急诊护理质量控制标准，督促检查护理人员严格执行各项规章制度和操作技术标准规程,认真执行各项护理常规。组织实施计划,定期评价效果,持续改进急诊科护理工作质量。③根据医院和护理部总体目标,制定本部门的护理工作目标、工作计划并组织落实,定期总结。④负责急诊科护理人员的分工和排班工作。⑤督促护理人员严格执行各项规章制度和操作技术规范,加强业务训练,提高护士急救的基本理论和基本技能水平。复杂的技术要亲自执行或指导护士操作,防止发生不良事件。⑥负责急诊科护士的业务训练和绩效考核,提出考核、晋升奖惩和培养使用意见。组织开展新业务、新技术及护理科研。⑦负责护生的临床见习、实习和护士进修的教学工作,并指定有经验、有教学能力的护师或护师职称以上的人员担任带教工作。⑧负责各类物资的管理。如药品、仪器、设备、医疗器材、被服和办公用品等,分别指定专人负责请领、保管、保养和定期检查。⑨组织护士准备各种急救药品、器械,定量、定点、定位放置,并定期检查、及时补充,保持急救器材物品完好率在100%。⑩加强护理质价指标监测及数据的分析、评价,建立反馈机制,达到持续改善的效果。⑪建立、完善和落实急诊"绿色通道"的各项规定和就诊流程,组织安排、督促检查护理人员配合医师完成急诊抢救任务。巡视观察患者,按医嘱进行治疗护理,并做好各种记录和交接班工作。⑫加强护理质量管理,及时完成疫情统计报告,检查监督消毒隔离,保证室内清洁、整齐、安静,防止医院感染。⑬建立不良事件应急预案,加强不良事件的上报管理,并落实改进对策。

(3)病房护士长职责:①在护理部主任及科主任的领导下,负责病房的护理行政及业务管理。②根据医院和护理部的工作目标,确定本部门的护理工作目标、计划并组织实施,定期总结。③科学分工,合理安排人力,督促检查各岗位工作完成情况。④随同科主任查房,参加科内会诊、大手术和新开展手术的术前讨论及疑难病例的讨论。⑤认真落实各项规章制度和技术操作规程,加强医护合作,严防不良事件的发生。⑥参加并指导危重、大手术患者的抢救工作,组织护理查房、护理会诊及疑难护理病例讨论。⑦组织护理人员的业务学习及技术训练,引进新业务、新技术,开展护理科研。组织并督促护士完成继续医学教育计划。⑧加强护理质量评价指标监测及数据的分析、评价,建立反馈机制,达到持续改善的效果。⑨经常对护理人员进行职业道德教育,不断提高护理人员的职业素质和服务质量。⑩组织安排护生和进修护士的临床实习,督促教学老师按照教学大纲制定教学计划并定期检查落实。⑪负责各类物品、药品的管理,做到计划领取。在保证抢救工作的前提下,做到合理使用,避免浪费。⑫各种仪器、抢救设备做到定期测试和维修,保证性能良好,便于应急使用。⑬保持病室环境,落实消毒隔离制度,防止医院感染。⑭制定病房突发事件的应急预案并组织实施。⑮协调沟通医护患、后勤及辅助科室的关系,经常听取意见,不断改进工作。⑯建立不良事件应急预案,加强不良事件的上报管理,并落实改进对策。

(4)夜班总护士长职责:①在护理部领导下,负责夜间全院护理工作的组织指导。②掌握全院危重、新入院、手术患者的病情、治疗及护理情况,解决夜间护理工作中的疑难问题。③检查夜间各病房护理工作,如环境的安静、安全,抢救物品及药品的准备,陪伴及作息制度的执行情况,值班护士的仪表、服务态度。④协助领导组织并参加夜间院内抢救工作。⑤负责解决临时缺勤的护理人员调配工作,协调科室间的关系。⑥督促检查护理人员岗位责任制落实情况。⑦督促检查护理人员认真执行操作规程。⑧书写交班报告,并上交护理部,重点问题还应做口头交班。

(二)护理人员技术职称及职责

1.主任/副主任护师职责

(1)在护理部主任或护士长的领导下,负责本专科护理、教学、科研等工作。

(2)指导制订本科疑难患者的护理计划,参加疑难病例讨论、护理会诊及危重患者抢救。

(3)经常了解国内、外护理发展新动态,及时传授新知识、新理论,引进新技术,以提高专科护理水平。

(4)组织护理查房,运用循证护理解决临床护理中的疑难问题。

(5)承担高等院校的护理授课及临床教学任务。

(6)参与编写教材,组织主管护师拟定教学计划。

(7)协助护理部主任培养教学、科研高级护理人才,组织开展新业务,参与护理查房。

(8)协助护理部主任对各级护理人员进行业务培训及考核。

(9)参与护理严重事故鉴定会,并提出鉴定意见。

(10)制订科研计划并组织实施,带领本科护理人员不断总结临床护理工作经验,撰写科研论文和译文。

(11)参与护理人员的业务、技术考核,审核、评审科研论文及科研课题,参与科研成果鉴定。

(12)参与护理技术职称的评定工作。

2.主管护师职责

(1)在本科护士长的领导及主任(副主任)护师的指导下,参与临床护理、教学、科研工作。

(2)完成护士长安排的各岗及各项工作。

(3)参与复杂、较新的技术操作及危重患者抢救。

(4)指导护师(护士)实施整体护理,制订危重、疑难患者的护理计划及正确书写护理记录。

(5)参加科主任查房,及时沟通治疗、护理情况。

(6)协助组织护理查房、护理会诊及疑难病例讨论,解决临床护理中的疑难问题。

(7)承担护生、进修护士的临床教学任务,制订教学计划,组织教学查房。

(8)承担护生的授课任务,指导护士及护生运用护理程序实施整体护理,做好健康教育。

(9)参与临床护理科研,不断总结临床护理经验,撰写护理论文。

(10)协助护士长对护师及护士进行业务培训和考核。

(11)学习新知识及先进护理技术,不断提高护理技术及专科水平。

3.护师职责

(1)在病房护士长的领导及主任护师、主管护师的指导下,进行临床护理及护理带教工作。

(2)参加病房临床护理实践,完成本岗任务,指导护士按照操作规程进行护理技术操作。

(3)运用护理程序实施整体护理,制订护理计划,做好健康教育。

(4)参与危重患者的抢救与护理,参加护理查房,协助解决临床护理问题。

(5)指导护生及进修护士的临床实践,参与临床讲课及教学查房。

(6)学习新知识及先进护理技术,不断提高护理业务技术水平。

(7)参加护理科研,总结临床护理经验,撰写护理论文。

4.护士职责

(1)在护士长的领导和上级护师的指导下进行工作。

(2)认真履行各岗职责,准确、及时地完成各项护理工作。

(3)严格遵守各项规章制度,认真执行各项护理常规及技术操作规程。

(4)在护师指导下运用护理程序实施整体护理及健康教育并写好护理记录。

(5)参与部分临床带教工作。

(6)学习新知识及先进护理技术,不断提高护理技术水平。

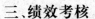

三、绩效考核

绩效考核是人力资源管理中的重要环节,是指按照一定标准,采用科学方法评定各级护理人员对其岗位职责履行的情况,以确定其工作业绩的一种有效管理方法,其考核结果可作为续聘、晋升、分配、奖惩的主要依据。建立科学的绩效评价体系是开展绩效管理的前提与基础,根据不同护理岗位的特点,使绩效考核结合护士护理患者的数量、质量、技术难度和患者满意度等要素,以充分调动广大护士提高工作水平的主动性和积极性。

(一)绩效考核重点环节

绩效考核的目的不是考核护士,而是通过"评估"与"反馈"提升护士工作表现,拓宽职业生涯发展空间。绩效考核包括3个重点环节。

1.工作内容和目标设定

护士长与护士就工作职责、岗位描述、工作标准等达成一致。

2.绩效评估

护士的实际绩效与设定标准(目标)比较、评分过程。

3.提供反馈信息

需要一个或多个信息反馈,与护士共同讨论工作表现,必要时共同制订改进计划。

(二)绩效考核步骤

绩效考核是一个动态循环的过程,是绩效管理中的一个环节。绩效考核的步骤如下。①绩效制度规划:包括明确绩效评估目标、构建具体评估指标、制定绩效评估标准、决定绩效评估方式;②绩效的执行:资料的收集与分析;③绩效考核与评价;④建立绩效检讨奖惩制度;⑤绩效更新修订与完善。

(三)绩效考核内容

绩效考核的内容包括德、能、勤、绩四个方面。

1.德

德即政治素质、思想品德、工作作风、职业道德等。

(1)事业心:具有强烈的事业心及进取精神,爱岗敬业、为人师表,模范地遵守各项规章制度,认真履行职责。

(2)职业道德:具有良好的职业道德,热心为患者服务,能认真履行医德、医风等各项规定。

(3)团结协作:能团结同志并能协调科室间、部门间、医护间的工作关系。

2.能

能即具备本职工作要求的知识技能和处理实际工作的能力。

(1)专业水平:精通本专业的护理理论,了解本专业国内护理现状和发展动态,有较强的解决实际问题能力和组织管理能力。

(2)专业技能:熟练掌握本岗技能,具有解决疑难问题的能力,并能指导护士的技术操作。

(3)科研能力:科研意识强,能独立承担科研课题的立项任务,开展或引进护理新技术、新业务。

(4)教学能力:具有带教或授课能力,能胜任院内、外授课任务及指导培养下级护士的能力。

3.勤

工作态度、岗位职责完成情况、出勤及劳动纪律等。

4.绩

工作效率和效益、成果、奖励及贡献等。绩能综合体现德、能、勤三方面,应以考绩为主。

(四)绩效考核类型

绩效考核不仅局限于管理者对下属绩效的评价,还应采取多种考核方式,以取得良好的评价效果。

1.按层次分类有以下五种

(1)上级考核:较理想的上级考核方式是每位护理人员由上一级管理人员来考核其表现,即逐级考核。这种方式便于评价护理人员的整体表现,反映评价的真实性和准确性。

(2)同级评价:同级的评价是最可靠的评价资料来源之一,因为同级间工作接触密切,对每个人的绩效彼此间能全面了解。通过同级评价可以增加护理人员之间的信任,提高交流技能,增加责任感。这种方式考评结果比较可信。

(3)下级评价:对管理者的评价可以直接由下级提供管理者的行为信息。为避免护理人员在评议上级时所产生的顾虑,可采取不记名的形式进行"民意测验",其结果比较客观、准确。

(4)自我评价:自我评价法是护理人员及管理人员根据医院或科室的要求定期对自己工作的各方面进行评价。这种方式有利于他们自觉提高自己的品德素质、临床业务水平和管理能力,增强工作的责任感。其结果还可用来作为上级对下级评价的参考,从而减少被考评者的不信任感。

(5)全方位评价:全方位评价是目前较常采用的一种评价方法,这种方法提供的绩效反馈资料比较全面。评价者可以是护理人员在日常工作中接触的所有人,如上级、下级、同事、患者、家属等,但实施起来比较困难。

2.按时间分类法有以下两种

(1)日常考核:护理人员个人和所在部门或科室均应建立日常考核手册。个人手册应随时记录个人业绩,包括业务活动、护理缺陷等情况。科室或部门应建立护理人员绩效考核手册,随时对员工的表现、护理质量、护理缺陷、突出的业绩予以记录。

(2)定期考核:定期考核为阶段性考核,可以按周、月、半年、年终等阶段进行考核,便于全面了解员工情况,激励员工的积极性。

(五)绩效考核方法

1.表格评定法

表格评定法是绩效考核中最常见的一种方法。此方法是把一系列的绩效因素罗列出来,如工作质量、业务能力、团结协作、出勤率、护理不良事件等制成表格,最后可用优、良、中、差来表示。此方法利于操作,便于分析和比较。

2.评分法

将考核内容按德、能、勤、绩的具体标准规定分值,以分值的多少计算考核结果。

3.评语法

评语法是一种传统的考绩方法。指管理者对护理人员的工作绩效用文字表达出来,其内容、形式不拘一格,便捷易行。但由于纯定性的评语难免带有评价者的主观印象,因此难以做到准确评价和对比分析。

4.专家评定法

专家评定法即外请专家与本单位的护理管理者共同考评,采用此方法护理专家既能检查、指导工作,又可交流工作经验且比较公正、专业。

(六)绩效考评反馈

绩效考评反馈是绩效考评的一种非常重要的环节,它的主要任务是让被考评者了解、认可考评结果,客观地认识自己的不足,以改进工作,提高护理质量。

1.书面反馈

书面反馈即对考核结果归纳、分析,以书面报告或表格的形式反馈给科室或当事人。

2.沟通反馈

沟通反馈即当面反馈,开始先对被评考人的工作成绩进行肯定,然后提出一些不足、改进意见及必要的鼓励。

(赵欣欣)

第四节　护理质量标准管理

一、护理质量标准的基本概念

(一)标准和标准化的概念

1.标准的概念

标准指的是判定事物的准则,是技术工作与管理工作的依据。标准是一种权威性规定,具有约束力,是医疗护理质量的保护性和促进性因素。

2.标准化的概念

标准化通常是指制订标准、贯彻标准及修订标准的整个过程。标准化有多种形式,例如简化、系列化、统一化、组合化等。

(二)标准化管理

标准化管理指的是在护理管理中比较全面、系统地将标准化贯穿于管理全过程的一种管理手段或方法。它将标准付诸实践,并在理论与实践的过程中不断深化。因此,标准化管理的显著特点是要吸收最新的管理理论和方法,实施科学的管理,进行标准化建设。

(三)护理质量标准化管理

护理质量标准指的是在护理质量管理过程中,以标准化的形式,按照护理工作内容及特点、流程、管理要求、护理人员及服务对象的特点,以患者满意为最高标准,制定护理人员严格遵循和掌握的护理工作准则、规定、程序和方法。要搞好护理质量标准化管理,必须制定科学的、适合本医院护理工作的质量标准。

二、护理质量标准的制定原则

(一)目的性原则

针对不同目的,制定不同种类的质量标准。标准要符合我国医院护理质量主要评价指标和等级医院标准。标准应反映患者的需求,体现以患者为中心的指导思想,无论是直接或间接为患者服务的项目,都应当以此为原则。

(二)系统性原则

全面质量管理体现了系统性和统一性的原则。应当从整体着眼,使部分服从整体。护理质量标准必须服从于国家性标准,服从于地方性标准、省级标准、地区或市级标准、本单位标准。

(三)科学性原则

科学是反映自然、社会、思维等客观规律的分科知识体系。标准的科学性就是必须符合护理质量管理规律和发展规律,要积极地贯彻执行、检查评价的科学管理方法。

(四)实用性原则

标准的制定必须结合实践,具有实际使用的价值,各类指标要能测量和控制,符合临床实际,如果指标太高、太低或复杂、烦琐,不但浪费人力、物力,而且不能长久坚持,起不到监控的作用。

三、制定质量标准的要求和程序

(一)制订标准的基本要求

1.科学可靠

标准的内容应体现科学性、先进性和实用性,不但有利于学科发展、管理水平提高,而且可以从客观实际出发,按照现有人力、物力,制定通过努力能够达到的标准,标准中的技术指标、参数要科学可靠。

2.准确明了

标准的内容要通俗易懂、简洁明了,用词要准确,能用数据的标准尽量用数据来表达。

3.符合法规

标准的内容要符合相关法律、法令和法规,标准要与现行的上级有关标准协调一致,标准中的名词和术语要规范统一。

4.相对稳定

标准一经审定,就具有严肃性和法规作用,大家都必须按照执行,所以,制定标准时必须要慎重,要有群众基础,要有相对的稳定性,不能朝令夕改。但标准要随着科学技术的发展而变化,所以需要进行适时的修订。

(二)制订标准的程序

(1)确定标准项目,成立制定小组:选择熟悉此项目护理质量要求的资深护理人员组成标准制定小组。

(2)制订标准草案:编写小组成员在充分了解本单位的情况和国内外现状的前提下制订出科学、先进、实用的标准草案。

(3)标准草案的试运行:标准草案制订后,要在部分相关科室或单位试运行,征求意见,对分歧意见要进行分析研究,协商修正草案,最后确定标准,必要时送上级主管部门审批。

(4)批准和发布:按照标准的级别和审批的权限,将标准报相应的主管部门批准后,由批准机关将标准编号发布,并明确标准的实施日期,组织各单位或各科室贯彻执行。在执行过程中发现问题,可向主管部门反映,以利修订。

四、护理质量标准的意义和重要性

(一)护理质量标准的意义

护理质量标准是衡量护理质量的准则,是质量管理的依据,没有标准就不可能有质量管理。

标准化是医院科学管理的基础,也是进行全面质量管理的重要环节。所以,应将医院护理工作各部分的质量要求及检查评定制度定出具有先进性、科学性、合理性、实用性的标准,只有形成标准化体系,才能达到真正的质量管理。

(二)护理质量标准的重要性

护理质量标准的重要性主要表现在以下 3 个方面。

(1)护理质量标准是了解护理工作正常进行的重要手段,它明确了护理人员在护理技术活动中应当遵循的技术准则和程序方法,规范了护理人员的职责,使各项护理工作有章可循,是质量管理活动的依据和准则。

(2)护理质量标准是护理服务质量的保证和促进因素。医院严格的护理质量标准对护理人员的服务提出了要求,达到标准的过程本身就是保证质量的过程。它可有效减少护理工作中的过失行为,提高工作效益,减少人力、物力等资源浪费,从而提高护理质量。

(3)护理质量标准可促进护理业务技术水平的提高,有助于护理教学和科研工作的开展,是护理教学和科研的重要依据。它明确了护理人员的业务培训目标,对于促进护理学科的发展和提高护理人员的整体素质具有重要意义。

五、常用的护理质量标准

(一)各项制度标准要求

1.值班、交接班制度

(1)护士必须实行 24 小时轮流值班制,服从护士长排班,不得私自更改班次。

(2)值班人员必须坚守岗位,遵守劳动纪律,工作中做到"四轻、十不",即说话轻、走路轻、操作轻、开关门轻;不擅自离岗外出、不违反护士仪表规范、不带私人用物入工作场所、不在工作区吃东西、不接待私人会客和打私人电话(非急事)、不做私事、不打瞌睡或闲聊、不与患者及探陪人员争吵、不接受患者礼物、不利用工作之便谋私利。

(3)勤巡视,严密观察、了解病室动态及患者的病情变化与心理状态,及时准确地完成各项治疗护理工作。

(4)必须在交班前完成本班各项工作,写好各项记录,处理好用过的物品,为下一班做好用物准备。

(5)按时交接班,接班者应提前 15 分钟到科室,对患者逐个进行床旁病情交接班和用物交接班,未交接清楚,交班者不得离开岗位,接班时发现的问题由交班者负责。

(6)认真执行"十不交接":衣着穿戴不整齐不交接;危重患者抢救时不交接;患者出、入院或死亡、转科未处理好不交接;皮试结果未观察、未记录不交接;医嘱未处理不交接;床边处置未做好不交接;物品数目不清楚不交接;清洁卫生未处理好不交接;没为下班工作做好用物准备不交接;交班报告未完成不交接。

2.查对制度

(1)医嘱要做到班班查对,下一班查上一班,查对后签全名。

(2)执行一切医嘱均要严格执行"三查八对"。

(3)麻醉药用后登记并保留安瓿备查。

(4)药品使用前要检查药物标签、批号和失效期,瓶盖及药瓶有无松动与裂缝,药液有无变色与沉淀。

(5)给药前,询问患者有无过敏史。

(6)输血要有 2 人核对,并严格检查血液质量。

(7)使用无菌物品,要检查包装是否严密,无菌日期及无菌效果是否达到要求。

3.抢救制度

(1)各科室必须根据情况设有抢救室或抢救车、抢救箱。

(2)抢救室内物品齐全,严格管理,一切用物做到"四固定、三及时"。

(3)各类抢救仪器功能良好,器械完好备用,抢救用物分项配套齐全,随时处于完好备用状态。

(4)急救车上物品齐备,放置有序,无过期变质,数目相符。

(5)人人都能熟练掌握常用抢救知识、技能、急救药物和各抢救仪器的使用。

(6)抢救患者时指挥得力,分工明确,配合默契,有条不紊。

(7)准确执行医嘱,口头医嘱要复述核实后才能执行。

(8)各项记录清楚完善,记录及时。

(9)终末料理及消毒符合要求,一切用物及时补充与还原。

(二)护理管理工作质量标准

管理是保证质量的关键,只有严格的管理才会有高水平的质量。护理管理长期以来实行护理部主任、科护士长、护士长三级负责制,有严格的质量管理标准,最主要的标准有护理部工作质量标准、科护士长工作质量标准、病室护士长工作质量标准等。

1.护理部工作质量标准

(1)在院长领导下,负责全院的护理管理工作,严格督促执行全院各科护理常规,检查指导各科室落实各项护理工作制度,定期向主管院长汇报工作。

(2)明确各类人员职责分工,建立定期部务会议制度,研究安排检查工作。

(3)制定全院护理年工作计划、在职护士培训计划、新护士上岗培训计划,护理工作年终总结,半年工作小结。

(4)定期检查护理工作质量,每次有检查小结,有质量分析,有整改措施。

(5)组织全院护理人员业务技术培训,拟订、落实在职护士业务培训计划。专人负责和组织开展护理科研和新业务、新技术、科研立项,每年≥2 项。

(6)注意护士素质培养,开展职业道德教育,每年≥2 次,做好护士思想政治工作,关心护士生活。

(7)主持召开全院护士长会议,并形成例会制度,对科护士长工作每季度检查 1 次。

(8)制定安全防范措施,加强安全检查,定期分析安全隐患,杜绝护理差错事故的发生。

(9)落实教学任务,明确带教老师职责,保质、保量完成教学、实习、进修工作。

2.科护士长工作质量标准

(1)熟悉职责,有年计划、月安排、周工作重点,并组织实施。

(2)每月召开 1 次护士长会,内容明确具体。

(3)有计划地到所负责的病室参加下列工作:每周参加晨会≥2 次;每周参加科主任查房 1 次;每季度组织业务学习 1 次;每周检查病室护理工作 3 次。

(4)亲自实践和指导危重患者的护理和新业务、新技术的开展。

(5)做好科内护理人员临时调配,协调各病室间的关系。

(6)每月检查护士长工作1次,每年综合考核护士长工作1次。

(7)经常向护理部汇报工作,做好沟通,贯彻、落实护理部各项工作。

3.病室护士长工作质量标准

(1)科室工作有年计划、月安排、周重点,每周在晨会上有工作小结。

(2)有切实可行的岗位职责,有日常检查考核办法,有奖惩措施,每月进行工作质量讲评。

(3)护理人员排班科学合理,充分满足患者需要,保证医疗护理安全。

(4)有差错疏忽及投诉登记本,无漏报、隐瞒现象,发生差错、事故及时上报,积极处理,认真进行差错分析,有处理意见,有整改措施。

(5)科室内部团结协作,科室间关系良好,关心同事,并协助解决实际问题。

(6)严格执行各项规章制度和操作规程,不断健全专科护理常规。

(7)每周深入病房了解患者及家属的需要和征求意见1次,每月召开工休座谈会1次,针对意见有改进措施。

(8)贯彻落实上级各项指令性工作。

(9)每月定期组织科内护士业务学习和护理查房;参加危重患者病案讨论和死亡病例讨论;每年"三基"考核2次。

(10)妥善安排实习、进修人员带教工作。

(三)护理工作质量标准

临床护理是对患者进行直接护理最重要的内容,质量高低会直接影响到患者的康复,主要包括护士素质、护理安全、消毒隔离、基础护理、护理记录等内容。

1.护士素质质量标准

(1)尊重患者,态度和蔼,执行保护性医疗制度,患者对护理工作满意度≥95%。

(2)认真履行岗位职责,责任护士对患者做到"十知道"(床号、姓名、诊断、职业、文化程度、家庭状况、心理状况、饮食、治疗和护理)。

(3)遵守院纪院规,遵守劳动纪律。

(4)仪表端庄,举止大方,待人礼貌、热情,着装符合要求。

(5)对患者实施针对性的心理护理及健康教育。

(6)保持慎独的态度,严格执行规章制度和操作规程。

(7)积极参加业务学习、论文撰写和科研工作,完成规定的教学任务。

2.护理安全质量标准

(1)有医疗安全防范的制度和措施,护士与护士长签订安全责任状。

(2)麻醉药管理做到"五专"(专人、专柜、专锁、专处方、专登记本),有交接班记录,有使用登记。

(3)抢救车用物齐全,摆放合理,呼吸机、监护仪等抢救仪器性能良好。

(4)有青霉素过敏抢救专用盒,无过期失效药品和用物,过敏性与非过敏性药物分开放置,药物过敏患者床头挂醒目标志。

(5)严格执行护理操作规程和无菌操作原则。

(6)坚持"三查八对",护理事故发生率为0,护理差错发生率≤1/(年·百张床)。

(7)注意护士自身安全,出现意外纠纷,及时报警并采取防范措施。

(8)氧气、吸引等装置保持完好,有用氧"四防"标志。

(9)病房安全通道通畅,灭火器完好,做好安全知识宣教。

3.消毒隔离质量标准

(1)有预防医院感染的制度和措施,严格遵守无菌操作原则,操作前后洗手。

(2)每月定时对工作人员手、无菌物品、空气、物体表面、消毒液进行细菌学监测,超标有整改措施和复查记录。

(3)消毒、灭菌方法正确,灭菌合格率100%。

(4)病床湿扫,一床一毛巾一消毒,床头桌抹布一桌一巾一消毒。

(5)无菌物品放置在无菌专用柜,无过期失效。

(6)实行一人一针一管一消毒,止血带每人一根,用后消毒,垫巾、隔巾一人一用一消毒。

(7)无菌溶液注明开瓶日期,并在有效期内使用,氧气湿化瓶、呼吸机管道等按规定时间更换、消毒。

(8)室内清洁整齐,定期消毒和开窗通风,严格区分无菌区、清洁区和污染区,有专用的卫生工具。

(9)感染伤口和特殊感染的器械、布类及用物等要按规定严格处理,垃圾分类按要求处理(黄色——医用垃圾、黑色——生活垃圾、红色——放射性垃圾)。

(10)出院或死亡患者,做好床单位终末消毒。

4.基础护理质量标准

(1)病房环境整洁、安静、空气新鲜无异味。

(2)患者口腔、头发清洁无臭味,衣服和床单整洁无污迹,皮肤清洁无压痕,外阴清洁,无长胡须、长指(趾)甲。

(3)床周边物品摆放有序,无杂物。

(4)患者体位正确,症状与病情相符,情绪稳定无心理障碍。

(5)患者基本生活需要落实到位,各种管道护理正确,无护理并发症(压疮、烫伤、冻伤、坠床、足下垂、输液外漏等)。

(6)用药准确安全,床头药物过敏标志醒目,特殊患者保护措施到位(神志不清者、小孩有护栏),床头卡与患者情况相符。

(7)经常巡视病房,了解患者动态,责任护士对患者情况要做到"十知道"。

(8)做好健康教育,患者知道护士长、负责护士、负责医师的名字,知道住院注意事项,患者对自身疾病、用药情况、卧位、饮食、休息、活动、检查的注意事项基本了解。

5.护理记录质量标准

护理记录包括体温单、医嘱单、护理记录单、病室交班本等。各项记录要做到:格式符合要求,项目填写齐全,记录及时准确,用医学术语、措辞精练,字体端正易辨认,页面清洁、不涂改。

(1)体温单:楣栏项目逐项填写齐全、准确。手术后数天连续填写至术后第七天;测量的时间、次数符合病情规定的要求;体温单的绘制做到点圆、线直、大小粗细及颜色深浅一致,页面清洁;40~42℃体温线上及底栏各项目填写正确并符合要求。

(2)护理记录单:楣栏填写符合规定要求,页码准确;首页开始,应简述病情或手术情况,病情的处置及效果;按医嘱或病情需要,及时、准确地记录每个时段患者的生命体征、用药治疗效果、护理措施和病情变化,要求记录完整。交班时应做一次清楚扼要的小结,并签全名;液体出入水量按要求记录,并进行24小时总结;患者病故或出院都应有最后的护理小结;记录的时间与病情

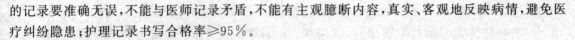

的记录要准确无误,不能与医师记录矛盾,不能有主观臆断内容,真实、客观地反映病情,避免医疗纠纷隐患;护理记录书写合格率≥95%。

(四)特殊专科护理质量标准

特殊专科很多,通常把病室之外的科室都视为特殊专科,如手术室、急诊室、供应室、产房婴儿室、重症监护病房、门诊、血液透析室等。这些科室除具备共性的护理质量要求外,还具备一些特殊的质量要求。现举例介绍手术室、急诊室、供应室特有的护理质量标准。

1.手术室护理质量标准

(1)手术室环境随时都必须做到:清洁、整齐、安静、布局合理,严格区分限制区、半限制区、非限制区。

(2)严格遵守各项手术室制度,如查对制度、接送制度、手术器械制度、敷料清点制度、标本保存制度、交接班制度、参观制度等,并有记录可查。

(3)严格执行无菌技术操作规程,无菌手术感染率≤0.5%。

(4)有严格的消毒隔离制度,并认真执行,每月对空气、无菌物品、工作人员手和物体表面、消毒液、高压锅进行细菌学监测。

(5)无菌手术与有菌手术分室进行,在特殊情况下,应先做无菌手术后再做有菌手术,隔离手术间门口挂隔离牌,术后用物按隔离性质进行严格消毒处理。

(6)严格洗手制度,手术室人员外出必须更换外出鞋、衣,外出的推车有清洁、消毒措施。

(7)手术室人员半年一次体检,咽拭子培养阳性及皮肤化脓感染者不进手术间。

(8)巡回护士根据手术需要,摆好患者体位,注意患者的舒适和安全,做好各项准备,主动、及时地配合手术及抢救工作。

(9)洗手护士要了解手术步骤,熟练地配合手术,并与巡回护士一起认真地查对患者、手术部位、器械敷料、手术标本等,保证术后伤口内无遗留物,确保手术安全。

2.急诊室护理质量标准

(1)具备救死扶伤的精神,责任心强,业务水平高,熟悉各科室常见急性病的治疗原则和抢救常规,严密观察病情,及时配合抢救,必要时要进行初步应急处理。

(2)做好急诊登记,分诊准确。如发现传染病应立即隔离,并做好消毒工作和疫情报告。

(3)服务态度良好,时间观念强,工作安排有序,应做到接诊患者快、治疗抢救快、医护配合好。

(4)有抢救组织,有抢救预案,如遇大批外伤或中毒患者来院时,能立即组织抢救,并向有关领导汇报。

(5)抢救物品和药品随时保持齐全、完好状态,不准外借,使抢救用品完好率达100%。

(6)做好抢救室及留观室患者的各项护理工作,无护理不当引发的并发症,做到观察室管理病室化。

3.供应室工作质量标准

(1)布局合理,符合污-净-无菌-发放路线原则,三区线路不交叉、不逆行。

(2)有健全的制度和职责,有物品洗涤、包装、灭菌、存放、质量监测、保管等质量要求,并认真执行。

(3)各类设备配置符合要求,供应品种、数量满足医院工作需要。

(4)所供应的物品均写明灭菌日期,无过期物品,每天对消毒灭菌用物进行质量检测,灭菌质量合格率达100%。

（5）坚持做到下送、下收，下送、下收物品不混装、不互相污染，方便于临床。

（6）各种物品管理做到账物相符、分类放置。借物手续齐全，有统计月报制度，数据真实可靠。

（7）环境清洁、整齐有序，定时进行空气消毒，每月对空气、无菌物品、工作人员手及物体表面、消毒液、灭菌锅进行细菌学监测，确保医疗护理安全。

六、临床科室护理质量管理流程

由于临床科室护理质量管理是医院护理质量管理的基础环节，一般情况下，由病区护士长和护理骨干组成的病区三级护理质控小组负责。主要有如下步骤。

（一）成立护理质量控制小组

质量控制小组简称质控小组，小组人员相对固定，分工明确。一般设立组长1人、组员4～5名，组长由护士长担任，组员由责任组长、护理骨干、带教组长、高年资护士组成。质控小组负责制定科室年度护理质量监控计划、监控形式及整改意见，根据要求，每天、每周或每月进行科室护理质量自我检查和考评。月底由护士长核定成绩，并结合护理部、科护士长及医院专项护理质量小组检查的结果在全科护士会上总结讲评，分析本科存在的实际问题，提出改进意见或建议，落实奖惩，以促进质量持续改进。

（二）组织学习护理质量标准

病区护士长组织全科护士认真学习医院护理质量标准，要求每位护士熟记并通过自行组织的考核。

（三）建立自查制度和奖惩制度

建立完整的自查和奖惩制度。质量小组成员按照分工定期检查各项护理质量指标的达标情况，小组成员间各自负责又相互合作，做到重点突出、标准统一、量化评分、奖惩分明。

（四）跟班检查

护士长根据跟班者情况或近期护理工作的特点，有重点地跟班。在跟班过程中，主要了解护士掌握工作的熟练程度和完成质量，指出存在问题或不足，提出改进意见，必要时进行示范教学。对于科室存在的共性问题、重点问题，应重点讲评。为便于观察分析质量发展的趋势和改进效果，科室可建立专门的"跟班登记本"，记录跟班的各项检查指标及其分值，被跟班者的姓名，跟班的时间、班次、讲评意见等。

（五）不定期检查

护理部主任、质管干事和科护士长可通过跟班检查对科室护理工作质量进行检查。检查的重点是新护士长、代理护士长及工作繁忙、存在隐患多的科室等。检查内容为护士长的行政管理、业务技术、护理教学和护理查房等全面护理工作的完成质量。

（六）问卷调查和自评

护士长可通过问卷调查了解患者对科室护理质量的满意度，问卷可以在患者住院期间即时发放，也可以在患者出院后以邮寄形式发放。问卷设计可参照护理部的满意度调查表，同时也应采纳科室医技类人员的意见或建议。护士长也可通过问卷调查对科室护理工作进行自评，由每位护士配合填写自评表。通过满意度调查和自评，护士长可以对科室的护理质量有一个全面的了解，能及时发现问题、完善管理。

(七)每月召开护士会分析讲评

护士长每月组织护士或护理骨干召开护理质量分析会,护士长在会上根据跟班检查的结果、自查的结果、护理部专项护理质量检查小组和护士长例会通报的情况等进行分析讲评,重点讲评科室护理工作的完成质量、存在问题、整改意见及奖惩情况,并布置下个月的工作任务和要求。

(八)完善科内管理制度

实施改进措施后,科室的护理质量如能改善并实现达标,护士长应当将改进措施列为科内的管理制度继续执行。

(赵欣欣)

第五节　医院感染与护理管理

护理工作在医院感染管理中具有本身的特殊性和重要性。国内外调查结果显示,医院感染中有30%～50%与不恰当的护理操作及护理管理有关。因此,加强研究护理程序、护理技术和医院感染的发生规律,以及它们之间的相互关系,探索预防、控制感染的理论与方法,用有效的护理操作技术,最大限度地降低医院感染的发生率,是本节阐述的目的。

一、护理操作与防止感染的关系

护理管理是医院管理系统中的主要组成部分。在总系统的协调下,相关的护理部门运用科学的理论和方法,在医院内实行各种消毒灭菌和隔离措施。完善的护理管理机制通常以质量管理为核心、技术管理为重点、组织管理为保证。护理质量的核心则是医院感染控制的水平。在预防和控制医院感染的全过程中,护理指挥系统起着决定性的作用。护理人员及护理管理者,应该成为预防和控制医院感染的主力。

预防感染措施的执行常常首先涉及护理人员。要做好实质性护理,离不开消毒、灭菌和隔离技术,而且,一般来说,护理人员接受的控制感染的基本教育和训练比医师要多。在多数情况下,患者的一些病情变化首先发现的往往是护士。一旦发现患者有严重感染的危险时,当班护士有权对患者实行隔离。这种责任要求护士对一些疾病及其隔离的必要条件,必须有较全面的知识和理念,并要随着疾病谱的变化、疾病传播和流行的特点,制定出相应的隔离措施。比如,100多年前提出的"类目隔离"发展至今已有7种方法(严密隔离、呼吸道隔离、抗酸杆菌隔离、接触隔离、肠道隔离、引流物-分泌物隔离、血液-体液隔离),以后又发展为以疾病为特点的隔离;20世纪80年代末期进一步提出全面血液和体液隔离,亦称屏障护理;20世纪90年代初发展为"体内物质隔离"。在此基础上于20世纪90年代中期形成了"普遍性预防措施",到了20世纪90年代后期又迅速地发展为今天的"标准预防"。

以最简单而常做的试体温为例来说,曾有报道,由于直肠体温表擦拭不净,消毒不彻底,造成新生儿沙门菌感染迅速扩散,6周内就有25例新生儿感染。经过实行隔离患儿、彻底消毒体温计和停止直肠测温(改用腋表)等综合管理和护理措施,感染才得以控制。

点眼药这一简单而常见的护理操作,也可能造成眼部的严重感染。国外有报道说,因点眼药造成感染的发生率可高达44%。点眼药除可导致铜绿假单胞菌传播外,还会引起黄杆菌污染。

曾有报道,给新生儿洗眼后发生脑膜炎;用无色杆菌污染的水洗眼和湿润暖箱造成 6 名早产婴儿死亡。

大量的事实充分说明,严格认真地执行消毒、灭菌、无菌操作和隔离技术,是预防医院感染的重要保证。护理人员既然是主力,在任何治疗和护理行动中都必须坚持这一观点。欧美各国多数医院管理机构都认为,没有预防感染的护士,就无法推动和贯彻防止医院感染的各种措施。因此,英国在 1958 年率先任命了医院感染监控护士。

随着人们对感染与护理关系的认识日益深入,各有关护理管理和护理教育部门相继把防止感染问题列入迫切的议事日程,作为护理质量控制的必要指标来抓。这既是摆在护理工作者面前的一个亟待解决的重要课题,也是全体护理人员的光荣任务和神圣职责。

综上所述,护理人员必然是医院感染管理中的主力。有关机构总结了感染监控工作的经验与教训,认为一个合格的感染监控护士,应该扮演着多种重要角色:专职者(掌握病原体特征及其传播途径,并有针对性地加以有效预防和控制)、执行者(理论与实际并重,不仅掌握清洁、消毒、灭菌理论与方法,并能付诸实践,严格地执行无菌操作技术与隔离方法,有效地控制医院感染的发生)、监察者(督促全院医护人员行动一致,互相提醒)、教育者(指导卫生员、护工及探访者等非专业人员,普及有关疾病传播和预防交叉感染等知识)、发现者(高度警惕、密切观察,及时发现感染者及引起感染的潜在危险因素,并尽快予以控制)、研究者(研究医院感染的发生、发展规律,探讨针对感染的预防控制措施)和保护者(既是患者健康的保护神,又必须保护工作人员免受感染)。集 7 个角色于一身,这充分说明监控护士的突出作用,同时也描绘出他们所担负的职责与任务的分量。

二、加强护理管理与减少医院感染

按原卫生部 1988 年建立健全医院感染管理组织的文件精神,护理部主任(或总护士长)必须是医院感染管理委员会的主要成员之一,积极参加该委员会的组织、管理、计划和决策等各项重要活动。护理部必须将感染管理委员会的各项计划、决策列为本部门的日常基础工作,并及时付诸实施和督促执行。护理部有责任教育广大护理人员提高对医院感染危害的认识,贯彻消毒、灭菌、隔离和合理使用抗生素等各项预防措施,并担负起有关防止感染的组织、领导、培训、考核、评价、科研和调查等工作。如有必要,护理系统应该主动和独立地制定出行之有效的预防措施,并建立严格的控制感染管理制度,层层落实把关,从而最大限度地避免因护理管理失误而引发医院感染。

(一)加强组织领导与健全监督检查

医院的感染管理是一个复杂的系统工程,护理管理则是该系统的重要子系统,它的运行状况会直接影响整个医院感染管理的质量与水平。为了实现预防和控制医院感染这个大目标,必须建立健全组织,并实施科学而有效的管理。护理部要在医院感染管理委员会的指导下,组织本系统中有关人员成立预防医院感染的消毒隔离管理小组,由护理部主任或副主任(或总护士长)担任组长,成员应包括部分科护士长和病房护士长。组成感染管理的护理指挥系统,负责制定预防医院感染的近期和远期计划,并提出相应的具体要求,明确职责与任务。无论近期或远期计划均应从实际出发,并有一定群众基础,以利实施和执行。切实可行的预防感染计划是严格护理管理的关键一步。它既是护理质量评定的标准和检查、考核、评比的依据,又是防止感染发生的保障。

护理指挥系统应当充分发挥它的组织作用及计划、处理和控制医院感染的职能,通过计划安排、定期检测、随时抽查或深入第一线等途径,了解情况,以此衡量和评定各科室的护理管理现状和质量,并根据所获得的各方面的信息及时处理存在的问题,或做出相应的调整,使医院感染的各项预防措施持续处于良好的运行状态。这个系统必须使组织中的成员都能发挥他们的聪明才智,为实现组织目标而共同努力奋斗,用有限的资源获得最大的预防控制感染的效果。

感染管理的护理系统还应对全院护理人员进行消毒、灭菌、无菌操作和隔离技术的教育,进行合理使用抗菌药物、正确配制和选择合适溶酶、观察用药后的反应,以及各种标本的正确留取及运送等有关预防感染的培训,并根据实际需要及时实施考核、检查、纠错等工作。要定期进行无菌操作的达标率和消毒灭菌合格率等的统计,了解护理人员被利器刺伤甚或遭受感染的情况,以及住院患者的感染发生率等,分析原因,及时向有关部门提出警示并做好宣传教育工作等。它还必须建立感染发生的报告制度,除法定传染病按规定报告外,其他医院感染均应由各病区护士长(或监控护士)上报护理部及医院感染管理专职人员,特别是发生多种耐药菌株,如耐甲氧西林的金黄色葡萄球菌、耐万古霉素的金黄色葡萄球菌、耐万古霉素肠球菌等感染;输血和输液反应及输血后肝炎等需要立即报告,同时应实施有效的相应隔离。一旦发生感染暴发流行,护理部的主管者应迅速到达发病现场进行调查,第一时间获得资料,并同医院感染管理专职人员协力探讨原因,采取相应的对策及改进消毒灭菌方法和隔离措施。

在医院感染暴发流行时,必须及时调整防止感染的计划。这时感染管理的惯性运行应过渡到调度运行或控制运行状态。但是,全院统一的清洁卫生、消毒隔离、监测检查和无菌操作等各种规章制度应保持相对稳定,这一点亦正是制度与计划的不同之处。切实可行的计划与严格的管理制度不但可提高质量和效率,而且是使整个护理工作处于良好状态的保证。此外,护理系统还应制定统一的消毒隔离、无菌操作等护理质量检查标准和具体要求,如对肌内注射、静脉注射、留置针、呼吸机的应用、留置尿管等操作规定统一的操作程序及质量标准,并要根据标准进行训练和强化要求,使具体操作规范化和质量标准化。每季度应进行抽查,以切实达到预防医院感染的目的。

(二)改善建筑布局与增添必要设备

医院感染管理工作的好坏与医院重点部门的建筑布局和设备的关系比较密切,所以在条件允许的情况下,应根据需要适当改造或改建不适于预防感染的旧建筑,增添必要的专用设备。例如,在无菌手术室和大面积烧伤病房及大剂量化疗、骨髓移植病房安装空气净化装置;医院中心供应室三区(污染区、清洁区与无菌区)划分清楚,区与区之间有实际屏障,人流、物流由污到洁,保证不逆行,清洗污染物品逐步由手工操作过渡到机械化操作,使之达到保证清洗干净又不污染或损伤操作者;淘汰不合格的压力蒸汽灭菌器,应用预真空压力蒸汽灭菌器,保证灭菌质量;根据医院功能及灭菌要求,考虑购置环氧乙烷灭菌器,以保证畏热、怕湿仪器的灭菌质量;增加基础医疗设备,如持物钳、器械罐、剪刀、镊子等基础器械的备份,以保证有充足的灭菌及周转时间,确保医疗安全。在供应室的三区内部设有足够的洗手池及清洁干燥的肥皂与毛巾,以保证工作人员及时洗手。在重点病房及注射室、重症监护病房、儿科病房等部门的进出口旁安装洗手池、脚踏式的开关,以保证医务人员在护理患者前后,能充分地洗手而防止交叉感染。在综合医院设立传染病房时,应建立独立的护理单元,并按传染病医院要求合理布局,按传染病管理法严格管理;严格区分清洁区、半污染区和污染区,以及加强污物、污水的无害化处理。

(三)加强教育培训与提高人员素质

提高工作质量的原动力来自教育。不断进行针对性的教育与专业培训是搞好医院感染管理的基础。因此,护理部必须从教育入手,与感染管理专职人员密切配合,根据当时的具体情况,对各级人员进行消毒、隔离技术等的培训。只有人人都了解预防医院感染的意义、具体要求和实施方法,才能使预防感染的各项计划和措施变为群众的愿望和行动,才能切实控制或防止感染的发生。

对于从事医院感染管理人员的知识结构的要求主要有两方面:其一是严密的消毒、隔离、无菌操作及其他预防或控制措施的技术方法,以及合理使用抗生素等,这可按照一定的规章制度,通过严格的专业培训来实现;其二是有关的微生物学、卫生学、流行病学等基础知识,这需要加强经常性的学习,不断拓宽知识面才能达到。其中尤其重要的是提高工作人员的专业素质,使他们掌握并熟知各种感染性疾病的先兆特征及其潜伏期,早期预测和推断交叉感染发生的可能性,并采取相应的措施。早期识别对防止感染的发生最为有效,因为患者最具有传染性威胁的时间往往是患病的最初阶段,如果能及早采取必要的措施,就能迅速控制疾病传播,达到事半功倍的效果。否则,一旦感染扩散开来,就会出现不可收拾的局面。从这个意义上来讲,医院感染预防和管理教育的对象应该不仅限于传染科的医务人员,而是医院的全体,只是教育的内容和程度有所选择和区别。

定期进行在职教育或轮训和考评,是促进护理常规落实的好办法。值得一提的是,实践已反复证明,有关护士长和监控护士的思想作风、业务技术和组织管理能力与医院感染的发生率有密切关系,因此医院感染的管理机构和护理指挥系统必须紧紧抓住对他们的教育。通常,可以通过有计划的专业培训、参观学习、经验交流及定期举办专题讨论会等形式来提高他们的业务素质和管理水平。护士长和监控护士应该善于利用组织查房、消毒和隔离操作、小讲课、定期考评等途径来指导所属护理人员的工作,从而保证医院感染预防和管理的质量。对于各级护理人员(特别是新调入的),除培养他们严格执行各项消毒隔离制度的习惯外,还必须加强个人卫生管理。如保持工作服、工作帽、口罩及各种器具等清洁和合理使用等。

2000年卫生健康委员会下发的医院感染管理规范中也明确规定,各级人员均要有计划地参加医院感染专业和职业道德的培训,新调入人员不少于3个学时、一般工作人员每年不少于6个学时、专职人员每年不少于15个学时的培训。

(四)强化高危人群和重点部门的感染管理

医院是各种疾病患者聚集的地方,其免疫防御功能都存在不同程度的损伤或缺陷。同时,患者在住院期间又由于接受各种诊疗措施,如气管插管、动静脉插管、留置导尿管、手术、放疗、化疗、内镜检查和介入治疗等,进一步降低了他们的防御功能。加之医院病原菌种类繁多、人员密集,增加了患者的感染机会。因此,为了控制医院感染的发生,医护人员必须对人体的正常防御能力有一定的了解,还要熟悉降低或损伤宿主免疫功能的各种因素,以便采取相应措施,提高宿主的抵抗力。同时,还应对医院感染所涉及的各类微生物,对于常见致病菌和机会致病菌的种类、形态、耐药力、致病力及对药物的敏感性等应有一个清楚的认识,以便有针对性地对有传染性的患者进行有的放矢的隔离与治疗,对环境及医疗器械进行有效的消毒、灭菌,从而降低医院感染的发生率。

老年患者由于免疫功能低下,抗感染能力减弱,尤其是有疾病并处于卧床不起的老年人,由于呼吸系统的纤毛运动和清除功能下降、咳嗽反射减弱,导致防御功能失调,易发生坠积性肺炎。而且,这类患者的尿道多有细菌附着,导管中铜绿假单胞菌、大肠埃希菌、肠球菌分离率高,也可能成为医院感染的起因。对于抗菌药物的应用,无论用于治疗还是用于预防,均应持慎重态度,并坚持定期做感染菌株耐药性监测,以减少耐药菌株的产生。

对住院的老年患者,必须特别加强生活护理,做好患者口腔和会阴的卫生。协助患者进行增加肺活量的训练,促进排痰和胃肠功能恢复。用于呼吸道诊疗的各种器械要做到严格消毒。工作人员在护理老年患者前后均应认真洗手,保持室内环境清洁、空气新鲜,严格探视制度及消毒隔离制度。

幼儿处于生长发育阶段,免疫系统发育尚不成熟,对微生物的易感染性较高,尤其是葡萄球菌、克雷伯杆菌、鼠伤寒沙门菌、致病性大肠埃希菌和柯萨奇病毒等感染,较易在新生儿室暴发流行。因此,预防医院感染要针对小儿的特点,制订护理和管理计划。加强基础护理,注意小儿的皮肤清洁及饮食卫生,更主要的是从组织活动和环境改善方面进行考虑,除严格执行各种消毒、隔离的规章制度外,还要求工作人员上班前一定要做好个人卫生。进入新生儿室要换鞋,接触新生儿前一定要洗手,并做好对环境卫生的监测。工作人员出现传染性疾病时,应及时治疗、休息,传染期应调离新生儿室,以免发生交叉感染。

重症监护病房是医院感染的高发区,患者的明显特点是病情危重而复杂:①多数患者都是因其他危重疾病继发感染(包括耐药菌株的感染)后转入重症监护病房。②各种类型休克、严重的多发性创伤、多脏器功能衰竭、大出血等患者,其身心和全身营养状况均较差,抗感染能力低。严重创伤、重大手术等常导致全身应激反应,进而出现抗细菌定植能力及免疫功能下降。③患者多数较长时期使用各类抗菌药物,细菌的耐药性均较强。④强化监护所使用的各种介入性监察、治疗,如机械通气、动脉测压、血液净化、静脉高营养、留置导尿管、胃肠引流等都可能为细菌侵入机体和正常菌群移位提供有利条件。⑤患者自理能力缺乏或丧失,因而十分依赖护理人员,与护理人员频繁接触往往会增多发生交叉感染的机会。

为了做好重症监护病房医院感染的预防工作,除从设计和设备上给予关注外,必须制定一系列防止感染的管理制度。此外,还应强调从业人员素质的提高,有高度责任心者才能做好重症监护病房的工作,从而降低重症监护病房患者医院感染的发生率。预防重症监护病房医院感染的原则应是提倡非介入性监护方法,尽量减少介入性血流动力学监护的使用频率。对患者施行必要的保护性医疗措施,提高患者机体的抵抗力。特别应预防下述各类型感染。

1.预防下呼吸道感染

因为这类感染易于发生,而且对危重患者威胁较大。在具体实践中应认真做好以下各项。

(1)对昏迷及气管插管的患者,必须加强口腔护理。

(2)掌握正确的吸痰技术,以免损伤呼吸道黏膜及带入感染细菌。

(3)严格按七步洗手要求,应用流动水、脚踏式或感应式开关、一次性擦手纸巾认真地洗手。根据需要定期或不定期进行手部细菌监测,切断通过手的传播途径。

(4)做好吸入性治疗器具的消毒,阻断吸入感染途径,如湿化瓶及导管要按照卫生健康委员会规范严格终末消毒、干燥保存,用时加无菌水,连续使用时每天更换无菌水;使用中的呼吸机管道系统应及时清除冷凝水,必要时定期或不定期更换、消毒。

(5)积极寻找有效手段,阻断患者的胃-口腔细菌逆向定植及误吸,不用 H_2 受体拮抗剂,慎用抗酸药,以免胃内 pH 升高,而细菌浓度增高,以致促成内源性感染的发生。可用硫糖铝保护胃黏膜,防止应激性溃疡;带有胃管的患者,应选择半卧位,并应保持胃肠通畅,若有胃液潴留,应及时吸引,防止胃液倒流而误吸;术后麻醉尚未恢复之前,应使患者处于侧卧位,严格监护,若有痰液应及时吸出等措施防止误吸。

（6）做好病室的清洁卫生，及时消除积水和污物，铲除外环境生物储源，保持空气洁净及调节适宜的温湿度，定期清洗空调系统。

（7）加强基础护理，对患者进行有关预防下呼吸道感染的教育，指导患者进行深呼吸训练和有效咳嗽训练，鼓励患者活动，对不能自主活动的患者应协助其活动，定时翻身拍背，推广使用胸部物理治疗技术。

（8）监护室内尽量减少人员走动，隔离不必要人员入室，室内禁止养花，以防真菌感染。

（9）进入重症监护病房的人员（包括探视人员）都要严格按制度更换清洁的外衣和鞋子，洗手，必要时戴口罩，严禁有呼吸道感染者入内。

（10）建立细菌监测、感染情况的登记上报制度，定期分析细菌的检出情况，对感染部位、菌种、菌型及耐药性、感染来源和传播途径，以及医务人员的带菌情况均应做好记录，以便制定针对性的控制措施。

2.防止血管相关性感染

危重患者往往需要进行介入性的监护、治疗或诊查，而作为医护人员必须贯彻世界卫生组织的安全注射的3条标准，即接受注射者安全、注射操作者安全、环境安全，还应特别注意下列各点。

（1）采用各种导管应有明确指征，总的来讲要提倡非介入性方法，尽量减少介入性损伤。

（2）对患者实行保护性措施，提高其自身抵抗力，介入性操作容易破坏皮肤和黏膜屏障，能不用时应立即终止。

（3）置入时除了严格的无菌技术外，还应注意选择合适的导管，如选择口径相宜、质地柔软而光洁的导管，以及置管者具备熟练的穿刺、插管技术，从而避免发生血小板黏附及导管对腔壁的机械性损伤。

（4）加强插管部位的护理及监测，留置导管的时间不宜过长，导管入口部位保持清洁，可选用透明敷料，以便于随时监察，一旦发现局部感染或全身感染征象应立即拔除导管，并做相应的处理。

（5）做好消毒、隔离，严格的洗手和无菌操作是预防介入性感染的最基本的重要措施。

（6）配制液体及高营养液时应在洁净环境中进行，配制抗癌药及抗菌药时应在生物洁净操作台上进行，确保患者、工作人员及环境安全。

（7）介入性操作中使用的一次性医疗用品必须有合格证件，符合卫生健康委员会的有关要求，严防使用过期、无证产品，确保患者安全等。

3.重症监护病房患者感染

重症监护病房患者多为手术后带有切口，而本身的抵抗力又很弱，伤口愈合较慢，所以要求特别注意预防手术部位及切口感染。

（1）防止切口感染的最有效对策是严格的无菌操作，不用无抗菌能力的水冲洗切口，并对疑有感染的切口做好标本留取，及时送检。

（2）缩短患者在监护室滞留的时间。

（3）选用吸附性很强的伤口敷料，敷料一旦被液体渗透要立即更换，以杜绝细菌穿透并清除有利于细菌的渗液和避免皮肤浸渍。

（4）尽量采用封闭式重力引流。

（5）更换敷料前洗手，处理不同患者之间也要洗手，即使处理同一个患者不同部位的伤口之间也应清洁双手。

(6)保持重症监护病房室内空气清洁,尽量减少人员流动,避免室内污染等。

三、护理人员感染的防护

医院的工作人员直接或间接与患者和传染性污物接触,可以从患者获得感染,也可以把所得的感染或携带的病原体传给患者,并能在患者及工作人员之间传播,甚至扩散到社会上去。因此,对工作人员进行感染管理,不仅关系到他们自身的健康,而且也有益于全院患者及其家属,甚至社会。

在医院众多职工中,护理人员接触患者最多,每天需要处理各种各样的感染性体液和分泌物,可以说是处于各种病原菌包围之中,时刻受到感染的威胁,因此必须加强护理人员的自我防护与感染管理。

(一)加强对护理人员的感染管理

对护理人员感染的监测既是职业性健康服务和预防感染的重要环节,也是医院感染监控及管理系统中的重要组成部分。对护理人员应定期进行全面体格检查,建立健康状况档案,了解受感染的情况,以便采取针对性的预防措施。

在医院中,许多科室和工作环节对职工具有较高的感染危险性,尤其是护理人员在调入或调离某一部门时,都应进行健康检查,查明有无感染,感染的性质,是否获得免疫力等,并做好详细记录。在此基础上,进一步探讨这个部门的感染管理工作,明确改进目标,制定相应的预防感染措施。

(二)提高护理人员自我防护意识

护理人员在进行手术、注射、针刺、清洗器械等操作时,极易被锐利的器械刺伤。人体的皮肤黏膜稍有破损,在接触带病毒的血液、体液中就有被感染的危险性。国内有医院调查发现,外科及治疗室的护士在工作中约有70%被医疗器械损伤过,美国的一项调查报告表明,703例的医务人员的感染100%与接触感染性的血液、体液有关,这其中有95%与利器刺伤相关。因此,处置血液和血液污染的器械时应戴手套或采用不直接接触的操作技术,谨慎地处理利器,严防利器刺伤,一旦被利器刺伤必须立即处理,挤血并冲洗伤口、清创、消毒、包扎、报告和记录、跟踪监测,尽量找到可能感染的病原体种类证据,以便根据病原学的特点阻断感染。护理人员手上一旦出现伤口,就不要再接触患者血液和体液。对于从事有可能被患者体液或血液溅入眼部及口腔黏膜内的操作者,应强调戴口罩及佩戴护目镜,在供应室的污染区还应佩带耳塞,穿防护衣、防护鞋等。在进行化学消毒时,应注意通风及戴手套,消毒器必须加盖,防止环境污染带来的危害。

(三)做好预防感染的宣传教育

护理人员在工作中双手极易被病原菌污染。有些护士往往只注意操作后洗手,而忽视了操作前同样需要洗手;有的护理人员本身就是病原携带者,或由于长期接触大量抗菌药物已经改变了鼻咽部的正常菌群,成为耐药细菌的储菌源。这些病原体可通过手或先污染环境和物品,继而导致患者感染。因此,护理人员必须养成良好的卫生习惯,尤其要强化洗手意识,对一切未经训练的新工作人员,应给予预防感染的基本操作技术培训,并结合各种形式(如板报、壁画、警示等)的宣传教育。

(四)强化预防感染的具体措施

患有传染性疾病的护理人员,为防止感染扩散,应在一定时期内调离直接治疗或护理患者的岗位,并在工作中做好避免交叉感染的各项措施。对从事高危操作的工作人员,如外科医师、监护病房护士及血液透析工作人员等均应进行抗乙肝的免疫接种。被抗原阳性血液污染的针头等锐利器械刺破皮肤或溅污眼部、口腔黏膜者,应立即注射高效免疫球蛋白,以防感染发生。同时,还应加强对结核病的防治,以及在传染病流行期或遭受某种传染物质污染后,及时为护理人员进行各种相应的免疫接种,如乙肝疫苗、流感疫苗等。

四、严格病房管理和做好健康教育

护理人员往往是各级医院健康教育的主要力量。为了取得患者主动配合治疗和协作,对于医院所实行的每一项制度、每一项护理操作的目的与要求,都应该做好必要的宣传教育。例如,管理好病房秩序、控制患者的陪护率、减少病房的人流量等各项措施,实际上都是为了控制病房内的洁净度,这对保护住院患者的医疗安全和减少感染机会都能收到良好的效果。在实践中,只要把问题说清楚,必然会得到患者的理解和配合。

护理人员向患者进行宣传教育的方式应该多种多样,如通过个别指导、集体讲解、电教、录像、展览、广播和画册等,向患者传播预防疾病及控制医院感染等知识。教会患者及其家属、探访者养成接触患者前洗手的习惯。对于需要隔离的患者,特别要讲清隔离的目的和意义,以及不随意串病房的好处。这样做不但能在一定程度上解除患者的心理负担,而且能促进他们主动自觉地配合医护人员遵守隔离、消毒等制度,使之安全而顺利地度过隔离期。

五、建立健全规章制度

医院感染管理工作的成功与否,在很大程度上取决于切合实际情况而又行之有效的规章制度。各种规章制度绝大多数是前人在长期实践中,经过反复验证的经验和教训的总结,是客观规律的反映,可作为各项工作的准则或检查评价的依据。

通常,与医院感染的预防和管理相关的规章制度主要有清洁卫生制度、消毒隔离制度、监测制度、无菌操作制度、探视陪住制度,以及供应室的物品消毒灭菌管理制度等。尤其是对发生感染可能因素较多的科室,如手术室、产房、婴儿室、换药室、治疗室、重症监护病房和新生儿病房等要害部门的各方面规章制度,更应认真制订和严格执行,在执行过程中不断修正、充实和完善。另外,还必须重视患者入院、住院和出院 3 阶段工作,实施相关的各项要求,以及做好疫源的随时消毒、终末消毒和预防性消毒。这样才能通过重点管理促进整体预防措施的贯彻执行,逐步达到预防工作和管理制度规范化,确保患者和医务人员的健康和安全。

六、消毒措施的贯彻与落实

消毒是预防感染传播的基本手段之一,能否防止或控制感染的扩散往往取决于消毒工作的质量。在任何一个医疗机构里,各种消毒管理规章制度的执行和各项具体消毒措施的落实,涉及诸多方面,但其中某些环节必须予以特别关注。

(一)专人负责

每一护理单元应设医院感染监控护士,在护士长和医院感染管理专职人员的领导下,负责督促检查本病区的消毒隔离制度及无菌操作的执行情况。护士还必须完成规定的各项消毒灭菌效果的检测工作,并按要求做好记录。在本病区发生医院感染甚至暴发流行时,监控护士要及时上报护理部及医院感染管理机构,并协助感染管理部门做好感染情况调查和分析,有针对性地提出

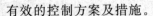

有效的控制方案及措施。

(二)定期消毒

不论有无感染发生,各类用具都应根据具体情况和实际需要设有固定的消毒灭菌时间,不能任意更改,一旦发现感染,还应增加消毒次数。除定期消毒的用具外,对某些物品还必须做好随时消毒、预防性消毒和终末消毒。例如,餐具应每餐消毒;便器一用一消毒;患者的床单每天清洁、消毒;被、褥、枕和床垫按规定进行终末消毒,等等。

(三)按时检查

根据不同对象,建立定期检查制度,按需要明确规定年、季、月、周、日的检查重点(全面检查或抽查)。划定感染管理机构、护理部、科护士长和病房护士长分级检查的范围、内容和要求,做到每项制度有布置必有检查。对于大多数项目的检查,如洗手的要求、口罩的带菌情况、空气的含菌量和物体表面的污染程度等,必须按国家卫生健康委员会颁布的《消毒管理办法》《医院消毒技术规范》中的各项规定贯彻执行。通过定期和不定期的检查和监测,得出科学的数据,说明现状或存在的感染潜在因素,找出消毒隔离等实施过程中的薄弱环节,采取针对性的改进措施,进一步完善各项规章制度。

(四)定期监测

为了确保消毒灭菌的有效性,对某些项目应定期做好监测。例如,对消毒液的有效成分与污染程度,含氯消毒剂中有效氯的性能及各种消毒液的细菌培养等,必须按时做出分析与鉴别。由于革兰阴性菌可能在化学消毒液中存活并繁殖,因此不能用消毒液来储存无菌器械。按常规监测消毒的效果,并根据所得结果提出需要调整消毒剂的种类、浓度及使用方法等建议。对于压力蒸汽灭菌器还必须定期进行生物化学检测。病区的治疗室、换药室、手术室、婴儿室、产房和重症监护病房等重点单位,除定期监测外,根据医院感染的流行情况,必要时应随时进行空气、物表、工作人员手等环节微生物监测,并按卫生健康委员会《医院感染管理规范(试行)》《医院消毒技术规范》中的要求对测得的结果进行分析、控制。

(赵欣欣)

第六章　急诊科疾病的护理

第一节　休　克

休克是人体在各种病因打击下引起的以有效循环血量急剧减少、组织器官的氧和血液灌流不足、末梢循环障碍为特点的一种病理综合征。

目前休克分为失血性休克、感染性休克、创伤性休克、心源性休克、神经源性休克和过敏性休克。在外科中常见的是失血性休克、感染性休克和创伤性休克。

一、特级护理

对休克患者 24 小时专人护理,制订护理计划,在实施过程中根据患者休克的不同阶段和病情变化,及时修改护理计划。随时做好重症护理记录。

二、严密观察病情变化

除每 15～30 分钟为患者测量脉搏、呼吸、血压外,还应观察以下变化。

(一)意识和表情

休克患者的神态改变如烦躁、淡漠、恐惧,昏迷是全身组织器官血液灌注不足的一种表现,应将患者仰卧位,头及躯干部抬高 20°～30°,下肢抬高 15°～20°,防止膈肌及腹腔脏器上移,影响心肺功能,并可增加回心血量,改善脑血流灌注量。

(二)皮肤色泽及温度

休克时患者面色及口唇苍白,皮肤湿冷,四肢发凉,皮肤出现出血点或瘀斑,可能为休克已进入弥散性血管内凝血阶段。

(三)血压、脉压及中心静脉压

休克时一般血压常低于 10.6/6.6 kPa(80/50 mmHg),脉压<4.0 kPa(<30 mmHg)。因其是反应血容量最可靠的方法,对心功能差的患者,可放置 Swan-Ganz 导管,监测右心房压、肺动脉压、肺毛细血管嵌压及心排血量,以了解患者的血容量及心功能情况。

(四)脉搏及心率

休克患者脉搏增快,随着病情发展,脉搏减速或出现心律不齐,甚至脉搏摸不到。

（五）呼吸频率和深度

注意呼吸的次数和节律，如呼吸增快、变浅、不规则为病情恶化，当呼吸每分钟增至 30 次以上或下降至 8 次以下，为病情危重。

（六）体温

休克患者体温一般偏低，感染性休克的患者，体温可突然升高至 40 ℃ 以上，或骤降至常温以下，均反映病情危重。

（七）瞳孔

观察双侧瞳孔的大小、对光反射情况，如双侧瞳孔散大、对光反射消失，说明脑缺氧和患者病情严重。

（八）尿量及尿比重

休克患者应留置导尿管，每小时测尿量 1 次，如尿量每小时少于 30 mL，尿比重增高，说明血容量不足；每小时尿量在 30 mL 以上，说明休克有好转。若输入一定量的液体后尿量仍不足平均每小时 30 mL，则应监测尿比重和血肌酐，同时注意尿沉渣的血细胞、球型等。怀疑有急性肾小球坏死者，更应监测血钠、尿钠和尿肌酐，以便了解肾脏的损害情况。

三、补充血容量注意输液速度

休克主要是全身组织、器官血液灌注不足引起。护士应在血压及血流动力学监测下调节输液速度。当中心静脉压低于正常值时，应加快输液速度；高于正常值时，说明液体输入过多、过快，应减慢输液速度，防止肺水肿及心、肺功能衰竭。

四、保持呼吸道通畅

休克（尤其是创伤性休克）有呼吸反常现象，应随时注意清除患者口腔及鼻腔的分泌物，以保持呼吸道通畅，同时给予氧吸入。昏迷患者口腔内应放置通气管，并注意听诊肺部，监测动脉血气分析，以便及时发现缺氧或通气不足。吸氧浓度一般为 40%～50%，每分钟 6～8 L 的流量。

五、应用血管活性药物的护理

（一）从低浓度慢速开始

休克患者应用血管活性药，应从低浓度慢速开始，每 5 分钟监测血压 1 次，待血压平稳后改为每 15～30 分钟监测 1 次。并按等量浓度严格掌握输液滴数，使血压维持在稳定状态。

（二）严防液体外渗

静脉滴入升压药时，严防液体外渗，造成局部组织坏死。出现液体外渗时，应立即更换输液部位，外渗部位应用 0.25% 普鲁卡因做血管周围组织封闭。

六、预防并发症的护理

（一）防止坠床

对神志不清、烦躁不安的患者，应固定输液肢体，并加床挡防止坠床，必要时将四肢以约束带固定于床旁。

（二）口腔感染

休克、神志不清的患者,由于唾液分泌少容易发生口腔感染,床旁应备口腔护理包。根据口腔 pH 选择口腔护理液,每天做 4 次口腔护理,保持口腔清洁,神志不清的患者做口腔护理时,要认真检查黏膜有无异常。

（三）肺部感染

休克、神志不清的患者由于平卧位,活动受限,易发生坠积性肺炎。因此,应每天 4 次雾化吸入,定时听诊双肺部以了解肺部情况,必要时给予吸痰。

（四）压疮

休克患者由于血液在组织灌注不足,加之受压部位循环不良,极易发生压疮。因此,应保持皮肤护理,保持皮肤清洁、干燥、卧位舒适,定时翻身,按摩受压部位及骨突处,检查皮肤有无损伤,并严格接班。

（武继业）

第二节　淹　　溺

一、定义

人淹没于水或其他液体中,由于液体充塞呼吸道及肺泡或反射性引起喉痉挛发生窒息和缺氧,并处于临床死亡状态称为淹溺。从水中救出后暂时性窒息,尚有大动脉搏动者称为近乎淹溺。淹溺后窒息合并心脏停搏者称为溺死。

二、临床表现

（一）症状

近乎淹溺者可有头痛或视觉障碍、剧烈咳嗽、胸痛、呼吸困难、咳粉红色泡沫痰。海水淹溺者口渴感明显,最初数小时可有寒战、发热。

（二）体征

皮肤发绀、颜面肿胀、球结膜充血,口鼻充满泡沫和泥污。常出现精神状态改变,烦躁不安、抽搐、昏睡、昏迷和肌张力增加。呼吸表浅、急促或停止。肺部可闻及干、湿啰音。偶有喘鸣音,心律失常,心音微弱或消失、腹部膨隆、四肢厥冷。

三、病因及发病机制

（一）病因

无自救能力的落水者,或不熟悉水流和地形的河流池塘而误入险区,是发生淹溺的常见原因。另外,在水中因体力不支,肌肉抽搐或者心脑血管疾病或投水自杀均可致淹溺。

（二）发病机制

根据发生机制,淹溺可分干性淹溺和湿性淹溺两类。干性淹溺是指人入水后,因受强烈刺激（惊慌、恐惧、骤然寒冷等）,引起喉痉挛导致窒息,呼吸道和肺泡很少或无水吸入,约占淹溺者的

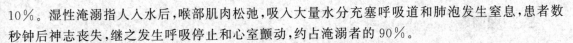

10％。湿性淹溺指人入水后,喉部肌肉松弛,吸入大量水分充塞呼吸道和肺泡发生窒息,患者数秒钟后神志丧失,继之发生呼吸停止和心室颤动,约占淹溺者的90％。

1.淡水淹溺

淡水包括江、河、湖泊、池、井水等,一般属低渗液体,大量水经肺毛细血管可迅速进入血液循环,血液被稀释,几分钟后血液总量可增加一倍;另外,水可损伤气管、支气管和肺泡壁的上皮细胞,使细胞表面活性物质减少而出现肺泡塌陷,从而进一步阻碍了气体交换。

2.海水淹溺

海水含3.5％的氯化钠和大量钙盐和镁盐,系高渗性液体,海水进入肺泡后,大量血浆蛋白及水分由血管内向肺泡腔和肺间质渗出而引起急性肺水肿;另外,高渗液体对呼吸道和肺泡有化学性刺激和损伤作用。

四、辅助检查

(一)实验室检查

白细胞总数和中性粒细胞计数增多,红细胞和血红蛋白因血液浓缩或稀释情况不同而变化不同。海水淹溺者血钠、血氯增高,血钾变化不明显,血中尿素增高。淡水淹溺者血钾增高,血钠、血氯下降。

(二)影像学检查

胸部X线检查常显示斑片状浸润,有时出现典型肺水肿征象。约有20％的病例X线胸片无异常发现。

五、诊断要点

患者有淹溺史,根据临床症状和病史即可诊断,无须鉴别。

六、治疗要点

(一)一般措施

迅速将患者安置于抢救室内,换下湿衣裤,注意保暖。

(二)维持呼吸功能

给予高流量吸氧,同时将40％～50％的乙醇置于湿化瓶内,可促进坍塌的肺泡复张,改善气体交换、纠正缺氧和迅速改善肺水肿。对行人工呼吸无效者立即行气管内插管予正压给氧,必要时予气管切开。静脉注射呼吸兴奋药。

(三)维持循环功能

患者心跳恢复后,常有血压不稳定或低血压状态,应注意监测有无低血容量,准确记录输液量和速度,必要时行CVP监测。

(四)对症处理

(1)纠正低血容量:对淡水淹溺而血液稀释者,静脉滴注3％氯化钠溶液500 mL,必要时可重复一次。对海水淹溺者,可予5％葡萄糖溶液或右旋糖酐-40。

(2)防治脑水肿:使用大剂量肾上腺皮质激素和脱水剂防治脑水肿。

(3)防治肺部感染:由于淹溺时易发生肺部感染,应予抗生素预防或治疗。对污染水域淹溺者,除进行常规抢救外,应尽早实施经支气管镜下灌洗。

七、护理问题

(一)窒息

其与大量水、泥沙进入鼻腔、气管和肺,阻塞呼吸道有关。

(二)急性意识障碍

其与溺水所致窒息引起脑缺氧有关。

(三)低效型呼吸形态

其与呼吸不规则,溺水所致缺氧有关。

(四)体温过高

其与溺水所致肺部感染有关。

(五)有外伤的危险

其与意识障碍、烦躁不安有关。

(六)潜在并发症

吸入性肺炎、脑水肿、水电解质紊乱、急性心力衰竭。

八、护理措施

(一)密切观察病情变化

(1)密切观察患者的神志、呼吸频率、深度,以判断呼吸困难程度。观察有无咳痰,痰液的颜色、性质、量,听诊肺部啰音及心率、心律情况,监测血压、脉搏和血氧饱和度。

(2)注意监测尿液的颜色、量、性质,准确记录尿量。

(二)输液护理

对淡水淹溺者应严格控制输液速度,从小剂量、低速度开始,避免短时间内输入大量液体,加重血液稀释程度。对海水淹溺者出现血液浓缩症状的应及时保证5%葡萄糖液和血浆等的输入,切忌输入生理盐水。

(三)复温护理

对淹溺者,水温越低,人体的代谢需要越小,存活机会越大,某些淹溺者在冷水中心脏停搏30分钟后仍可复苏。但是低温亦是淹溺者死亡的常见原因,在冷水中超过1小时复苏很难成功,尤其是海水淹溺者。因此,及时复温对患者的预后非常重要。

复温方法包括以下两种。①被动复温:覆盖保暖毯或将患者置于温暖环境。②主动复温:应用热水袋、热辐射等加热装置进行体外复温,或体内复温法,如加温加湿给氧,加温静脉输液(43 ℃)等。

复温速度要求稳定、安全、不要复温太快,使患者体温恢复到30~32 ℃即可,但重度低温患者复温速度应加快。

(四)心理护理

消除患者的焦虑与恐惧心理,对于自杀淹溺的患者应尊重患者的隐私,引导患者正确对待人生、事业和他人。提高其心理承受能力,以配合治疗。同时做好家属的思想工作,以协助护理人员使患者消除自杀念头。必要时可以请求心理科医师的帮助。

(五)健康教育

对从事水上或水中活动者应经常进行游泳和水上自救及互救技能培训;水上运动前不要饮酒;在农村,外出游泳前应对所去的水域情况有所了解;小朋友外出游泳时应有家长陪伴。

(武继业)

第三节 中 暑

一、定义

中暑是指人体在高温环境下,由于水和电解质丢失过多,散热功能障碍,引起的以中枢神经系统和心血管功能障碍为主要表现的热损伤性疾病,是一种威胁生命的急症,可因中枢神经系统和循环功能障碍导致死亡、永久性脑损伤或肾衰竭。

二、临床表现

根据临床表现的轻重程度分为:先兆中暑、轻症中暑和重症中暑。

(一)先兆中暑

患者在高温环境工作或生活一定时间后,出现口渴、乏力、多汗、头晕、目眩、耳鸣、头痛、恶心、胸闷、心悸、注意力不集中,体温正常或略高,不超过 38 ℃。

(二)轻症中暑

出现高热、痉挛、惊厥、休克、昏迷等症状。

(三)重症中暑

按表现不同可分为三型。

1.热痉挛

出汗后水和盐分大量丢失,仅补充水或低张液,补盐不足造成低钠、低氯血症,临床表现为四肢、腹部、背部肌肉的肌痉挛和收缩疼痛,尤以腓肠肌为特征,常呈对称性和阵发性。也可出现肠痉挛剧痛。意识清楚,体温一般正常。热痉挛可以是热射病的早期表现,常发生于高温环境下强体力作业或运动时。

2.热衰竭

在热应激情况时因机体对热环境不适应引起脱水、电解质紊乱、外周血管扩张,周围循环容量不足而发生虚脱。表现为头晕、眩晕,肌痉挛、血压下降甚至休克。中枢神经系统损害不明显,病情轻而短暂者也称为热晕厥,可发展为热射病。常发生于老年人、儿童和慢性病患者。

3.热射病

热射病又称中暑高热,属于高温综合征,是中暑最严重的类型。在高温、高湿或强烈的太阳辐射环境作业后运动数小时(劳力性),或年老、体弱、有慢性疾病者在高温或通风不良环境中维持数天(非劳力性),热应激机制失代偿,使中心体温骤升,导致中枢神经系统和循环功能障碍。

患者在全身乏力、出汗头晕、头痛、恶心等早期症状的基础上,出现高热、无汗、神志障碍,体温高达 40~42 ℃甚至更高。可有皮肤干燥、灼热、谵妄、昏迷、抽搐、呼吸急促、心动过速、瞳孔缩小、脑膜刺激征等表现,严重者出现休克、心力衰竭、脑水肿、ARDS、急性肾衰竭、急性重型肝炎、MOF。

三、病因及发病机制

(一)病因

高温环境作业,或在室温>32 ℃、相对湿度较大(>60%)、通风不良的环境中长时间或强体力劳动,是中暑的致病因素。机体对高温环境适应能力不足,如年老、体弱、产妇、肥胖、甲状腺功能亢进和应用某些药物(如苯丙胺、阿托品)、汗腺功能障碍(如硬皮病、先天性汗腺缺乏症、广泛皮肤烧伤后瘢痕形成)等容易中暑。

(二)发病机制

发生中暑的发病机制是由于高温环境引起体温调节中枢功能障碍,汗腺功能衰竭,水、电解质平衡失调所致的疾病。

四、辅助检查

根据病情程度不同可表现为白细胞总数增加,中性粒细胞计数增高,血小板计数减少,凝血功能异常,尿常规异常,转氨酶、肌酐和尿素、血乳酸脱氢酶(LDH)和肌酸激酶(CK)升高,血液浓缩,电解质紊乱,呼吸性和代谢性酸中毒,心电图改变。应尽早发现重要器官出现功能障碍的证据,怀疑颅内出血或感染时,应做颅脑 CT 和脑脊液检查。

五、诊断要点

在高温环境下,重体力作业或剧烈运动之后甚至过程中出现相应的临床表现即可以诊断。对肌痉挛伴虚脱、昏迷伴有高热的患者应考虑中暑。需注意排除流行性乙型脑炎、细菌性脑膜炎、中毒性细菌性痢疾、脑型疟疾、脑血管意外、脓毒症、甲状腺危象、伤寒、抗胆碱能药物中毒等原因引起的高温综合征。

六、治疗要点

(一)先兆及轻症中暑

先兆中暑患者应立即转移到阴凉、通风环境,口服淡盐水或含盐清凉饮料,休息后即可恢复。轻症者除口服淡盐水或含盐清凉饮料并休息外,对有循环功能紊乱者,可经静脉补充 5% 葡萄糖盐水,但滴注速度不能太快,并加强观察,直至恢复。

(二)重症中暑

(1)热痉挛主要为补充氯化钠,静脉滴注 5% 葡萄糖盐水或生理盐水 1 000～2 000 mL。

(2)热衰竭及时补充血容量,防止血压下降。可用 5% 葡萄糖盐水或生理盐水静脉滴注,适当补充血浆。必要时监测中心静脉压指导补液。

(3)热射病:①将患者转移到通风良好的低温环境,使用电风扇、空调。按摩患者四肢及躯干,促进循环散热。监测体温、心电、血压、凝血功能等。②给予吸氧。③降温:降温速度与预后密切相关。体温越高,持续时间越长,组织损害越严重,预后也越差。一般应在 1 小时内使直肠温度降至 37.8～38.9 ℃。④补钠和补液,维持水、电解液平衡,纠正酸中毒。低血压时应首先及时输液补足血容量,必要时应用升压药(如多巴胺)。⑤防治脑水肿和抽搐:应用甘露醇。糖皮质激素有一定的降温、改善机体的反应性、降低颅内压作用,可用地塞米松。可酌情应用清蛋白。有抽搐发作者,可静脉注射地西泮。⑥综合与对症治疗:保持呼吸道通畅,昏迷或呼吸衰竭者行气管插管,用人工呼吸机辅助通气;肺水肿时可给予毛花苷 C、呋塞米、糖皮质激素和镇静药;应及时发现和治疗肾功能不全;防治肝功能不全和心功能不全;控制心律失常;给予质子泵抑制剂预防上消化道出血;适当应用抗生素预防感染等。

七、护理问题

(一)体液不足
其与中暑衰竭引起血容量不足有关。

(二)疼痛
肌肉痉挛性疼痛与低钠、低氯有关。

(三)急性意识障碍
其与中暑引起头部温度过高有关。

(四)体温过高
其与体温调节中枢功能障碍有关。

八、护理措施

(一)即刻护理措施
心力衰竭患者要给予半卧位,血压过低患者要给予平卧位,昏迷患者要保持气道通畅,及时清除口鼻分泌物,充分供氧,必要时准备机械通气治疗。

(二)保持有效降温
1.环境降温

将患者安置在 20～25 ℃空调房间内,以增加辐射散热。

2.体外降温

头部降温可采用冰帽、电子冰帽,或用装满冰块的塑料袋紧贴两侧颈动脉处及双侧腹股沟区。全身降温可使用冰毯,或用冰水擦拭皮肤,但注意避免局部冻伤。

3.体内降温

用冰盐水 200 mL 进行胃或直肠灌洗;也可用冰的 5％葡萄糖盐水 1 000～2 000 mL 静脉滴注,开始时滴速控制在 30～40 滴/分;或用低温透析仪(10 ℃)进行血液透析。

降温时应注意:①冰袋放置位置准确,注意及时更换,尽量避免同一部位长时间直接接触皮肤,以防冻伤。冰(冷)水、酒精擦浴时,禁止擦拭胸部、腹部及阴囊处。②冰(冷)水擦拭和冰(冷)水浴者,在降温过程中,必须用力按摩患者四肢及躯干,以防周围血管收缩,导致皮肤血流淤滞。③老年人、新生儿、昏迷、休克、心力衰竭、体弱或伴心血管基础疾病者,不能耐受 4 ℃冰浴,应禁用。必要时可选用 15 ℃冷水淋浴或冰水浴。④头部降温常用冰枕、冰帽,使用时注意保护枕后、耳郭的皮肤,防止冻伤。⑤密切观察病情变化。

(三)降温效果观察
(1)降温过程中应密切监测肛温,每 15～30 分钟测量一次,根据肛温变化调整降温措施。

(2)观察末梢循环情况,以确定降温效果。如患者高热而四肢末梢厥冷、发绀、提示病情加重;经治疗后体温下降、四肢末梢转暖、发绀减轻或消失,则提示治疗有效。无论何种降温方法,只要体温降至 38 ℃左右即可考虑终止降温,防止体温再度回升。

(3)如有呼吸抑制、深昏迷、血压下降则停用药物降温。

(四)并发症的监测

(1)监测尿量、尿色、尿比重,以观察肾功能状况,深茶色尿和肌肉触痛往往提示横纹肌溶解。

(2)密切监测血压、心率,有条件者可测量中心静脉压、肺动脉楔压、心排血量以及体外循环阻力指数等,防止休克,并且直到合适补液以防止补液过量而引起肺水肿。降温时,血压应维持收缩压在 12.0 kPa(90 mmHg)以上,注意有无心律失常出现,必要时应及时处理。

(3)监测动脉血气、神志、瞳孔、脉搏、呼吸的变化。中暑高热患者,动脉血气结果应予校正。

(4)严密监测凝血酶原时间、凝血活酶时间、血小板计数和纤维蛋白原,以防 DIC。

(5)监测水、电解质的失衡。

(6)观察与高热同时存在的其他症状:如是否伴有寒战、大汗、咳嗽、呕吐、腹泻、出血等,以协助明确诊断。

(五)对症护理

(1)口腔护理:高热患者应加强口腔护理,以防感染与溃疡。

(2)皮肤护理:高热大汗者应及时更换衣裤及被褥,注意皮肤清洁卫生,定时翻身,防止压疮的发生。

(3)高热惊厥护理:应保护患者,防止坠床及碰伤,惊厥时注意防止舌咬伤。

(武继业)

第七章　神经内科疾病的护理

第一节　癫　痫

癫痫是多种原因导致的脑部神经元高度同步化异常放电所引起的临床综合征,临床表现具有发作性、短暂性、重复性和刻板性的特点。临床上每次发作或每种发作的过程称为痫性发作。

一、病因与发病机制

(一)病因

癫痫不是独立的疾病,而是一组疾病或综合征。引起癫痫的病因非常复杂,根据病因学不同,癫痫可分为三大类。

1.症状性癫痫

由各种明确的中枢神经系统结构损伤和功能异常引起,如脑肿瘤、脑外伤、脑血管病、中枢神经系统感染、寄生虫、遗传代谢性疾病、神经系统变性疾病等。

2.特发性癫痫

病因不明,未发现脑部有足以引起癫痫发作的结构性损伤或功能异常,可能与遗传因素密切相关。

3.隐源性癫痫

病因不明,但临床表现提示为症状性癫痫,现有的检查手段不能发现明确的病因。其占全部癫痫的 60%～70%。

(二)发病机制

癫痫的发病机制非常复杂,至今尚未能完全了解其全部机制,但发病的一些重要环节已被探知。

1.痫性放电的起始

神经元异常放电是癫痫发病的电生理基础。

2.痫性放电的传播

异常高频放电反复通过突触联系和强化后的易化作用诱发周边及远处的神经元的同步放

电,从而引起异常电位的连续传播。

3.痫性放电的终止

目前机制尚未完全明了。

二、临床表现

(一)痫性发作

1.部分性发作

(1)单纯部分性发作:常以发作性一侧肢体、局部肌肉节律性抽动或感觉障碍为特征,发作时程短。

(2)复杂部分性发作:表现为意识障碍,多有精神症状和自动症。

(3)部分性发作继发全面性发作:上述部分性发作后出现全身性发作。

2.全面性发作

这类发作起源于双侧脑部,发作初期即有意识丧失,根据其临床表现的不同,可分为如下内容。

(1)全面强直-阵挛发作:以意识丧失、全身抽搐为主要临床特征。早期出现意识丧失、跌倒,随后的发作过程分为三期:强直期、阵挛期和发作后期。发作过程可有喉部痉挛、尖叫、心率增快、血压升高、瞳孔散大、呼吸暂停等症状,发作后各项体征逐渐恢复正常。

(2)失神发作:典型表现为正常活动中突然发生短暂的意识丧失,两眼凝视且呼之不应,发作停止后立即清醒,继续原来的活动,对发作没有丝毫记忆。

(3)强直性发作:多在睡眠中发作,表现为全身骨骼肌强直性阵挛,常伴有面色潮红或苍白、瞳孔散大等症状。

(4)阵挛性发作:表现为全身骨骼肌阵挛伴意识丧失,见于婴幼儿。

(5)肌阵挛发作:表现为短暂、快速、触电样肌肉收缩,一般无意识障碍。

(6)失张力发作:表现为全身或部分肌肉张力突然下降,造成张口、垂颈、肢体下垂甚至跌倒。

3.癫痫持续状态

癫痫持续状态指一次癫痫发作持续30分钟以上,或连续多次发作致发作间期意识或神经功能未恢复至通常水平。可见于各种类型的癫痫,但通常是指全面强直-阵挛发作持续状态。可因不适当地停用抗癫痫药物或治疗不规范、感染、精神刺激、过度劳累、饮酒等诱发。

(二)癫痫综合征

特定病因引发的由特定症状和体征组成的癫痫。

三、辅助检查

(1)脑电图检查:脑电图检查是诊断癫痫最有价值的辅助检查方法,典型表现是尖波、棘波、棘-慢或尖-慢复合波。

(2)血液检查:通过血糖、血常规、血寄生虫等检查,可了解有无低血糖、贫血、寄生虫病。

(3)影像学检查:应用 DSA、CT、MRI 等检查可发现脑部器质性病变,为癫痫的诊断提供依据。

四、治疗要点

目前癫痫治疗仍以药物治疗为主,药物治疗应达到 3 个目的:①控制发作或最大限度地减少发作次数;②长期治疗无明显不良反应;③使患者保持或恢复其原有的生理、心理和社会功能状态。

(一)病因治疗

祛除病因,避免诱因。如全身代谢性疾病导致癫痫的应先纠正代谢紊乱,睡眠不足诱发癫痫的要保证充足的睡眠,对于颅内占位性病变引起者首先考虑手术治疗,对于脑寄生虫病行驱虫治疗。

(二)发作时治疗

立即让患者就地平卧,保持呼吸道通畅,以及时给氧;防止外伤,预防并发症;应用药物预防再次发作,如地西泮、苯妥英钠等。

(三)发作间歇期治疗

合理应用抗癫痫药物,常用的抗癫痫药物有地西泮、氯硝西泮、卡马西平、丙戊酸、苯妥英钠、苯巴比妥、扑痫酮、拉莫三嗪、奥卡西平、左乙拉西坦、加巴喷丁等。强直性发作、部分性发作和部分性发作继发全面性发作首选卡马西平;全面强直-阵挛发作、典型失神、肌阵挛发作、阵挛性发作首选丙戊酸。

(四)癫痫持续状态的治疗

保持稳定的生命体征和进行性心肺功能支持;终止呈持续状态的癫痫发作,减少癫痫发作对脑部神经元的损害;寻找并尽可能根除病因及诱因;处理并发症。可依次选用地西泮、异戊巴比妥钠、苯妥英钠和水合氯醛等药物。及时纠正血酸碱度和电解质失衡,发生脑水肿时给予甘露醇和呋塞米注射,注意预防和控制感染。

(五)其他治疗

对于药物难治性、有确定癫痫灶的癫痫可采用手术治疗,中医学针灸治疗对某些癫痫也有一定疗效。

五、护理措施

(一)一般护理

(1)饮食:为患者提供充足的营养,癫痫持续状态的患者可给予鼻饲,嘱发作间歇期的患者进食清淡、无刺激、富于营养的食物。

(2)休息与运动:癫痫发作后宜卧床休息,平时应劳逸结合,保证充足的睡眠,生活规律,避免不良刺激。

(3)纠正水、电解质及酸碱平衡紊乱,预防并发症。

(二)病情观察

密切观察生命体征、意识状态、瞳孔变化、大小便等情况;观察并记录发作的类型、频率和持续时间;观察发作停止后意识恢复的时间,有无疲乏、头痛及行为异常。

(三)安全护理

告知患者有发作先兆时立即平卧。活动中发作时,立即将患者置于平卧位,避免摔伤。摘下眼镜、手表、义齿等硬物,用软垫保护患者关节及头部,必要时用约束带适当约束,避免外伤。用牙垫或厚纱布置于患者口腔一侧上下磨牙间,防止口、舌咬伤。发作间歇期,应为患者创造安静、安全的休养环境,避免或减少诱因,防止意外的发生。

(四)保持呼吸道通畅

发作时立即解开患者领扣、腰带以减少呼吸道受压,以及时清除口腔内食物、呕吐物和分泌物,防止呼吸道阻塞。让患者平卧、头偏向一侧,必要时用舌钳拉出舌头,避免舌后坠阻塞呼吸道。必要时可行床旁吸引和气管切开。

(五)用药护理

有效的抗癫痫药物治疗可使80%的患者发作得到控制。告诉患者抗癫痫药物治疗的原则及药物疗效与不良反应的观察,指导患者遵医嘱坚持长期正确服药。

1.服药注意事项

服药注意事项:①根据发作类型选择药物。②药物一般从小剂量开始,逐渐加量,以尽可能控制发作、又不致引起毒性反应的最小有效剂量为宜。③坚持长期有规律服药,完全不发作后还需根据发作类型、频率,再继续服药2~3年,然后逐渐减量至停药,切忌服药控制发作后就自行停药。④间断不规则服药不利于癫痫控制,易导致癫痫持续状态发生。

2.常用抗癫痫药物不良反应

每种抗癫痫药物均有多种不良反应。不良反应轻者一般不需停药,从小剂量开始逐渐加量或与食物同服可以减轻,严重反应时应减量或停药、换药。服药前应做血、尿常规和肝、肾功能检查,服药期间定期监测血药浓度,复查血常规和生化检查。

(六)避免促发因素

1.癫痫的诱因

疲劳、饥饿、缺睡、便秘、经期、饮酒、感情冲动、一过性代谢紊乱和变态反应。过度换气对于失神发作、过度饮水对于强直性阵挛发作、闪光对于肌阵挛发作也有诱发作用。有些反射性癫痫还应避免如声光刺激、惊吓、心算、阅读、书写、下棋、玩牌、刷牙、起步、外耳道刺激等特定因素。

2.癫痫持续状态的诱发因素

常为突然停药、减药、漏服药及换药不当;其次为发热、感冒、劳累、饮酒、妊娠与分娩;使用异烟肼、利多卡因、氨茶碱或抗抑郁药亦可诱发。

(七)手术的护理

对于手术治疗癫痫的患者,术前应做好心理护理以减少恐惧和紧张。密切观察意识、瞳孔、肢体活动和生命体征等情况,并按医嘱做好术前检查和准备;术后麻醉清醒后应采取头高脚低位,以减轻脑水肿的发生。严密监测病情,做好术后常规护理、用药护理和安全护理。

(八)心理护理

病情反复发作、长期服药常会给患者带来沉重的精神负担,易产生焦虑、恐惧、抑郁等不良心理状态。护士应多关心患者,随时关注其心理状态并给予安慰和疏导,缓解患者的心理负担,使其更好地配合治疗。

(九)健康指导

(1)向患者及家属介绍疾病治疗和预防的相关知识,教会其癫痫的基本护理方法,安静的环境、规律的生活、合理的饮食、充足的睡眠、远离不良刺激等均有利于患者的康复。

(2)告知患者及家属遵医嘱长期、规律用药,不可突然减药甚至停药,定期复查,病情变化立即就诊。

(3)应尽量避免患者单独外出,不参与蹦极、游泳等可能危及生命的活动,避免紧张、劳累。

(4)特发性癫痫且有家族史的女性患者,婚后不宜生育,双方均有癫痫,或一方患病,另一方有家族史者不宜婚配。

(王晓玲)

第二节 三叉神经痛

三叉神经痛是指三叉神经分布范围内反复发作短暂性剧烈疼痛,分为原发性及继发性两种。前者病因未明,可能是某些致病因素使三叉神经脱髓鞘而产生异位冲动或伪突触传递,近年来由于显微血管减压术的开展,多数认为主要原因是邻近血管压迫三叉神经根所致。继发性三叉神经痛常见原因有鼻咽癌颅底转移、中颅窝脑膜瘤、听神经瘤、半月节肿瘤、动脉瘤压迫、颅底骨折、脑膜炎、颅底蛛网膜炎、三叉神经节带状疱疹病毒感染等。

一、病因和发病机制

近年来由于显微血管减压术的开展,认为三叉神经痛的病因是邻近血管压迫了三叉神经根所致。绝大部分为小脑上动脉从三叉神经根的上方或内上方压迫了神经根,少数为小脑前下动脉从三叉神经根的下方压迫了神经根。血管对神经的压迫,使神经纤维挤压在一起,逐渐使其发生脱髓鞘改变,从而引起相邻纤维之间的短路现象,轻微的刺激即可形成一系列的冲动通过短路传入中枢,引起一阵阵剧烈的疼痛。

二、临床表现

多发生于 40 岁以上,女略多于男,多为单侧发病。突发闪电样、刀割样、钻顶样、烧灼样剧痛,严格限三叉神经感觉支配区内,伴有面部抽搐,又称"痛性抽搐",每次发作持续数秒钟至 1～2 分钟即骤然停止,间歇期无任何疼痛。在疲劳或紧张时发作较频。

三、治疗原则

三叉神经痛,无论原发性或继发性,在未明确病因或难以查出病因的情况下均可用药物治疗或封闭治疗,以缓解症状,倘若一旦确诊病因,应针对病因治疗,除非因高龄、身患严重疾病等因素难以接受者或病因去除治疗后仍疼痛发作,可继续采用药物治疗或封闭疗法。若服药不良反应大者亦可先选择封闭疗法。

四、治疗

(一)药物治疗

三叉神经痛的药物治疗,主要用于患者发病初期或症状较轻者。经过一段时间的药物治疗,部分患者可达到完全治愈或症状得到缓解,表现在发作程度减轻、发作次数减少。

目前应用最广泛的、最有效的药物是抗癫痫药。在用药方面应根据患者的具体情况进行具体分析,各药可单独使用,亦可互相联合应用。在采用药物治疗过程中,应特别注意各种药物不良反应,联合应用。在采用药物治疗过程中,应特别注意各种药物不良反应,进行必要的检测,以免发生不良反应。

1.卡马西平

卡马西平亦称痛痉宁。该药对三叉神经脊束核及丘脑中央内侧核部位的突触传导有显著的抑制作用。用药达到有效治疗量后多数患者于 24 小时内发作性疼痛即消失或明显减轻,文献报道,卡马西平可使 70％以上的患者完全止痛,20％患者疼痛缓解,此药需长期服用才能维持疗效,多数停药后疼痛再现。不少患者服药后疗效有时会逐渐下降,需加大剂量。此药不能根治三叉神经痛,复发者再次服用仍有效。

用法与用量:口服开始时一次 0.1～0.2 g,每天 1～2 次,然后逐天增加 0.1 g。每天最大剂量不超过1.6 g,取得疗效后,可逐天逐次地减量,维持在最小有效量。如最大剂量应用 2 周后疼痛仍不消失或减轻时,则应停止服用,改用其他药物或治疗方法。

不良反应有眩晕、嗜睡、步态不稳、恶心,数天后消失,偶有白细胞减少、皮疹,可停药。

2.苯妥英钠

苯妥英钠为一种抗癫痫药,在未开始应用卡马西平之前,该药曾被认为是治疗三叉神经痛的首选药物,本药疗效不如卡马西平,止痛效果不完全,长期使用止痛效果减弱,因此,目前已列为第二位选用药物。

本品主要通过增高周围神经对电刺激的兴奋阈值及抑制脑干三叉神经脊髓束的突触间传导而起作用。其疗效仅次于卡马西平,文献报道有效率为 88％～96％,但需长期用药,停药后易复发。

用法与用量:成人开始时每次 0.1 g,每天 3 次口服。如用药后疼痛不见缓解,可加大剂量到每天0.2 g,每天 3 次,但最大剂量不超过 0.8 g/d。取得疗效后再逐渐递减剂量,以最小量维持。肌内注射或静脉注射:一次 0.125～0.250 g,每天总量不超过 0.5 g。临用时用等渗盐水溶解后方可使用。

不良反应为长期服用该药或剂量过大,可出现头痛、头晕、嗜睡、共济失调及神经性震颤等。一般减量或停药后可自行恢复。本品对胃有刺激性,易引起厌食、恶心、呕吐及上腹痛等症状。饭后服用可减轻上述症状。长期服用可出现黏膜溃疡,多见于口腔及生殖器,并可引起牙龈增生,同时服用钙盐及抗过敏药可减轻。苯妥英钠并可引起白细胞减少、视力减退等症状。大剂量静脉注射,可引起心肌收缩力减弱、血管扩张、血压下降,严重时可引起心脏传导阻滞,心搏骤停。

3.氯硝西泮

本品为抗癫痫药物,对三叉神经痛也有一定疗效。服药 4～12 天,血浆药浓度达到稳定水平,为 30～60 μg/mL。口服氯硝西泮后,30～60 分钟作用逐渐显著,维持 6～8 小时,一般在最初 2 周内可达最大效应,其效果次于卡马西平和苯妥英钠。

(1)用法与用量:氯硝安定药效强,开始 1 mg/d,分 3 次服,即可产生治疗效果。而后每 3 天调整药量 0.5～1.0 mg,直至达到满意的治疗效果,至维持剂量为 3～12 mg/d。最大剂量为20 mg/d。

(2)不良反应有嗜睡、行为障碍、共济失调、眩晕、言语不清、肌张力低下等,对肝、肾功能也有一定的损害,有明显肝脏疾病的禁用。

4.山莨菪碱(654-2)

山莨菪碱为从我国特产茄科植物山莨菪中提取的一种生物碱,其作用与阿托品相似,可使平滑肌松弛,解除血管痉挛(尤其是微血管),同时具有镇痛作用。本药对治疗三叉神经痛有一定疗效,近期效果满意,据文献报道有效率为 76.1％～78.4％,止痛时间一般为 2～6 个月,个别达5 年之久。

(1)用法与用量:①口服,每次 5～10 mg,每天 3 次,或每次 20～30 mg,每天 1 次。②肌内

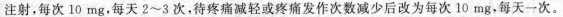

注射,每次 10 mg,每天 2～3 次,待疼痛减轻或疼痛发作次数减少后改为每次 10 mg,每天一次。

（2）不良反应有口干、面红、轻度扩瞳、排尿困难、视近物模糊及心率增快等反应。以上反应多在 1～3 小时消失,长期用药不会蓄积中毒。有青光眼和心脏病患者忌用。

5.巴氯芬

巴氯芬化学名［β-(P-氯苯基)γ-氨基丁酸］是抑制性神经递质 γ 氨基丁酸的类似物,临床试验研究表明本品能缓解三叉神经痛。用法:巴氯芬开始每次 10 mg,每天 3 次,隔天增加每天 10 mg,直到治疗的第 2 周结束时,将用量递增至每天 60～80 mg。每天平均维持量:单用者为 50～60 mg,与卡马西平或苯妥英钠合用者为 30～40 mg。文献报道,治疗三叉神经痛的近期疗效,巴氯芬与卡马西平几乎相同,但远期疗效不如卡马西平,巴氯芬与卡马西平或苯妥英钠均具有协同作用,且比卡马西平更安全,这一特点使巴氯芬在治疗三叉神经痛方面颇受欢迎。

6.麻黄碱

本品可以兴奋脑啡肽系统,因而具有镇痛作用,其镇痛程度为吗啡的 1/12～1/7。用法:每次 30 mg,肌内注射,每天 2 次。甲状腺功能亢进症（甲亢）、高血压、动脉粥样硬化、心绞痛等患者禁用。

7.硫酸镁

本品在眶上孔或眶下孔注射可治疗三叉神经痛。

8.维生素 B_{12}

文献报道,用大剂量维生素 B_{12},对治疗三叉神经痛确有较好疗效。方法:维生素 B_{12} 4 000 μg 加维生素 B_1 200 mg 加 2％普鲁卡因 4 mL 对准扳机点做深浅上下左右四点式注药,对放射的始端做深层肌下进药,放射的终点做浅层四点式进药,药量可根据疼痛轻重适量进入。但由于药物作用扳机点可能变位,治疗时可酌情根据变位更换进药部位。

9.哌咪清（匹莫齐特）

据文献报道,用其他药物治疗无效的顽固性三叉神经痛患者本品有效,且其疗效明显优于卡马西平。开始剂量为每天 4 mg,逐渐增加至每天 12～14 mg,分 2 次服用。不良反应以锥体外系反应较常见,亦可有口干、无力、失眠等。

10.维生素 B_1

在神经组织蛋白合成过程中起辅酶作用,参与胆碱代谢,其止痛效果差,只能作为辅助药物。用法与用量:①肌内注射 1 mg/d,每天 1 次,10 天后改为 2～3 次/周,持续 3 周为 1 个疗程。②三叉神经分支注射,根据疼痛部位可做眶上神经、眶下神经、上颌神经和下颌神经注射。剂量 500～1 000 μg/次,每周 2～3 次。③穴位注射,每次 25～100 μg,每周 2～3 次。常用颊车、下关、四白及阿是穴等。

11.激素

原发性三叉神经痛和继发性三叉神经痛的病例,其病理改变在光镜和电镜下都表现为三叉神经后根有脱髓鞘改变。在临床治疗中发现,许多用卡马西平、苯妥英钠等治疗无效的患者,改用泼尼松、地塞米松等治疗有效。这种激素治疗的原理与治疗脱髓鞘疾病相同,利用激素的免疫抑制作用达到治疗三叉神经痛的目的。由于各学者报告的病例少,只是对一部分卡马西平、苯妥英钠治疗无效者应用有效,其长期效果和机理有待进一步观察。剂量与用量:①泼尼松,每次 5 mg,每天 3 次。②地塞米松,每次 0.75 mg,每天 3 次。注射剂:每支 5 mg,每次 5 mg,每天 1 次,肌内注射或静脉注射。

(二)神经封闭法

神经封闭法主要包括三叉神经半月节及其周围支乙醇封闭术和半月节射频热凝法,其原理是通过乙醇的化学作用或热凝的物理作用于三叉神经纤维,使其发生坏变,从而阻断神经传导达到止痛目的。

1.三叉神经乙醇封闭法

封闭用乙醇一般在浓度80％左右(因封闭前注入局麻,故常用98％浓度)。

(1)眶上神经封闭:适用于三叉神经第1支痛。方法为患者取坐或卧位,位于眶上缘中内1/3交界处触及切迹,皮肤消毒及局麻后,用短细针头自切迹刺入皮肤直达骨面,找到骨孔后刺入,待患者出现放射痛时,先注入2％利多卡因0.5～1 mL,待眶上神经分布区针感消失,再缓慢注入乙醇0.5 mL左右。

(2)眶下神经封闭:在眶下孔封闭三叉神经上颌支的眶下神经。适用于三叉神经第2支痛(主要疼痛局限在鼻旁、下眼睑、上唇等部位)。方法为:患者取坐或卧位,位于距眶下缘约1 cm,距鼻中线3 cm,触及眶下孔,该孔走向与矢状面呈40°～45°,长约1 cm,故穿刺时针头由眶下孔做40°～45°向外上、后进针,深度不超过1 cm,患者出现放射痛时,以下操作同眶上神经封闭。

(3)后上齿槽神经封闭:在上颌结节的后上齿槽孔处进行。适用于三叉神经第二支痛(痛区局限在上白齿及其外侧黏膜者)。方法为:患者取坐或卧位,头转向健侧,穿刺点在颧弓下缘与齿槽嵴成角处,即相当于过眼眶外缘的垂线与颧骨下缘相交点,局部消毒后,先用左手指将附近皮肤向下前方拉紧,继之以4～5 cm长穿刺针自穿刺点稍向后上方刺入直达齿槽嵴的后侧骨面,然后紧贴骨面缓慢深入2 cm左右,即达后上齿槽孔处,先注入2％利多卡因,后再注入乙醇。

(4)颏神经封闭:在下颌骨的颏孔处进行,适用于三叉神经第三支痛(主要局限在颏部、下唇)。方法为在下颌骨上、下缘间之中点相当于咬肌前缘和颏正中线之间中点找到颏孔,然后自后上方并与皮肤成45°角向前下进针刺入骨面,插入颏孔,以下操作同眶上神经封闭。

(5)上颌神经封闭:用于三叉神经第二支痛(痛区广泛及眶下神经封闭失效者)。上颌神经主干自圆孔穿出颅腔至翼腭窝。方法常用侧入法:穿刺点位于眼眶外缘至耳道间连线中点下方,穿刺针自该点垂直刺入深约4 cm,触及翼突板,继之退针2 cm左右稍改向前方15°重新刺入,滑过翼板前缘,再深入0.5 cm即入翼腭窝内,患者有放射痛时,回抽无血后,先注入2％利多卡因,待上颌部感觉麻后,注入乙醇1 mL。

(6)下颌神经封闭:用于三叉神经第3支痛(痛区广泛及眶下神经封闭失效者)。下颌神经主干自卵圆孔穿出。方法常用侧入法,穿刺点同上颌神经穿刺点,垂直进针达翼突板后,退针2 cm再改向上后方15°角进针,患者出现放射痛后,注药同上颌神经封闭。

(7)半月神经节封闭:用于三叉神经2、3支痛或1、2、3支痛,方法常用前入法:穿刺点在口角上方及外侧约3 cm处,自该点进针,方向后、上、内即正面看应对准向前直视的瞳孔,从侧面看朝颧弓中点,约进针5 cm处达颅底触及试探,当刺入卵圆孔时,患者即出现放射痛(下颌区),则再推进0.5 cm,上颌部亦出现剧痛即确入半月节内。回抽无血、无脑脊液,先注入2％利多卡因0.5 mL同侧面部麻木后,再缓慢注入乙醇0.5 mL。

以上乙醇封闭法的治疗效果差异较大,短者数月,长者可达数年。复发者可重复封闭,但难以根治。

2.三叉神经半月节射频热凝法

该法首先由Sweat(1974)提出,它通过穿刺半月节插入电极后用电刺激确定电极位置,从而有选择地用射频温控定量灶性破坏法,达到止痛目的。方法如下。

(1)半月节穿刺:同半月节封闭术。

(2)电刺激:穿刺成功后,插入电极通入 0.2～0.3 V,用 50～75 w/s 的方波电流,这时患者感觉有刺激区的蚁行感。

(3)射频温探破坏:电刺激准确定位后,打开射频发生器,产生射频电场,此时为进一步了解电极位置,可将温度控制在 42～44 ℃,这种电流可造成可逆性损伤并刺激产生疼痛,一旦电极位置无误,则可将温度增高,每次 5 ℃,增高至 60～80 ℃,每次 30～60 秒,在破坏第 1 支时,则稍缓慢加热并检查角膜反射。此方法有效率为 85％左右,但仍会复发,不能根治。

3.三叉神经痛的 γ 刀放射疗法

1991 年,有学者利用 MRI 定位像输入 HP-9000 计算机,使用 Gamma plan 进行定位和定量计算,选择三叉神经感觉根进脑干区为靶点照射,达到缓解症状目的,其疗效尚不明确。

五、护理

(一)护理评估

1.健康史评估

(1)原发性三叉神经痛是一种病因尚不明确的疾病。但三叉神经痛可继发于脑桥、小脑脚占位病变压迫三叉神经及多发硬化等所致。因此,应询问患者是否患有多发硬化,检查有无占位性病变,每次面部疼痛有无诱因。

(2)评估患者年龄。此病多发生于中老年人。40 岁以上起病者占 70％～80％,女略多于男比例为 3∶1。

2.临床观察与评估

(1)评估疼痛的部位、性质、程度、时间。通常疼痛无预兆,大多数人单侧,开始和停止都很突然,间歇期可完全正常。发作表现为电击样、针刺样、刀割样或撕裂样的剧烈疼痛,每次数秒至2 分钟。疼痛以面颊、上下颌及舌部最为明显;口角、鼻翼、颊部和舌部为敏感区。轻触即可诱发,称为扳机点;当碰及触发点如洗脸、刷牙时疼痛发作。或当因咀嚼、呵欠和讲话等引起疼痛。以致患者不敢做这些动作。表现为面色憔悴、精神抑郁和情绪低落。

(2)严重者伴有面部肌肉的反复性抽搐、口角牵向患侧,称为痛性抽搐。并可伴有面部发红、皮温增高、结膜充血和流泪等。严重者可昼夜发作,夜不成眠或睡后痛醒。

(3)病程可呈周期性。每次发作期可为数天、数周或数月不等;缓解期亦可数天至数年不等。病程越长,发作越频繁越重。神经系统检查一般无阳性体征。

(4)心理评估。使用焦虑量表评估患者的焦虑程度。

(二)患者问题

1.疼痛

主要由于三叉神经受损引起面颊、上颌、下颌及舌疼痛。

2.焦虑

焦虑与疼痛反复、频繁发作有关。

(三)护理目标

(1)患者自感疼痛减轻或缓解。

(2)患者述舒适感增加,焦虑症状减轻。

(四)护理措施

1.治疗护理

(1)药物治疗:原发性三叉神经痛首选卡马西平治疗。其不良反应为头晕、嗜睡、口干、恶心、皮疹、再生障碍性贫血、肝功能损害、智力和体力衰弱等。护理者必须注意观察,每1~2个月复查肝功和血常规。偶有皮疹、肝功能损害和白细胞减少,需停药;也可按医师建议单独或联合使用苯妥英钠、氯硝西泮、巴氯芬、野木瓜等治疗。

(2)封闭治疗:三叉神经封闭是注射药物于三叉神经分支或三叉神经半月节上,阻断其传导,导致面部感觉丧失,获得一段时间的止痛效果。注射药物有无水乙醇、甘油等。封闭术的止痛效果往往不够满意,远期疗效较差,还有可能引起角膜溃疡、失明、脑神经损害、动脉损伤等并发症。且对三叉神经第一支疼痛不适用。但对全身状况差不能耐受手术的患者、鉴别诊断及为手术创造条件的过渡性治疗仍有一定的价值。

(3)经皮选择性半月神经节射频电凝治疗:在X线监视下或经CT导向将射频电极针经皮插入半月神经节,通电加热至65~75℃维持1分钟,可选择性地破坏节后无髓鞘的传导痛温觉的Aβ和C细纤维,保留有髓鞘的传导触觉的Aα和粗纤维,疗效可达90%以上,但有面部感觉异常、角膜炎、咀嚼无力、复视和带状疱疹等并发症。长期随访复发率为21%~28%,但重复应用仍有效。本方法尤其适用于年老体弱不适合手术治疗的患者、手术治疗后复发者及不愿意接受手术治疗的患者。

射频电凝治疗后并发症的观察护理:观察患者的恶心、呕吐反应,随时处理污物,遵医嘱补液补钾;询问患者有无局部皮肤感觉减退,观察其是否有同侧角膜反射迟钝、咀嚼无力、面部异样不适感觉。并注意给患者进餐软食,洗脸水温要适宜。如有术中穿刺方向偏内、偏深误伤视神经引起视力减退、复视等并发症,应积极遵医嘱给予治疗并防止患者活动摔伤、碰伤。

(4)外科治疗:①三叉神经周围支切除及抽除术,两者手术较简单,因神经再生而容易复发,故有效时间短,目前较少采用,仅限于第一支疼痛者姑息使用。②三叉神经感觉根切断术,经枕下入路三叉神经感觉根切断术,三叉神经痛均适用此种入路,手术操作较复杂,危险性大,术后反应较多,但常可发现病因,可很好保护运动根及保留部分面部和角膜触觉,复发率低,至今仍广泛使用。③三叉神经脊束切断术,此手术危险性太大,术后并发症严重,现很少采用。④微血管减压术,已知有85%~96%的三叉神经痛患者是由于三叉神经根存在血管压迫所致,用手术方法将压迫神经的血管从三叉神经根部移开,疼痛则会消失,这就是微血管减压术,因为微血管减压术是针对三叉神经痛的主要病因进行治疗,去除血管对神经的压迫后,约90%的患者疼痛可以完全消失,面部感觉完全保留,而达到根治的目的,微血管减压术可以保留三叉神经功能,运用显微外科技术进行手术,减小了手术创伤,很少遗留永久性神经功能障碍,术中手术探查可以发现引起三叉神经痛的少见病因,如影像学未发现的小肿瘤、蛛网膜增厚及粘连等,因而成为原发性三叉神经痛的首选手术治疗方法。

三叉神经微血管减压术的手术适应证:正规药物治疗一段时间后,药物效果不明显或疗效明显减退的患者;药物过敏或严重不良反应不能耐受;疼痛严重,影响工作、生活和休息者。

微血管减压术治疗三叉神经痛的临床有效率为90%~98%,影响其疗效的因素很多,其中压迫血管的类型、神经受压的程度及减压方式的不同对其临床治疗和预后的判断有着重要的意义。微血管减压术治疗三叉神经痛也存在5%~10%的复发率,不同术者和手术方法的不同差异很大。研究表明,患者的性别、年龄、疼痛的支数、疼痛部位、病程、近期疗效及压迫血管的类型

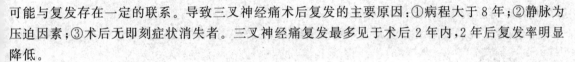

可能与复发存在一定的联系。导致三叉神经痛术后复发的主要原因：①病程大于8年；②静脉为压迫因素；③术后无即刻症状消失者。三叉神经痛复发最多见于术后2年内，2年后复发率明显降低。

2.心理支持

由于本病为突然发作的反复的阵发性剧痛，易出现精神抑郁和情绪低落等表现，护士应关心、理解、体谅患者，帮助其减轻心理压力，增强战胜疾病的信心。

3.健康教育

指导患者生活有规律，合理休息、娱乐；鼓励患者运用指导式想象、听音乐、阅读报刊等分散注意力，消除紧张情绪。

（王晓玲）

第三节 面 神 经 炎

面神经炎又称Bell麻痹，是面神经在茎乳孔以上面神经管内段的急性非化脓性炎症。

一、病因

病因不明，一般认为面部受冷风吹袭、病毒感染、自主神经功能紊乱造成面神经的营养微血管痉挛，引起局部组织缺血、缺氧所致。近年来也有认为可能是一种免疫反应。膝状神经节综合征则系带状疱疹病毒感染，使膝状神经节及面神经发生炎症所致。

二、临床表现

无年龄和性别差异，多为单侧，偶见双侧，多为吉兰-巴雷综合征。发病与季节无关，通常急性起病，数小时至3天达到高峰。病前1～3天患侧乳突区可有疼痛。同侧额纹消失，眼裂增大，闭眼时，眼睑闭合不全，眼球向外上方转动并露出白色巩膜，称Bell现象。病侧鼻唇沟变浅，口角下垂。不能做噘嘴和吹口哨动作，鼓腮时病侧口角漏气，食物常滞留于齿颊之间。

若病变波及鼓索神经，尚可有同侧舌前2/3味觉减退或消失。镫骨肌支以上部位受累时，出现同侧听觉过敏。膝状神经节受累时除面瘫、味觉障碍和听觉过敏外，还有同侧唾液、泪腺分泌障碍，耳内及耳后疼痛，外耳道及耳郭部位带状疱疹，称膝状神经节综合征。一般预后良好，通常于起病1周后开始恢复，2～3个月痊愈。发病时伴有乳突疼痛、老年、患有糖尿病和动脉硬化者预后差。可遗有面肌痉挛或面肌抽搐。可根据肌电图检查及面神经传导功能测定判断面神经受损的程度和预后。

三、诊断与鉴别诊断

根据急性起病的周围性面瘫即可诊断。但需与以下疾病鉴别。

(1)吉兰-巴雷综合征：可有周围面瘫，多为双侧性，并伴有对称性肢体瘫痪和脑脊液蛋白-细胞分离。

(2)中耳炎迷路炎乳突炎等并发的耳源性面神经麻痹，以及腮腺炎肿瘤下颌化脓性淋巴结炎等所致者多有原发病的特殊症状及病史。

(3)颅后窝肿瘤或脑膜炎引起的周围性面瘫:起病较慢,且有原发病及其他脑神经受损表现。

四、治疗

(一)急性期治疗

以改善局部血液循环,消除面神经的炎症和水肿为主。如系带状疱疹所致的 Hunt 综合征,可口服阿昔洛韦 5 mg/(kg·d),每天 3 次,连服 7～10 天。

(1)类固醇皮质激素:泼尼松(20～30 mg)每天 1 次,口服,连续 7～10 天。

(2)改善微循环,减轻水肿:706 代血浆(羟乙基淀粉)或右旋糖酐-40 250～500 mL,静脉滴注每天 1 次,连续 7～10 天,亦可加用脱水利尿药。

(3)神经营养代谢药物的应用:维生素 B_1 50～100 mg,维生素 B_{12} 500 μg,胞磷胆碱 250 mg,辅酶 Q_{10} 5～10 mg 等,肌内注射,每天 1 次。

(4)理疗:茎乳孔附近超短波透热疗法,红外线照射。

(二)恢复期治疗

以促进神经功能恢复为主。

(1)口服维生素 B_1、维生素 B_{12} 各 1 至 2 片,每天 3 次;地巴唑 10～20 mg,每天 3 次。亦可用加兰他敏 2.5～5 mg,肌内注射,每天 1 次。

(2)中药、针灸、理疗。

(3)采用眼罩,滴眼药水,涂眼药膏等方法保护暴露的角膜。

(4)病后 2 年仍不恢复者,可考虑行神经移植治疗。

五、护理

(一)一般护理

(1)病后两周内应注意休息,减少外出。

(2)本病一般预后良好,约 80% 的患者可在 3～6 周痊愈,因此应向患者说明病情,使其积极配合治疗,解除心理压力,尤其年轻患者,应保持健康心态。

(3)给予易消化、高热能的半流质饮食,保证机体足够营养代谢,增加身体抵抗力。

(二)观察要点

面神经炎是神经科常见病之一,在护理观察中主要注意以下两方面的鉴别。

1.分清面瘫属中枢性还是周围性瘫痪

中枢性面瘫系由对侧皮质延髓束受损引起的,故只产生对侧下部面肌瘫痪,表现为鼻唇沟浅、口角下坠、露齿、鼓腮、吹口哨时出现肌肉瘫痪,而皱额、闭眼仍正常或稍差。哭笑等情感运动时,面肌仍能收缩。周围性面瘫所有表情肌均瘫痪,不论随意或情感活动,肌肉均无收缩。

2.正确判断患病一侧

面肌挛缩时病侧鼻唇沟加深,眼裂缩小,易误认健侧为病侧。如让患者露齿时可见挛缩侧面肌不收缩,而健侧面肌收缩正常。

(三)保护暴露的角膜及防止结膜炎

由于患者不能闭眼,因此必须注意眼的清洁卫生。

(1)外出必须戴眼罩,避免尘沙进入眼内。

（2）每天抗生素眼药水滴眼,入睡前用眼药膏,以防止角膜炎或暴露性角结膜炎。

（3）擦拭眼泪的正确方法是向上,以防止加重外翻。

（4）注意用眼卫生,养成良好习惯,不能用脏手、脏手帕擦泪。

(四)保持口腔清洁防止牙周炎

由于患侧面肌瘫痪,进食时食物残渣常停留于患侧颊齿间,故应注意口腔卫生。

（1）经常漱口,必要时使用消毒漱口液。

（2）正确使用刷牙方法,应采用"短横法或竖转动法"两种方法,以去除菌斑及食物残片。

（3）牙齿的邻面与间隙容易堆积菌斑而发生牙周炎,可用牙线紧贴牙齿颈部,然后在邻面做上下移动,每个牙齿4～6次,直至刮净。

（4）牙龈乳头萎缩和齿间空隙大的情况下可用牙签沿着牙龈的形态线平行插入,不宜垂直插入,以免影响美观和功能。

(五)家庭护理

1.注意面部保暖

夏天避免在窗下睡觉,冬天迎风乘车要戴口罩,在野外作业时注意面部及耳后的保护。耳后及病侧面部给予温热敷。

2.平时加强身体锻炼

增强抗风寒侵袭的能力,积极治疗其他炎性疾病。

3.瘫痪面肌锻炼

因面肌瘫痪后常松弛无力,患者自己可对着镜用手掌贴于瘫痪的面肌上做环形按摩,每天3～4次,每次15分钟,以促进血液循环,并可减轻患者面肌受健侧的过度牵拉。当神经功能开始恢复时,鼓励患者练习病侧的各单个面肌的随意运动,以促进瘫痪肌的早日康复。

（王晓玲）

第四节　结核性脑膜炎

结核性脑膜炎是神经系统结核病最常见的类型。发病特点如下。①儿童发病高于成人:这是由于儿童抵抗力相对较低,防御功能薄弱,增加了感染的概率。②农村高于城市:这是由于农村卫生条件差,诊断、治疗和预防条件差。③北方高于南方:这是由于北方气候寒冷,人们为了保持室内温度居室很少开窗通风换气,造成相对密闭状态。如果家中有一传染源患者存在,则被感染的危险性很大。又因冬季长,阳光不足,结核菌易于生存,导致结核性脑膜炎发病。

一、感染途径与发病机制

（1）结核菌侵入血流,经脑膜动脉到达脑膜称为真性血行感染,多见乳幼儿。由于肺内原发灶恶化,发生干酪样坏死、液化形成原发空洞,或肺门淋巴结发生干酪样坏死,干酪物破溃使大量结核菌随着侵入血流内,开成结核菌血症,经血液循环播散至脑膜。

（2）结核菌经血行播散到脉络丛形成结核病灶,以后病灶破入脑室,累及脑室室管膜系统,引起室管膜炎、脉络丛炎导致脑脊液分泌增多,故结核性脑膜炎通常并发交通性脑积水。

（3）全身粟粒性结核，通过血液循环直接播散到脑膜上。结核菌一旦在大脑皮质停留便有两种可能，一是不繁殖，故不产生活动性结核病变；二是繁殖，形成干酪样病变，侵犯脑室和蛛网膜下腔。该病变可突然排出干酪样物质和结核菌，引起急性结核性脑膜炎，而较多的情况是缓慢排出结核菌，引起亚急性或慢性结核性脑膜炎，临床以后者居多。

上述颅内结核病灶在某些诱因存在时，如高热、外伤、妊娠、传染病、营养缺乏、长期服用激素等都可使潜在病灶破溃，排出大量结核菌于蛛网膜下腔到脑基底池，直至全部脑膜感染。

（4）颅外感染灶以肺、纵隔内淋巴结为主，其次则为脊柱结核或椎旁脓肿、盆腔结核、肠系膜淋巴结结核及泌尿生殖系结核并发结核性脑膜炎为多见。这是因为人的机体所有部位的活动性或干酪性结核病变都可借助淋巴、血行播散而发生结核性脑膜炎。上述各部位只是发生的概率多少有所不同。肺内任何类型的病变都可并发结核性脑膜炎，但是慢性纤维空洞型肺结核、肺硬化、肺结核瘤、已钙化的局灶型结核等并发结核性脑膜炎的概率明显减少。全身急性肺结核并发结核性脑膜炎概率最多，其次为原发复合征后期。

脊柱结核、椎旁脓肿、慢性结核性脓胸、盆腔及泌尿生殖系统结核病灶中的结核菌都可借椎动脉系统进入脑底动脉环，从而形成脑底脑膜炎。而椎静脉无静脉瓣且又与肋间静脉相通，胸腔内的长期炎症与充血，使肋间静脉长期充盈扩张，血流量增加，由于阵咳肺急剧收缩与扩张，不论肺或胸壁来的结核菌或干酪样物质，都易于通过肋间静脉沿椎静脉系统逆行感染形成脑底脑膜炎。

腹腔脏器结核处的结核菌及干酪物质，可因病变侵蚀门静脉系统与下腔静脉，结核菌进入肺血液循环，从而形成周身粟粒结核与结核性脑膜炎。

脑附近组织如中耳、乳突窦、颈椎或颅骨的结核病灶可能直接侵犯脑膜，但引起发病者为数较少。

二、病理改变

结核性脑膜炎是在血管屏障受到破坏，结核菌经血液循环侵入脑膜的基础上发生的。以脑膜病变为最突出，但实际上炎症常同时侵犯到脑实质或同时伴有结核瘤、结核性脑动脉炎并引起脑梗死，或脑血管炎坏死而破裂出血等病变。亦可侵犯脊髓蛛网膜。现将主重病理分述如下。

（一）脑膜病变

结核菌侵入血管，由脑膜动脉弥散而发生。因此最早期表现为血管的病变，血管的病理特点是以渗出和浸润性改变为主。脑膜血管充血、水肿，脑膜浑浊、粗糙、失去光泽、大量白色或灰黄色渗出物沿着脑基底、延髓、脑桥、脚间池、大脑外侧裂、视交叉等处蔓延，以底部与脑外侧裂最为显著。脑膜上有多数散在的粟粒样灰黄色或灰白色小结节。显微镜下见到软脑膜及蛛网膜下腔有弥散性细胞浸润。主要为单核细胞、淋巴细胞及少量中性白细胞。血管周围也有单核细胞及淋巴细胞浸润。此时期如能得到及时治疗，脑膜渗出性病变可全部被吸收。如治疗不规则，病变可呈慢性经过，以增生性病变为主。此时颅底渗出物粘连、增厚、机化，出现较多的肉芽组织及干酪样坏死灶。

（二）脑实质病变

脑膜因炎症而产生渗出物，脑实质浅层可因脑膜炎而有脑炎改变，并发程度不等的脑水肿及脑肿胀。脑膜病变越重，在相近的脑实质病变越重。脑实质发生充血及不同程度的水肿。外观表现脑沟变浅，脑回变宽。严重者脑沟回消失而连成一片。在脑实质有结核结节、结核瘤的形

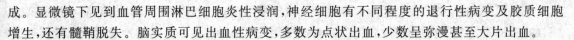

成。显微镜下见到血管周围淋巴细胞炎性浸润，神经细胞有不同程度的退行性病变及胶质细胞增生，还有髓鞘脱失。脑实质可见出血性病变，多数为点状出血，少数呈弥漫甚至大片出血。

(三)脑血管病变

结核性脑膜炎时，由于炎症的渗出和增生，可产生动脉内膜炎或全动脉炎。在脑膜动脉的外膜、中层及在血管内膜都有炎症改变。这些血管的炎症变化可发展成类纤维性坏死或完全干酪样化，结果导致血栓形成梗死。这些情况在未经抗结核治疗的患者表现更为明显。梗死可以是表浅的，但当动脉被累及时，基底节动脉也往往发生梗死，从而导致脑组织软化。

(四)脑脊液通路阻塞及脑积水

结核性脑膜炎时，大量灰黄色或灰白色黏稠的渗出物蔓延到延髓、脑桥、脚间池、大脑外侧裂、视交叉等处蛛网膜。这些渗出物及水肿液包围、挤压颅底血管及神经引起第Ⅱ、Ⅲ、Ⅵ、Ⅶ对脑神经损害。随着病情迁延，聚集在脑底部的渗出物进而发生干酪样坏死及纤维蛋白增生机化，形成又硬又厚的结核肉芽组织，阻碍脑脊液的循环，继而发生交通性脑积水。

当结核性脑膜炎急性期，结核炎症侵及脑室内脉络丛及室管膜时，使之充血、水肿、浑浊、增厚，有结核结节和干酪坏死。当脑脊液循环通路发生阻塞时，如一侧或双侧室间孔狭窄，阻塞可出现一侧或双侧侧脑室扩张，如导水管狭窄或阻塞时可发生第三脑室以上的扩张。当第四脑室正中孔或外侧孔开口处被大量干酪物阻塞，可发生整个脑室扩张，称为非交通性脑积水。在结核性脑膜炎晚期或慢性期因脑室极度扩大或结核瘤压迫脑血液循环使回流受阻，或蛛网膜回吸收障碍，或因颅底渗出物机化，粘连堵塞，脑脊液部分或全部不能流入蛛网膜下腔，而形成慢性脑积水。

(五)脊髓和脊膜病变

结核性脑膜炎常伴有脊髓蛛网膜炎，脊髓早期以炎性渗出为主，脊髓各段脊膜肿胀、充血、水肿、粘连增厚，可见大量结核结节和干酪样坏死。粘连脊膜可以包绕成囊肿，或形成瘢痕将蛛网膜下腔完全闭塞。其病变可以弥散而不规则分布在颈、胸、腰段，也可只局限于1～2脊髓节段。如粘连严重，病变范围广泛，影响了脊髓腔脑脊液循环，或使脊髓的血管受压，脊髓发生软化或退化性变化；脊髓实质在显微镜下可见单核细胞浸润、髓鞘脱失，神经细胞出现退行性变化和坏死。

(六)脑结核瘤的形成

脑结核瘤来自血行播散，在脑内或脊髓内形成块状结核肉芽肿，多见于脑内，好发于小脑、大脑半球、脑皮质等各部位。少见于脊髓内。大小不一，一般以0.5 cm以上的结核结节称为结核瘤。其小如黄豆，大如栗子，可单个孤立存在，也有多个融合成团或串状。一旦结核瘤液化破溃入脑部或脊髓血管或直接侵入脑室及蛛网膜下腔则发生结核性脑膜炎或结核性脊膜炎。

三、临床表现

(一)临床症状与体征

1.一般症状

发病年龄多为儿童及少年，但成人也不少见，儿童以3岁以下居多，成人以18～30岁发病较多。男女发病无差异。四季均可发病，以春季较多。起病多缓慢或呈亚急性，但也有呈急性的。起病时有发冷、发热、全身过敏、畏光、周身疼痛、食欲减低、精神差、便秘、头痛、呕吐。有的呼吸道症状较为突出，如咳嗽、喘憋、缺氧等；有的消化道症状突出，以腹泻多见，便秘较少。

2.神经系统症状

(1)脑膜刺激征：颈和腰骶神经根受炎症渗出物刺激，多数患者出现颈部伸肌收缩，颈项强直,克氏征阳性,布氏征阳性。但少数患者没有或仅晚期出现。婴儿及老年患者此征不甚典型。

(2)脑神经损害症状:结核性脑膜炎的病理变化主要为颅底炎症。脑神经通过颅底受到炎症渗出物的刺激、包埋、压迫;或结核性栓塞性动脉内膜炎,使脑实质缺血、软化;或脑结核瘤侵及脑神经核及其通路;及颅内高压的影响均可导致脑神经损害。临床多见于面神经,次为外展神经、动眼神经、视神经,可以是部分的或完全的,也可以是一侧的或双侧的,可以是结核性脑膜炎的首发症状,但多数于病象明显时出现。

(3)颅内压增高的症状。①头痛:由于颅内压增高,引起脑血管张力增高及脑膜紧张,或脑膜炎症刺激脑神经末梢而产生头痛。为结核性脑膜炎首发症状,常较剧烈而持久,以枕后痛多见,因结核性脑膜炎的病变部位大多以脑底为主,不少也可出现额颞部痛。②呕吐:由于脑室内压力增高或结核炎症刺激迷走神经核及延髓网状结构导致呕吐,是颅压增高、脑膜受刺激的一个常见症状,多发生于头痛剧烈时,有的呈喷射性呕吐,可伴或不伴恶心,若在晨间空腹出现,且无恶心先兆,则更有意义。③视盘水肿:由于颅压增高,压迫其内通过的视网膜中央血管,妨碍来自视网膜中央血管周围与视神经周围间歇的液体流通,发生视神经盘水肿,进而萎缩而失明。④意识障碍:颅压增高,炎症刺激引起脑皮质缺血、缺氧及脑干网状结构受损,导致意识障碍,可表现为嗜睡、昏睡、意识模糊、谵妄,甚至昏迷。⑤脑疝:颅压进一步增高,脑组织向压力小的地方移动,形成脑疝。临床上常见小脑幕切迹疝(颞叶钩回疝)及枕骨大孔疝(小脑扁桃体疝)。小脑幕切迹疝表现为昏迷、一侧瞳孔散大、光反射消失、对侧肢体瘫痪、全身抽搐及生命体征改变。枕骨大孔疝表现为急性发生、突然呼吸停止、深昏迷、双侧瞳孔散大、光反射消失、四肢弛缓、血压下降、迅速死亡。

(4)脑实质损害症状:由于结核性脑膜炎可同时侵犯脑实质,或合并脑血管病变,脑组织缺血、缺氧、软化,导致脑实质损害,临床表现多种多样,常见有以下几种。①瘫痪:可出现偏瘫、单瘫、截瘫、四肢瘫,以偏瘫多见。②去大脑强直:临床呈现牙关紧闭,向后伸仰,双侧上下肢伸直,常伴呼吸不规则,肌肉颤搐。系中脑红核水平以下和脑桥上部的神经结构破坏或功能中断所致,常见于小脑幕切迹疝。③去皮质强直:表现为双上肢屈曲,双下肢强直性伸直。系中脑红核水平以上的双侧内囊及皮质损害所致。强痛刺激可诱出去大脑皮质强直反应。④四肢手足徐动、震颤,为基底神经损害所致。⑤舞蹈样运动:表现为极快的不规则和无意义的不自主运动如挤眉、弄眼、吐舌、耸肩等,系基底节、小脑、黑质病损所致。

(5)自主神经受损症状:表现为皮质-内脏联合损害如呼吸异常、循环障碍、胃肠紊乱、体温调节障碍。还可表现肥胖、尿崩症和脑性失盐综合征等。

(6)脊髓受损症状:结核性脑膜炎随病情的进展,病变可蔓延至脊髓膜、脊髓神经根和脊髓实质,临床上表现为脊神经受刺激和脊髓受压迫症状,椎管不通畅,脑脊液呈结核性脑膜炎改变等。结核性脊髓蛛网膜炎、椎管内结核瘤及脊柱结核均可伴发不同程度的脊髓损害。

(二)临床分型

目前国内大致把结核性脑膜炎分为以下几型。

1.单纯型结核性脑膜炎

这是临床上较常见的一种类型。病变主要限于脑膜,临床表现具有脑膜刺激症状和体征,以及典型的结核性脑膜炎脑脊液改变,无意识障碍、昏迷、抽搐等脑实质受损症状,若能早期诊断,以及时治疗,预后较好。

2.脑膜脑炎型

除脑膜炎症状外,同时出现脑实质弥散性或局限性受损表现如精神症状(精神运动性兴奋、幻觉);不同程度的意识障碍,严重时昏迷、瘫痪抽搐、失语;少数可出现异常运动如偏侧舞蹈、手足徐动、震颤等及自主神经功能紊乱症状如尿崩症、过度睡眠等。此型临床症状严重,一般预后较差。

3.结核性脑膜炎并发缺血性脑血管病

临床上也常见,表现为在清醒的发展过程中较快地(1～3天)出现或突然出现单瘫或偏瘫,以及其他神经系统局灶性症状和体征。如损害优势半球可伴有失语,此为大脑中动脉或颈内动脉发生闭塞。若四肢瘫伴小脑共济失调则为基底动脉闭塞。脑血管造影常显示管径变细、局部狭窄或闭塞。

4.浆液型结核性脑膜炎

婴幼儿、儿童较成人多见,常伴有活动性结核病灶,多由于结核病的中毒反应所致。浆液渗出物只限于脑底部,视交叉附近,临床表现脑膜刺激征轻微,脑脊液压力增高,细胞(以淋巴细胞为主)和蛋白轻度增高或正常。可出现头痛、发热、盗汗、感觉过敏等结核中毒症状。经过治疗,可以很快恢复,预后良好。

5.脊髓型

幼儿及儿童多见,结核炎症侵犯脊髓导致脊髓压迫和软化。临床表现除脑膜刺激征外,还合并脊髓横贯性完全性或部分性损害,表现病灶水平以下运动障碍,深浅感觉障碍及二便障碍。脑脊液可黄变,蛋白细胞分离,脑脊液动力学试验可不通或半通。此型恢复很慢,预后不良。

6.结核性慢性蛛网膜炎

不多见,主要是由于结核性脑膜炎病变局限于部分脑膜或脊膜,呈一种慢性炎症经过,引起软膜、蛛网膜增厚,形成粘连。粘连的脑膜或脊膜可以包绕形成囊肿或形成瘢痕将脑或脊髓的蛛网膜下腔部分压闭。前者如阻碍了脑脊液循环可出现严重的颅压增高症状;后者如影响了脊髓的脑脊液循环或供应脊髓的血管受压,脊髓发生软化,则临床出现脊髓受损症状。脊髓碘油造影见低动缓慢,分散呈点滴状或索条状,或出现不规则充盈缺损。

(三)临床分期

结核性脑膜炎发病过程一般比较缓慢,临床上可以分为早期、中期、晚期。此三期是结核性脑膜炎在无化疗前自然发展的临床表现。

1.早期(前驱期)

一般见于起病的1～2周,起病缓慢,多表现一般结核的中毒症状如发热、食欲缺乏、消瘦、精神差、感觉过敏。由于脑膜刺激征缺乏,造成早期诊断的困难。

2.中期(脑膜刺激期)

1～2周,表现为头痛、呕吐、颈项强直,此期可出现颅压增高症状及脑实质受损症状,脊髓受损症状及自主神经功能障碍。腰穿脑脊液呈典型结核性脑膜炎变化。

3.晚期(昏迷期)

1～3周,以上症状加重,意识障碍加深进入昏迷,临床出现频繁抽搐,弛张高热,呼吸不整,去脑或去皮质强直,可出现脑疝危象,多因呼吸和循环中枢麻痹而死亡。

4.慢性期(迁延期)

结核性脑膜炎经化疗后,特别是经不规则化疗后,使病情迁延达数月之久。头痛、呕吐轻微可间断出现,意识可以清楚,脑膜刺激征轻微或缺如,脑脊液基本正常或变化不大。这样既不能定为晚期,又不是早期或中期。属慢性迁延期即病程超过 1 个月而病情又不符合晚期者。如今在化疗时代,此型在临床上颇为多见。

四、实验室及辅助检查

(一)血液检查

少数伴有轻度贫血,与长期低热、食欲缺乏、呕吐及营养不良有关。白细胞大都正常或轻度升高,少数严重病例可有明显的中性粒细胞升高,个别可出现类白血病反应。血沉多升高,临床上一直将血沉升高作为判断结核病活动性的依据之一,但血沉并不能把结核病变的活动性部位反映出来。

(二)脑脊液检查

结核性脑膜炎脑脊液的变化出现较早,是诊断和鉴别诊断之一。

1.压力

一般都升高到 $1.765 \sim 1.961$ kPa($180 \sim 200$ mmH$_2$O)。外观:可为清亮或呈淡黄色,甚至呈草黄色,或稍浑浊或毛玻璃状。有时因纤维蛋白原含量过多,脑脊液放出后可立即凝固于试管内。有的静置数小时至 24 小时后液面可形成薄膜,对诊断结核性脑膜炎很有价值,但此现象并非结核性脑膜炎所特有。

2.脑脊液细胞学检查

结核性脑膜炎的脑脊液,绝大多数白细胞升高到($300 \sim 500$)$\times 10^6$/L 甚至少数可达 1.5×10^9/L 以上,嗜中性粒细胞的比例较高,$60\% \sim 80\%$。

3.脑脊液生化改变

(1)糖含量降低,一般常低于 4.5 mmol/L。病程早期糖量可以不低。随着病程的进展出现糖降低。糖越低越有诊断价值。其机制在于炎症时,细菌及白细胞对葡萄糖的利用增加;细菌毒素引起神经系统代谢改变;脑膜炎症细胞的代谢产物抑制了膜携带运转功能,致使糖由血向脑脊液运转发生障碍,脑脊液内糖量减少。但单独糖量降低一项指标不能作为诊断结核性脑膜炎的依据。因为影响糖量降低的因素很多,如脑脊液置放过久、呕吐、进食过少及化脓性脑膜炎、隐球菌性脑膜炎等都可以影响脑脊液中糖的含量,而使糖量降低。

(2)氯化物降低,一般低于 120 mmol/L。氯化物含量降低,比糖的指标灵敏,其诊断意义比糖量降低更大,可作为结核性脑膜炎诊断的重要参考。病程越长,氯化物含量越低,诊断价值越大。特别在氯化物含量降低与糖含量平行降低时,更有诊断价值。其机制与葡萄糖降低相同。也有人认为由于结核性脑膜炎患者频发呕吐,大量出汗,服盐过少,与血浆氯化物减少有直接关系。

(3)蛋白质含量增高,对诊断、处理和预后观察具有重要作用。一般在 450 mg/L 以上。后期若发生椎管内蛛网膜粘连,蛋白质可增至 $10\,000$ mg/L 以上。但脑脊液蛋白变化没有葡萄糖、氯化物和细胞学检查敏感。如果结核性脑膜炎在治疗过程中,脑脊液蛋白持续增高或长期不能下降,则有可能成为慢性的危险,预后十分不良。同时,脑脊液蛋白增高不是结核性脑膜炎特有,只要脑膜及脉络丛有炎性改变或腰穿时外伤性出血,脑脊液蛋白含量就会增加甚至很高,且能持续很久不能吸收,故须结合葡萄糖及氯化物的变化综合分析判断。

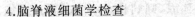

4.脑脊液细菌学检查

细菌学检查为结核性脑膜炎的重要诊断依据,可用直接涂片,或用薄膜法找细菌,或培养结核菌生长。但目前无论集菌或培养阳性率均不很高,近年报道脑脊液 TB-PCR 及 TB-Ab 阳性率较高,对诊断有较高的意义。

5.脑脊液的实验室检查

近来,许多学者努力在免疫学方面进行研究,探索新的有效诊断方法,以解决结核性脑膜炎早期实验室诊断的问题。脑脊液中免疫球蛋白测定及淋巴细胞转化试验对结核性脑膜炎的诊断、鉴别诊断及预后判定上有一定意义。脑脊液中醛缩酶活性在结核性脑膜炎初期即显示升高,可作为早期诊断参考。溶菌酶的测定可作为结核性脑膜炎诊断及判定预后的参考。利用结核菌特异性免疫反应来检测脑脊液中结核菌可溶性抗原或特异性抗体,无疑会对确定诊断提供更有力的证据。此外,其他方法,如荧光素钠试验和溴化测定有助于结核性脑膜炎的早期诊断。色氨酸试验对结核性脑膜炎的诊断亦有一定意义。脑脊液中乳酸含量测定,可用于结核性脑膜炎的诊断和鉴别诊断的辅助方法。脑脊液中氨基酸的分析可作为早期诊断的参考。色谱仪的应用为近来诊断结核性脑膜炎提供了线索。

(三)CT 扫描

结核性脑膜炎 CT 扫描虽无特异性,但有其规律性变化。一般在 CT 扫描上可显示直接及间接两方面的变化。直接变化主要有结核瘤、基底池渗出物及脑实质粟粒性结核;间接变化主要有脑积水、脑水肿及脑梗死等。CT 的主要表现如下。

1.脑实质粟粒性病灶

脑实质粟粒性病灶是结核性脑膜炎早期组织内形成的粟粒样肉芽肿。CT 表现为广泛分布于大脑皮质或脑组织内细小的密度均等的结节,强化扫描时密度增加。

2.脑膜密度增强

当位于大脑皮质或脑膜的粟粒样肉芽肿破入蛛网膜下腔后,脑膜产生大量渗出物,积聚于脑底各脑池内。早期病理变化以浆液性为主,此时 CT 扫描无变化;当浆液渗出被纤维素性渗出代替,并有结核性肉芽肿形成时,CT 扫描在脑底部可显示已有改变的各脑池轮廓及脑膜广泛密度增强。最常见的部位是鞍上池、环池、大脑外侧裂等。

3.环状、盘状、团块状和点状阴影

环状、盘状、团块状和点状阴影是结核瘤的 CT 表现。结核瘤可发生于大脑或小脑的任何部位,多位于小脑幕上,分布在额叶、颞叶、顶叶;小脑幕下多在小脑半球或蚓部。结核性脑膜炎早期有较多的炎性反应,边缘胶原组织较少,周围为程度不等的炎性水肿区,此时 CT 平扫表现为高密度、等密度或低密度区,一般呈盘状或不规则团块状。等密度结核瘤平扫时仅可见一环形低密度带,即周围脑水肿区,如果没有周围脑水肿区,则等密度的结核瘤在平扫时不能辨认。平扫呈低密度的结核瘤不能与脑梗死鉴别,但强化扫描后结核瘤密度增强,脑梗死则不能增强。因此,强化扫描应视为确定结核瘤的必不可少的 CT 检查步骤。随病程延长,结核瘤边缘渐形成胶原组织,内部物质干酪化,周围组织水肿消失,平扫一般呈高密度盘状阴影,强化扫描表现中心密度较低,周边密度明显增强的环形影,少数可呈串珠样影,这是一种特征性表现。

4.脑室扩张和缩小

脑底部的渗出物阻塞脑脊液流通,导致脑脊液循环障碍,因而各脑室出现积水而扩张。CT扫描即可见各脑室有不同程度的扩张积水,其程度可随病程延长而加重,随抗结核治疗而减轻,直至恢复正常大小。但如脑池或其他梗阻部位形成纤维粘连时,则脑积水不能减轻甚至加重。在结核性脑膜炎的 CT 扫描中,脑积水发生率最高,出现时间亦早,国内报道阳性率占 52.38%。此外尚见有脑室缩小,为急性广泛性脑实质水肿或为低颅压综合征所致。

5.脑室周围密度减低

脑室周围为沿脑室周围分布的低密度带,强化扫描影像不增强,脑室周围密度减低与脑积水有密切关系。

6.局部或广泛低密度水肿区

结核性脑膜炎时因脑水肿程度不同,CT 检查可有局部或广泛性低密度影或伴随中线移位。强化扫描影像不增强。

7.脑实质密度减低梗死区

这是脑软化的 CT 表现。系由于结核性脑膜炎时结核性动脉炎或动脉周围炎导致局部脑组织缺血、软化而形成,多见为大脑中动脉支配区受累。CT 扫描所见为脑实质局部或广泛性低密度区,形状不规则,范围大小不一,强化扫描不增强。

8.索状、结节状高密度影像

索状密度增高影像是由于结核性炎症累及动脉内膜及外壁所形成,强化扫描密度增强;结节状高密度影像是由结节性小肉芽肿所构成,强化扫描后密度增强。索状与结节混合高密度影像表明脑动脉、脑实质同时具有结核性改变强化,扫描后密度增强。索状与结节混合高密度影像表明脑动脉、脑实质同时具有结核性改变,强化扫描后密度增强。索状影像为早期结核性脑膜炎特征性表现,具有诊断上的意义。

此外,对于结核性脑膜炎各型,CT 能显示的病变部位与临床表现基本一致。因此 CT 扫描还可协助判断病变的部位和范围,为结核性脑膜炎的诊断提供了一种重要的检测手段。

五、诊断与鉴别诊断

(一)诊断

诊断结核性脑膜炎除脑脊液内结核菌检出阳性外,还没有其他特异性检查方法,从而在诊断方面还存在着一定的困难。但结核性脑膜炎脑脊液内结核菌的阳性率很低,因此单靠脑脊液结核菌检出以确定诊断是不明智的。综合判断是必需的,如症状的特征、颅内压高低;脑脊液氯化物、糖减低及蛋白含量的增多,脑脊液细胞学呈混合细胞反应;意识障碍与麻痹的出现;与临床表现一致的规律性 CT 变化等迄今是惯用的诊断手段,其中动态观察脑脊液的生化及细胞学检查具有重要诊断价值,特别强调如下数值界限:①颅压增高在 1.961 kPa(200 mmH$_2$O)以上。②脑脊液氯化物下降到 65 mmol/L 以下时,且有逐渐递减或持续之趋势。③脑脊液糖含量下降到4.5 mmol/L 以下时,且有逐渐递减或持续之趋势。④脑脊液蛋白含量增高到 450 mg/L 以上,且有逐渐递增之趋势。⑤脑脊液白细胞总数局限于(300～500)×10^6/L,持续时间较长的以淋巴细胞、激活淋巴细胞为主混合细胞反应。⑥用玻片离心沉淀法收集脑脊液标本,发现结核菌,对诊断有重要意义。1～5 项均超出正常数值对诊断有肯定意义;其中有 4 项异常对诊断有重要意义;②～③项异常仅具有参考意义。

为做到早期诊断,凡有以下情况者应高度怀疑结核性脑膜炎:①微热一周以上伴无症状者。②未查明原因的烦躁、嗜睡或哭闹、失眠等脑症状。③出现不明原因的神经定位症状。④癫痫样抽搐伴发热者。⑤呕吐伴有微热查不到原因者。⑥持续 2 周以上头痛查不到原因者。此时,需及时反复腰穿行脑脊液检查。

（二）鉴别诊断

典型的结核性脑膜炎临床诊断并不困难，但在结核性脑膜炎的早期或不典型病例，诊断不十分容易，常与结核性脑膜炎发生混淆而难于鉴别的疾病如下。

1.化脓性脑膜炎

起病急，除发热外很快出现呕吐、抽风、嗜睡、昏迷，早期即有脑膜刺激征，可伴感染性休克或全身败血症表现及硬膜下积液；血白细胞高，中性粒细胞高，有核左移现象及中毒性颗粒；胸部X线片可有肺炎、肺脓肿、脓胸；结核菌素试验多为阴性；脑脊液检查最为重要，化脓性脑膜炎时脑脊液外观早期仍清亮，稍后显浑浊或呈脓性。细胞数每立方毫米可达数千至数万，氯化物降低不如结核性脑膜炎明显，但糖降低更著，蛋白升高相似。离心后的脑脊液涂片及培养可找到化脓细菌。脑脊液细胞学检查在渗出期，以嗜中性粒细胞反应为主。由于致病因素的持续作用，有些嗜中性粒细胞胞体变小，染色变灰，核染色质浓密呈块状，胞质浑浊，颗粒消失，胞体破碎或轮廓模糊，而成为脓细胞，感染严重时嗜中性粒细胞胞质内可见中毒性颗粒及相应的致病菌；增生期以单核-吞噬细胞反应为主，嗜中性粒细胞急剧减少；修复期以淋巴细胞反应为主，直至嗜中性粒细胞完全消失，小淋巴细胞和单核细胞比例正常化。

2.病毒性脑膜炎

发热、呕吐、抽风、意识障碍、精神症状发展较快，伴有各种病毒感染的特殊症状，有些显示季节性，结核菌素试验多阴性，胸部X线片多正常，血白细胞总数及中性粒细胞可正常或偏高，脑积水罕见。脑脊液检查对鉴别极其重要。外观无色透明，白细胞为$(50\sim500)\times10^6/L$，糖及氯化物含量正常，蛋白正常或轻度增高。脑脊液细胞学检查早期可有明显的嗜中性粒细胞反应，但因持续时间短（可仅数小时，一般为$24\sim48$小时），又因患者往往来诊较迟，致使化验检查很难见到病毒性脑膜炎时脑脊液的嗜中性粒细胞反应。而由淋巴细胞、激活淋巴细胞和浆细胞的增加所代替，形成病毒性脑膜炎的典型的脑脊液细胞学图像——淋巴样细胞反应。随着病情发展而进入修复阶段时，可出现单核细胞反应。在单纯疱疹病毒性脑膜炎的淋巴样细胞中常可见到特征性的胞质内包涵体。国内已有学者用单克隆抗体（McAb）酶联免疫吸附试验（ELISA）和免疫荧光快速诊断法检测脑脊液单纯病毒抗原和抗体，使早期诊断成为可能。

3.新型隐球菌性脑膜炎

新型隐球菌性脑膜炎与结核性脑膜炎的临床表现和脑脊液改变很相似，唯一可靠的鉴别方法，是脑脊液经细胞玻片离心后，对所收集物行MGG染色，常可在脑脊液标本中直接发现隐球菌，菌体圆形，直径$5\sim15\ \mu m$，MGG染色呈蓝色，无核，常于圆形菌体上长出有较小的芽孢，菌体中心折光性较强；或做墨汁染色黑底映光法可见圆形，具有厚荚膜折光之隐球菌孢子；脑脊液培养亦可发现隐球菌。脑脊液细胞学变化以激活淋巴细胞和单核-吞噬细胞反应为主，后者常可吞噬隐球菌，类似脂肪吞噬细胞和红细胞吞噬细胞。

4.癌性脑膜炎

有一些中枢神经系统转移癌为脑软膜的弥散性癌转移，而脑内并无肿块，称为癌性脑膜炎，多见于中年以上患者，是由肺癌或身体其他器官的恶性肿瘤转移到脑膜而引起，发病急，病程进展快，迅速恶化死亡。如为肺癌转移时，X线检查可显示癌性病灶，且无临床结核病中毒症状。脑脊液细胞学检查常常发现有癌细胞。而对部分此类患者采用CT扫描也常常难以发现。

5.淋巴细胞脉络丛脑膜炎

结核性脑膜炎的脑脊液除了细胞数增加外,还有糖、氯化物的减少。而本病脑脊液糖和氯化物含量一般少有改变;淋巴细胞增多并占绝对优势,无粒细胞反应期;预后良好。

六、治疗

结核性脑膜炎应采取综合治疗,治疗必须及时和彻底。

(一)抗结核药物治疗

结核性脑膜炎的抗结核药物治疗原则同肺结核一样,即早期、适量、联合、规律及全程用药。为了提高疗效,结核性脑膜炎化疗药物选择应考虑脑膜的结构,从药物动力学和药物的通透性来决定。此外,一般有炎症的脑膜,其血管的通透性是增加的,有利于抗生素及化疗药物进入脑脊液。

以药物通透性及总体有效性的标准选择结核性脑膜炎系统治疗的药物,首选 5 化治疗,强化期治疗方案为异烟肼(INH)、利福平(RFP)、链霉素(SM)、吡嗪酰胺(PZA)、乙胺丁醇 EMB(PAS)使用 3～4 个月,在此期脑脊液基本恢复正常,然后转入巩固期治疗,INH、RFP、PZA 或 INH、RFP、EMB 使用 5～6 个月。脊髓型或部分危重者疗程适当延长到 12 个月。一般经 9～12 个月的治疗可取得良好的效果。

用药剂量:成人每天 INH 0.6～0.9 g,SM 0.75～1.00 g,PZA 1.5 g,PAS 8～12 g,EMB 0.75～1.00 g,RFP 0.45～0.60 g,儿童每天每千克体重 INH 15～30 mg,SM 15～30 mg,RFP 10～20 mg,PZA 20～30 mg,PAS 200～300 mg。

近年来,国内外有关耐药菌逐年增加的报道,如从患儿接触史中提示有原发耐药或通过治疗发生继发耐药时,应及时改用其他抗结核药,如氧氟沙星、卷曲霉素、利福喷汀、阿米卡星、力排肺疾等。

对有下列情况之一者应考虑耐药的可能:①脑脊液培养出结核菌,并证实为耐药菌株。②不规则治疗超过 3 个月或中途自行停药者。③不规则化疗 6 个月疗效不佳者。④传染源是久治不愈的结核患者或不规则治疗者,复发的结核性脑膜炎患者。⑤肺结核或肺外结核合并结核性脑膜炎者。可根据药物敏感试验,治疗反应,必要时再改动治疗方案。

(二)激素治疗

激素具有抗炎、抗感染、抗纤维化、抗过敏及抑制海士曼(Herxheimer)反应的作用。激素与抗结核药物合用可提高结核性脑膜炎之疗效,对此目前认识基本一致。

1.应用激素的作用

减少脑膜的炎性渗出,促进脑和脑膜的炎症的消散和吸收,对防止纤维组织增生有良好的效果。减轻继发的动脉内膜炎和脑软化及神经根炎;减轻炎症反应,抑制结缔组织增生。

激素能抑制海士曼反应,防止患者在急性期死亡,有人解释这种现象是由于大量结核菌死亡,释放出大量结核蛋白引起反应所致;改善机体的应激能力和一般状态,促进食欲,增加消化液的分泌,有利于疾病的恢复,使患者较顺利地度过危险期;激素尚可补充某些严重的结核患者存在的肾上腺皮质功能不全,并可减少抗结核药物的毒性反应。

2.激素使用原则

(1)使用激素应有明确目的,一般是促使脑和脑膜的炎症消散和吸收,防止纤维组织增生和动脉炎等,它主要对渗出性病变疗效最好,因此,在急性期越早应用越好,急性期使用激素的剂量应该充分,以求迅速控制急性渗出性炎症。

(2)对于不同类型使用激素的原则也不尽相同,对脑膜炎型开始可用短期突击性的大剂量激素,以后维持时间也要长。此型不仅全身应用激素,还要积极配合鞘内注入激素,才能收到良好的效果。

(3)使用激素的具体剂量和时限根据机体的反应、病变的性质和轻重、体重大小等因素来确定,以达到上述临床效果为目的,经巩固一个阶段后应考虑及时减少激素的剂量和逐步停药的问题。

(4)对晚期患者虽疗效较差也可适当应用。因晚期者以增生的干酪性病变占优势,但仍有渗出性病变,其临床征象主要是由于脑水肿和脑膜渗出性病变引起的。

(5)使用激素静脉输注比口服效果好。

3.应用剂量及疗程

对急性期患者多用短期突击大剂量的激素,以求迅速控制炎性反应。因患者多有呕吐,服药后不能保证吸收,所以对重症患者常采用静脉输注给药。

用法:氢化可的松(亦可用地塞米松)静脉输注,成人剂量为 150~200 mg/d,小儿 5~7 mg/(kg·d),情况好转后改用口服泼尼松,成人口服 30 mg/d,儿童口服 15 mg/d。临床症状和脑脊液检查明显好转,病情稳定时开始减量,一般首次减量在用药后第 3~5 周,以后每 7~10 天减量一次,每次减量为 5 mg。总疗程为 8~12 周(早期及部分患者 8~10 周即可),总疗程不宜超过 3 个月,若病情实属需要而难以停药时,也可适当延长至半年,但用药时间超过 3 个月患者尸检证实,肾上腺皮质萎缩程度与激素应用时间长短成正比。

激素减量的时间不应呆板地确定,主要根据具体情况而定。在激素减量过程中,由于减量过快脑膜炎症状未得到控制或由于患者对激素形成了依赖,此时可重新出现脑膜刺激征或颅高压的症状,脑脊液化验又出现反跳现象。这种情况观察数天后,如仍未消退,应增加激素的用量至最低有效量,待上述症状完全消失,脑脊液基本变到原来水平再缓慢减量。

(三)抗脑水肿治疗

无论急期或慢性期出现颅压增高时,采取适当措施来降低颅内压,控制脑水肿是结核性脑膜炎治疗极其重要的环节。

脱水疗法主要作用是利用高渗溶液提高血浆渗透压,使血与脑脊液和脑组织内不同浓度所造成的渗透压差异进行脱水,使脑组织及脑脊液中的部分液体通过血液循环经肾脏排出,从而达到减轻脑水肿,降低颅内压的目的。

1.甘露醇

甘露醇是临床最常用的脱水药,广泛使用于结核性脑膜炎伴有颅压增高的患者。甘露醇通过血与脑和血与脑脊液间渗透压差而产生脱水作用。一般配成 20% 过饱和溶液,同时须加温使其溶解,否则可发生休克。每次 1~2 g/kg,于 15 分钟内静脉滴注。静脉给药后 20 分钟开始起作用,2~3 小时作用最强,维持 4~6 小时,一般每天用 2~4 次。不良反应甚少,偶可引起一时性头痛和心律失常。

2.甘油

复方甘油注射液是由甘油和氯化钠配制而成的灭菌水溶液。使脑脊液同血液间形成暂时性渗透压梯度,从而将细胞间及组织间隙中的水分吸入血中,使组织发生脱水状态。其优点:①降低颅内压迅速,且因进入脑组织的量不多,并参与代谢,故一般不伴"反跳"。②选择性地脱去脑组织中的水分,对身体其他组织中的水分影响不大。③不引起过多的水及电解质的丢失,可较长时间使用。④能改善脑代谢及脑血流量,可提供热量。成人,一次 500 mL,每天 1～2 次,静脉滴注。也可口服,配成 50% 甘油盐水 60 mL,每天 4 次,适用于结核性脑膜炎所致慢性脑积水时,或甘露醇脱水后维持脱水。该药毒性反应甚少,偶出现血红蛋白尿,其发生率与滴注速度过快有关,故应严格控制滴注速度,以每分钟 2 mL 为宜。一旦发生血红蛋白尿,应及时停药,很快即可消失,恢复后可继续使用。

3.葡萄糖

能提高血浆渗透压,具有脱水利尿作用,使颅压迅速降低,血容量改善,提高血糖,供给能量,促进神经细胞的氧化过程,改善脑细胞代谢,有利于脑功能的恢复,且无不良反应,故常用于不需强烈脱水或适用于其他脱水剂的 2 次用药之间,以防止"反跳"出现,一般用 50% 葡萄糖 60 mL,静脉滴注,每天 2～4 次。

4.血白蛋白或浓缩血浆

直接使血胶体渗透压增高而引起脱水,降低颅内压;使抗利尿激素分泌减少而利尿;血黏度降低而有助于脑循环,还能补充蛋白质,参与氨基酸代谢,产生能量,故有其优点。一般用 20%～25% 人血白蛋白 50 mL,或浓缩血浆 100～200 mL,每天静脉滴注 1～2 次,适用于重症结核性脑膜炎且营养及免疫功能低下者。由于脱水作用较差且价格高,故常不作为常规脱水剂用。

5.利尿药

主要通过增加肾小球滤过率,抑制肾小管对钠、钾及氯离子的重吸收,使肾小管内保持较高的渗透压,减少水的再吸收,使尿量显著增加,而造成机体脱水,从而间接使脑组织脱水,降低颅内压。利尿剂的脱水功效远不及高渗脱水药,先决条件是肾功能良好和血压正常,适用于结核性脑膜炎时与甘露醇、葡萄糖合并使用,以增加脱水效果。

常用药物如下:①呋塞米,20～40 mg,每天 3～4 次,也有主张用大剂量 250 mg,加入 500 mL 林格液,静脉滴注,1 小时内滴完。利尿作用持久,降低颅内压显著,可用于结核性脑膜炎急救。不良反应相对较少,偶见呕吐、皮疹、直立性低血压、粒细胞减少等。②乙酰唑胺,一般用量 0.25～0.50 g,每天 2～3 次,连服一周。不良反应较少,长期大剂量可发生代谢性酸中毒,少见血尿、腹痛。适用于结核性脑膜炎急性脑积水进行不甚急剧及慢性进行性脑积水者,或用于高渗液静脉滴注疗程之前后。

(四)脑代谢活化剂治疗

结核性脑膜炎炎症、水肿和充血可使脑细胞功能受到严重的损害,为积极改善脑代谢紊乱,促进脑功能恢复,防止和减少脑损害的后遗症,可在急性期已过,病情稳定后应用促进脑细胞代谢,改善脑功能的药物即脑代谢活化剂。

1.胞磷胆碱

胞磷胆碱可促进磷脂代谢,改善神经细胞功能;提高脑干网状结构上行激活系统的作用,促进意识恢复;改善脑血管运动张力,增加脑血流,提高脑内氧分压,改善脑缺氧。一般以 250～500 mg 加入 25%～50% 葡萄糖 20～40 mL 静脉注射或 10% 葡萄糖液 500 mL 静脉滴注,也可肌内注射 250 mg,一天两次。

2.细胞色素 C

细胞色素 C 对组织的氧化和还原起促进作用。可增加脑血流和脑氧代谢率,从而改善脑代谢,一般 15～30 mg 加入 25%～50% 葡萄糖 20～40 mL 缓慢静脉推注或 10% 葡萄糖液 500 mL

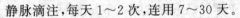

静脉滴注,每天 1～2 次,连用 7～30 天。

3.三磷酸腺苷

三磷酸腺苷是机体能量的主要来源,可通过血-脑脊液屏障,为脑细胞的主要能源,可增加脑血液循环,且能直接作用于脑组织,激活脑细胞的代谢,每次 20 mg 肌内注射,每天 1～2 次,或每次 20～40 mg 加入 25％～50％葡萄糖 40 mL 静脉注射,或加入 5％～10％葡萄糖 500 mL 静脉滴注,每天 1 次,2～3 周。

4.辅酶 A

辅酶 A 对糖、脂肪、蛋白质的代谢起重要作用,可促进受损细胞恢复功能,一般以 50～100 U 加 25％～50％葡萄糖液 40 mL 静脉注射,或加入 5％～10％葡萄糖液 500 mL 静脉滴注,每天 1 次,连用 2～3 周。常与三磷酸腺苷、细胞色素 C 合用可提高疗效。

(五)鞘内注射

目前,临床上多采用 INH＋地塞米松鞘内注射,这样既可减少抗结核药物的局部刺激作用,又可迅速地控制脑膜炎局部炎症反应。在实际工作中鞘内注射有如下优点。

(1)可提高脑脊液中 INH 和激素有效浓度,形成局部高浓度的杀灭结核菌的环境,有利于治疗。

(2)避免 INH 全身给药通过肝脏乙酰化形成乙酰异烟肼。

(3)迅速降低脑脊液中细胞数和蛋白含量,使脑脊液恢复正常时间快 1/2。并有效地预防和治疗椎管内脑脊液的阻塞。

(4)腰穿后放脑脊液降低颅内压,减轻脑水肿,防止脑疝形成,降低病死率。

因此,在全身应用抗结核药物和激素基础上并用鞘内注射可大大缩短结核性脑膜炎的疗程。鞘内注药:INH 50～100 mg,地塞米松 1～2 mg,一次注入。开始每天 1 次,3 天后隔天 1 次,7 次为 1 个疗程。待病情好转、脑脊液恢复正常,则逐渐停用。注药前要放脑脊液 5～6 mL,如颅内压很高时放液要慎重,可将腰穿针芯不要全部拔出,以使脑脊液缓慢流出后再注药。患者昏迷前夕、晚期结核性脑膜炎是鞘内注射的最好适应证。

七、外科手术

侧脑室引流:适用于结核性脑膜炎所致急性脑积水,内科治疗无效者,特别是脑疝将要形成,或刚形成时,可起到抢救生命的明显效果;慢性脑积水急性发作时或慢性进行性脑积水用其他降颅压措施无效时也可考虑使用。不良反应是引流过速可致脑内静脉破裂,造成脑出血;引流过多可造成脑脊液分泌过多;引流过久可继发颅内细菌感染。在结核性脑膜炎治疗过程中,经常发生粘连梗阻而致难以控制的脑积水。可采用脑室、脑池分流术以达持久性的减低颅内压作用。

八、预后与转归

结核性脑膜炎发病急慢不定,但病程都较长,自愈者少,恶化、死亡者较多。自化疗应用以来,不良的预后大有改善。结核性脑膜炎的预后取决于抗结核药物治疗的早晚,以及开始治疗的方法正确与否;所感染的结核菌是否为耐药菌株;患者的发病年龄;治疗时期的病期、病型;是否合并脑积水;初治或复治(恶化或复发);脑脊液生化和细胞学变化等都能影响治疗的效果。这些综合因素和预后都有密切的关系。

结核性脑膜炎早期,脑底渗出物可因及时治疗而完全吸收,临床可无症状或症状完全好转,治疗后可无任何后遗症。脑脊液恢复正常,结核菌转阴,中枢神经系统的病灶亦可完全吸收。但是如果诊断和治疗被延误,则结核性脑膜炎颅底炎症由脑膜延及脑实质,引起意识障碍和精神症状。累及脑血管,引起脑软化、偏瘫、癫痫发作、失语。炎症波及间脑,引起严重自主神经功能紊乱。累及锥体外系出现各种异常运动。累及脑桥及延髓引起吞咽、迷走和副神经损害。患者因渗出物的粘连和压迫引起呼吸不畅或出现陈-施氏呼吸,可因呼吸中枢麻痹而死亡。上述不同程度的临床征象既是造成死亡的原因,也是出现后遗症的主要原因。常见有肢体运动障碍、视听觉障碍、智力障碍。当发生后遗症时,根据病情,选择使用新针疗法、推拿按压、中医中药、康复锻炼。药物方面可根据病情选用脑细胞代谢活化剂、脱水药物、内分泌制剂及镇静地西泮剂型。

九、护理

(一)一般护理

(1)绝对卧床休息。卧床时间一般为半年,卧床给以头高位 15°～20°,颈项强直者去枕。

(2)保持病室安静,避免强光强声刺激。

(3)保持床单位整齐、清洁、干燥,加强皮肤护理,防止压疮的发生。

(4)注意保持大便通畅。3 天无大便,遵医嘱给予缓泻剂,预防颅内压增高。

(5)如呕吐或惊厥时,将患者侧卧,以免呕吐物吸入气管。

(6)饮食护理。易进高蛋白、高热量、高维生素、高糖、低脂的食物。

(7)心理护理。保持患者情绪稳定,避免精神紧张,帮助患者树立战胜疾病的信心,配合治疗。

(8)配合医师做好腰椎穿刺前、中、后的护理工作。

(9)密切观察神志、瞳孔、体温、脉搏、呼吸血压等变化,以及时记录。瞳孔忽大忽小时提示中脑受损。注意颅内高压及肢体活动情况。观察药物的不良反应。

(10)遵医嘱给予持续低流量吸氧。

(11)发热患者遵医嘱给予降温。做好口腔护理。

(12)昏迷患者注意眼睛的保护,做好各种管道的护理,保持通畅;严格无菌操作,防感染。对烦躁不安、抽搐的患者,给以保护性措施。保持呼吸道通畅,头偏向一侧,定期翻身叩背防坠积性肺炎。

(13)加强肢体功能锻炼,制订有效的肢体训练计划。

(二)颅内高压的护理

(1)观察患者头痛的程度及持续时间,有无呕吐,呕吐是否为喷射性及呕吐物的性质,患者的呼吸情况,判断颅内压升高的程度,为降颅压治疗提供依据。

(2)观察脱水剂的临床反应。①观察脱水前后患者头痛、呕吐物情况。②脱水剂快慢对病情的影响。③脱水剂间隔时间的影响。④严重颅内高压患者甘露醇与呋塞米间隔使用。⑤肾功能不全应观察尿量变化,以防肾功能恶化。

(3)侧脑室引流的护理。①首先做好侧脑室引流术前准备、术中护理。②术后观察脑脊液颜色及每天脑脊液引流量。③正确判断脑室内压力。④观察脑室内压力与临床症状的关系。⑤注意引流后的消毒、无菌处理。

十、健康教育

(1)讲解结脑患者的早期症状及特点,以便早发现早治疗。

(2)宣传结核病的传染传播途径、传染方式,注意个人卫生,杜绝随地吐痰,加强个人防护。

(3)讲解卧床休息的重要性,避免过早下床活动。

(4)坚持长期、规律服药原则。

(5)新生儿接种卡介苗是预防儿童结脑的有效措施。

(6)合理膳食,进高热量、高蛋白、高维生素、低脂、易消化的饮食。

(7)加强肢体功能锻炼。

(8)定期复查肝、肾功能,以及脑脊液、尿、痰、血常规。

(9)禁烟酒。

(王晓玲)

第五节 视神经脊髓炎

视神经脊髓炎(neuro myelitis optica,NMO)是免疫介导的主要累及视神经和脊髓的原发性中枢神经系统炎性脱髓鞘病。Devic(1849 年)首次描述了单相病程的 NMO,称为 Devic 病。视神经脊髓炎在中国、日本等亚洲人群的中枢神经系统脱髓鞘病中较多见,而在欧美西方人群中较少见。

一、病因及发病机制

NMO 的病因及发病机制尚不清楚。长期以来关于 NMO 是独立的疾病实体,还是 MS 的亚型一直存在争议。近年研究发现 CNS 水通道蛋白 4(aquaporin-4,AQP4)抗体,是 NMO 较为特异的免疫标志物,被称为 NMO-IgG。与 MS 不同,NMO 是以体液免疫为主、细胞免疫为辅的 CNS 炎性脱髓鞘病。由于 NMO 在免疫机制、病理改变、临床和影像改变、治疗和预后等方面均与 MS 有差异,故大部分学者认为 NMO 是不同于 MS 的疾病实体。

二、临床表现

(1)任何年龄均可发病,平均年龄 39 岁,女：男比例为(5~10)：1。

(2)单侧或双侧视神经炎(optic neuritis,ON)及急性脊髓炎是本病主要表现,其初期可为单纯的视神经炎或脊髓炎,亦可两者同时出现,但多数先后出现,间隔时间不定。

(3)视神经炎可单眼、双眼间隔或同时发病。多起病急,进展快,视力下降可至失明,伴眶内疼痛,眼球运动或按压时明显。眼底可见视盘水肿,晚期可见视神经萎缩,多遗留显著视力障碍。

(4)脊髓炎可为横贯性或播散性,症状常在几天内加重或达到高峰,表现为双下肢瘫痪、双侧感觉障碍和尿潴留,且程度较重。累及脑干时可出现眩晕、眼震、复视、顽固性呃逆和呕吐、饮水呛咳和吞咽困难。根性神经痛、痛性肌痉挛和 Lhermitte 征也较为常见。

(5)部分 NMO 患者可伴有其他自身免疫性疾病,如系统性红斑狼疮、干燥综合征、混合结缔组织病、重症肌无力、甲状腺功能亢进、桥本甲状腺炎、结节性多动脉炎等,血清亦可检出抗核抗体、抗 SSA/SSB 抗体、抗心磷脂抗体等。

(6)经典 Devic 病为单时相病程,在西方多见。80%~90%的 NMO 患者呈现反复发作病程,称为复发型 NMO,常见于亚洲人群。

三、辅助检查

(一)脑脊液

细胞数增多显著,约 1/3 的单相病程及复发型患者 MNC>50×10^6/L;复发型患者 CSF 蛋白增高明显,脑脊液蛋白电泳可检出寡克隆区带,但检出率较 MS 低。

(二)血清 NMO-IgG(AQP4 抗体)

NMO 血清 AQP4 抗体多为阳性,而 MS 多为阴性,为鉴别 NMO 与 MS 的依据之一。

(三)MRI 检查

NMO 患者脊髓 MRI 的特征性表现为脊髓长节段炎性脱髓鞘病灶,连续长度一般≥3 个椎体节段,轴位像上病灶多位于脊髓中央,累及大部分灰质和部分白质。病灶主要见于颈段、胸段,急性期病灶处脊髓肿胀,严重者可见空洞样改变,增强扫描后病灶可强化。

(四)视觉诱发电位

P100 潜伏期显著延长,有的波幅降低或引不出波形。在少数无视力障碍患者中也可见 P100 延长。

(五)血清其他自身免疫抗体

NMO 患者可出现血清 ANAs 阳性,包括 ANA、抗 dsDNA、抗着丝粒抗体(ACA)、抗 SSB 抗体等。

四、治疗原则

视神经脊髓炎的治疗包括急性发作期治疗、缓解期治疗和对症治疗。

(一)急性发作期治疗

首选大剂量甲泼尼龙琥珀酸钠(甲强龙)冲击疗法,能加速 NMO 病情缓解。从 1 g/d 开始,静脉滴注 3～4 小时,共 3 天,剂量阶梯依次减半,甲强龙停用后改为口服泼尼松 1 mg/(kg·d),逐渐减量。对激素有依赖性患者,激素减量过程要慢,每周减 5 mg,至维持量 15～20 mg/d,小剂量激素维持时间应较 MS 长一些。对甲强龙冲击疗法反应差的患者,应用血浆置换疗法可能有一定效果。一般建议置换 3～5 次,每次用血浆 2～3 L,多数置换 1～2 次后见效。无血浆置换条件者,使用静脉滴注免疫球蛋白(IVIG)可能有效,用量为 0.4 g/(kg·d),一般连续用5 天为1 个疗程。对合并其他自身免疫疾病的患者,可选择激素联合其他免疫抑制剂如环磷酰胺治疗。

(二)缓解期治疗

主要通过抑制免疫达到降低复发率、延缓残疾的目的,需长期治疗。一线药物方案包括硫唑嘌呤联用泼尼松或者利妥昔单抗。二线药物可选用环磷酰胺、米托蒽醌、吗替麦考酚酯等,定期使用 IVIG 或间断血浆交换也可用于 NMO 治疗。

(三)对症治疗

1.疲劳

药物治疗常用金刚烷胺或莫达非尼,用量均为 100～200 mg/d,早晨服用。职业治疗、物理治疗、心理干预及睡眠调节可能有一定作用。

2.行走困难

中枢性钾通道拮抗剂达方吡啶,是一种能阻断神经纤维表面的钾离子通道的缓释制剂,2010 年被美国 FDA 批准用来改善各种类型 MS 患者的行走能力。推荐剂量为 10 mg(一片)口服,2 次/天,间隔 12 小时服用,24 小时剂量不应超过 2 片。常见不良反应包括泌尿系统感染、失眠、头痛、恶心、灼热感、消化不良、鼻部及喉部刺痛等。

3.膀胱功能障碍

可使用抗胆碱药物解除尿道痉挛、改善储尿功能,如索利那新、托特罗定、非索罗定、奥昔布宁,此外,行为干预亦有一定效果。尿液排空功能障碍患者,可间断导尿,3~4 次/天。混合型膀胱功能障碍患者,除间断导尿外,可联合抗胆碱药物或抗痉挛药物治疗,如巴氯芬、多沙唑嗪、坦索罗辛等。

4.疼痛

对急性疼痛如内侧纵束综合征,卡马西平或苯妥英钠可能有效。度洛西汀和普瑞巴林治疗。加巴喷丁和阿米替林对感觉异常如烧灼感、紧束感、瘙痒感可能有效。配穿加压长袜或手套对缓解感觉异常可能也有一定效果。

5.认知障碍

目前仍缺乏疗效肯定的治疗方法。可应用胆碱酯酶抑制剂如多奈哌齐。

6.抑郁

可应用选择性 5-羟色胺再摄取抑制剂(SSRI)类药物。心理治疗也有一定效果。

7.其他症状

如男性患者勃起功能障碍可选用西地那非治疗。眩晕症状可选择美克洛嗪、昂丹司琼或东莨菪碱治疗。

五、护理评估

(一)健康史
有无感染史(消化道、呼吸道),有无其他自身免疫性疾病,如系统性红斑狼疮、干燥综合征、混合结缔组织病、重症肌无力、甲状腺功能亢进症、桥本甲状腺炎、结节性多动脉炎等。

(二)症状

1.视神经损害

视力下降伴眼球胀痛,在眼部活动时明显。急性起病患者受累眼几小时或几天内部分或完全视力丧失。视野改变主要表现为中心暗点及视野向心性缩小,也可出现偏盲或象限盲;以视神经炎形式发病者,眼底早期有视盘水肿,晚期出现视神经萎缩。以球后视神经炎发病者早期眼底正常,晚期出现原发性视神经萎缩。

2.脊髓损害

脊髓损害为脊髓完全横贯性损害,症状常在几天内加重或达到高峰,表现为双下肢瘫痪、双侧感觉障碍和尿潴留,且程度较重。累及脑干时可出现眩晕、眼震、复视、顽固性呃逆和呕吐、饮水呛咳和吞咽困难。根性神经痛、痛性肌痉挛也较为常见。

(三)身体状况

1.生命体征

生命体征有无异常。

2.肢体活动障碍

受累部位肢体肌力、肌张力,有无感觉障碍。

3.吞咽困难

有无饮水呛咳、吞咽困难,洼田饮水试验分级。

4.二便障碍

有无尿失禁、尿潴留、便秘。

5.视力障碍

有无视力丧失、下降,视野缺损,偏盲,复视等。

(四)心理状况

(1)有无焦虑、恐惧、抑郁等情绪。

(2)疾病对生活、工作有无影响。

六、护理诊断/问题

(一)生活自理能力缺陷

生活自理能力缺陷与肢体无力有关。

(二)躯体移动障碍

躯体移动障碍与脊髓受损有关。

(三)有受伤的危险

有受伤的危险与视神经受损有关。

(四)有皮肤完整性受损的危险

有皮肤完整性受损的危险与瘫痪及大小便失禁有关。

(五)便秘

便秘与脊髓受累有关。

(六)潜在并发症

感染与长期应用激素导致机体抵抗力下降有关。

(七)有泌尿系统感染的危险

有泌尿系统感染的危险与长期留置尿管及卧床有关。

(八)知识缺乏

知识缺乏与疾病相关知识缺乏有关。

(九)焦虑

焦虑与担心疾病预后及复发有关。

七、护理措施

(一)环境与休息

保持病室安静舒适,病房内空气清新,温湿度适宜。病情危重的患者应卧床休息。病情平稳时鼓励患者下床活动,注意预防跌倒、坠床等不良事件的发生。

(二)饮食护理

指导患者进高热量、高蛋白质、高维生素食物,少食多餐,多吃新鲜蔬菜和水果。出现吞咽困难等症状时,进食应抬高床头,速度宜慢,并观察进食情况,避免呛咳。必要时遵医嘱留置胃管,并进行吞咽康复锻炼。

(三)安全护理

(1)密切观察病情变化,视力、肌力如有下降,以及时通知医师。视力下降、视野缺损的患者要注意用眼卫生,不用手揉眼,保持室内光线良好,环境简洁整齐。将呼叫器、水杯等必需品放在患者视力范围内,暖瓶等危险物品远离患者。复视患者活动时建议戴眼罩遮挡一侧眼部,以减轻头晕症状。

(2)感觉异常的患者,指导其选择宽松、棉质衣裤,以减轻束带感。洗漱时,以温水为宜,可以缓解疲劳。禁止给予患者使用热水袋,避免泡热水澡。避免因过热而导致症状波动。

(四)肠道护理

排泄异常的患者嘱其养成良好的排便习惯,定时排便。每天做腹部按摩,促进肠蠕动,排便困难时可使用开塞露等缓泻药物。平时多食含粗纤维食物,以保证大便通畅。留置尿管的患者,保持会阴部清洁、干燥。定时夹闭尿管,协助患者每天做膀胱、盆底肌肉训练,增强患者控制膀胱功能的能力。

(五)基础护理

保持床单位清洁、干燥,保证患者"六洁四无"。定时翻身、拍背、吸痰,保持呼吸道通畅,保持皮肤完好。肢体处于功能位,每天进行肢体的被动活动及伸展运动训练。能行走的患者,鼓励其进行主动锻炼。锻炼要适度。并保证患者安全,避免外伤。

(六)用药护理

使用糖皮质激素应注意观察药物的不良反应及并发症,以及时有效遵医嘱给予处理。注意观察生命体征、血糖变化。保护胃黏膜,避免进食坚硬、有刺激的食物。长期应用者,要注意避免感染。并向患者及家属进行药物宣教,以取得其配合。使用免疫抑制剂应向患者及家属做好药物知识宣教,使其了解药物的使用注意事项及不良反应,注意观察药物不良反应,预防感染,定期抽血,监测血常规及肝功能、肾功能。

(七)心理护理

要做好患者心理护理,介绍有关疾病知识,鼓励患者配合医护人员的治疗,做好长期治疗的准备,树立战胜疾病的信心,减轻恐惧、焦虑、抑郁等不良情绪,以促进疾病康复。

八、健康指导

(1)合理安排工作、学习,生活有规律。

(2)保证充足睡眠,保持积极乐观的精神状态,增加自我照顾能力和应对疾病的信心。

(3)避免紧张和焦虑的情绪。

(4)进行康复锻炼,以保持活动能力,强度要适度。

(5)正确用药,合理饮食。

(王晓玲)

第六节　多发性硬化

多发性硬化(multiple sclerosis,MS)是中枢神经系统白质脱髓鞘疾病,其病因不清,病理特征为中枢神经系统白质区域多个部位的炎症、脱髓鞘及胶质增生病灶。临床上多为青壮年起病,症状和体征提示中枢神经系统多部位受累,病程有复发缓解的特征。

一、病因及发病机制

病因及发病机制尚未完全清楚。有研究认为该病与病毒感染有关,但尚未从患者的脑组织中发现和分离出病毒;亦有认为 MS 可能是中枢神经系统病毒感染引起的自身免疫性疾病。MS还具有明显的家族性倾向,MS 患者的一级亲属中患病的危险比一般人群要高得多,其遗传易感性可能是多基因产物相互作用的结果。环境、种族、免疫接种、外伤、怀孕等因素均可能与该病的发病或复发有关。

二、临床表现

(一)发病年龄

发病通常在青壮年,20~30 岁是发病的高峰年龄。10 岁以前或 60 岁以后很少发病。但有3 岁和67 岁发病的报道。

(二)发病形式

起病快慢不一,通常急性或亚急性起病。病程有加重与缓解交替。临床病程会由数年至数十年,亦有极少数重症患者在发病后数月内死亡。部分患者首次发作症状可以完全缓解,但随着复发,缓解会不完全。

(三)症状和体征

可出现中枢神经系统各部位受累的症状和体征。其特征是症状和体征复杂,且随着时间变化,其性质和严重程度也发生着变化。

(1)视觉症状包括复视、视觉模糊、视力下降、视野缺损。眼底检查可见有视神经炎的改变,晚期可出现视神经萎缩。内侧纵束病变可造成核间性眼肌麻痹,是多发性硬化的重要体征。其特征表现为内直肌麻痹而造成一侧眼球不能内收,并有对侧外直肌无力和眼震。

(2)某些患者三叉神经根部可能会损害,表现为面部感觉异常,角膜反射消失。三叉神经痛应考虑多发性硬化的可能。

(3)其他如眩晕、面瘫、构音障碍、假性延髓性麻痹均可以出现。

(4)肢体无力是最常见的体征。单瘫、轻偏瘫、四肢瘫均能见到,还可能有不对称性四肢瘫。肌力常与步行困难不成比例。某些患者,特别是晚发性患者,会表现为慢性进行性截瘫,可能只出现锥体束征及较轻的本体感觉异常。

(5)小脑及其与脑干的联系纤维常常受累,引起构音障碍、共济失调、震颤及肢体协调不能,其语言具有特征性的扫描式语言,由腭和唇肌的小脑性协调不能加上皮质脑干束受累所致,出现所谓夏科三联征:构音不全、震颤及共济失调。

(6)排尿障碍症状包括尿失禁、尿急、尿频等。排便障碍少于排尿障碍。男性患者可以出现性欲减低和阳痿。女性性功能障碍亦不少见。

(7)感觉异常较常见。颈部被动或主动屈曲时会出现背部向下放射的闪电样疼痛,即Lhermitte征,提示颈髓后柱的受累。各种疼痛除 Lhermitte 征外,还有三叉神经痛、咽喉部疼痛、肢体的痛性痉挛、肢体的局部疼痛及头痛等。

(8)精神症状亦不少见,常见有抑郁、欣快,亦有可能合并情感性精神病。认知、思维、记忆等均可受累。

三、辅助检查

(一)影像学检查

MRI 是最有用的诊断手段。90％以上的患者可以通过 MRI 发现白质多发病灶,因而是诊断多发性硬化的首选检查。T_2 加权相是常规检查,质子相或压水相能提高检查的正确率。典型改变应在白质区域有 4 处直径大于 3 mm 的病灶,或 3 处病灶至少有一处在脑室旁。

(二)脑脊液检查

对于诊断可以提供支持证据。脑脊液 γ 球蛋白改变及出现寡克隆区带,提示鞘内有免疫球蛋白合成,这是 MS 的脑脊液改变之一。

(三)电生理检查

视觉诱发电位及脑干诱发电位对发现临床病灶有重要意义。视觉诱发电位对视神经、视交叉、视束病灶非常敏感。

四、治疗原则

治疗原则包括针对病因和对症治疗。

(一)激素治疗

糖皮质激素具有抗炎和免疫抑制作用,用于治疗 MS 可以缩短病程和减少复发。急性发作较严重,可给予甲泼尼龙 1 000 mg,加入 5％葡萄糖 500 mL 中静脉滴注,3～4 小时滴完,连续 3 天,然后口服泼尼松治疗:80 mg/d,10～14 天,以后可根据病情调整剂量和用药时间,逐渐减量。亦可予地塞米松 10～20 mg/d,或氢化可的松 200～300 mg/d,静脉滴注,一般使用 10～14 天后改服泼尼松。从对照研究来看,激素治疗可加速急性发作的缓解,但对于最终预后的影响尚不清楚。促皮质激素多数人认为不宜使用。

(二)干扰素

目前认为可能改变 MS 病程和病情。有两种制剂,β-1a、β-1b。这些药物治疗可能降低复发缓解期的发作次数 30％,也可降低症状的严重程度。β 干扰素治疗的不良反应较小,有些患者可能产生肝功能异常及骨髓抑制。

(三)免疫抑制剂

1.环磷酰胺

成人剂量一般 0.2～0.4 g 加入 0.9％生理盐水 20 mL 中静脉注射,隔天一次,累计总量 8～10 g 为 1 个疗程。

2.硫唑嘌呤

口服剂量 1～2 mg/kg,累积剂量 8～10 g 为 1 个疗程。

3.甲氨蝶呤

对于进展性 MS 可能有效,剂量为 7.5～15.0 mg,每周一次。使用免疫抑制剂时应注意其毒性反应。

(四)Copolymer1

Copolymer1 是一种由 L-丙氨酸、L-谷氨酸、L-赖氨酸和 L-酪氨酸按比例合成的一种多肽混合物。它在免疫化学特性上模拟多发性硬化的推测抗原,可清除自身抗原分子,对早期复发缓解性多发性硬化患者可减少复发次数,但对重症患者无效。用法为每天皮下注射 120 mg。

(五)对症治疗

减轻痉挛,可用 Baclofen 40～80 mg/d,分数次给予,地西泮和其他肌松药也可给予。尿失禁患者应注意预防泌尿系统感染。有痛性强直性痉挛发作或其他发作性症状,可予卡马西平 0.1～0.2 g,每天 3 次口服,应注意该药对血液系统和肝功能的不良反应。功能障碍患者应进行康复训练,加强营养。注意预防肺部感染。感冒、妊娠、劳累可能诱发复发,应注意避免。

五、护理评估

(一)健康史

有无家族史;有无病毒感染史。

(二)症状

1.视力障碍

表现为急性视神经炎或球后视神经炎,常伴眼球疼痛。部分有眼肌麻痹和复视。

2.运动障碍

四肢瘫、偏瘫、截瘫或单瘫,以不对称瘫痪最常见。易疲劳,可为疾病首发症状。

3.感觉异常

浅感觉障碍,肢体、躯干或面部针刺麻木感,异常的肢体发冷、蚁走感、瘙痒感或尖锐、烧灼样疼痛及定位不明确的感觉异常。

4.共济失调

不同程度的共济运动障碍。

5.自主神经功能障碍

尿频、尿失禁、便秘,或便秘与腹泻交替出现,性欲减退、半身多汗和流涎等。

6.精神症状和认知功能障碍

抑郁、易怒、脾气暴躁,也可表现为淡漠、嗜睡、强哭强笑等。

7.发作性症状

指持续时间短暂、可被特殊因素诱发的感觉或运动异常。如构音障碍、共济失调、单肢痛性发作及感觉迟钝、面肌痉挛、阵发性瘙痒和强直性发作等。

(三)身体状况

(1)生命体征:尤其是呼吸、血氧饱和度。

(2)肢体活动障碍:肌力分级、肌力有无下降。

(3)二便障碍:有无尿失禁、尿潴留,有无尿管,有无便秘。

(4)呼吸:有无呼吸困难、咳嗽咳痰费力。

(5)视力:有无视力障碍、复视。

(四)心理状况

(1)有无焦虑、恐惧、抑郁等情绪。

(2)疾病对生活、工作有无影响。

六、护理诊断/问题

(一)生活自理能力缺陷

生活自理能力缺陷与肢体无力有关。

(二)躯体移动障碍

躯体移动障碍与脊髓受损有关。

(三)有受伤的危险

有受伤的危险与视神经受损有关。

(四)有皮肤完整性受损的危险

皮肤完整性受损的危险与瘫痪及大小便失禁有关。

(五)便秘

便秘与脊髓受累有关。

(六)潜在并发症

感染与长期应用激素导致机体抵抗力下降有关。

七、护理措施

(1)环境与休息：保持病室安静舒适，病房内空气清新，温湿度适宜。病情危重患者应卧床休息。病情平稳时应鼓励患者下床活动，预防跌倒、坠床等不良事件的发生。

(2)饮食护理：指导患者进高热量、易消化、高维生素的食物，少食多餐，多吃新鲜蔬菜和水果。出现吞咽困难等症状时，进食应抬高床头，速度宜慢，并观察进食情况，避免呛咳，必要时遵医嘱留置胃管，并进行吞咽康复锻炼。

(3)严密观察病情变化，保持呼吸道通畅，出现咳嗽无力、呼吸困难症状给予吸氧、吸痰，并观察缺氧的程度，备好抢救物品。

(4)视力下降、视野缺损的患者要注意用眼卫生，不用手揉眼，保持室内光线良好，环境简洁整齐。将呼叫器、水杯等必需品放在患者视力范围内，暖瓶等危险物品远离患者。复视患者活动时建议戴眼罩遮挡一侧眼部，以减轻头晕症状。

(5)感觉异常的患者，指导其选择宽松、棉质衣裤，以减轻束带感。洗漱时，以温水为宜，可以缓解疲劳。禁止给予患者使用热水袋，避免泡热水澡。避免因过热而导致症状波动。

(6)排泄异常的患者嘱其养成良好的排便习惯，定时排便。每天做腹部按摩，促进肠蠕动，排便困难时可使用开塞露等缓泻药物。平时多食含粗纤维食物，以保证大便通畅。留置尿管的患者，保持会阴部清洁、干燥。定时夹闭尿管，协助患者每天做膀胱、盆底肌肉训练，帮助患者控制膀胱功能。

(7)卧床患者加强基础护理。保持床单位清洁、干燥，保证患者"六洁四无"。定时翻身、拍背、吸痰，保持呼吸道通畅，保持皮肤完好。肢体处于功能位，每天进行肢体的被动活动及伸展运动训练。能行走的患者，鼓励进行主动锻炼。锻炼要适度，并保证患者安全，避免外伤。

(8)注射干扰素时，选择正确的注射方式，避免重复注射同一部位，选择注射部位轮流注射。注射前 15～30 分钟将药物从冰箱取出，置室温环境复温，以减少注射部位反应。注射前冰敷注射部位 1～2 分钟，以缓解疼痛。注射部位在注射后先轻柔按摩 1 分钟再冰敷（勿大于 5 分钟），以降低红肿及硬块的发生。

(9)使用激素时要注意观察生命体征、血糖变化。保护胃黏膜，避免进食坚硬、有刺激的食物。长期应用者，要注意预防感染。

(10)要做好患者心理护理，介绍有关疾病知识，鼓励患者配合医护人员的治疗，树立战胜疾病的信心，减轻恐惧、焦虑、抑郁等不良情绪，以促进疾病康复。

八、健康指导

(1)合理安排工作、学习,生活有规律。

(2)保证充足睡眠,保持积极乐观的精神状态,增加自我照顾能力和应对疾病的信心。

(3)避免紧张和焦虑。

(4)进行康复锻炼,以保持活动能力,强度要适度。

(5)避免诱发因素,如:感冒、发热、外伤、过劳、手术、疫苗接种。控制感染。

(6)正确用药,合理饮食。

(7)女性患者首次发作后 2 年内避免妊娠。

(王晓玲)

第八章　心内科疾病的护理

第一节　高　血　压

一、疾病概述

高血压是一种常见病、多发病,是心、脑血管病的重要病因和危险因素。根据病因常分为原发性高血压和继续发性高血压,95％以上的高血压患者属于原发性高血压,通常将原发性高血压简称为高血压。原发性高血压是以血压升高为主要临床表现伴或不伴有多种心血管危险因素的综合征。

(一)相关病理生理

高血压的发病机制目前尚未形成统一认识,但其血流动力学特征主要是总外周血管阻力相对或绝对增高,从这一点考虑,高血压的发病机制主要存在于五个环节,即交感神经系统活性亢进、肾性水、钠潴留、肾素-血管紧张素-醛固酮系统(RAAS)激活、细胞膜离子转运异常以及胰岛素抵抗。相关病理改变主要集中在对心、脑、肾、视网膜的变化。

1.心

左心室肥厚和扩张。

2.脑

脑血管缺血与变性、粥样硬化,形成微动脉瘤或闭塞性病变,从而引发脑出血、脑血栓、腔隙性脑梗死。

3.肾

肾小球纤维化、萎缩、肾动脉硬化,引起肾实质缺血和肾单位不断减少,导致肾衰竭。

4.视网膜

视网膜小动脉痉挛、硬化,甚至可能引起视网膜渗血和出血。

(二)主要病因与诱因

高血压的病因为多因素,主要包括遗传和环境因素两个方面,两者互为结果。

1.遗传因素

高血压具有明显的家庭聚集性,基因对血压的控制是肯定的,这些与高血压产生有关的基因被称为原发性高血压相关基因。在遗传表型上,不仅血压升高发生率体现遗传性,在血压高度、并发症发生以及其他相关因素方面,如肥胖等也具有遗传性。

2.环境因素

(1)饮食:血压水平和高血压的患病率与钠盐平均摄入量显著相关,摄盐越多,血压水平和患病率越高。摄盐过多导致血压升高主要见于对盐敏感的人群。另外,膳食中充足的钾、钙、镁和优质蛋白可防止血压升高,素食为主者血压常低于肉食者。长期饮咖啡、大量饮酒、饮食中缺钙、饱和脂肪酸过多,不饱和脂肪酸与饱和脂肪酸比值降低等均可引起血压升高。

(2)精神心理:社会因素包括职业、经济、劳动种类、文化程度、人际关系等,对血压的影响主要是通过精神和心理因素起作用。因此脑力劳动者高血压发病率高于体力劳动者,从事精神紧张度高的职业和长期生活在噪声环境者高血压也较多。

3.其他因素

肥胖者高血压患病率是体重正常者2~3倍,超重是血压升高的重要独立危险因素。一般采用体质指数(BMI)来衡量肥胖程度,腰围反映向心性肥胖程度,血压与BMI呈显著正相关,腹型肥胖者容易发生高血压。服用避孕药的妇女血压升高发生率及程度与服用药物时间长短有关,但这种高血压一般较轻主,且停药后可逆转。睡眠呼吸暂停低通气综合征的患者50%有高血压,且血压的高度与睡眠呼吸暂停低通气综合征的病程有关。

(三)临床表现

大多数起病缓慢、渐进,缺乏特殊的临床表现。血压随着季节、昼夜、情绪等因素有较大波动。

1.一般表现

(1)症状:头痛是最常见的症状,较常见的还有头晕、头胀、耳鸣眼花、疲劳、注意力不集中、失眠等。这些症状在紧张或劳累后加重,典型的高血压头痛在血压下降后即可消失。

(2)体征:高血压的体征较少,血压升高时可闻及主动脉瓣区第二心音亢进及收缩期杂音。皮肤黏膜、四肢血压、周围血管搏动、血管杂音检查有助于继续性高血压的病因判断。

2.高血压急症和亚急症

高血压急症是指高血压患者在某些诱因作用下,血压急剧升高[一般>24.0/16.0 kPa(180/120 mmHg)],同时伴有进行性心、脑、肾等重要靶器官功能不全的表现。高血压急症的患者如不能及时降低血压,预后很差,常死于肾衰竭、脑卒中或心力衰竭。高血压亚急症是指血压显著升高但不伴靶器官损害,患者常有血压升高引起的症状。

(四)辅助检查

1.常规检查

尿常规、血糖、血脂、肾功能、血清电解质、心电图和胸部X线片等检查,有助于发现相关危险因素和靶器官损害。必要时行超声心动图、眼底检查等。

2.特殊检查

为进一步了解患者血压节律和靶器官损害情况,可有选择地进行一些特殊检查。如24小时动态血压监测(ABPM),踝/臂血压比值,心率变异,颈动脉内膜中层厚度(IMT),动脉弹性功能测定,血浆肾素活性(PRA)等。

(五)治疗原则

1.治疗目标

高血压是一种以动脉血压持续升高为特征的进行性"心血管综合征",常伴有其他危险因素、靶器官损害或临床疾病,需要进行综合干预。常常采用药物治疗与非药物治疗,以及防治各种心血管病危险因素等相结合。因此,高血压的治疗目标是尽可能地降低心血管事件的发生率和病死率。

2.非药物治疗

(1)合理膳食:低盐饮食,限制钠盐摄入;限制乙醇摄入量。

(2)控制体重:体质指数如>24则需要限制热量摄入和增加体力活动。

(3)适宜运动:增加有氧运动。

(4)其他:定期测量血压,规范治疗,改善治疗依从性,尽可能实现降压达标,坚持长期平稳有效地控制血压。保持健康心态,减少精神压力,戒烟等。

治疗时根据年龄、病程、血压水平、心血管病危险因素、靶器官损害程度、血流动力学状态以及并发症等来选择合适药物。

3.药物治疗

降压药物的选择一般应从一线药物、单一药物开始,疗效不佳时,才联合用药。若非血压较高,或高血压急症,降压时用药以小剂量开始,逐渐加量,使血压逐渐下降,老年患者更需如此。

(1)利尿剂:通过利钠排水、降低细胞外高血容量、减轻外周血管阻力发挥降压作用。作用较平稳、缓慢,持续时间相对较长,作用持久服药2周后作用达高峰,能增强其他降压的疗效,适用于轻、中度高血压。有噻嗪类、祥利尿剂和保钾利尿剂三类,以噻嗪类使用最多。

(2)β受体阻滞剂:通过抑制过度激活的交感神经活性、抑制心肌收缩力、减轻心率发挥降压作用。降压作用较迅速、强力,适用于不同严重程度的高血压,尤其是心率较快的中、青年患者或合并心绞痛的患者,对老年高血压疗效相对较差。二度、三度心脏传导阻滞和哮喘患者禁用,慢性阻塞性肺疾病、运动员、周围血管病或糖耐量异常者慎用。有选择性($β_1$)、非选择性($β_1$和$β_2$)和兼有α受体阻滞三类,常用的有美托洛尔、阿替洛尔、比索洛尔、普萘洛尔等。

(3)钙通道阻滞剂:通过阻断血管平滑肌细胞上的钙离子通道,扩张血管降低血压。降压效果起效迅速,降压幅度相对较强,剂量和疗效呈正相关,除心力衰竭患者外较少有治疗禁忌证。分为二氢吡啶类和非三氢吡啶类,前者以硝苯地平为代表,后者有维拉帕米和地尔硫草。

(4)血管紧张素转换酶抑制剂:通过抑制血管紧张素转换酶阻断肾素血管紧张素系统,从而达到降压作用。降压起效缓慢,逐渐增强,在3~4周时达最大作用,限制摄入或联合使用利尿剂可使起效迅速和作用增强。常用的有卡托普利、依那普利、贝那普利等。

(5)血管紧张素Ⅱ受体阻滞剂:通过阻断血管紧张素Ⅱ受体发挥降压作用。起效缓慢,但持久而平稳,一般在6~8周达到最大作用,持续时间达24小时以上。常用的药物有氯沙坦、缬沙坦、厄贝沙坦、替米沙坦等。

(6)α受体阻滞剂:不作为一般高血压的首选药,适用于高血压伴前列腺增生患者,也用于难治性高血压的治疗。如哌唑嗪。

二、护理评估

(一)一般评估

1.生命体征

体温、脉搏、呼吸可正常，但血压测量值升高。必要时可测量立、卧位血压和四肢血压，监测24 小时血压以判断血压节律变化情况。高血压诊断的主要依据是患者在静息状态下，坐位时上臂肱动脉部位血压的测量值。但必须是在未服用降压药的情况下，非同日 3 次测量血压，若收缩压≥18.7 kPa(140 mmHg)和/或舒张压≥12.0 kPa(90 mmHg)则诊断为高血压。患者既往有高血压史，目前正在使用降压药，血压虽然＜18.7/12.0 kPa(140/90 mmHg)，也诊断为高血压。

2.病史和病程

询问患者有无高血压、糖尿病、血脂异常、冠心病、脑卒中或肾脏病的家庭史；患高血压的时间，血压最高水平，是否接受过降压治疗及其疗效与不良反应；有无合并其他相关疾病；是否服用引起血压升高的药物，如口服避孕药、甘珀酸、麻黄碱滴鼻药、可卡因、类固醇等。

3.生活方式

膳食脂肪、盐、酒摄入量，吸烟支数，体力活动量以及体重变化等情况。

4.患者的主诉

约 1/5 患者无症状，常见的主诉有头痛、头晕、疲劳、心悸、耳鸣等症状，疲劳、激动或紧张、失眠时可加剧，休息后多可缓解。也可出现视力模糊、鼻出血等较重症状，患者主诉症状严重程度与血压水平有一定关联。有脏器受累的患者还会有胸闷、气短、心绞痛、多尿等主诉。

5.相关记录

身高、体重、腰围、臀围、饮食(摄盐量和饮酒量)、活动量、血压等记录结果。评估超重和肥胖最简便和常用的指标是体质指数(BMI)和腰围。BMI 反映全身肥胖程度，腰围反映中心型肥胖的程度。BMI 的计算公式为：BMI＝体重(kg)/身高的平方(m^2)，成年人正常 BMI 为 18.5～23.9 kg/m^2，超重者 BMI 为 24～27.9 kg/m^2，肥胖者 BMI≥28 kg/m^2。成年人正常腰围＜90/84 cm(男/女)，如腰围≥90/85 cm(男/女)，提示需要控制体重。

(二)身体评估

1.头颈部

部分患者有甲亢突眼征，颈部可听诊到血管杂音提示颈部血管狭窄、不完全性阻塞或代偿性血流量增多、加快。

2.胸背部

结合 X 线结果综合考虑心界有无扩大，心脏听诊可在主动脉瓣区闻及第二心音亢进、收缩期杂音或收缩早期喀喇音。

3.腹部和腰背部

背部两侧肋脊角、上腹部脐两侧、腰部肋脊处有血管杂音，提示存在血管狭窄。肾动脉狭窄的血管杂音常向腹两侧传导，大多具有舒张期成分。

4.四肢和其他

观察有无神经纤维瘤性皮肤斑，皮质醇增多症时可有向心性肥胖、紫纹与多毛的现象，下肢可见凹陷性水肿，观察四肢动脉搏动情况。

(三)心理-社会评估

评估患者家庭情况、工作环境、文化程度及有无精神创伤史；患者在疾病治疗过程中的心理反应与需求，家庭及社会支持情况，引导患者正确配合疾病的治疗与护理。

(四)辅助检查结果评估

1.常规检查

有无血液生化（钾、空腹血糖、总胆固醇、甘油三酯、高密度脂蛋白胆固醇、低密度脂蛋白胆固醇和尿酸、肌酐）、全血细胞计数、血红蛋白和血细胞比容、尿蛋白、尿糖的异常；心电图检查有无异常；24小时动脉血压监测检查24小时血压情况及其节律变化。

2.推荐检查

超声心动图和颈动脉超声、餐后血糖、尿蛋白定量、眼底、胸部X线检查、脉搏波传导速度以及踝臂血压指数等可帮助判断是否存在脏器受累。

3.选择检查项目

对怀疑继续性高血压患者可根据需要选择进行相应的脑功能、心功能和肾功能检查。

(五)血压水平分类和心血管风险分层评估

1.按血压水平分类

据血压升高水平，可将血压分为正常血压、正常高值、高血压（分为1级、2级和3级）和单纯收缩期高血压（表8-1）。

表 8-1　血压水平分类和定义

分类	收缩压/mmHg		舒张压/mmHg
正常血压	<120	和	<90
正常高值	120～139	和/或	89～90
高血压	≥140	和/或	≥90
1级高血压（轻度）	140～159	和/或	90～99
2级高血压（中度）	160～179	和/或	100～109
3级高血压（重度）	≥180	和/或	≥110
单纯收缩期高血压	≥140	和	<90

2.心血管风险分层评估

虽然高血压及血压水平是影响心血管事件发生和预后的独立危险因素，但是并非唯一决定因素。大部分高血压患者还有血压升高以外的心血管危险因素。因此要准确确定降压治疗的时机和方案，实施危险因素的综合管理就应当对患者进行心血管风险的评估并分层。根据中国高血压防治指南的分层方法，根据血压水平、心血管危险因素、靶器官损害、伴临床疾病，高血压患者的心血管风险分为低危、中危、高危和很高危4个层次（表8-2）。

表 8-2　高血压患者心血管风险水平分层

其他危险因素和病史	1级高血压	2级高血压	3级高血压
无	低危	中危	高危
1～2个其他危险因素	中危	中危	很高危
≥3个其他危险因素或靶器官损害	高危	高危	很高危
临床并发症或合并糖尿病	很高危	很高危	很高危

(六)常用药物疗效的评估

1.利尿剂

(1)准确记录患者出入量(尤其是 24 小时尿量):大量利尿可引起血容量过度降低,心排血量下降,血尿素氮增高。患者皮肤弹性减低,出现直立性低血压和少尿。

(2)血生化检查的结果:长期使用噻嗪类利尿剂有可能导致水、电解质紊乱,出现低钠、低氯和低钾血症。

2.β受体阻滞剂

(1)患者自觉症状:疲乏、肢体冷感、激动不安、胃肠不适等症状。

(2)心动过缓或传导阻滞:因药物可抑制心肌收缩力、减慢心率,引起心动过缓或传导阻滞。

(3)反跳现象:长期服用该药患者突然停药可发生反跳现象,即原有的症状加重或出现新的表现,较常见的有血压反跳性升高,伴头痛、焦虑等,称为撤药综合征。

(4)液体潴留:可表现为体重增加、凹陷性水肿。

3.钙通道阻滞剂

(1)监测心率和心律的变化:二氢吡啶类钙通道阻滞剂可反射性激活交感神经,导致心率增加,发生心动过速。而非二氢吡啶类钙通道阻滞剂具有抑制心脏收缩功能和传导功能,有导致传导阻滞的不良反应。

(2)其他体征:可引起面部潮红、脚踝部水肿、牙龈增生等。

4.血管紧张素转化酶抑制剂

(1)患者自觉症状:持续性干咳、头晕、皮疹、味觉障碍及血管神经性水肿等情况。

(2)高血钾:长期应用该类药物可能导致血钾升高,应定期监测血钾和血肌酐的水平。

(3)肾功能的损害:定期监测肾功能。

5.血管紧张素Ⅱ受体阻滞剂

(1)患者自觉症状:有无腹泻等症状。

(2)高血钾:长期应用该类药物可能导致血钾升高,应定期监测血钾和血肌酐的水平。

(3)肾功能的损害:定期监测肾功能。

6.α受体阻滞剂

直立性低血压:服用该类药物的患者可出现直立性晕厥现象,测量坐、立位血压是否差异过大。

三、护理诊断

(一)疼痛
头痛与血压升高有关。

(二)有受伤的危险
有受伤的危险与头晕、视力模糊、意识改变或发生直立性低血压有关。

(三)营养失调
高于机体需要量与摄入过多,缺少运动有关。

(四)焦虑
焦虑与血压控制不满意、已发生并发症有关。

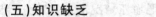

（五）知识缺乏

缺乏疾病预防、保健知识和高血压用药知识。

（六）潜在并发症

1.高血压急症

高血压急症与血压突然/显著升高并伴有靶器官损害有关。

2.电解质紊乱

电解质紊乱与长期应用降压药有关。

四、护理措施

（一）控制体重

超重和肥胖是导致血压升高的重要原因之一，而以腹部脂肪堆积为典型特征的中心性肥胖还会进一步增加高血压等心血管与代谢性疾病的风险，适当控制体重，减少脂肪含量，可显著降低血压。最有效的减重措施是控制能量摄入和增加运动。减重的速度因人而异，通常以每周减重 0.5～1.0 kg 为宜。

（二）合理饮食

合理饮食是控制体重的重要手段。高血压患者饮食需遵循平衡膳食的原则，控制高热量食物的摄入，如高脂肪食物、含糖饮料和酒类等；适当控制碳水化合物的摄入；减少钠盐的摄入。

钠盐可显著升高血压，增加高血压发病的风险，而钾盐可对抗钠盐升高血压的作用。世界卫生组织推荐每天钠盐摄入量应＜5 g。高血压患者应尽可能减少钠盐的摄入，增加食物中钾盐的含量。烹调高血压患者的食物尽可能减少用盐、味精和酱油等调味品，可使用定量的盐勺；少食或不食含钠盐高的各类加工食品，如咸菜、火腿和各类炒货等；增加蔬菜、水果的摄入量；肾功能良好者可使用含钾的烹调用盐。

（三）制订康复运动计划

合理的运动计划不但能控制体重，降低血压，还能改善糖代谢。在运动方面应采用有规律的、中等强度的有氧运动。建议每天体力活动 30 分钟左右，每周至少进行 3 次有氧锻炼，如步行、慢跑、骑车、游泳、跳舞和非比赛性划船等。运动强度指标为运动时最大心率达到(170－年龄)，运动的强度、时间和频度以不出现不适反应为度。

典型的运动计划包括 3 个阶段：5～10 分钟的轻度热身活动；20～30 分钟的耐力活动或有氧运动；放松运动 5 分钟，逐渐减少用力，使心脑血管系统的反应和身体产热功能逐渐稳定下来。运动的形式和运动量均应根据个人的兴趣和身体状况而定。

（四）监测血压的变化

血压测量是评估血压水平、诊断高血压和观察降压疗效的主要手段。在临床工作中主要采用诊室血压和动态血压测量，家庭血压测量因为可以测量长期血压变异，避免白大衣效应等作用越来越受到大家的重视。

1.诊室血压监测

由医护人员在诊室按统一规范进行测量，是目前评估血压水平和临床诊断高血压并进行分级的标准方法和主要依据。具体方法和要求如下：①选择符合计量标准的水银柱血压计，或经过验证的电子血压计。②使用大小合适的气囊袖带。③测压前患者至少安静休息 5 分钟，30 分钟内禁止吸烟、饮咖啡、茶，并排空膀胱。④测量时最好裸露上臂，上臂与心脏处于同一水平。怀疑有外周血管病者可测量四肢血压,老年人、糖尿病患者及有直立性低血压情况的应加测立、卧位血压。⑤袖带下缘在肘弯上 2.5 cm,听诊器听件置于肱动脉搏动处。⑥使用水银柱血压计时,应快速充气,当桡动脉搏动消失后将气囊压力再升高 4.0 kPa(30 mmHg),以 0.3~0.8 kPa/s(2~6 mmHg/s)的速度缓慢放气,获得舒张压后快速放气至零。⑦应间隔 1~2 分钟重复测量,取 2 次读数的平均值记录。如果 2 次读数相差 0.7 kPa(5 mmHg)以上,应再次测量,取 3 次读数的平均值。

2.动态血压监测

通过自动的血压测量仪器完成,测量次数较多,无测量者误差,可避免“白大衣效应”,并可监测夜间睡眠期间的血压。因此,可评估血压短时变异和昼夜节律。

3.家庭血压监测

家庭血压监测又称自测血压或家庭自测血压,是由患者本人或家庭成员协助完成测量,可避免白大衣效应。家庭血压监测还可用于评估数天、数周甚至数月、数年血压的长期变异或降压治疗效应,而且有助于增强患者的参与意识,改善治疗依从性,但不适用于精神高度焦虑的患者。

(五)降压目标的确立

帮助患者确立降压目标。在患者能耐受的情况下,逐步降压达标。一般高血压患者血压控制目标值至少<18.7/12.0 kPa(140/90 mmHg);如合并稳定性冠心病、糖尿病或慢性肾病的患者宜确立个体化降压目标,一般可将血压降至 17.3/10.7 kPa(130/80 mmHg)以下,脑卒中后高血压患者一般血压目标<18.7 kPa(140 mmHg);老年高血压降压目标收缩压<20.0 kPa(150 mmHg);对舒张压<8.0 kPa(60 mmHg)的冠心病患者,应在密切监测血压的前提下逐渐实现收缩压达标。

(六)用药护理

需要使用降压药物的患者包括高血压 2 级或以上患者;高血压合并糖尿病,或已有心、脑、肾靶器官损害和并发症患者;凡血压持续升高,改善生活行为后血压仍未获得有效控制者。从心血管危险分层的角度,高危和极高危患者必须使用降压药物强化治疗。

应严格按医嘱用药,并注意观察常用药的毒副作用,发现问题及时处理,控制输液速度等。

(七)高血压急症的护理

1.避免诱因

安抚患者,避免情绪激动,保持轻松、稳定心态,必要时使用镇静剂。指导其按医嘱服用降压药,不可擅自减量或停服,以免血压急剧升高。另外,避免过度劳累和寒冷刺激。

2.病情监测

监测血压变化,一旦发现有高血压急症的表现,如血压急剧升高、剧烈头痛、呕吐、大汗、视力模糊、面色及神志改变、肢体运动障碍等,应立即通知医师。

3.高血压急症的护理

绝对卧床,抬高床头,避免一切不良刺激和不必要活动,协助生活护理。保持呼吸道通畅,吸氧。进行心电、血压和呼吸监测,建立静脉通道并遵医嘱用药,用药过程中监测血压变化,避免血压骤降。应用硝普钠、硝酸甘油时采用静脉泵入方式,密切观察药物不良反应。

(八)心理护理

长期、过度的心理应激会显著增加心血管风险。应向患者阐述不良情绪可诱发血压升高,帮助患者预防和缓解精神压力以及纠正和治疗病态心理,必要时可寻求专业心理辅导或治疗。

(九)健康教育

1.疾病知识指导

让患者了解自身病情,包括血压水平、危险因素及合并疾病等。告知患者高血压的风险和有效治疗的益处。对患者及家属进行高血压相关知识指导,提高护患配合度。

2.饮食指导

宜清淡饮食,控制能量摄入。营养均衡,减少脂肪摄入,少吃或不吃肥肉和动物内脏。控制钠盐的摄入,增加钾盐的摄入,学会正确烹调食物的要领,并选用定量盐勺。

3.戒烟限酒

吸烟是心血管病的主要危险因素之一,可导致血管内皮损害,显著增加高血压患者发生动脉粥样硬化性疾病的风险。应强烈建议并督促高血压患者戒烟,并指导患者寻求药物辅助戒烟。长期大量饮酒可导致血压升,限制饮酒量可显著降低高血压的发病风险。所有高血压患者均应控制饮酒量,每天饮酒量白酒、葡萄酒、啤酒的量分别应少于 50 mL、100 mL 和 300 mL。

4.适当运动计划

学会制订适当的运动计划,并能自我监测最大运动心率,控制运动强度,按运动计划的 3 个阶段实施运动。

5.用药原则

按时、正确服用相关药物,让患者了解常用药物不良反应及自我观察要点。

6.家庭血压监测

教会患者出院后进行血压的自我监测,提倡进行家庭血压监测,每次就诊携带监测记录。家庭血压监测适用于:一般高血压患者的血压监测,"白大衣"高血压识别,难治性高血压的鉴别,评价长期血压变异,辅助降压疗效评价,以及预测心血管风险及评估预后等。

对患者进行家庭血压监测的相关知识和技能培训:①使用经过验证的上臂式全自动或半自动电子血压计。②测量方案:每天早晚各测 1 次,每次 2～3 遍,取平均值;血压控制平稳者可每周只测 1 天,初诊高血压或血压不稳定的高血压患者,建立连续测血压 7 天,取后 6 天血压平均值作为参考值。③详细记录每次测量血压的日期、时间及所有血压读数,尽可能向医师提供完整的血压记录。

7.及时就诊的指标

(1)血压过高或过低。

(2)出现弥漫性严重头痛、呕吐、意识障碍、精神错乱,甚至昏迷、局灶性或全身性抽搐。

(3)高血压急症和亚急症。

(4)出现脑血管病、心力衰竭、肾衰竭的表现。

(5)突发剧烈而持续且不能耐受的胸痛,两侧肢体血压及脉搏明显不对称,严重怀疑主动脉夹层动脉瘤。

(6)随访时间:依据心血管风险分层,低危或仅服 1 种药物治疗者每 1～3 个月随诊 1 次;新发现的高危或较复杂病例、高危者至少每 2 周随诊 1 次;血压达标且稳定者每个月随诊 1 次。

五、护理效果评价

(1)患者头痛减轻或消失,食欲增加。

(2)患者情绪稳定,了解自身疾病,并能积极配合治疗。服药依从性好,血压控制在降压目标范围内。

（3）患者能主动养成良好生活方式。

（4）患者掌握家庭血压监测的方法，有效记录监测数据并提供给医护人员。

（5）患者未受伤。

（6）患者未发生相关并发症，或并发症发生后能得到及时治疗与护理。

（武萍萍）

第二节　心　肌　炎

心肌炎常是全身性疾病在心肌上的炎症性表现，由于心肌病变范围大小及病变程度的不同，轻者可无临床症状，严重可致猝死，诊断及时并经适当治疗者，可完全治愈，迁延不愈者，可形成慢性心肌炎或导致心肌病。

一、病因病机

(一)病因

细菌性白喉杆菌、溶血性链球菌、肺炎双球菌、伤寒杆菌等。病毒如柯萨奇病毒、艾柯病毒、肝炎病毒、流行性出血热病毒、流感病毒、腺病毒等，其他如真菌、原虫等均可致心肌炎。但目前以病毒性心肌炎较常见。

致病条件因素如下。①过度运动：运动可致病毒在心肌内繁殖复制加剧，加重心肌炎症和坏死。②细菌感染：细菌和病毒混合感染时，可能起协同致病作用。③妊娠：妊娠可以增强病毒在心肌内的繁殖，所谓围产期心肌病可能是病毒感染所致。④其他：营养不良、高热寒冷、缺氧、过度饮酒等，均可诱发病毒性心肌炎。

(二)发病机制

从动物实验、临床与病毒学、病理观察，发现有以下 2 种机制。

1.病毒直接作用

实验中将病毒注入血液循环后可致心肌炎。以在急性期，主要在起病 9 天以内，患者或动物的心肌中可分离出病毒，病毒荧光抗体检查结果阳性，或在电镜检查时发现病毒颗粒。病毒感染心肌细胞后产生溶细胞物质，使细胞溶解。

2.免疫反应

病毒性心肌炎起病 9 天后心肌内已不能再找到病毒，但心肌炎病变仍继续；有些患者病毒感染的其他症状轻微而心肌炎表现颇为严重；还有些患者心肌炎的症状在病毒感染其他症状开始一段时间以后方出现；有些患者的心肌中可能发现抗原抗体复合体。以上都提示免疫机制的存在。

(三)病理改变

病变范围大小不一，可为弥漫性或局限性。随病程发展可为急性或慢性。病变较重者肉眼见心肌非常松弛，呈灰色或黄色，心腔扩大。病变较轻者在大体检查时无发现，仅在显微镜下有所发现而赖以诊断，而病理学检查必须在多个部位切片，方使病变免于遗漏。在显微镜下，心肌纤维之间与血管四周的结缔组织中可发现细胞浸润,以单核细胞为主。心肌细胞可有变性、溶解或坏死。病变如在心包下区则可合并心包炎,成为病毒性心包心肌炎。病变可涉及心肌与间质,也可涉及心脏的起搏与传导系统如窦房结、房室结、房室束和束支,成为心律失常的发病基础。病毒的毒力越强,病变范围越广。在实验性心肌炎中,可见到心肌坏死之后由纤维组织替代。

二、临床表现

取决于病变的广泛程度与部位。重者可致猝死,轻者几无症状。老幼均可发病,但以年轻人较易发病。男多于女。

(一)症状

心肌炎的症状可能出现于原发的症状期或恢复期。如在原发病的症状期出现,其表现可被原发病掩盖。多数患者在发病前有发热、全身酸痛、咽痛、腹泻等症状,反映全身性病毒感染,但也有部分患者原发病症状轻而不显著,须仔细追问方被注意到,而心肌炎症状则比较显著。心肌炎患者常诉胸闷、心前区隐痛、心悸、乏力、恶心、头晕。临床上诊断的心肌炎中,90%左右以心律失常为主诉或首见症状,其中少数患者可由此而发生昏厥或阿-斯综合征。极少数患者起病后发展迅速,出现心力衰竭或心源性休克。

(二)体征

1.心脏扩大

轻者心脏不扩大,一般有暂时性扩大,不久即恢复。心脏扩大显著反映心肌炎广泛而严重。

2.心率改变

心率增速与体温不相称,或心率异常缓慢,均为心肌炎的可疑征象。

3.心音改变

心尖区第一音可减低或分裂。心音可呈胎心样。心包摩擦音的出现反映有心包炎存在。

4.杂音

心尖区可能有收缩期吹风样杂音或舒张期杂音,前者为发热、贫血、心腔扩大所致,后者因左心室扩大造成的相对性左房室瓣狭窄。杂音响度都不超过三级。心肌炎好转后即消失。

5.心律失常

极常见,各种心律失常都可出现,以房性与室性期前收缩最常见,其次为房室传导阻滞,此外,心房颤动、病态窦房结综合征均可出现。心律失常是造成猝死的原因之一。

6.心力衰竭

重症弥漫性心肌炎患者可出现急性心力衰竭,属于心肌泵血功能衰竭,左右心同时发生衰竭,引起心排血量过低,故除一般心力衰竭表现外,易合并心源性休克。

三、辅助检查

(一)心电图

心电图异常的阳性率高,且为诊断的重要依据,起病后心电图由正常可突然变为异常,随感染的消退而消失。主要表现有 ST 段下移,T 波低平或倒置。

(二)X 线检查

由于病变范围及病变严重程度不同,放射线检查亦有较大差别,1/3~1/2 心脏扩大,多为轻中度扩大,明显扩大者多伴有心包积液,心影呈球形或烧瓶状,心搏动减弱,局限性心肌炎或病变较轻者,心界可完全正常。

(三)血液检查

白细胞计数在病毒性心肌炎可正常,偏高或降低,血沉大多正常,亦可稍增快,C反应蛋白大多正常,GOT、GPT、LDH、CPK正常或升高,慢性心肌炎多在正常范围。有条件者可做病毒分离或抗体测定。

四、诊断

病毒性心肌炎的诊断必须建立在有心肌炎的证据和病毒感染的证据基础上。胸闷、心悸常可提示心脏波及,心脏扩大、心律失常或心力衰竭为心脏明显受损的表现,心电图上ST-T改变与异位心律或传导障碍反映心肌病变的存在。病毒感染的证据有以下各点:①有发热、腹泻或流感症状,发生后不久出现心脏症状或心电图变化。②血清病毒中和抗体测定阳性结果,由于柯萨奇B病毒最为常见,通常检测此组病毒的中和抗体,在起病早期和2～4周各取血标本1次,如2次抗体效价示4倍上升或其中1次≥1:640,可作为近期感染该病毒的依据。③咽、肛拭病毒分离,如阳性有辅助意义,有些正常人也可阳性,其意义须与阳性中和抗体测定结果相结合。④用聚合酶链反应法从粪便、血清或心肌组织中检出病毒RNA。⑤心肌活检,从取得的活组织做病毒检测,病毒学检查对心肌炎的诊断有帮助。

五、治疗

应卧床休息,以减轻组织损伤,病变加速恢复。伴有心律失常,应卧床休息2～4周,然后逐渐增加活动量,严重心肌炎伴有心脏扩大者,应休息6个月～1年,直到临床症状完全消失,心脏大小恢复正常。应用免疫抑制剂,激素的应用尚有争论,但重症心肌炎伴有房室传导阻滞,心源性休克心功能不全者均可应用激素。常用泼的松,40～60 mg/d,病情好转后逐渐减量,6周1个疗程。必要时亦可用氢化可的松或地塞米松,静脉给药。心力衰竭者可用强心、利尿、血管扩张剂。心律失常者同一般心律失常的治疗。

六、病情观察

(1)定时测量体温、脉搏,其体温与脉率增速不成正比。

(2)密切观察患者呼吸频率、节律的变化,及早发现是否心功能不全。

(3)定时测量血压,观察记录尿量,以及早判断有无心源性休克的发生。

(4)密切观察心率与心律,及早发现有无心律失常,如室性期前收缩、不同程度的房室传导阻滞等,严重者可出现急性心力衰竭、心律失常等。

七、对症护理

(一)心悸、胸闷

保证患者休息,急性期卧床。按医嘱及时使用改善心肌营养与代谢的药物。

(二)心律失常

当急性病毒性心肌炎患者引起四度房室传导阻滞或窦房结病变引起窦房传导阻滞、窦房停搏而致阿-斯综合征者,应就地进行心肺复苏,并积极配合医师进行药物治疗或紧急做临时心脏起搏处理。

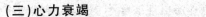

（三）心力衰竭

按心力衰竭护理常规。

八、护理措施

（1）遵医嘱给予氧气吸入，给予药物治疗。注意心肌炎时心肌细胞对洋地黄的耐受性较差，应用洋地黄时应特别注意其毒性反应。

（2）休息与活动：反复向患者解释急性期卧床休息可减轻心脏负荷，减少心肌耗氧量，有利于心功能的恢复，防止病情恶化或转为慢性病程。患者常需卧床2～3周，待症状、体征和实验室检查恢复后，方可逐渐增加活动量。

（3）心理护理：告诉患者体力恢复需要一段时间，不要急于求成。当活动耐力有所增加时，应及时给予鼓励。对不愿意活动或害怕活动的患者，应给予心理疏导，督促患者完成范围内的活动量。

（4）病情观察：急性期严密监测患者的体温、心率、心律、血压的变化，发现心率突然变慢、血压偏低、频发期前收缩、房室传导阻滞及时报告。观察患者有无脉速、易疲劳、呼吸困难、烦躁及肺水肿的表现。

（5）活动中监测：病情稳定后，与患者及家属一起制订并实施每天活动计划，严密监测活动时心率、心律、血压变化，若活动后出现胸闷、心悸、呼吸困难、心律失常等，应停止活动，以此作为限制最大活动量的指征。

九、健康教育

（1）讲解充分休息的必要性及心肌营养药物的作用。指导患者进食高蛋白、高维生素、易消化饮食，尤其是补充富含维生素C的食物如新鲜蔬菜、水果，以促进心肌代谢与修复，戒烟酒。

（2）告诉患者经积极治疗后多数可以痊愈，少数可留有心律失常后遗症，极少数患者在急性期因严重心律失常、急性心力衰竭和心源性休克而死亡，有部分患者演变成慢性心肌炎。

（3）积极预防感冒，避免受凉及接触传染源，恢复期每天有一定时间的户外活动，以适应环境，增强体质。

（4）积极治疗和消除细菌感染灶，如慢性扁桃体炎、慢性鼻窦炎、中耳炎等。

（5）遵医嘱按时服药，定期复查。

（6）教会患者及家属测脉搏、节律，发现异常或有胸闷、心悸等不适应及时复诊。

（武萍萍）

第三节　心包疾病

一、疾病概述

心包疾病种类繁多，大部分是继发性心包炎，按病因可分为特发性感染、结缔组织病、全身性疾病、代谢性疾病、肿瘤、药物反应、射线照射、外伤和医源性等。按病程进展可分为急性心包炎

（伴或不伴心包积液）、慢性心包积液、粘连性心包炎、亚急性渗出性缩窄性心包炎、慢性缩窄性心包炎等。临床上以急性心包炎和慢性缩窄性心包炎最为常见。

急性心包炎是由心包脏层和壁层急性炎症，可由细菌、病毒、自身免疫、物理、化学等因素引起。心包炎是某种疾病表现的一部分或为其并发症，故常被原发病所掩盖，但也可单独存在。心包炎的尸解诊断发病率为 $2\%\sim6\%$，而临床统计占住院患者构成为 1%，说明急性心包炎极易漏诊。心包炎发病率男性多于女性，约为 $3:2$。

慢性缩窄性心包炎是指心脏被致密厚实的纤维化或钙化心包所包围，使心室舒张期充盈受限而产生一系列循环障碍的病征。缩窄性心包炎发病率较低，发病年龄以 $20\sim30$ 岁最多，男与女比为 $2:1$。

（一）相关病理生理

1.急性心包炎

心包急性炎症反应时，心包脏层和壁层出现炎性渗出，若无明显液体积聚，为纤维蛋白性心包炎。急性纤维蛋白性心包炎或少量积液不致引起心包压力升高，不影响血流动力学。但如液体迅速增多，心包无法伸展以适应其容量的变化，使心包内压力急骤上升，即可引起心脏受压，导致心室舒张期充盈受阻，并使周围静脉压升高，最终使心排血量降低，血压下降，构成急性心脏压塞的临床表现。

2.慢性缩窄性心包炎

急性心包炎后，渗出液逐渐吸收可有纤维组织增生、心包增厚粘连、壁层与脏层融合钙化，使心脏和大血管根部受限。心包缩窄使心室舒张期扩张受阻，心室舒张期充盈减少，使每搏输出量下降。为维持心排血量，心率增快，同时由于上、下腔静脉回流受阻，出现静脉压升高。长期缩窄，心肌可萎缩。

（二）病因

1.急性心包炎

过去常见病因为风湿热、结核和细菌感染性，近年来病毒感染、肿瘤、尿毒症性及心肌梗死性心包炎发病率明显增多。

（1）感染性：由病毒、细菌、真菌、寄生虫、立克次体等感染引起。

（2）非感染性：常见有急性非特异性心包炎、肿瘤、自身免疫（风湿热及其他结缔组织疾病、心肌梗死后综合征、心包切开后综合征及药物性）、代谢疾病、外伤或放射性等物理因素、邻近器官疾病。

2.缩窄性心包炎

继续于急性心包炎，以结构性最为常见，其次为急性非特异性心包炎、化脓性或创伤性心包炎后演变而来。放射性心包炎和心脏直视手术后引起者逐渐增多，少数与心包肿瘤有关，也有部分患者病因不明。

（三）临床表现

1.急性心包炎

（1）纤维蛋白性心包炎：心前区疼痛为主要症状。疼痛性质可尖锐，与呼吸运动有关，常因咳嗽、深呼吸、变换体位或吞咽而加重。疼痛部位在心前区，可放射到颈部、左肩、左臂及左肩胛骨，也可达上腹部。疼痛也可呈压榨样，位于胸骨后。

心包摩擦音是其典型体征，呈抓刮样粗糙音，与心音的发生无相关性。多位于心前区，以胸骨左缘第 3、4 肋间最为明显；坐位时身体前倾、深吸气或将听诊器胸件加压更容易听到。心包摩擦单可持续数小时或数天、数周，当积液增多时摩擦音消失，但如有部分心包粘连则仍可闻及。

（2）渗出性心包炎：临床表现取决于积液对心脏的压塞程度，轻者可维持正常的血流动力学，重者出现循环障碍或衰竭。

呼吸困难是心包积液最突出的症状，严重时患者呈端坐呼吸，身体前倾、呼吸浅速、面色苍白。也可因压迫气管和食管产生干咳、声音嘶哑和吞咽困难。此外还可有发冷、发热、心前区或上腹部闷胀、乏力、烦躁等症状。

心尖冲动弱或消失，心脏叩诊心浊音界扩大，心音低而遥远。大量积液时可在左肩胛骨下出现浊音及左肺受压迫所引起的支气管呼吸音，称为心包积液征。大量渗液可使收缩压降低，舒张压变化不大，故脉压变小。可累及静脉回流，出现颈静脉曲张、肝大、腹水及下肢水肿等。

（3）心脏压塞：快速心包积液可引起急性心脏压塞，表现为明显心动过速、血压下降、脉压变小和静脉压明显上升，可产生急性循环衰竭、休克等。如积液较慢可出现亚急性或慢性心脏压塞，表现为体循环静脉淤血、颈静脉曲张、静脉压升高、奇脉等。

2.缩窄性心包炎

缩窄性心包炎多见于急性心包炎后 1 年内形成。常常表现为劳力性呼吸困难、疲乏、食欲缺乏、上腹胀满或疼痛。体检可见颈静脉曲张、肝大、腹水、下肢水肿、心率增快，可见 Kussmaul 征；心尖冲动不明显，心浊音界不增大，心音减低，可闻及心包叩击音。心律一般为窦性，有时可有心房颤动。脉搏细弱无力，动脉收缩压降低，脉压变小。

（四）辅助检查

1.化验室检查

取决于原发病，感染性者常有白细胞计数增加、血沉增快等炎症反应。

2.X 线检查

对渗出性心包炎有一定价值，可见心脏阴影向两侧增大，心脏搏动减弱或消失。成人液体量少于 250 mL、儿童少于 150 mL 时，X 线检查难以检出。缩窄性心包炎 X 线检查示心影偏小、正常或轻度增大，左右心缘变直，主动脉弓小或难以辨识，上腔静脉常扩张，有时可见心包钙化。

3.心电图

急性心包炎时心电图可出现的异常现象包括：除 aVR 导联以外 ST 段抬高，呈弓背向下型，aVR 导联中 ST 段压低；数天后 ST 段回基线，出现 T 波低平及倒置，持续数周至数月后 T 波恢复正常；除 aVR 和 V_1 导联外 P-R 段压低，无病理性 Q 波，常常有窦性心动过速。心包积液时有 QRS 波低电压和电交替。缩窄性心包炎心电图中有 QRS 低电压，T 波低平或倒置。

4.超声心动图

对诊断心包积液简单易行，迅速可靠。对缩窄性心包炎的诊断价值较低，均为非特异表现。心脏压塞的特征：右心房及右心室舒张期塌陷，吸气时右心室内径增大，左心室内径减少，室间隔左移等。

5.MRI

MRI 能清晰显示心包积液的容量和分布情况，并可分辨积液的性质，但费用高，少用。

6.心包穿刺

可证实心包积液的存在并对抽取液体做常规涂片、细菌培养和找肿瘤细胞等检查。心包穿刺的主要指征是心脏压塞和未能明确病因的渗出性心包炎。

7.心包镜及心包活检

有助于明确病因。

8.右心导管检查

对缩窄性心包炎可检查出血流动力学的改变。

(五)治疗原则

1.病因治疗

针对病因,应用抗生素、抗结核药物、化疗药物等。

2.对症治疗

呼吸困难者给予半卧位、吸氧;疼痛者应用镇痛剂,首选非甾体抗炎药。

3.心包穿刺

可解除心脏压塞和减轻大量渗液引起的压迫症状,必要时可经穿刺在心包腔内注入抗菌药物或化疗药物等。

4.心包切开引流及心包切除术等

心包切除术是缩窄性心包炎的唯一治疗措施,切开指征由临床症状、超声心动图、心脏导管等决定。

二、护理评估

(一)一般评估

1.生命体征

体温可正常,急性非特异性心包炎和化脓性心包炎可出现高热。根据心包内渗液对心脏压塞的程度不同,可出现心率增快,血压低、脉压变小、脉搏细弱或奇脉等。

2.患者主诉

有心脏压塞时有无心前区疼痛、疲乏、劳力性呼吸困难、干咳、声音嘶哑及吞咽困难等症状,缩窄性心包炎心搏量降低时患者有厌食、上腹胀满或疼痛感。

3.相关记录

体位、心前区疼痛情况(部位、性状和持续时间、影响因素等)、皮肤、出入量等记录结果。

(二)身体评估

1.头颈部

大量渗液累及静脉回流,可出现颈静脉曲张现象。

2.胸部

心前区视诊示心尖冲动不明显。纤维蛋白性心包炎时心前区可扪及心包摩擦感;当渗出液增多时心尖冲动弱,位于心浊音界左缘的内侧或不能扪及。急性渗出性心包炎时心脏叩浊音界向两侧增大,皆为绝对浊音区。缩窄性心包炎患者心浊音界不增大。心包摩擦音是纤维蛋白性心包炎的典型表现,随着心包内渗液增多心音低而遥远,大量积液时可在左肩胛骨下出现浊音及支气管呼吸音,缩窄性心包炎患者在胸骨左缘第3、4肋间可闻及心包叩击音,发生于第二心音后0.09～0.12秒,呈拍击性质,是舒张期充盈血流因心包的缩窄而突然受阻并引起心室壁的振动所致。

3.腹部

大量心包渗液患者可有肝大、腹水或下肢水肿等(腹水较皮下水肿出现的要早而明显)。

4.其他

呼吸困难时可出现端坐呼吸、面色苍白,可有发绀。

(三)心理-社会评估

患者在疾病治疗过程中的心理反应与需求,家庭及社会支持情况,引导患者正确配合疾病的治疗与护理。

(四)辅助检查结果评估

1.心电图

心率(律)是否有改变。

2.X线检查

肺部无明显充血现象而心影显著增大是心包积液的有力证据,可与心力衰竭相区别。

三、护理诊断

(一)气体交换受阻

气体交换受阻与肺淤血、肺或支气和受压有关。

(二)疼痛

胸痛与心包炎症有关。

(三)体液过多

体液过多与渗出性、缩窄性心包炎有关。

(四)体温过高

体温过高与心包炎症有关。

(五)活动无耐力

活动无耐力与心排血量减少有关。

四、护理措施

(一)一般护理

协助患者取舒适卧位,出现心脏压塞的患者往往被迫采用前倾端坐位。保持环境安静,注意病室的温度和湿度,避免受凉。观察患者呼吸状况、监测血压气分析结果,患者出现胸闷气急时应给予氧气吸入。控制输液速度,防止加重心脏负荷。

(二)疼痛的护理

评估疼痛情况:疼痛的部位、性质及其变化情况,是否可闻及心包摩擦音。指导患者避免用力咳嗽、深呼吸或突然改变体位等,以免引起疼痛。使用非甾体抗炎药时应观察药物疗效以及患者有无胃肠道反应、出血等不良反应。若疼痛加重,可应用吗啡类药物。

(三)用药护理

使用抗菌、抗结核、抗肿瘤、镇痛等药物时监测疗效、观察不良反应是否发生。

(四)心理护理

多关心体贴患者,使患者保持良好的情绪,积极配合治疗护理。

(五)皮肤护理

有心脏压塞症状的患者常被迫采取端坐卧位,应加强骶尾部骨隆突处皮肤的护理,可协助患者定时更换前倾角度、决不按摩、防止皮肤擦伤,预防压疮。

(六)心包穿刺术的配合和护理

1.术前护理

术前常规行心脏超声检查,以确定积液量和穿刺部位,并标记好最佳穿刺点。备齐用物,向患者说明手术的意义和必要性,解除顾虑,必要时可使用少量镇静剂;如有咳嗽,可给予镇咳药物;建立静脉通道,备好抢救药品如阿托品等;进行心电、血压监测。

2.术中配合

嘱患者避免剧烈咳嗽或深呼吸,穿刺过程中如有不适应立即告知医护人员。严格无菌操作,抽液时随时夹闭胶管,防止空气进入心包腔;抽液要缓慢,第一次抽液量不超过 100 mL,以后每次抽液量不超过 300 mL,以防急性右心室扩张。若抽出新鲜血液应立即停止抽吸,密切观察有无心脏压塞症状。记录抽液量、性状,并采集好标本送检。抽液过程中均应密切观察患者的反应和主诉,如有异常,及时处理。

3.术后护理

拔除穿刺针后,于穿刺部位处覆盖无菌纱布并固定。嘱患者休息,穿刺后 2 小时内继续心电、血压监测,密切观察生命体征。心包引流者需做好引流管护理,待每天引流量<25 mL 时可拔除引流管。

(七)健康教育

1.疾病知识指导

嘱患者注意休息,防寒保暖,防止呼吸道感染。加强营养,进食高热量、高蛋白、高维生素的易消化食物,限制钠盐摄入。对缩窄性心包炎患者讲明行心包切除术的重要性,解除思想顾虑,配合好治疗,以利心功能恢复。术后仍应休息半年左右。

2.用药指导与病情监测

鼓励患者坚持足够疗程药物治疗(如抗结核治疗)的重要性,不可擅自停药,防止复发。注意药物的变态反应,定期检查肝肾功能,定期随访。

五、护理效果评价

(1)患者自觉症状好转,包括呼吸困难、疼痛减轻、食欲增加、活动耐力增强等。

(2)患者心排血量能满足机体需要,心排血量减少症状和肺淤血症状减轻或消失。

(3)患者体温降至正常范围。

(4)患者焦虑感减轻,情绪稳定,能复述疾病相关知识及配合治疗护理的方法。

(5)患者能配合并顺利完成心包穿刺术。

(6)患者及早发现心脏压塞征兆,预防休克发生。

(武萍萍)

第四节　风湿性心脏瓣膜病

风湿性心脏瓣膜病多见于 20～40 岁,女性多于男性,约 1/3 的患者无典型风湿热病史。二尖瓣病变最常见,发生率达 95%～98%;主动脉瓣病变次之,发生率为 20%～35%;三尖瓣病变为 5%；肺动脉瓣病变仅为 1%；联合瓣膜病变占 20%～30%。非风湿性心脏瓣膜病见于老年瓣膜病、二尖瓣脱垂综合征、先天性瓣膜异常、感染性心内膜炎、外伤等。

一、二尖瓣狭窄

(一)病因和发病机制

二尖瓣狭窄(MS)几乎均为风湿性，2/3 为女性，急性风湿热一般 10 年后(至少 2 年)才出现杂音，常于 25～30 岁时出现症状。先天性 MS 罕见，患儿的存活时间一般不超过 2 年。老年性二尖瓣狭窄患者并不罕见。占位性病变，如左心房黏液瘤或血栓形成很少导致 MS。

MS 是一种进行性损害性病变，狭窄程度随年龄增加而逐渐加重。无症状期为 10～20 年。多数患者在风湿热发作后 10 年内无狭窄的临床症状。在随后的 10 年内，多数患者可做出二尖瓣狭窄的诊断，但患者常无症状。正常二尖瓣瓣口面积为 4～6 cm^2，当瓣口缩小到 1.5～2.5 cm^2 时，才出现明显的血流动力学障碍，患者可感到劳累时心悸气促，此时患者一般在 20～40 岁。再过 10 年，当瓣口缩小到 1.1～1.5 cm^2 时，就会出现明显的左心衰竭症状。当瓣口小于 1.0 cm^2 时，肺动脉压明显升高，患者出现右心衰竭的症状和体征，随后因反复发作心力衰竭而死亡。

(二)临床表现

1.症状

MS 的临床表现主要有呼吸困难、咯血、咳嗽、心悸，少数患者可有胸痛、晕厥。合并快速性心房颤动、肺部感染等，可发生急性左心衰竭。有胸痛者，常提示合并冠心病、严重主动脉瓣病变或肺动脉高压(致右心室缺血)等。出现晕厥者少见，如反复发生晕厥多提示合并主动脉瓣狭窄、左心房球形血栓、并发肺栓塞或左心房黏液瘤等。由于患者左心房扩大和肺动脉扩张而挤压左喉返神经而引起声音嘶哑，压迫食管可引起吞咽困难。肺水肿为重度二尖瓣狭窄的严重并发症，患者突然出现重度呼吸困难，不能平卧，咳粉红色泡沫样痰，双肺布满啰音，如不及时抢救，往往致死。长期的肺瘀血可引起肺动脉高压、右心衰竭而使患者出现颈静脉怒张、肝大、直立性水肿和胸腔积液、腹水等；右心衰竭发生后患者的呼吸困难减轻，发生急性肺水肿和大咯血的危险性减少。

MS 常并发心房颤动(发生率为 20%～60%，平均为 50%)，主要见于病程晚期；房颤发生后心排血量减少 20%左右，可诱发、加重心功能不全，甚至引起急性肺水肿。房颤发生后平均存活年限为 5 年左右，但也有存活长达 25 年以上者。由于房颤后心房内血流缓慢及淤滞，故易促发心房内血栓形成，血栓脱落后可引起栓塞。其他并发症有感染性心内膜炎(8%)、肺部感染等。

2.体征

查体可有二尖瓣面容——双颧绀红色，心尖区第一心音(S_1)亢进和开瓣音(如瓣膜钙化僵硬则第一心音减弱、开瓣音消失)，心尖区有低调的隆隆样舒张中晚期杂音，常伴舒张期震颤。肺动脉高压时可有肺动瓣第二音(P_2)亢进，也可有肺动脉扩张及三尖瓣关闭不全的杂音。心房颤动特别是伴有较快心室率时，心尖区舒张期杂音可发生改变或暂时消失，心率变慢后杂音又重新出现。所谓"哑型 MS"是指有 MS 存在，但临床上未能闻及心尖区舒张期杂音，这种情况可见于快速性心房颤动、合并重度二尖瓣反流或主动脉瓣病变、心脏重度转位、合并肺气肿、肥胖以及重度心功能不全等。

(三)诊断

1.辅助检查

(1)X 线：典型表现为二尖瓣型心脏，左心房大、右心室大、主动脉结小，食管下段后移，肺瘀血,间质性肺水肿和含铁血黄素沉着等征象。

（2）心电图:可出现二尖瓣型 P 波,PTFV1(+),心电轴右偏和右心室肥厚。

（3）超声心动图:可确定狭窄瓣口面积及形态,M 型超声可见二尖瓣运动曲线呈典型"城垛样改变"。

2.诊断要点

查体发现心尖区隆隆样舒张期杂音、心尖区 S_1 亢进和开瓣音、P_2 亢进,可考虑 MS 的诊断。辅助检查可明确诊断。

依瓣口大小,将 MS 分为轻、中、重度;其瓣口面积分别为 $1.5\sim2.0$ cm^2、$1.0\sim1.5$ cm^2、小于 1.0 cm^2。

3.鉴别诊断

临床上应与下列情况的心尖区舒张期杂音相鉴别,如功能性 MS、左心房黏液瘤或左心房球形血栓、扩张型或肥厚型心肌病、三尖瓣狭窄、Austin-Flint 杂音、Carey-Coombs 杂音以及甲状腺功能亢进、贫血、二尖瓣关闭不全、室缺等流经二尖瓣口的血流增加时产生的舒张期杂音。

（四）治疗

MS 患者左心室并无压力负荷或容量负荷过重,因此没有任何特殊的内科治疗。内科治疗的重点是针对房颤和防止血栓栓塞并发症。对出现肺瘀血或肺水肿的患者,可慎用利尿药和静脉血管扩张药,以减轻心脏前负荷和肺瘀血。洋地黄仅适用于控制快速性房颤时的心室率。β 受体阻滞剂仅适用于心房颤动并快速心室率或有窦性心动过速时。MS 的主要治疗措施是手术。

二、二尖瓣关闭不全

（一）病因和发病机制

二尖瓣关闭(MR)包括急性和慢性 2 种类型。急性二尖瓣关闭不全起病急,病情重。急性 MR 多为腱索断裂或乳头肌断裂引起,此外,感染性心内膜炎所致的瓣膜穿孔、二尖瓣置换术后发生的瓣周漏、MS 的闭式二尖瓣分离术或球囊扩张术的瓣膜撕裂等也可引起。慢性 MR 在我国以风湿性心脏病(简称风心病)为其最常见原因,在西方国家则二尖瓣脱垂为常见原因。其他原因有冠心病、老年瓣膜病、感染性心内膜炎、左心室显著扩大、先天畸形、特发性腱索断裂、系统性红斑狼疮、类风湿关节炎、肥厚型梗阻性心肌病、心内膜心肌纤维化和左心房黏液瘤等。

急性 MR 时,左心房压急速上升,进而导致肺瘀血,甚至急性肺水肿,相继出现肺动脉高压及右心衰竭;而左心室的前向排血量明显减少。慢性 MR 时,左心房顺应性增加,左心房扩大。同时扩大的左心房、左心室在较长时间内适应容量负荷增加,使左心房室压不至于明显上升,故肺瘀血出现较晚。持续的严重过度负荷,终致左心衰竭,肺瘀血、肺动脉高压、右心衰竭相继出现。

（二）临床表现

1.症状

轻度 MR 患者,如无细菌性心内膜炎等并发症,可无症状。最早症状常为活动后易疲乏,或体力活动后心悸、呼吸困难。当出现左心衰竭时,可表现为活动后呼吸困难或端坐呼吸,但较少发生肺水肿及咯血。一旦出现左心衰竭,多呈进行性加重,病情多难以控制。急性 MR 时,起病急,病情重,肺瘀血,甚至急性肺水肿,相继出现肺动脉高压及右心衰竭。

2.体征

查体于心尖区可闻及全收缩期吹风样高调一贯性杂音,可伴震颤;杂音一般向左腋下和左肩胛下区传导。心尖冲动呈高动力型;瓣叶缩短所致重度关闭不全者,第一心音常减弱。

二尖瓣脱垂者的收缩期非喷射性喀喇音和收缩晚期杂音为本病的特征。凡使左心室舒张末期容积减少的因素,如从平卧位到坐位或直立位、吸入亚硝酸异戊酯等都可以使喀喇音提前和收缩期杂音延长;凡使左心室舒张末期容积增加的因素,如下蹲、握拳、使用普萘洛尔(心得安)等均使喀喇音出现晚和收缩期杂音缩短。严重的二尖瓣脱垂产生全收缩期杂音。

(三)诊断

1.辅助检查

(1)左心室造影:为本病半定量反流严重程度的"金标准"。

(2)多普勒超声:诊断 MR 敏感性几乎达 100%,一般将左心房内最大反流面积$<4 \ cm^2$ 为轻度反流,$4 \sim 8 \ cm^2$ 为中度反流,$>8 \ cm^2$ 为重度反流。

(3)超声心动图:可显示二尖瓣形态特征,并提供心腔大小、心功能及并发症等情况。

2.诊断要点

MR 的主要诊断依据为心尖区响亮而粗糙的全收缩期杂音,伴左心房、左心室增大。确诊有赖于超声心动图等辅助检查。

3.鉴别诊断

因非风湿性 MR 占全部 MR 的 55%,加之其他心脏疾病也可在心尖区闻及收缩期杂音,故应注意鉴别。非风湿性 MR 杂音可见于房缺合并 MR、乳头肌功能不全或断裂、室间隔缺损、三尖瓣关闭不全、主动脉瓣狭窄及关闭不全、二尖瓣腱索断裂或瓣叶穿孔、二尖瓣脱垂、二尖瓣环钙化、扩张型心肌病、直背综合征等。

(四)治疗

1.二尖瓣关闭不全

无症状的慢性 MR、左心室功能正常时,并无公认的内科治疗。如无高血压,也无应用扩血管药或 ACEI 的指征。主要的治疗措施是手术。

2.二尖瓣脱垂

二尖瓣脱垂不伴有 MR 时,内科治疗主要是预防心内膜炎和防止栓塞。β受体阻滞剂可应用于二尖瓣脱垂患者伴有心悸、心动过速或伴交感神经兴奋增加的症状以及有胸痛、忧虑的患者。

三、主动脉瓣狭窄

(一)病因和发病机制

主动脉瓣狭窄(AS)的主要原因是风湿性、先天性和老年退行性瓣膜病变。风湿性 AS 约占慢性风湿性心脏病的 25%,男性多见,几乎均伴发二尖瓣病变和主动脉瓣关闭不全。

正常瓣口面积为大于或等于 $3.0 \ cm^2$。当瓣口面积减少一半时,收缩期无明显跨瓣压差;小于或等于 $1.0 \ cm^2$ 时,左心室收缩压明显增高,压差显著。左心室对慢性 AS 所致后负荷增加的代偿机制为进行性左心室壁向心性肥厚,顺应性降低,左心室舒张末期压力进行性增高;进而导致左心房代偿性肥厚,最终由于室壁应力增高、心肌缺血和纤维化而致左心衰竭。严重的 AS 致心肌缺血。

(二)临床表现

1.症状

AS可多年无症状,一旦出现症状平均寿命仅3年。典型的AS三联症是晕厥、心绞痛和劳力性呼吸困难。呼吸困难是最常见的症状,约见于90%的患者,先是劳力性呼吸困难,进而发生端坐呼吸、阵发性夜间呼吸困难和急性肺水肿。心绞痛见于60%的有症状患者,多发生于劳累或卧床时,3%~5%的患者可发生猝死。晕厥或晕厥先兆可见于1/3的有症状患者,可发生于用力或服用硝酸甘油时,表明AS严重。晕厥也可由心室纤颤引起。少部分患者可发生心律失常、感染性心内膜炎、体循环栓塞、胃肠道出血和猝死等。

2.体征

查体心尖部抬举性搏动十分有力且有滞留感,心尖部向左下方移位。80%的患者于心底部主动脉瓣区可能触及收缩期震颤,反映跨膜压差>5.3 kPa(40 mmHg)。典型的AS收缩期杂音在3/6级以上,为喷射性,呈递增-递减型,菱峰位于收缩中期,在胸骨右缘第2肋间及胸骨左缘第3~4肋间最清楚。主动脉瓣区第二心音减弱或消失。收缩压显著降低,脉压小,脉搏弱。高度主动脉瓣狭窄时,杂音可不明显,而心尖部可闻及第四心音,提示狭窄严重,跨膜压差在9.3 kPa(70 mmHg)以上。

(三)诊断

1.辅助检查

(1)心电图:可表现为左心室肥厚、伴ST-T改变和左心房增大。

(2)超声心动图:有助于确定瓣口狭窄的程度和病因诊断。

(3)心导管检查:可测出跨瓣压差并据此计算出瓣口面积,>1.0 cm² 为轻度狭窄,0.75~1.0 cm² 为中度狭窄,<0.75 cm² 为重度狭窄。根据压差判断,则平均压差>6.7 kPa(50 mmHg)或峰压差>9.3 kPa(70 mmHg)为重度狭窄。

2.诊断和鉴别诊断

根据病史、主动脉瓣区粗糙而响亮的喷射性收缩期杂音和收缩期震颤,诊断多无困难。应鉴别是风湿性、先天性、老年钙化性AS或特发性肥厚型主动脉瓣下狭窄(IHSS)。病史、超声心动图等可助鉴别。

(四)治疗

无症状的AS患者并无特殊内科治疗。有症状的AS则必须手术。有肺瘀血的患者,可慎用利尿药。ACEI具有血管扩张作用,应慎用于瓣膜狭窄的患者,以免前负荷过度降低致心排血量减少,引起低血压、晕厥等。AS患者亦应避免应用β受体阻滞剂等负性肌力药物。重度AS患者应选用瓣膜置换术。经皮主动脉球囊成形术尚不成熟,仅适用于不能手术患者的姑息治疗。

四、主动脉瓣关闭不全

(一)病因和发病机制

主动脉瓣关闭不全(AR)是由主动脉瓣和主动脉根部病变所引起,分急性与慢性两类。慢性AR的病因有风湿性、先天性畸形、主动脉瓣脱垂、老年瓣膜病变、主动脉瓣黏液变性、梅毒性AR、升主动脉粥样硬化与扩张、马方综合征、强直性脊柱炎、特发性升主动脉扩张、严重高血压和/或动脉粥样硬化等,其中2/3的AR为风心病引起,单纯风湿性AR少见。

急性AR的原因有感染性心内膜炎、主动脉根部夹层或动脉瘤、由外伤或其他原因导致的主动脉瓣破裂或急性脱垂、AS 行球囊成形术或瓣膜置换术的并发症。

急性 AR 时,心室舒张期血流从主动脉反流入左心室,左心室同时接受左心房和主动脉反流的血液,左心室急性扩张以适应容量过度负荷的能力有限,故左心室舒张压急剧上升,随之左心房压升高、肺瘀血、肺水肿。同时,AR 使心脏前向排血量减少。

慢性 AR 时,常缓慢发展、逐渐加重,故左心室有充足的时间进行代偿,使左心室能够在反流量达心排血量 80% 左右的情况下,多年不出现严重循环障碍的症状;晚期才出现心室收缩功能降低,左心衰竭。

(二)临床表现

1.症状

急性 AR,轻者可无症状,重者可出现急性左心衰竭和低血压。慢性 AR 可多年(5～10 年)无症状,首发症状可为心悸、胸壁冲撞感、心前区不适、头部强烈搏动感;随着左心功能减退,出现劳累后气急或呼吸困难,左心衰竭逐渐加重后,可随时发生阵发性夜间呼吸困难、肺水肿及端坐呼吸,随后发生右心衰竭。亦可发生心绞痛(较主动脉瓣狭窄少见)和晕厥。在出现左心衰竭后,病情呈进行性恶化,常于 1～2 年死亡。

2.体征

查体在胸骨左缘第 3～4 肋间或胸骨右缘第 2 肋间闻及哈气样递减型舒张期杂音。该杂音沿胸骨左缘向下传导,达心尖部及腋前线,取坐位、前倾、深呼气后屏气最清楚。主动脉瓣区第二心音减弱或消失。脉压升高,有水冲脉,周围血管征常见。

(三)诊断

1.辅助检查

(1)X 线胸片:表现为左心室、左心房大,心胸比率增大,左心室段延长及隆突,心尖向下延伸,心腰凹陷,心脏呈主动脉型,主动脉继发性扩张。

(2)心电图:表现为左心室肥厚伴劳损。

(3)超声心动图:可见主动脉增宽,AR 时存在裂隙或瓣膜撕裂、穿孔等,二尖瓣前叶舒张期纤细扑动或震颤(为 AR 的可靠征象,但敏感性只有 43%),左心室扩大,室间隔活动增强并向右移动等。

(4)心脏多普勒超声心动图:可显示血液自主动脉反流入左心室。

(5)主动脉根部造影:是诊断本病的"金标准",若注射造影剂后,造影剂反流到左心室,可确定 AR 的诊断,若左心室造影剂浓度低于主动脉内造影剂浓度,则提示为轻度 AR;若两者浓度相近,则提示中度反流;若左心室浓度高于主动脉浓度,则提示重度反流。

2.诊断要点

如在胸骨左缘或主动脉瓣区有哈气样舒张期杂音,左心室明显增大,并有周围血管征,则AR 之诊断不难确立。超声心动图、心脏多普勒超声心动和主动脉根部造影可明确诊断。风湿性 AR 常与 AS 并存,同时合并二尖瓣病变。

3.鉴别诊断

风湿性 AR 需与老年性和梅毒性 AR、马方综合征及瓣膜松弛综合征、先天性主动脉瓣异常、细菌性心内膜炎、高血压和动脉粥样硬化性主动脉瓣病变、主动脉夹层、动脉瘤以及外伤等所致的 AR 相鉴别。

(四)治疗

有症状的 AR 患者必须手术治疗,而不是长期内科治疗的对象。血管扩张药(包括 ACEI)应用于慢性 AR 患者,目的是减轻后负荷,增加前向心排血量而减轻反流,但是否能有效降低左心室舒张末容量,增加 LVEF 尚不肯定。

五、护理措施

注意休息,劳逸结合,避免过重体力活动。但在心功能允许情况下,可进行适量的轻体力活动或轻体力的工作。预防感冒、防止扁桃体炎、牙龈炎等。如果发生感染可选用青霉素治疗。对青霉素过敏者可选用红霉素或林可霉素治疗。心功能不全者应控制水分的摄入,饮食中适量限制钠盐,每天以 10 g 以下为宜,切忌食用盐腌制品。服用利尿剂者应吃些水果,如香蕉、橘子等。房颤的患者不宜做剧烈活动。应定期门诊随访;在适当时期要考虑行外科手术治疗,何时进行,应由医师根据具体情况定。如需拔牙或做其他小手术,术前应采用抗生素预防感染。

(武萍萍)

第五节 急性心肌梗死

急性心肌梗死(acute myocardial infarction,AMI)是急性心肌缺血性坏死,是在冠状动脉病变的基础上,冠状动脉血供急剧减少或中断,使相应的心肌严重而持久地急性缺血所致。原因通常是在冠状动脉粥样硬化病变的基础上形成血栓。非动脉粥样硬化所导致的心肌梗死可由感染性心内膜炎、血栓脱落、主动脉夹层形成、动脉炎等引起。

该病在欧美常见,20 世纪 50 年代美国该病的死亡率超过 300/10 万人,20 世纪 70 年代以后降到低于 200/10 万人。美国 35～84 岁人群中男性的年发病率为 71‰,女性的年发病率为 22‰;每年约有 80 万人发生心肌梗死。在我国该病远不如欧美多见,20 世纪 70 年代和 80 年代北京、河北、哈尔滨、黑龙江、上海、广州等省市年发病率仅为 0.2‰～0.6‰,华北地区的年发病率最高。

一、病因和发病机制

急性心肌梗死绝大多数(90％以上)是由冠状动脉粥样硬化所致。由于冠状动脉有弥漫而广泛的粥样硬化病变,管腔有超过 75％的狭窄。侧支循环尚未充分建立。一旦管腔内血栓形成,有劳力、情绪激动、休克、外科手术或血压剧升等诱因而导致血供进一步急剧减少或中断,使心肌严重而持久急性缺血达 1 小时以上,即可发生心肌梗死。

冠状动脉闭塞后约半小时,心肌开始坏死,1 小时后心肌凝固性坏死,心肌间质充血、水肿,炎性细胞浸润。以后坏死心肌逐渐溶解,形成肌溶灶,随后渐有肉芽组织形成,坏死组织在 1～2 周开始吸收,逐渐纤维化,在 6～8 周形成瘢痕而愈合,即为陈旧性心肌梗死。坏死心肌波及心包可引起心包炎。心肌全层坏死,可产生心室壁破裂,游离壁破裂或室间隔穿孔,也可引起乳头肌断裂。若仅有心内膜下心肌坏死,在心室腔压力的冲击下,外膜下层向外膨出,形成室壁膨胀瘤,造成室壁运动障碍甚至矛盾运动,严重影响左心室射血功能。冠状动脉可有一支或几支闭塞而引起所供血区部位的梗死。

发生急性心肌梗死时,心脏的收缩力减弱,顺应性减低,心肌收缩不协调,心排血量下降,严重时发生泵衰竭、心源性休克及各种心律失常,病死率高。

二、病理生理

主要出现左心室舒张和收缩功能障碍的一些血流动力学变化,其严重度和持续时间取决于梗死的部位、程度和范围。心脏收缩力减弱,顺应性降低,心肌收缩不协调,左心室压力曲线最大上升速度(dp/dt)降低,左心室舒张末期压升高,舒张和收缩末期容量增多。射血分数降低,心搏量和心排血量下降,心率加快或有心律失常,血压下降,静脉血氧含量降低。心室重构,出现心壁厚度改变,心脏扩大和心力衰竭(先左心衰竭,然后全心衰竭),可发生心源性休克。右心室梗死在心肌梗死患者中少见,其主要病理生理改变是右心衰竭的血流动力学变化,右心房压力升高,高于左心室舒张末期压,心排血量降低,血压下降。

急性心肌梗死引起的心力衰竭称为泵衰竭,按基利普(Killip)分级法可分为Ⅰ级,尚无明显心力衰竭;Ⅱ级,有左心衰竭;Ⅲ级,有急性肺水肿;Ⅳ级,有心源性休克等不同程度或阶段的血流动力学变化。心源性休克是泵衰竭的严重阶段,但如兼有肺水肿和心源性休克,则情况严重。

三、临床表现

(一)病史

发病前常有明显诱因,如精神紧张、情绪激动、过度体力活动、饱餐、高脂饮食、未控制的糖尿病、感染、手术、大出血、休克。少数患者在睡眠中发病。约半数的患者有高血压及心绞痛史。部分患者则无明确病史及先兆表现,首次发展即是急性心肌梗死。

(二)症状

1.先兆症状

急性心肌梗死多突然发病,少数患者起病症状轻微。1/2～2/3 的患者起病前 1～2 天或 1～2 周或更长时间有先兆症状。最常见的是稳定性心绞痛转变为不稳定型;或既往无心绞痛,突然出现心绞痛,且发作频繁,程度较重,用硝酸甘油难以缓解,持续时间较长,伴恶心、呕吐、血压剧烈波动。心电图显示 ST 段一时性明显上升或降低,T 波倒置或升高。出现这些先兆症状,如诊断及时,治疗得当,半数以上患者可免于发生心肌梗死;即使发生,症状也较轻,预后较好。

2.胸痛

胸痛为最早出现而突出的症状。其性质和发生部位多与心绞痛相似,但更为剧烈,呈难以忍受的压榨感、窒息感,甚至"濒死感",伴有大汗淋漓及烦躁不安。持续时间可长达 1～2 小时甚至10 小时以上,或时重时轻达数天之久。用硝酸甘油无效,需用麻醉性镇痛药才能减轻。疼痛部位多在胸骨后,但范围较为广泛,常波及整个心前区,约 10% 的病例波及剑突下及上腹部或颈、背部,偶尔到下颌、咽部及牙齿处。约 25% 的病例无明显的疼痛,多见于糖尿病或神志不清患者,或有急性循环衰竭者,疼痛被其他严重症状所掩盖。15%～20% 的病例在急性期无症状。

3.心律失常

心律失常见于 75%～95% 的患者,多发生于起病后 1～2 周,而发病后 24 小时内发生心律失常最多见。经心电图检查可发现各种心律失常,可伴乏力、头晕、晕厥等症状。心律失常为急性期引起死亡的主要原因之一。最严重的心律失常是室性异位心律(包括频发性期前收缩、阵发性心动过速和颤动)。频发(超过每分钟 5 次)、多源性、成对室性期前收缩,或 R 波落在 T 波上的室性期前收缩可能为心室颤动的先兆。房室传导阻滞和束支传导阻滞也较多见,严重者可出现完全性房室传导阻滞。室上性心律失常则较少见,多发生于心力衰竭患者。前壁心肌梗死易发生室性心律失常。下壁(膈面)梗死易发生房室传导阻滞。

4.心力衰竭

心力衰竭主要是急性左心衰竭,为心肌梗死后收缩力减弱或不协调所致,可出现呼吸困难、咳嗽、烦躁及发绀等症状。严重时两肺满布湿啰音,形成肺水肿,进一步发展则导致右心衰竭。右心室心肌梗死者可一开始就出现右心衰竭。

5.低血压和休克

仅于疼痛剧烈时血压下降,未必是休克。但如疼痛缓解而收缩压仍低于 10.7 kPa(80 mmHg),伴有烦躁不安、大汗淋漓、脉搏细快、尿量减少(<20 mL/h)、神志恍惚甚至晕厥,则为休克,主要为心源性,由心肌广泛坏死、心排血量急剧下降所致。而神经反射引起的血管扩张尚属次要,有些患者还有血容量不足的因素。

6.胃肠道症状

疼痛剧烈时,伴有频繁的恶心、呕吐、上腹胀痛、肠胀气等,与迷走神经张力升高有关。

7.坏死物质吸收引起的症状

这类症状主要是发热,一般在发病后 1～3 天出现,体温 38 ℃左右,持续约 1 周。

(三)体征

(1)约半数患者心浊音界轻度至中度扩大,有心力衰竭时较显著。

(2)多数患者的心率加快,少数患者的心率可减慢。

(3)心尖区第一心音减弱,有时伴有奔马律。

(4)10%～20%的患者在病后 2～3 天出现心包摩擦音,多数在几天内又消失,是坏死波及心包面引起的反应性纤维蛋白性心包炎所致。

(5)心尖区可出现粗糙的收缩期杂音或收缩中晚期喀喇音,为二尖瓣乳头肌功能失调或断裂所致。

(6)可听到各种心律失常的心音改变。

(7)常见到血压下降到正常水平以下(病前高血压者血压可降至正常),且可能不再恢复到起病前水平。

(8)还可有休克、心力衰竭的相应体征。

(四)并发症

心肌梗死除可并发心力衰竭及心律失常外,还可有下列并发症。

1.动脉栓塞

其主要为左心室壁血栓脱落所引起。发生动脉栓塞,可能产生脑部或其他部位的相应症状,常在起病后 1～2 周发生。

2.心室膨胀瘤

梗死部位在心脏内压的作用下,显著膨出。心电图显示持久的 ST 段抬高。

3.心肌破裂

心肌破裂少见,可在发病 1 周内出现。患者常突然休克,甚至死亡。

4.乳头肌功能不全

乳头肌功能不全的病变可分为坏死性与纤维性,在发生心肌梗死后,心尖区突然出现响亮的全收缩期杂音,第一心音减弱。

5.心肌梗死后综合征

该综合征的发生率约10%。该综合征于心肌梗死后数周至数月内出现,可反复发生,表现为发热、胸痛、心包炎、胸膜炎或肺炎等症状、体征,可能为机体对坏死物质的变态反应。

四、诊断要点

(一)诊断标准

诊断 AMI 必须至少具备以下标准中的两条。

(1)患者有缺血性胸痛的临床病史,疼痛常持续30分钟以上。

(2)心电图有特征性改变和动态演变。

(3)心肌坏死的血清心肌标记物浓度升高和动态变化。

(二)诊断步骤

对疑为 AMI 的患者,应争取在10分钟内完成诊断。

(1)临床检查(问清缺血性胸痛病史,如疼痛的性质、部位、持续时间、缓解方式、伴随症状;查明心、肺、血管等的体征)。

(2)描记18导联心电图(常规12导联加 $V_7 \sim V_9$, $V_{3R} \sim V_{5R}$),并立即进行分析、判断。

(3)迅速进行简明的临床鉴别诊断后做出初步诊断(老年人突发原因不明的休克、心力衰竭、上腹部疼痛伴胃肠道症状、严重心律失常或较重而持续性胸痛或胸闷,应慎重考虑有无 AMI 的可能)。

(4)对病情做出基本评价并确定即刻处理方案。

(5)继而尽快进行相关的诊断性检查和监测(如血清心肌标记物浓度的检测),结合缺血性胸痛的临床病史、心电图的特征性改变,做出 AMI 的最终诊断。此外,应进行血常规、血脂、血糖、凝血时间、电解质等检测,二维超声心动图检查,床旁心电监护等。

(三)危险性评估

(1)患者伴下列任何一项:高龄(>70岁)、既往有心肌梗死史、心房颤动、前壁心肌梗死、心源性休克、急性肺水肿或持续低血压,可确定为高危患者。

(2)血清心肌标记物浓度与心肌损害范围呈正相关,可帮助估计梗死面积和患者预后。

五、鉴别诊断

(一)不稳定型心绞痛

疼痛的性质、部位与心肌梗死相似,但发作持续时间短,频繁,含服硝酸甘油有效。心电图的改变及酶学检查是区别该病与心肌梗死的主要依据。

(二)急性肺动脉栓塞

大块的栓塞可引起胸痛、呼吸困难、咯血、休克,但多出现右心负荷急剧增加的表现,如右心室增大,P_2 亢进,心力衰竭。无心肌梗死时的典型心电图改变和血清心肌酶的变化。

(三)主动脉夹层

该病也具有剧烈的胸痛,有时出现休克,其疼痛常为撕裂样,一开始即达高峰,多放射至背部、腹部、腰部及下肢。两上肢的血压和脉搏常不一致是该病的重要体征。可出现主动脉瓣关闭不全的体征,心电图和血清心肌酶学检查无 AMI 的变化。X 线和超声检查可出现主动脉明显增宽。

(四)急腹症

急性胆囊炎、胆石症、急性坏死性胰腺炎、溃疡病穿孔等常出现上腹痛及休克的表现,但应有相应的腹部体征,心电图及酶学检查有助于鉴别。

(五)急性心包炎

急性心包炎尤其是非特异性急性心包炎,也可出现严重胸痛、心电图 ST 段抬高,但该病发病前常有上呼吸道感染,呼吸和咳嗽时疼痛加重,早期即有心包摩擦音,无心电图的演变及酶学异常。

六、处理

(一)治疗原则

改善冠状动脉血液供给,减少心肌耗氧量,保护心脏功能,挽救因缺血而濒死的心肌,防止梗死面积扩大,缩小心肌缺血范围,以及时发现、处理,防治严重心律失常、泵衰竭和各种并发症,防止猝死。

(二)院前急救

流行病学调查发现,50%的患者发病后 1 小时在院外猝死,死因主要是可救治的心律失常。因此,院前急救的重点是尽可能地缩短患者就诊延误的时间和院前检查、处理、转运所用的时间;尽量帮助患者安全、迅速地转送到医院;尽可能及时给予相关急救措施,如嘱患者停止任何主动性活动和运动,舌下含化硝酸甘油,高流量吸氧,镇静止痛(用吗啡或哌替啶),必要时静脉注射或滴注利多卡因,或给予除颤治疗和心肺复苏;对缓慢性心律失常患者肌内注射或静脉注射阿托品;及时将患者的情况通知急救中心或医院,在严密观察、治疗下迅速将患者送至医院。

(三)住院治疗

急诊室医师应力争在 10～20 分钟完成询问病史、临床检验、记录 18 导联心电图,尽快明确诊断。对 ST 段抬高者应在 30 分钟内收住冠心病监护病房并开始溶栓,或在 90 分钟内行急诊经皮腔内冠状动脉成形术。

1.休息

患者应卧床休息。保持环境安静,减少探视,防止不良刺激。

2.监测

在冠心病监护室进行心电图、血压和呼吸的监测,5～7 天,必要时进行床旁血流动力学监测,以便于观察病情和指导治疗。

3.护理

患者第一周完全卧床。护理人员加强护理,帮助患者进食、洗漱、大小便、翻身等。第二周患者可从床上坐起,第三至四周可逐步离床和在室内缓步走动。但病重或有并发症者的卧床时间宜适当延长。以易消化的流质或半流质食物为主,病情稳定后逐渐改为软食。便秘 3 天者可服轻泻剂或用甘油栓等,必须防止用力大便造成病情突变。焦虑、不安患者可用地西泮等镇静剂。禁止吸烟。

4.吸氧

在 AMI 早期,即便未合并有左侧心力衰竭或肺疾病,也常有不同程度的动脉低氧血症。其原因可能是细支气管周围水肿,使小气道狭窄,增加小气道的阻力,气流量降低,局部换气量减少,特别是两肺底部最为明显。有些患者虽未测出动脉低氧血症,由于增加肺间质液体,肺顺应性一过性降低,而有气短症状。因此,应给予吸氧,通常在发病早期用鼻塞给氧24~48小时,3~5 L/min。这有利于氧气运送到心肌,可能减轻气短、疼痛或焦虑症状。严重左侧心力衰竭、肺水肿合并有机械性并发症的患者,多伴有严重低氧血症,需以面罩加压给氧或气管插管并机械通气。

5.补充血容量

心肌梗死患者由于发病后出汗、呕吐或进食少及应用利尿药等,血容量不足和血液浓缩,从而加重缺血和血栓形成,有导致心肌梗死面积扩大的危险。如每天液体的摄入量不足,应适当补液,以保持出入量的平衡。一般可用极化液。

6.缓解疼痛

发生 AMI 时,剧烈胸痛使患者的交感神经过度兴奋,于是心动过速、血压升高和心肌收缩力增强,从而增加心肌耗氧量,易诱发快速性室性心律失常,应迅速给予有效镇痛药。对该病的早期疼痛是难以区分坏死心肌疼痛和可逆性心肌缺血疼痛的,两者常混杂在一起。先给患者含服硝酸甘油,随后静脉滴注硝酸甘油,如疼痛不能迅速缓解,应立即用强的镇痛药,常用吗啡和哌替啶。吗啡是解除 AMI 患者疼痛最有效的药物。其作用于中枢阿片受体而发挥镇痛作用,并阻滞中枢交感神经冲动的传出,导致外周动脉、静脉扩张,从而降低心脏前后负荷及心肌耗氧量。通过镇痛,减轻疼痛引起的应激反应,使心率减慢。1 次给药后10~20 分钟发挥镇痛作用,1~2 小时作用最强,持续 4~6 小时。通常静脉注射吗啡 3 mg,必要时 5 分钟重复1 次,总量不宜超过15 mg。使用治疗剂量的吗啡即可发生不良反应,随剂量增加,发生率增加。不良反应有恶心、呕吐、低血压和呼吸抑制。其他不良反应有眩晕、嗜睡、表情淡漠、注意力分散等。一旦出现呼吸抑制,可每隔3 分钟静脉注射纳洛酮(有拮抗吗啡的作用),剂量为 0.4 mg,总量不超过1.2 mg。一般用药后呼吸抑制症状可很快消除,必要时采用人工辅助呼吸。哌替啶的不良反应有心动过速和呕吐,可用阿托品 0.5 mg 对抗之。临床上可肌内注射 25~75 mg 哌替啶,必要时2~3 小时重复,过会出现麻醉作用和呼吸抑制,当引起呼吸抑制时,也可应用纳洛酮治疗。对重度烦躁者可应用冬眠疗法,肌内注射哌替啶25 mg、异丙嗪 12.5 mg,必要时 4~6 小时重复 1 次。

中药可用复方丹参滴丸,口服麝香保心丸,或把复方丹参注射液 16 mL 加入 5% 的葡萄糖注射液250~500 mL中,静脉滴注。

(四)再灌注心肌

起病 3~6 小时,使闭塞的冠状动脉再通,心肌得到再灌注,濒临坏死的心肌可能存活或使坏死范围缩小,预后改善。

1.急诊溶栓治疗

溶栓治疗是 20 世纪 80 年代初兴起的一项技术,其治疗原理是针对 AMI 发病的基础,即大部分穿壁性心肌梗死是由冠状动脉血栓性闭塞引起的。血栓是由凝血酶原在异常刺激下被激活,形成凝血酶,使纤维蛋白原转化为纤维蛋白,然后与其他有形成分(如红细胞、血小板)一起形成的。机体内存在一个纤维蛋白溶解系统,它是由纤维蛋白溶解原和内源性或外源性激活物组成的。在激活物的作用下,纤维蛋白溶酶原被激活,形成纤维蛋白溶酶,它可以溶解稳定的纤维蛋白血栓,还可以降解纤维蛋白原,促使纤维蛋白裂解、血栓溶解。但是纤维蛋白溶酶的半衰期很短,要想获得持续的溶栓效果,只有依靠连续输入外源性激活物的办法。现在临床常用的纤溶激活物有两大类,一类为非选择性纤溶剂,如链激酶、尿激酶。它们除了激活与血栓相关的纤维蛋白溶酶原外,还激活循环中的纤溶酶原,导致全身的纤溶状态,因此可以引起出血并发症。另一类为选择性纤溶剂,有重组组织型纤溶酶原激活物、单链尿激酶型纤溶酶原激活剂及乙酰纤溶酶原-链激酶激活剂复合物。它们选择性地激活与血栓有关的纤溶酶原,而对循环中的纤溶酶原仅有中等程度的作用。这样可以避免或减少出血并发症的发生。

(1)溶栓疗法的适应证:①持续性胸痛超过半小时,含服硝酸甘油片后症状不能缓解。②相邻两个或更多导联 ST 段抬高超过 0.2 mV。③发病 6 小时内,或虽超过 6 小时,患者仍有严重胸痛,并且 ST 段抬高的导联有 R 波,也可考虑溶栓治疗。

(2)溶栓治疗的禁忌证:①患者近 10 天内施行过外科手术(包括活检、胸腔或腹腔穿刺和心脏体外按压术等)。②患者 10 天内做过动脉穿刺。③患者有颅内病变(包括出血、梗死或肿瘤等)。④患者有明显出血或潜在的出血性病变,如溃疡性结肠炎、胃十二指肠溃疡或有空洞形成的肺部病变。⑤患者有出血性或脑栓死倾向的疾病,如各种出血性疾病,肝和肾的疾病,心房颤动,感染性心内膜炎,收缩压>24.0 kPa(180 mmHg),舒张压>14.7 kPa(110 mmHg)。⑥患者处于妊娠期和分娩后头 10 天。⑦患者在半年至 1 年内进行过链激酶治疗。⑧患者超过65岁,因为对高龄患者,溶栓疗法引起颅内出血者多,而且冠脉再通率低于中年患者。

链激酶(SK):SK 是 C 类乙型链球菌产生的酶,在体内将前活化素转变为活化素。用 SK 前需做皮肤过敏试验。静脉滴注常用量为(5~10)×10⁵ U,加入 5%的葡萄糖注射液 100 mL 内,30~60 分钟滴完,后每小时给予 1×10⁵ U,滴注24小时。治疗前半小时肌内注射异丙嗪 25 mg,加少量(2.5~5.0 mg)地塞米松,可减少变态反应的发生。用药前、后进行凝血方面的化验检查,用量大时尤应注意出血倾向。冠状动脉内注射时先做冠状动脉造影,经导管向闭塞的冠状动脉内注入硝酸甘油 0.2~0.5 mg,后注入 SK 2×10⁴ U,继之每分钟 2 000~4 000 U,共30~90 分钟,至再通后继用每分钟2 000 U,共 30~60 分钟。患者的胸痛突然消失,ST 段恢复正常,心肌酶峰值提前出现为再通征象,可每分钟注入 1 次造影剂,观察是否再通。

尿激酶(UK):作用于纤溶酶原,使之转变为纤溶酶。UK 无抗原性,作用较 SK 弱。静脉滴注(5~10)×10⁵ U,60 分钟滴完。在冠状动脉内应用时,每分钟 6 000 U 持续 1 小时以上,至溶栓后再维持 0.5~1.0 小时。

重组组织型纤溶酶原激活物:对血凝块有选择性,故疗效高于 SK。冠状动脉内滴注 0.375 mg/kg,持续 45 分钟。静脉滴注用量为 0.75 mg/kg,持续 90 分钟。

其他制剂还有单链尿激酶型纤维蛋白溶酶原激活剂,乙酰化纤溶酶原-链激酶激活剂复合物等。

(3)文献资料显示,用药 2~3 小时的开通率:重组组织型纤溶酶原激活物为 65%~80%,SK 为65%~75%,UK 为 50%~68%,乙酰化纤溶酶原-链激酶激活剂复合物为 68%~70%。选用哪一种溶栓剂,不能根据以上的数据武断地选择,而应根据患者的病变范围和部位、年龄、起病时间及经济情况等因素选择。比较而言,如患者年轻(年龄小于45岁),有大面积前壁 AMI,到达医院时间较早(发病 2 小时内),无高血压,应首选重组组织型纤溶酶原激活物。如果年龄较大(大于70岁),有下壁 AMI,有高血压,应选 SK 或 UK。乙酰化纤溶酶原-链激酶激活剂复合物的半衰期最长(70~120 分钟),因此可在患者家中或救护车上一次性快速静脉注射该类药;重组组织型纤溶酶原激活物的半衰期最短(3~4 分钟),需静脉持续滴注 90~180 分钟;SK 的半衰期为18 分钟,给药持续时间为 60 分钟;UK 的半衰期为40 分钟,给药时间为 30 分钟。SK 与乙酰化纤溶酶原-链激酶激活剂复合物可引起低血压和变态反应,UK 与重组组织型纤溶酶原激活物无这些不良反应。重组组织型纤溶酶原激活物需要联合使用肝素,SK、UK、乙酰化纤溶酶原-链激酶激活剂复合物除具有纤溶作用外,还有明显的抗凝作用,不需要使用肝素。另外,重组组织型纤溶酶原激活物较贵,SK、UK 的价格较低廉。在临床选用溶栓剂时应考虑以上这些因素。

(4)溶栓治疗的并发症如下。①出血:轻度出血,皮肤、黏膜轻度出血,有肉眼及显微镜下血尿,或小量咯血、呕血等(穿刺或注射部位的少量瘀斑不作为并发症);重度出血,大量咯血或消化道大出血,腹膜后出血等引起失血性休克或低血压,需要输血;危及生命部位的出血,颅内、蛛网膜下腔、纵隔内或心包出血。②再灌注心律失常,注意其对血流动力学的影响。③患者有一过性低血压及其他的变态反应。

溶栓治疗急性心梗的价值是肯定的。可以加速血管再通,减少和避免冠脉早期血栓性再堵塞,可以进一步增加疗效。已证实有效的抗凝治疗可加速血管再通和有助于保持血管通畅。今后研究应着重于改进治疗方法或使用特异性溶栓剂,以减少纤维蛋白分解、防止促凝血活动和纤溶酶原偷窃;研制合理的联合使用的药物和方法。如此,可以使现已明显降低的 AMI 死亡率进一步下降。

2.经皮腔内冠状动脉成形术(percutaneous transluminal coronary angioplasty,PTCA)

(1)直接 PTCA(direct PTCA):急性心肌梗死发病后直接做 PTCA。指征:静脉溶栓治疗有禁忌证者;合并心源性休克者;诊断不明患者,如急性心肌梗死病史不典型或左束支传导阻滞者,可从直接冠状动脉造影和 PTCA 中受益;有条件在发病后数小时内行 PTCA 者。

(2)补救性 PTCA(rescue PTCA):在发病 24 小时内,静脉溶栓治疗失败,患者的胸痛症状不缓解时,行急诊 PTCA,以挽救存活的心肌,限制梗死面积进一步扩大。

(3)半择期 PTCA(semi-elective PTCA):溶栓成功患者在梗死后 7~10 天,有心肌缺血指征或冠脉再闭塞。

(4)择期 PTCA(elective PTCA):在急性心肌梗死后 4~6 周,用于再发心绞痛或有心肌缺血客观指征,如运动试验、动态心电图证实有心肌缺血。

(5)冠状动脉旁路移植术:适用于溶栓疗法及 PTCA 无效,而仍有持续性心肌缺血;急性心肌梗死合并有左房室瓣关闭不全或室间隔穿孔等机械性障碍,需要手术矫正和修补,同时进行冠状动脉旁路移植术;多支冠状动脉狭窄或左冠状动脉主干狭窄。

(五)缩小梗死面积

AMI 是心肌氧供/氧需的严重失衡,纠正这种失衡,就能挽救濒死的心肌,限制梗死的扩大,有效地减少并发症和改善患者的预后。控制心律失常,适当地补充血容量和治疗心力衰竭,均有利于减少梗死区。目前多主张采用以下几种药物。

1.扩血管药物

扩血管药物必须应用于梗死初期的发展阶段,即起病后 4~6 小时。一般首选硝酸甘油静脉滴注或异山梨酯舌下含化,也可在皮肤上用硝酸甘油贴片或软膏。使用时应注意:静脉给药时,最好有血流动力学监测,当肺动脉楔嵌压小于 2 kPa,动脉压正常或增高时,其疗效较好,反之,则可使病情恶化;应从小剂量开始,在应用过程中保持肺动脉楔压不低于 2 kPa(2.0~2.4 kPa),且动脉压不低于正常低限,以保证必需的冠状动脉灌注。

2.β受体阻滞剂

大量临床资料表明,在 AMI 发生后的 4~12 小时,给普萘洛尔或阿普洛尔、阿替洛尔、美托洛尔等药治疗(最好是早期静脉内给药),常能明显降低患者的最高血清酶(肌酸激酶、肌酸激酶同工酶等)水平,提示药物有限制梗死范围扩大的作用。但因这些药的负性肌力效应、负性频率作用,临床应用时,心率低于每分钟60次,收缩压≤14.6 kPa,有心力衰竭及下壁心梗者应慎用。

3.右旋糖酐-40及复方丹参等活血化瘀的药物

一般可选用右旋糖酐-40,每天静脉滴注250~500 mL,7~14天为1个疗程。在右旋糖酐-40内加入活血化瘀药物(如血栓通4~6 mL、川芎嗪80~160 mg或复方丹参注射液12~30 mL),疗效更佳。心功能不全者右旋糖酐-40者慎用。

4.极化液

可减少心肌坏死,加速缺血心肌的恢复。但近几年因其效果不显著,已趋向于不用,仅用于AMI伴有低血容量者。其他改善心肌代谢的药物有维生素C(3~4 g)、辅酶A(50~100 U)、肌苷(0.2~0.6 g)、维生素B$_6$(50~100 mg),每天1次,静脉滴注。

5.其他

有人提出用大量激素(氢化可的松150 mg/kg)或透明质酸酶(每次500 U/kg,6小时1次,每天4次),或用钙通道阻滞剂(硝苯地平20 mg,4小时1次)治疗AMI,但对此分歧较大,尚无统一结论。

(六)严密观察,以及时处理并发症

1.左心功能不全

发生AMI时左心功能不全,因病理生理改变的程度不同,可表现轻度肺淤血、急性左心衰竭(肺水肿)、心源性休克。

(1)急性左心衰竭(肺水肿)的治疗:可选用吗啡、利尿剂(呋塞米等)、硝酸甘油(静脉滴注),尽早口服血管紧张素转化酶抑制剂(以短效制剂为宜)。肺水肿合并严重高血压时应静脉滴注硝普钠,由小剂量(10 μg/min)开始,据血压调整剂量。对伴严重低氧血症者可行人工机械通气治疗。在AMI发病24小时内不主张使用洋地黄制剂。

(2)心源性休克:在严重低血压时应静脉滴注多巴胺5~15 μg/(kg·min),一旦血压升至12.0 kPa(90 mmHg)以上,则可同时静脉滴注多巴酚丁胺3~10 μg/(kg·min),以减少多巴胺的用量。如血压不升,应使用大剂量多巴胺[≥15 μg/(kg·min)]。大剂量多巴胺无效时,可静脉滴注去甲肾上腺素2~8 μg/min。有轻度低血压时,可用多巴胺或与多巴酚丁胺合用。药物治疗无效者应使用主动脉内球囊反搏。AMI合并心源性休克用PTCA再灌注治疗。用中药时,可酌情选用独参汤、参附汤、生脉散等。

2.抗心律失常

AMI患者急性心肌梗死有90%以上出现心律失常,绝大多数发生在梗死后72小时内,不论是快速性心律失常还是缓慢性心律失常,对AMI患者均可引起严重后果。因此,应及早发现心律失常,特别是严重的心律失常的前驱症状,并给予积极的治疗。

(1)对出现室性期前收缩的急性心肌梗死患者,应严密心电监护及处理。频发的室性期前收缩或室性心动过速,应静脉注射利多卡因50~100 mg,无效时5~10分钟重复注射,控制后以每分钟1~3 mg静脉滴注维持,情况稳定后可改为口服药物;使用美西律150~200 mg、普鲁卡因胺250~500 mg、溴苄胺100~200 mg,6小时1次维持。

(2)对已发生室颤患者应立即行心肺复苏术,在进行心脏按压和人工呼吸的同时争取尽快实行电除颤,一般首次即采取较大能量(200~300 J),争取1次成功。

（3）对窦性心动过缓，如心率小于每分钟 50 次，或心率在每分钟 50~60 次，合并低血压或室性心律失常，可用阿托品，每次 0.3~0.5 mg，静脉注射，无效时 5~10 分钟重复，但总量不超过 2 mg。也可用氨茶碱0.25 g或异丙基肾上腺素 1 mg，分别加入 300~500 mL 5％葡萄糖注射液中静脉滴注，但这些药物有可能增加心肌氧耗或诱发室性心律失常，故均应慎用。以上治疗无效，症状严重时可采用临时起搏措施。

（4）对房室传导阻滞一度和二度量型者，可应用肾上腺皮质激素、阿托品、异丙肾上腺素来治疗，但应注意其不良反应。对三度及二度Ⅱ型者宜行临时心脏起搏。

（5）对室上性快速心律失常可选用 β 受体阻滞剂、洋地黄类药物（24 小时内尽量不用）、维拉帕米、胺碘酮、奎尼丁、普鲁卡因胺等治疗，对阵发性室上性、心房颤动及心房扑动药物治疗无效可考虑直流电同步心律转复或用人工心脏起搏器复律。

3.机械性并发症的处理

（1）心室游离壁破裂：可引起急性心脏压塞，致突然死亡，临床表现为电-机械分离或心脏停搏，患者常因难以即时救治而死亡。对亚急性心脏破裂应积极争取冠状动脉造影后行手术修补及采用血管重建术。

（2）室间隔穿孔：对伴血流动力学失代偿者，在血管扩张剂和利尿剂治疗及主动脉内球囊反搏支持下，进行早期或急诊手术治疗。如穿孔较小，无充血性心力衰竭，血流动力学稳定，可保守治疗，6 周后择期手术。

（3）急性二尖瓣关闭不全：急性乳头肌断裂时突发左心衰竭和/或低血压，主张用血管扩张剂、利尿剂及主动脉内球囊反搏治疗，在血流动力学稳定的情况下做急诊手术。对左心室扩大或乳头肌功能不全者，应积极应用药物治疗心力衰竭，改善心肌缺血并行血管重建术。

（七）恢复期处理

患者住院 3 周后，如病情稳定，体力增进，可考虑出院。近年主张出院前做症状限制性运动负荷心电图、放射性核素和/或超声显像检查，如显示心肌缺血或心功能较差，宜行冠状动脉造影检查，进一步处理。心室晚电位检查有助于预测发生严重室性心律失常的可能性。

七、护理

（一）护理评估

1.病史

发病前常有明显诱因，如精神紧张、情绪激动、过度体力活动、饱餐、高脂饮食、未控制的糖尿病、感染、手术、大出血、休克。少数患者在睡眠中发病。约半数的患者有高血压及心绞痛史。部分患者则无明确病史及先兆表现，首次发展即是 AMI。

2.身体状况

（1）先兆：半数以上患者在梗死前数天至数周，有乏力、胸部不适、活动时心悸、气急、心绞痛等，最突出的表现为心绞痛发作频繁，持续时间较长，疼痛较剧烈，甚至伴恶心、呕吐、大汗、心动过缓，硝酸甘油疗效差。应警惕近期内发生心肌梗死的可能，要及时住院治疗。

（2）症状：AMI 的临床表现与梗死的大小、部位、发展速度及原来心脏的功能情况等有关。①疼痛：是最常见的起始症状。典型的疼痛部位和性质与心绞痛相似，但疼痛更剧烈，诱因多不明显，持续时间较长，一般超过 30 分钟，也可达数小时，休息和含服硝酸甘油多不能缓解。患者常烦躁不安、出汗、恐惧，或有濒死感。糖尿病患者及脱水、休克患者常无疼痛。少数患者以休克、急性心力衰竭、突然晕厥为始发症状。部分患者的疼痛位于上腹部,或者疼痛放射至上颌、颈部、背部上方,易被误诊,应区别其与相关疾病。②全身症状:有发热和心动过速等。发热由坏死物质吸收所引起,一般在疼痛后24~48小时出现,体温一般在38 ℃左右,持续约1周。③胃肠道症状:常伴有恶心、呕吐、肠胀气和消化不良。重症者可发生呃逆。④心律失常:见于75%~95%的患者,以发病24小时内最多见,可伴心悸、乏力、头晕、晕厥等症状。以室性心律失常居多,可出现室性期前收缩、室性心动过速、心室颤动或加速性心室自主心律。频发的、成对的、多源性的室性期前收缩和R波落在T波上的室性期前收缩或室性心动过速,常为心室颤动的先兆。心室颤动是AMI早期主要的死因。室上性心律失常较少,多发生在心力衰竭者中。缓慢型心律失常中以房室传导阻滞最为常见,束支传导阻滞和窦性心动过缓也较多见。⑤低血压和休克:见于20%~30%的患者。疼痛期血压下降未必是休克。如疼痛缓解后收缩压仍低于10.7 kPa(80 mmHg),伴有烦躁不安、面色苍白、皮肤湿冷、大汗淋漓、脉细而快、少尿、精神迟钝,甚或昏迷,则为休克表现。休克多在起病后数小时至1周内发生,主要是心源性,为心肌收缩力减弱、心排血量急剧下降所致,还有血容量不足、严重心律失常、周围血管舒缩功能障碍和酸中毒等因素。⑥心力衰竭:主要为急性左心衰竭。可在发病最初的几天内发生,或在疼痛、休克好转阶段出现。它是由心肌梗死后心脏收缩力显著减弱或不协调所致。患者可突然出现呼吸困难,咳泡沫痰,发绀等,严重时可发生急性肺水肿,也可继而出现全心衰竭。

(3)体征:①一般情况,患者常呈焦虑不安或恐惧,手抚胸部,面色苍白,皮肤潮湿,呼吸加快;左心功能不全时呼吸困难,常采取半卧位或咯粉红色泡沫痰;发生休克时四肢厥冷,皮肤有蓝色斑纹。多数患者于发病第2天体温升高,一般在38 ℃左右,1周内体温退至正常。②心脏浊音界可轻至中度扩大;心率加快或减慢;可有各种心律失常;心尖部第一心音常减弱,可出现第三或第四心音奔马律;一般听不到心脏杂音,二尖瓣乳头肌功能不全或腱索断裂时心尖部可听到明显的收缩期杂音;室间隔穿孔时,胸骨左缘可闻及响亮的全收缩期杂音;发生严重的左心衰竭时,心尖部也可闻及收缩期杂音;1%~20%的患者可在发病1~3天出现心包摩擦音,持续数天,少数可持续1周以上。③发病早期肺底可闻及少数湿啰音,常在1~2天消失,湿啰音持续存在或增多常提示左心衰竭。

(二)护理目标

(1)患者疼痛减轻。

(2)患者能遵医嘱服药,说出治疗的重要性。

(3)患者的活动量增加,心率正常。

(4)生命体征维持在正常范围。

(5)患者看起来放松。

(三)护理措施

1.一般护理

(1)安置患者于冠心病监护病房,连续监测心电图、血压、呼吸5~7天,对行漂浮导管检查者做好相应护理,询问患者有无心悸、胸闷、胸痛、气短、乏力、头晕等不适。

(2)保持病室安静、舒适,限制探视,有计划地护理患者,减少对患者的干扰,保证患者充足的休息和睡眠时间,防止任何不良刺激。根据病情安置患者于半卧位或平卧位。患者在第1~3天绝对卧床休息,翻身、进食、洗漱、排便等均由护理人员帮助料理;第4~6天可在床上活动肢体,无并发症者可在床上坐起,逐渐过渡到坐在床边或椅子上,每次20分钟,每天3~5次,护理人员鼓励患者深呼吸;第1～2周开始在室内走动,逐步过渡到室外行走;第3～4周可试着上、下楼梯或出院。病情严重或有并发症者应适当延长卧床时间。

(3)介绍该病的知识和监护室的环境。关心、尊重、鼓励、安慰患者,以和善的态度回答患者提出的问题,帮助其树立战胜疾病的信心。

(4)给予低钠、低脂、低胆固醇、无刺激、易消化的饮食,嘱患者少食多餐,避免进食过饱。

(5)心肌梗死患者由于卧床休息,消化功能减退,应用止痛药物,胃肠功能弱和膀胱收缩无力,易发生便秘和尿潴留。应予以足够的重视,酌情给予轻泻剂,嘱患者排便时勿屏气,避免增加心脏负担和导致附壁血栓脱落。排便不畅时宜加用开塞露,对5天无大便者可保留灌肠或给低压盐水灌肠。对排尿不畅者,可采用物理或诱导法,协助排尿,必要时导尿。

(6)吸氧:氧治疗可改善低氧血症,有利于心肌梗死的康复。急性期给患者高流量吸氧,持续48小时。氧流量为3～5 L/min,病情变化,可延长吸氧时间。待疼痛减轻,休克解除,可降低氧流量。注意鼻导管的通畅,24小时更换1次。如果合并急性左心衰竭,出现重度低氧血症,病死率较高,可采用加压吸氧或酒精湿化吸氧。

(7)防止血栓性静脉炎或深部静脉血栓形成:血栓性静脉炎表现为受累静脉局部红、肿、痛,可延伸呈条索状,多由反复静脉穿刺输液和输注多种药物所致。所以行静脉穿刺时应严格无菌操作,患者感觉输液局部皮肤疼痛或红肿,应及时更换穿刺部位,并予以热敷或理疗。下肢静脉血栓形成,一般在血栓较大引起阻塞时才出现患肢的肤色改变、皮肤温度升高和可凹性水肿。应注意每天协助患者做被动下肢活动2～3次,注意下肢皮肤温度和颜色的变化避免选用下肢静脉输液。

2.病情观察与护理

AMI为危重疾病,应早期发现危及患者生命的先兆表现,如及时处理,可使患者转危为安。故需严密观察以下情况。

(1)血压:始发病时应0.5～1小时测量一次血压,随血压恢复情况逐步减少测量,次数为每天4～6次,基本稳定后每天1～2次。若收缩压在12.0 kPa(90 mmHg)以下,脉压减小,且音调低落,要注意患者的神志状态、脉搏、面色、皮肤色泽及尿量等,是否有心源性休克的发生。此时,在通知医师的同时,对休克者采取抗休克措施,如补充血容量,应用升压药、血管扩张剂及纠正酸中毒,避免脑缺氧,保护肾功能等。有条件者应准备好中心静脉压测定装置或漂浮导管、测定肺微血管楔压设备。

(2)心率、心律:在冠心病监护病房进行连续的心电、呼吸监测,在心电监测示波屏上,应注意观察心率及心律变化。及时检出可能作为恶性心动过速先兆的任何室性期前收缩、室颤或完全性房室传导阻滞、严重的窦性心动过缓、房性心律失常等。如发现室性期前收缩每分钟5次以上,呈二联律、三联律,为多源性室性期前收缩,室性期前收缩的R波落在前一次主搏的T波之上,均为转变阵发性室性心动过速及心室颤动的先兆,易造成心搏骤停。遇有上述情况,在立即通知医师的同时,需应用相应的抗心律失常药物,并准备好除颤器和人工心脏起搏器,协同医师抢救。

(3)胸痛:AMI患者常伴有持续、剧烈的胸痛,因此,应注意观察患者的胸痛程度,因剧烈胸痛可导致低血压,加重心肌缺氧,扩大梗死面积,引起心力衰竭、休克及心律失常。常用罂粟碱,肌内注射或静脉滴注;硝酸甘油0.6 mg,含服;对疼痛较重者可用盐酸哌替啶或吗啡。在护理中应注意可能出现的药物不良反应,同时注意观察血压、尿量、呼吸等,确保用药的安全。

(4)呼吸急促:注意观察患者的呼吸状态,对有呼吸急促的患者应注意观察血压、皮肤黏膜的血液循环情况、肺部体征的变化、血流动力学和尿量的变化。发现患者有呼吸急促,不能平卧,烦躁不安,咳嗽,咯泡沫样血痰时,立即取半坐位,给予吸氧,准备好强心剂、利尿剂,配合医师按急性心力衰竭处理。

(5)体温:AMI 患者可有低热,体温为 37.0～38.5 ℃,多持续 3 天左右。如体温持续升高,1 周后仍不下降,应疑有继发肺部或其他部位感染,以及时向医师报告。

(6)意识变化:如发现患者意识恍惚,烦躁不安,应注意观察血流动力学及尿量的变化。警惕心源性休克的发生。

(7)器官栓塞:在 AMI 发生后 1～2 周,注意观察组织或脏器有无发生栓塞。左心室内附壁血栓可脱落,而引起脑、肾、四肢、肠系膜等动脉栓塞。如发现栓塞,应及时向医师报告。

(8)心室膨胀瘤:在心肌梗死恢复的过程中,心电图表现虽有好转,但患者仍有顽固性心力衰竭或心绞痛,应疑有心室膨胀瘤。这是由于在心肌梗死区愈合过程中,心肌被结缔组织所替代,成为无收缩力的薄弱纤维瘢痕区。该区受心腔内的压力而向外呈囊状膨出,形成心室膨胀瘤。应配合医师进行 X 线检查以确诊。

(9)心肌梗死后综合征:需注意在 AMI 发生后 2 周、数月甚至 2 年内,可并发心肌梗死后综合征。表现为肺炎、胸膜炎和心包炎征象,同时也有发热、胸痛、红细胞沉降率和白细胞计数升高现象,酷似 AMI 的再发。这是由坏死心肌引起机体自身免疫变态反应所致。如心肌梗死的特征性心电图变化有好转现象又有上述表现,应做好 X 线检查的准备,配合医师做出鉴别诊断。若因误诊而用抗凝药物,可导致心腔内出血而发生急性心脏压塞。故应严密观察病情,在确诊为该病后,应向患者及家属做好解释工作,解除其顾虑,必要时给患者应用镇痛及镇静剂;做好休息、饮食等生活护理。

(四)健康教育

(1)嘱患者注意劳逸结合,根据心功能进行适当的康复锻炼。

(2)嘱患者避免紧张、劳累、情绪激动、饱餐、便秘等诱发因素。

(3)嘱患者节制饮食,忌烟、酒、咖啡、刺激性食物,多吃蔬菜、高蛋白质食物,少食动物脂肪、胆固醇含量较高的食物。

(4)嘱患者按医嘱服药,随身常备硝酸甘油等扩张冠状动脉的药物,定期复查。

(5)指导患者及家属,病情突变时,采取简易的应急措施。

(武萍萍)

第六节 心 绞 痛

一、稳定型心绞痛

(一)概念和特点

稳定型心绞痛也称劳力性心绞痛,是在冠状动脉固定性严重狭窄基础上,由于心肌负荷的增加引起心肌急剧的、暂时的缺血缺氧的临床综合征。其特点为阵发性的前胸压榨性疼痛或憋闷感觉,主要位于胸骨后部,可放射至心前区和左上肢尺侧,常发生于劳力负荷增加时,持续数分钟,

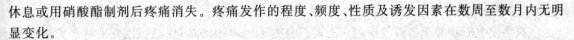

休息或用硝酸酯制剂后疼痛消失。疼痛发作的程度、频度、性质及诱发因素在数周至数月内无明显变化。

(二)相关病理生理

患者在心绞痛发作之前,常有血压增高、心律增快、肺动脉压和肺毛细血管压增高的变化,反映心脏和肺的顺应性减低。发作时可有左心室收缩力和收缩速度降低、射血速度减慢、左心室收缩压下降、心搏量和心排血量降低、左心室舒张末期压和血容量增加等左心室收缩和舒张功能障碍的病理生理变化。左心室壁可呈收缩不协调或部分心室壁有收缩减弱的现象。

(三)主要病因及诱因

本病的基本病因是冠脉粥样硬化。正常情况下,冠脉循环血流量具有很大的储备力量,其血流量可随身体的生理情况有显著的变化,休息时无症状。当劳累、激动、心力衰竭等使心脏负荷增加,心肌耗氧量增加时,对血液的需求增加,而冠脉的供血已不能相应增加,即可引起心绞痛。

(四)临床表现

1.症状

心绞痛以发作性胸痛为主要临床表现,典型疼痛的特点如下。

(1)部位:主要在胸骨体中、上段之后,可波及心前区,界限不很清楚。常放射至左肩、左臂尺侧达无名指和小指,偶有至颈、咽或下颌部。

(2)性质:胸痛常有压迫、憋闷或紧缩感,也可有烧灼感,偶尔伴有濒死感。

(3)持续时间:疼痛出现后常逐步加重,持续 3 分钟,休息或含服硝酸甘油可迅速缓解,很少超过半小时。可数天或数周发作 1 次,也可 1 天内发作数次。

2.体征

心绞痛发作时,患者面色苍白、出冷汗、心率增快、血压升高、表情焦虑。心尖部听诊有时出现"奔马律",可有暂时性心尖部收缩期杂音,是乳头肌缺血以致功能失调引起二尖瓣关闭不全所致。

3.诱因

发作常由体力劳动、情绪激动、饱餐、寒冷、吸烟、心动过速、休克等所致。

(五)辅助检查

1.心电图

(1)静息时心电图:约有半数患者在正常范围,也可有陈旧性心肌梗死的改变或非特异性 ST段和 T 波异常。有时出现心律失常。

(2)心绞痛发作时心电图:绝大多数患者可出现暂时性心肌缺血引起的 ST 段压低($\geqslant 0.1$ mV),有时出现 T 波倒置,在平时有 T 波持续倒置的患者,发作时可变为直立(假性正常化)。

(3)心电图负荷试验:运动负荷试验及 24 小时动态心电图可显著提高缺血性心电图的检出率。

2.X 线检查

心脏检查可无异常,若已伴发缺血性心肌病可见心影增大、肺充血等。

3.放射性核素

利用放射性铊心肌显像所示灌注缺损,提示心肌供血不足或血供消失,对心肌缺血诊断较有价值。

4.超声心动图

多数稳定型心绞痛患者静息时超声心动图检查无异常,有陈旧性心肌梗死者或严重心肌缺血者二维超声心动图可探测到坏死区或缺血区心室壁的运动异常,运动或药物负荷超声心动图检查可以评价心肌灌注和存活性。

5.冠状动脉造影

冠状动脉造影可使左、右冠状动脉及主要分支得到清楚的显影,具有确诊价值。

(六)治疗原则

治疗原则是改善冠脉血供和降低心肌耗氧量以改善患者症状,提高生活质量,同时治疗冠脉粥样硬化,预防心肌梗死和死亡,以延长生存期。

1.发作时的治疗

(1)休息:发作时立即休息,一般患者停止活动后症状即可消失。

(2)药物治疗:宜选用作用快的硝酸酯制剂,这类药物除可扩张冠脉增加冠脉血流量外,还可扩张外周血管,减轻心脏负荷,从而缓解心绞痛。如硝酸甘油 0.3～0.6 mg 或硝酸异山梨酯 3～10 mg 舌下含化。

2.缓解期的治疗

缓解期一般不需卧床休息,应避免各种已知的诱因。

(1)药物治疗:以改善预后的药物和减轻症状、改善缺血的药物为主,如阿司匹林、氯吡格雷、β 受体阻滞剂、他汀类药物、血管紧张素转换酶抑制剂、硝酸酯制剂,其他如代谢性药物、中医中药。

(2)非药物治疗:包括运动锻炼疗法、血管重建治疗、增强型体外反搏等。

二、不稳定型心绞痛

(一)概念和特点

目前已趋向将典型的稳定型劳力性心绞痛以外的缺血性胸痛统称为不稳定型心绞痛。不稳定型心绞痛根据临床表现可分为静息型心绞痛、初发型心绞痛、恶化型心绞痛 3 种类型。

(二)相关病理生理

与稳定型心绞痛的差别主要在于冠脉内不稳定的粥样斑块继发的病理改变,使局部的心肌血流量明显下降,如斑块内出血、斑块纤维帽出现裂隙、表面有血小板聚集和/或刺激冠脉痉挛,导致缺血性心绞痛,虽然也可因劳力负荷诱发,但劳力负荷终止后胸痛并不能缓解。

(三)主要病因及诱因

少部分不稳定型心绞痛患者心绞痛发作有明显的诱因。

1.增加心肌氧耗

感染、甲状腺功能亢进症或心律失常。

2.冠脉血流减少

低血压。

3.血液携氧能力下降

贫血和低氧血症。

(四)临床表现

1.症状

不稳定型心绞痛患者胸部不适的性质与典型的稳定型心绞痛相似,通常程度更重,持续时间更长,可达数十分钟,胸痛在休息时也可发生。

2.体征

体检可发现一过性第三心音或第四心音,以及由于二尖瓣反流引起的一过性收缩期杂音,这些非特异性体征也可出现在稳定型心绞痛和心肌梗死患者,但详细的体格检查可发现潜在的加重心肌缺血的因素,并成为判断预后非常重要的依据。

(五)辅助检查

1.心电图

(1)大多数患者胸痛发作时有一过性 ST 段(抬高或压低)和 T 波(低平或倒置)改变,其中 ST 段的动态改变($\geqslant$0.1 mV 的抬高或压低)是严重冠脉疾病的表现,可能会发生急性心肌梗死或猝死。

(2)连续心电监护:连续 24 小时心电监测发现,85%～90%的心肌缺血可不伴有心绞痛症状。

2.冠脉造影剂其他侵入性检查

在长期稳定型心绞痛基础上出现的不稳定型心绞痛患者,常有多支冠脉病变,而新发作静息心绞痛患者,可能只有单支冠脉病变。在所有的不稳定型心绞痛患者中,3 支血管病变占 40%,2 支血管病变占 20%,左冠脉主干病变约占 20%,单支血管病变约占 10%,没有明显血管狭窄者占 10%。

3.心脏标志物检查

心脏肌 cTnT 及 cTnI 较传统的 CK 和 CK-MB 更为敏感、更可靠。

4.其他

胸部 X 线、心脏超声和放射性核素检查的结果与稳定型心绞痛患者的结果相似,但阳性发现率会更高。

(六)治疗原则

不稳定型心绞痛是严重、具有潜在危险的疾病,病情发展难以预料,应使患者处于监控之下,疼痛发作频繁或持续不缓解及高危组的患者应立即住院。其治疗包括抗缺血治疗、抗血栓治疗和根据危险度分层进行优创治疗。

1.一般治疗

发作时立即卧床休息,床边 24 小时心电监护,严密观察血压、脉搏、呼吸、心率、心律变化,有呼吸困难、发绀者应给氧吸入,维持血氧饱和度达到 95%以上。如有必要,重测心肌坏死标志物。

2.止痛

烦躁不安、疼痛剧烈者,可考虑应用镇静剂如吗啡 5～10 mg 皮下注射;硝酸甘油或硝酸异山梨酯持续静脉滴注或微量泵输注,以 10 μg/min 开始,每 3～5 分钟增加 10 μg/min,直至症状缓解或出现血压下降。

3.抗凝(栓)

抗血小板和抗凝治疗是不稳定型心绞痛治疗至关重要的措施,应尽早应用阿司匹林、氯吡格雷和肝素或低分子肝素,以有效防止血栓形成,阻止病情进展为心肌梗死。

4.其他

对于个别病情极严重患者,保守治疗效果不佳,心绞痛发作时 ST 段$\geqslant$0.1 mV,持续时间>20 分钟,或血肌钙蛋白升高者,在有条件的医院可行急诊冠脉造影,考虑经皮冠脉成形术。

三、护理评估

(一)一般评估

(1)患者有无面色苍白、出冷汗、心率加快、血压升高。

(2)患者主诉有无心绞痛发作症状。

(二)身体评估

(1)有无表情焦虑、皮肤湿冷、出冷汗。

(2)有无心律增快、血压升高。

(3)心尖区听诊是否闻及收缩期杂音,或听到第三心音或第四心音。

(三)心理-社会评估

患者能否控制情绪,避免激动或愤怒,以减少心悸耗氧量;家属能否做到给予患者安慰及细心的照顾,并督促定期复查。

(四)辅助检查结果的评估

(1)心电图有无 ST 段及 T 波异常改变。

(2)24 小时连续心电监测有无心肌缺血的改变。

(3)冠脉造影检查结果有无显示单支或多支病变。

(4)心脏标志物 cTnT 的峰值是否超过正常对照值的百分位数。

(五)常用药物治疗效果的评估

1.硝酸酯类药物

心绞痛发作时,能及时舌下含化,迅速缓解疼痛。

2.他汀类药物

长期服用可以维持 LDL-C 的目标值 < 70 mg/dL,且不出现肝酶和肌酶升高等不良反应。

四、主要护理诊断/问题

(一)胸痛

胸痛与心肌缺血、缺氧有关。

(二)活动无耐力

活动无耐力与心肌氧的供需失调有关。

(三)知识缺乏

缺乏控制诱发因素及预防心绞痛发作的知识。

(四)潜在并发症

心肌梗死。

五、护理措施

(一)休息与活动

1.适量运动

运动应以有氧运动为主,运动的强度和时间因病情和个体差异而不同,必要时在监测下进行。

2.心绞痛发作时

心绞痛发作时立即停止活动,就地休息。不稳定型心绞痛患者,应卧床休息,并密切观察。

(二)用药的指导

1.心绞痛发作时

立即舌下含化硝酸甘油,用药后注意观察患者胸痛变化情况,如 3 分钟后仍不缓解,隔 3 分钟后可重复使用。对于心绞痛发作频繁者,静脉滴注硝酸甘油时,患者及家属不要擅自调整滴速,以防低血压发生。部分患者用药后出现面部潮红、头部胀痛、头晕、心动过速、心悸等不适,应告知患者是药物的扩血管作用所致,不必有顾虑。

2.应用他汀类药物时

应严密监测转氨酶及肌酸激酶等生化指标,以及时发现药物可能引起的肝脏损害和肌病。采用强化降脂治疗时,应注意监测药物的安全性。

(三)心理护理

安慰患者,消除紧张、不安情绪,改变急躁易怒性格,保持心理平衡。告知患者及家属过劳、情绪激动、饱餐、用力排便、寒冷刺激等都是心绞痛发作的诱因,应注意避免。

(四)健康教育

1.疾病知识指导

(1)合理膳食:宜摄入低热量、低脂、低胆固醇、低盐饮食,多食蔬菜、水果和粗纤维食物如芹菜、糙米等,避免暴饮暴食,应少食多餐。

(2)戒烟、限酒。

(3)适量运动:应以有氧运动为主,运动的强度和时间因病情和个体差异而不同,必要时在监测下进行。

(4)心理调适:保持心理平衡,可采取放松技术或与他人交流的方式缓解压力,避免心绞痛发作的诱因。

2.用药指导

指导患者出院后遵医嘱用药,不擅自增减药量,自我检测药物的不良反应。外出时随身携带硝酸甘油以备急用。硝酸甘油遇光易分解,应放在棕色瓶内存放于干燥处,以免潮解失效。药瓶开封后每 6 个月更换 1 次,以确保疗效。

3.病情检测指导

教会患者及家属心绞痛发作时的缓解方法,胸痛发作时应立即停止活动或舌下含服硝酸甘油。如连续含服 3 次仍不缓解,或心绞痛发作比以往频繁、程度加重、疼痛时间延长,应及时就医,警惕心肌梗死的发生。不典型心绞痛发作时,可能表现为牙痛、肩周炎、上腹痛等,为防治误诊,应尽快到医院做相关检查。

4.及时就诊的指标

(1)心绞痛发作时,舌下含化硝酸酯类药物无效或重复用药仍未缓解。

(2)心绞痛发作比以往频繁、程度加重、疼痛时间延长。

六、护理效果评估

(1)患者能坚持长期遵医嘱用药物治疗。

(2)心绞痛发作时,患者能立即停止活动,并舌下含服硝酸甘油。

(3)患者能预防和控制缺血症状,减低心肌梗死的发生。

(4)患者能戒烟、控制饮食和糖尿病治疗。

(5)患者能坚持定期门诊复查。

(刘　静)

第九章　心外科疾病的护理

第一节　心脏手术的常规护理

一、心脏外科疾病手术一般护理常规

(一)术前护理

(1)重度心力衰竭、夹层动脉瘤、心脏黏液瘤患者术前绝对卧床休息。一般患者多卧床休息,限制活动。心悸、气短或呼吸困难者协助取半坐位并吸氧。

(2)给予高蛋白、高能量、含丰富维生素、易消化饮食;心力衰竭、水肿患者予以低盐饮食。

(3)做好术前准备和指导。①术前戒烟、戒酒2周以上。②冠脉搭桥患者术前一周停用抗凝药;服洋地黄类药者心率低于60次/分时停药。③指导患者练习深呼吸、有效咳嗽、排痰、高半坐卧位等,体验拍背的感受。④指导患者术前禁食、沐浴、更衣。⑤测量身高及体重;备好胸片、胸腔引流瓶及术中用药。⑥清洁口腔,取下活动义齿及首饰,遵医嘱给术前用药。

(二)术后护理

(1)行体外循环的患者术后按体外循环心内直视术护理常规。

(2)全麻术后患者未清醒前取平卧位,头偏向一侧。麻醉醒后,可采取高半坐卧位,有利呼吸和引流。

(3)根据患者的耐受程度,鼓励术后早期活动,逐渐增加活动量。麻醉清醒后,鼓励患者床上活动,如深呼吸、四肢主动活动及间歇翻身等。手术后第2~3天开始,尝试下床活动。先坐床沿片刻,做深呼吸和咳嗽;再床旁站立,试着站立排尿,并稍走动或椅子上略坐片刻,再逐渐增加活动量。

(4)患者术后全身麻醉清醒及恶心、呕吐消失后,可逐步进食。其他术后6小时可逐渐恢复饮食。

(5)保持呼吸道通畅,预防肺部感染。鼓励患者咳嗽、排痰,给予翻身、拍背,雾化吸入每4小时1次。呼吸机辅助呼吸者,给予定时吸痰。

(6)密切观察患者生命体征及神志、尿量、中心静脉压、左心房压、氧饱和度、引流量、皮肤温

度及湿度的变化。

（7）遵医嘱予以补液、输血、抗感染等治疗,严格掌握输液、输血的速度。用微量泵输入正性肌力、血管扩张等特殊药物时,并观察药物疗效及不良反应。

（8）注意手术切口敷料清洁、干燥,观察有无渗血、渗液,预防切口感染。一般胸部切口7～9天拆除缝线。

（9）保持各引流管通畅,注意引流液的性质和量。安置胸腔闭式引流装置者按其护理常规。禁食及留置胃管患者做好口腔护理;留置导尿管的患者做好会阴部护理。

（10）保持急救物品、药品的完好。

二、体外循环心内直视术护理常规

（1）按全身麻醉后护理常规。

（2）了解患者手术、麻醉、术毕恢复心脏循环等情况,妥善固定各种管道,给予患者保暖。

（3）严密监测患者生命体征、神志、尿量、中心静脉压、左心房压、血气分析、凝血功能等,注意低心排血症、酸碱平衡失衡和电解质紊乱、低体温、代谢性酸中毒、代谢性碱中毒、低血钾、肾功能减退、呼吸功能障碍等。

（4）密切观察呼吸机辅助呼吸的情况,及时吸痰,保持呼吸道通畅和有效呼吸。

（5）观察胸腔引流液的量和性状,评估渗血量。

（6）根据患者中心静脉压、左心房压及渗血量,补充血容量。如血容量补足后,仍有低心排血症,需及时报告医师,遵医嘱滴注正性肌力药物,如多巴胺、肾上腺素、多巴酚丁胺等。必要时,应用降低后负荷扩容药物,如硝普钠、安妥拉明、硝酸甘油等。

（7）及时纠正酸碱平衡失调和电解质紊乱。

三、动脉导管未闭手术护理常规

按心脏外科疾病手术一般护理常规及体外循环心内直视术护理常规。

（一）护理评估

（1）评估患者的生长发育及营养状况、健康史,了解既往病史及治疗经过。

（2）评估患者活动后心悸、气促、疲乏的程度,有无左心衰竭。了解有无感冒或呼吸道感染等,有无呼吸困难,咳嗽,肺部干、湿啰音等表现。

（3）了解患者心脏检查、心电图、X线、超声心动图等检查结果。

（4）了解患者及家属对疾病和手术的认识,有无恐惧、害怕等心理表现。

（二）护理措施

1.术前护理

（1）注意保暖,防止呼吸道感染。

（2）心悸、气短或呼吸困难者协助取半坐位并吸氧。

（3）给予高蛋白、高能量、含丰富维生素、易消化饮食。有心力衰竭者予以低盐饮食。

（4）按心脏外科疾病手术一般护理常规做好术前准备。

2.术后护理

（1）术后病情许可后帮助患者取半坐卧位。

（2）监测生命体征及病情变化,预防并发症。密切观察患者的呼吸频率、节律、幅度及听诊两肺呼吸音。术后出现声音嘶哑等喉返神经损伤症状时,早期禁水、禁食,以防误吸,同时遵医嘱使用激素及 B 族维生素等神经营养药。

(3)保持呼吸道通畅,定时为患者翻身、拍背并行雾化吸入。给予麻醉未醒或咳嗽无力的患者吸痰,防止呼吸道感染。

(4)保持手术切口清洁干燥,防止感染。

(5)遵医嘱使用镇静、镇痛药物,保持患者情绪稳定。严格控制液体入量,遵医嘱予药物控制血压。

(6)保持胸腔引流管的通畅,间断挤压引流管,注意观察引流液的量及性状。

(三)健康指导

(1)交代患者出院后,术后半年内避免剧烈运动。

(2)出院后 3 个月复查。如有倦怠、发热等不适,随时就诊。

四、房间隔缺损修补术护理常规

按心脏外科疾病手术一般护理常规及体外循环心内直视术护理常规。

(一)护理评估

(1)评估患者生长发育、营养状况及健康史,了解既往病史,有无反复出现上呼吸道感染。

(2)评估患者有无劳累后气促、心悸、心房颤动,有无右心衰竭、呼吸道感染等。

(3)了解患者心脏检查、X 线、心功能检查、心电图等检查结果。

(4)评估患者对疾病和手术的了解程度及心理状态。

(二)护理措施

1.术前护理

(1)注意保暖,防止呼吸道感染。

(2)气促、心悸者协助取半坐位并吸氧。

(3)给予高蛋白、高能量、含丰富维生素、易消化饮食。

(4)按心脏外科疾病手术一般护理常规做好术前准备。

2.术后护理

(1)术后病情许可后帮助患者取半坐卧位。

(2)术后麻醉清醒及无恶心、呕吐后逐渐恢复饮食及活动。

(3)严密观察病情,监测心率、心律,有无心律失常。听诊有无残余分流的心脏杂音。

(4)保持呼吸道通畅,定时为患者翻身、拍背并行雾化吸入。对于麻醉未醒或咳嗽无力的患者给予吸痰,防止呼吸道感染。

(5)保持手术切口清洁干燥,防止感染。

(6)遵医嘱给予抗心律失常药物,观察药物的疗效。

(7)保持胸腔引流管的通畅,间断挤压引流管,注意观察引流液的量及性状。

(三)健康指导

(1)交代患者及家属半年内患者避免剧烈活动。

(2)保持手术切口清洁干燥,以免感染。

(3)出院后 3 个月复查。如有不适,随时就医。

五、室间隔缺损修补术护理常规

按心脏外科疾病手术一般护理常规及体外循环心内直视术护理常规。

(一)护理评估

(1)了解患者既往病史,有无发育不良、反复呼吸道感染、右心衰竭、肺动脉高压等。

(2)评估有无劳累后气促、心悸,有无心前区隆起,有无心脏杂音。

(3)了解患者心电图、X线、超声心动图等检查结果。

(4)评估患者对疾病和手术的了解程度及心理状况。

(二)护理措施

1.术前护理

(1)注意保暖,防止呼吸道感染。

(2)气促、心悸者协助取半坐位并吸氧。

(3)给予高蛋白、高能量、含丰富维生素、易消化饮食。

(4)按心脏外科疾病手术一般护理常规做好术前准备。

2.术后护理

(1)术后麻醉清醒后,根据病情许可帮助患者取半坐卧位。

(2)术后麻醉清醒及无恶心、呕吐后逐渐恢复饮食及活动。

(3)严密监测心率、心律的变化,及时处理心律失常。

(4)保持呼吸道通畅,定时为患者翻身、拍背并行雾化吸入。对于麻醉未醒或咳嗽无力的患者给予吸痰,防止呼吸道感染。

(5)术后早期应控制静脉输入晶体溶液,以 1 mL/(kg·h)为宜,并保持左心房压不高于中心静脉压。

(6)注意听诊有无残余分流的心脏杂音,观察是否有影响心脏功能或康复的危险因素。评估是否存在残余分流,如术后血流动力学不稳定、心功能差等。

(7)预防肺高压危象发生。术前有肺高压的患者,术后延长呼吸机辅助呼吸的时间,尽可能减少镇静、吸痰及体疗次数;延长吸氧时间。

(三)健康指导

(1)半年内避免剧烈活动。

(2)保护手术切口清洁、干燥,防止感染。

(3)出院后 3 个月复查。如出现气促、发绀等不适时,立即就医。

六、法洛四联症手术护理常规

按心脏外科疾病手术一般护理常规及体外循环心内直视术护理常规。

(一)护理评估

(1)评估患者的健康史,了解既往病史,有无发育不良等。

(2)评估缺氧程度,如是否有发绀、杵状指、活动受限等。

(3)了解患者心脏检查、心电图、X线、超声心动图等检查结果。

(4)评估患者的心理反应,如有无社会适应能力差、对父母过分依赖、焦虑、恐惧、易激惹哭闹等。

(二)护理措施

1.术前护理

(1)嘱患者多卧床休息;每天予以吸氧30分钟。

(2)给予高蛋白、高能量、含丰富维生素、易消化饮食。鼓励患者多饮水,每3~4小时1次,每次200 mL,必要时静脉补液。

(3)做好心理护理及术前指导,避免哭闹、用力排便、感染、贫血、寒冷及创伤等可加重缺氧的因素。

(4)按心脏外科疾病手术一般护理常规做好术前准备。

2.术后护理

(1)术后麻醉清醒后,根据病情许可帮助患者取半坐卧位。

(2)术后麻醉清醒及无恶心、呕吐后逐渐恢复饮食及活动。

(3)严密监测心率及心律的变化。带有临时起搏器的患者应固定好起搏导线,按安装心脏起搏器护理常规。

(4)保持呼吸道通畅,定时为患者翻身、拍背并行雾化吸入。术后减少不必要的气管插管及辅助通气,特别注意呼吸道护理,防止呼吸道并发症,如肺部感染、灌注肺等的发生。

(5)术后每小时记录引流液的量及性质,保证引流管通畅;及时发现并处理急性出血,防止出现心脏压塞。

(三)健康指导

(1)指导患者及家属出院后视病情逐渐增加活动量,避免剧烈活动。注意保暖,以免受凉感冒。

(2)交代家属出院3个月后复查B超、胸部X片及ECG。出现发绀、气促、水肿等异常时,立即就医。

(3)指导和鼓励家属加强小儿早期心理和智力教育,尽力减小疾病对小儿的影响。

七、心脏瓣膜置换手术护理常规

按心脏外科疾病手术一般护理常规及体外循环心内直视术护理常规。

(一)护理评估

(1)评估患者健康史,了解既往病史及治疗经过。

(2)评估患者血压、体温、心率、心律及呼吸。观察面色、神志、水肿、尿量的变化,有无劳累后气促、阵发性呼吸困难、端坐呼吸,有无心力衰竭等表现。

(3)了解患者心脏检查、心脏B超、凝血功能等检查结果。

(4)评估患者对手术的接受程度及心理状况。

(二)护理措施

1.术前护理

(1)进食高蛋白、清淡及易消化的食物。

(2)卧床休息,减少活动,必要时氧气吸入。

(3)按心脏外科疾病手术一般护理常规做好术前准备。

2.术后护理

(1)术后麻醉清醒后,根据病情许可帮助患者取半坐卧位。

（2）术后麻醉清醒及无恶心、呕吐后逐渐恢复饮食及活动。饮食宜高蛋白、低盐、丰富维生素（不宜进食含丰富维生素 K 的食物，如菠菜、猪肝、番茄等）的饮食，保持大便通畅。

（3）遵医嘱给药和注意药物的不良反应。①机械瓣置换者定时口服抗凝药，仔细观察牙龈、眼结膜、皮下、鼻有无出血征象，询问女患者是否存在月经量过多等抗凝药过量的现象。出现异常及时处理。②每天清晨测心率，如心率少于 60 次/分，立即报告医师且停止给服地高辛。③服利尿剂时，注意观察有无血钾、钠异常表现，维持电解质平衡。

（4）预防肺部感染、压疮等并发症。指导有效咳嗽、排痰，定时拍背，雾化吸入。保持皮肤清洁干燥，预防压疮。

（5）严密观察病情，注意监听瓣膜音质，发现心脏杂音及时通知医师。

（6）给予心理安抚，鼓励患者学会自我护理。

（三）健康指导

（1）指导患者出院后适当活动和劳动，以不感觉心悸、气促为宜。忌烟、忌酒，避免暴饮暴食。

（2）交代患者严格遵医嘱服药，学会自我监测出血倾向和测心率。服用抗凝药者定期复查PT，服用地高辛前自查心率，服利尿剂时同时补钾等。

八、冠状动脉搭桥手术护理常规

在体外循环下行冠状动脉搭桥手术按体外循环心内直视术护理常规。非体外循环行冠状动脉搭桥手术按心脏外科疾病手术一般护理常规。

（一）护理评估

（1）评估健康史，了解既往病史及生活、饮食习惯。

（2）评估患者体温、脉搏、呼吸、面色及神志等情况；评估心绞痛的程度、发作时间的长短及频率。

（3）了解患者心脏检查、凝血功能、冠状动脉血管造影等检查结果。

（4）了解患者的心理状况，如有无焦虑、恐惧、悲观等不良情绪。

（二）护理措施

1.术前护理

（1）患者宜选择低脂肪、低胆固醇及足量蛋白质、维生素、粗纤维等饮食。

（2）遵医嘱控制心绞痛发作，必要时给予硝酸甘油持续静脉泵入。

（3）按心脏外科疾病手术一般护理常规做好术前准备。

（4）给予心理护理，消除患者焦虑、恐惧等不良情绪。

2.术后护理

（1）术后麻醉清醒后，根据病情许可帮助患者取半坐卧位。

（2）术后麻醉清醒及无恶心、呕吐后逐渐恢复饮食及活动。饮食宜选择低脂肪、低胆固醇、足够蛋白质、维生素与粗纤维等食物，保持大便通畅。

（3）观察患者术后病情改善情况，有无胸痛、胸闷、心绞痛等。

（4）保持切口敷料清洁、干燥，观察取大隐静脉处及胸部切口有无出血、渗液等。

（5）抬高取大隐静脉的肢体，减轻水肿，评估肢端温度、血运、感觉及运动情况等。发现异常，及时报告医师。

（6）遵医嘱给予抗凝等药物，并观察药物的疗效及不良反应。

（三）健康指导

（1）交代患者出院后逐渐增加活动量，坚持低脂肪、低胆固醇及含丰富粗纤维的饮食，养成定时排便的习惯，防止便秘。禁烟酒。

（2）定期复查。如果出现胸痛、胸闷、心绞痛等不适，及时赴医院就诊。

九、心脏黏液瘤手术护理常规

按心脏外科疾病手术一般护理常规及体外循环心内直视术护理常规。

（一）护理评估

（1）评估健康史及心理状况，了解既往病史及治疗经过。

（2）评估患者有无动脉栓塞的表现，如偏瘫、失语、肢体疼痛等；评估有无二尖瓣狭窄的表现，如心悸、气促、端坐呼吸、晕厥、咯血等；评估有无发热、消瘦、食欲缺乏、乏力、贫血等全身反应。

（3）了解患者心脏检查、胸部 X 线片、凝血功能等检查结果。

（4）评估患者对心脏黏液瘤疾病及手术的认知程度，了解患者的心理状态。

（二）护理措施

1.术前护理

（1）患者给予绝对卧床休息，限制活动，以防瘤体嵌塞房室瓣瓣口导致猝死。

（2）对于贫血、心悸、呼吸困难者，给予氧气吸入。

（3）严密观察病情变化，一旦发现病情变化，立即报告医师，随时做好急救准备。

（4）及时做好术前准备，以便急症手术。

（5）给予患者心理安抚和疏导，缓解患者紧张情绪。

2.术后护理

（1）术后麻醉清醒后，根据病情许可帮助患者取半坐卧位。

（2）术后麻醉清醒及无恶心、呕吐后逐渐恢复饮食及活动。

（3）遵医嘱给予药物治疗，严格控制液体的输入量和速度，防止容量负荷过重，发生心力衰竭。

（4）严密观察病情变化，观察切口有无出血、渗液，保持切口敷料清洁、干燥和引流通畅。

（三）健康指导

（1）指导病患者出院后视病情适当活动，逐渐增加活动量，避免过度劳累。

（2）交代患者及家属如出现神志改变、肢体活动受限等异常情况及时就医。

十、心脏移植手术护理常规

按移植术、心脏外科疾病手术一般护理及体外循环心内直视术护理常规。

（一）护理评估

（1）了解患者既往疾病、手术、创伤、过敏等史，有无烟、酒嗜好。

（2）评估心脏疾病症状和体征、心力衰竭的程度。

（3）了解生命体征，实验室心、肝、肺、肾功能检查及 X 线、CT、MRI 等影像学检查情况，供、受体移植配型及其他脏器的功能等。

（4）了解患者的家属和社会经济状况，患者对手术的认识和心理反应。

(二)护理措施

1.术前护理

(1)给予高蛋白、高碳水化合物、丰富维生素、低脂易消化饮食。

(2)遵医嘱使用强心、利尿、血管扩张、免疫抑制剂等;纠正酸碱及电解质紊乱,注意补镁;应用激化液等。

(3)改善肺功能,每天吸氧3次,每次30分钟;术前用地塞米松、抗生素及透明质酸酶溶液行雾化吸入;指导患者呼吸训练,如深呼吸、腹式呼吸、咳嗽训练等。

(4)术前对于睡眠不佳者,遵医嘱给予适当镇静药物。

(5)做好肠道准备。术前1天备皮,全身用氯己定溶液擦浴。

(6)术前除准备心脏外科常用药外,还应准备免疫抑制剂,如环孢素A、甲泼尼龙、泼尼松、硫唑嘌呤等。

(7)准备严格消毒的无菌室及隔离病房,并备有监护仪、呼吸机、输液泵以及抢救药品和设备等。

(8)做好术前指导和心理护理,消除患者的焦虑和紧张心理。

2.术后护理

(1)评估手术、麻醉方式及术中情况。患者术后置于移植专用隔离病房,给予特级护理,严格执行消毒隔离制度,防止感染。

(2)根据麻醉方式取卧位,鼓励咳嗽,协助翻身、拍背。给予吸氧。

(3)严密观察体温、脉搏、呼吸、血压等病情变化。

(4)严密监测循环功能和血流动力学变化,及时掌握多功能监测仪、经皮脉搏氧饱和度测量、动脉持续测压、漂浮导管(6腔)动态测压、持续心排血量及混合静脉血氧饱和度监测、血流动力学等指标变化,尽早发现移植术后有无早期心脏衰竭,特别注意是否发生右心衰竭及肺动脉高压。

(5)术后根据胃肠功能恢复情况逐渐恢复饮食,注意饮食卫生。宜选择高热量、高蛋白、丰富维生素和富含膳食纤维的食物。

(6)维持2~3条有效静脉通路,保证各种药液顺利输注。定时、定量准确给药,尤其是免疫抑制剂。强调免疫抑制剂使用的个体化,即根据血药浓度水平、急性排斥反应的发生频率、肝肾功能状态等及时调整各时期的用药量,避免用量不足诱发排斥反应和用量过多易促发感染。

(7)监护移植术后心脏排斥反应:①超急性排斥反应多发生于术中早期,立即出现供心复跳困难。②急性排斥反应多发生于术后1~20周。③慢性排斥反应多发生在心脏移植1年以后。患者康复期如出现乏力、周身不适、食欲缺乏、活动后心悸、气短等症状时,应高度怀疑排斥反应。

(8)预防感染,最大限度降低感染的危险。做到:①操作前后严格洗手,出入移植病房更衣、换鞋、戴帽、口罩及严格限制入室人数。②病室内勿摆花卉及植物。③定时测量体温并记录。④观察身体所有穿刺置管部位的皮肤。⑤观察口腔有无真菌感染迹象。⑥及时听诊肺部呼吸音,观察呼吸道分泌物有无异常。⑦监测血常规,及时采集痰、尿及口腔、伤口表面分泌物标本进行细菌培养。必要时协助进行床旁X线胸片检查等。

(9)评估切口及引流情况。妥善固定引流管,保持引流通畅;观察、记录引流液的色、质、量;准确记录24小时出入水量。

(10)给予患者心理支持和鼓励,保持心情愉快和情绪稳定。

(三)健康指导

(1)交代患者严格按医嘱服用免疫抑制剂,不可随意自行停药或减量。

(2)加强营养,注意饮食卫生;养成良好的生活习惯,避免过度劳累。

(3)定期复查肝功能及血药浓度。如有不适,及时就诊。

(田晓静)

第二节 心 脏 损 伤

心脏损伤是暴力作为一种能量作用于机体,直接或间接转移到心脏所造成的心肌及其结构的损伤,直至心脏破裂。心脏损伤又有闭合性和穿透性损伤的区别。

一、闭合性心脏损伤

心脏闭合性损伤又称非穿透性心脏损伤或钝性心脏损伤。实际发病率远比临床统计的要高。许多外力作用都可以造成心脏损伤,包括:①暴力直接打击胸骨传递到心脏。②车轮碾压过胸廓,心脏被挤压于胸骨椎之间。③腹部或下肢突然受到暴力打击,通过血管内液压作用到心脏。④爆炸时高击的气浪冲击。

(一)心包损伤

心包损伤指暴力导致的心外膜和/或壁层破裂和出血。

1.分类

心包是一个闭合纤维浆膜,分为脏、壁两层。心包伤分为胸膜-心包撕裂伤和膈-心包撕裂伤。

2.临床表现

单纯心包裂伤或伴少量血心包时,大多数无症状,但如果出现烦躁不安、气急、胸痛,特别当出现循环功能不佳、低血压和休克时,则应想到急性心脏压塞的临床征象。

3.诊断

(1)ECG:低电压、ST 段和 T 波的缺血性改变。

(2)二维 UCG:心包腔有液平段,心排幅度减弱,心包腔内有纤维样物沉积。

4.治疗

心包穿刺术(图 9-1)、心包开窗探查术(图 9-2)、开胸探查术。

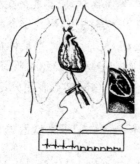

图 9-1　心包穿刺

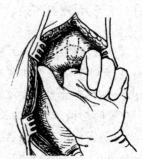

图 9-2　心包探查

(二)心肌损伤

所有因钝性暴力所致的心脏创伤,如果无原发性心脏破裂或心内结构(包括间隔、瓣膜、腱束或乳头肌)损伤,统称心肌损伤。

1.原因

一般是由于心脏与胸骨直接撞击,心脏被压缩所造成的不同程度心肌损伤,最常见的原因是汽车突然减速时方向盘的撞击。

2.临床表现

主要症状取决于创伤造成心肌损伤的程度和范围。轻度损伤可无明显症状;中度损伤出现心悸、气短或一过性胸骨后疼痛;重度可出现类似心绞痛症状。

3.检查方法

ECG 轻度无改变,异常 ECG 分两类:①心律失常和传导阻滞。②复极紊乱。X 线片一般无明显变化。UCG 可直接观测心脏结构和功能变化,在诊断心肌挫伤以评估损伤程度上最简便、快捷、实用。

4.治疗

主要采用非手术治疗。

(1)一般心肌挫伤的处理:观察 24 小时,充分休息检查 ECG 和 CPK-MD。

(2)有 CDA 者:在 ICU 监测病情变化,可进行血清酶测定除外 CAD。

(3)临床上有低心排血量或低血压者:常规给予正性肌力药,必须监测 CVP,适当纠正血容量,避免输液过量。

(三)心脏破裂

闭合性胸部损伤导致心室或心房全层撕裂,心腔内血液进入心包腔和经心包裂口流进胸膜腔。患者可因急性心脏压塞或失血性休克而死亡。

1.原因

一般认为外力作用于心脏后,心腔易发生变形并吸收能量,当外力超过心脏耐受程度时,即出现原发性心脏破裂。

2.临床表现

血压下降、中心静脉压高、心动过速、颈静脉扩张、发绀、对外界无反应;伴胸部损伤,胸片显示心影增宽。

3.诊断

(1)ECG:观察 ST 段和 T 段的缺血性改变或有无心梗图形。

(2)X 线和 UCG:可提示有无心包积血和大量血胸的存在。

4.治疗

紧急开胸解除急性心脏压塞和修补心脏损伤是抢救心脏破裂唯一有效的治疗措施。

二、穿透性心脏损伤

该损伤以战时多见,按致伤物质不同可分为火器伤和刃器伤两大类。

(一)心脏穿透伤

1.临床表现

主要表现为失血性休克和急性心脏压塞。前者早期有口渴、呼吸浅、脉搏细、血压下降、烦躁不安和出冷汗;后者有呼吸急促、面唇发绀、血压下降、脉搏细速、颈静脉怒张并有奇脉。

2.诊断

(1)ECG:血压下降 ST 段和 T 波改变。

(2)UCG:诊断价值较大。

(3)心包穿刺:对急性心脏压塞的诊断和治疗都有价值。

3.治疗

快速纠正血容量,并迅速进行心包穿刺或同时在急诊室紧急气管内插管进行开胸探查。

(二)冠状动脉穿透伤

冠状动脉穿透伤是心脏损伤的一种特殊类型,即任何枪弹或锐器在损伤心脏的同时也刺伤冠状动脉,主要表现为心外膜下的冠状动脉分支损伤,造成损伤远侧冠状动脉供血不足。

1.临床表现

单纯冠脉损伤,可出现急性心脏压塞或内出血征象。冠状动脉瘘者心前区可闻及连续性心脏杂音。

2.诊断

较小分支损伤很难诊断;较大冠脉损伤,ECG 主要表现为创伤相应部位出现心肌缺血和心肌梗死图形。若心前区出现均匀连续性心脏杂音,则提示有外伤性冠状动脉瘘存在。

3.治疗

冠脉小分支损伤可以结扎;主干或主要分支损伤可予以缝线修复;如已断裂则应紧急行 CAB 术。

三、护理诊断

(一)疼痛

疼痛与心肌缺血有关。

(二)有休克的危险

休克与大量出血有关。

四、护理措施

(一)维持循环功能,配合手术治疗

(1)迅速建立静脉通路。

(2)在中心静脉压及肺动脉楔压监测下,快速补充血容量,积极抗休克治疗并做好紧急手术准备。

(二)维持有效的呼吸

(1)半卧位,吸氧;休克者取平卧位或中凹卧位。

(2)清除呼吸道分泌物,保持呼吸道通畅。

(三)急救处理

(1)心脏压塞的急救:一旦发生,应迅速进行心包穿刺减压术。

(2)凡确诊为心脏破裂者,应做好急症手术准备,充分备血。

(3)出现心脏停搏立即进行心肺复苏术。

(4)备好急救设备及物品。

(四)心理护理

严重心脏损伤者常出现极度窘迫感,应提供安静舒适的环境,采取积极果断的抢救措施,向患者解释治疗的过程和治疗计划,使患者情绪稳定。

(田晓静)

第三节 心脏瓣膜病

一、疾病概述

心脏瓣膜的功能是维持心内血液的正确方向,由心房流入心室及由心室流进大动脉。一旦瓣膜发生病变(纤维化增生、钙化以及粘连等),并发狭窄或闭锁不全,不但心肌逐渐代偿增生肥厚,而且可以引发血流动力学方面的变化。

心脏是人体最重要的器官之一,也是血液循环动力环节,有人把它比喻"水泵",这个泵内有四扇"门",随着心跳不停开启闭合。但是,这四扇"门",受到感染、风湿、先天因素、黏液病变等,导致瓣膜形态和功能异常,达到一定程度,就会出现狭窄、钙化、撕裂、脱垂等病变。目前对于中重度瓣膜病变唯一有效的方法是通过外科手术修复或是置换这扇"门",这种手术,就是心脏瓣膜置换术,也可以通俗说成是心脏外科医师"换瓣术"。

心脏瓣膜置换术是采用由合成材料制成的人工机械瓣膜或用生物组织制成的人工生物瓣膜替换的手术,简称换瓣。生物瓣中心血流,具有良好的血流动力学特性,血栓发生率低,不必终身抗凝,但其寿命问题至今未获得满意解决,多数患者面临二次手术;机械瓣具有较高的耐力和持久性等特性,临床应用广泛,但机械瓣最大的难题是患者必须终身抗凝且潜在易发血栓栓塞和出血的可能,给患者的工作、生活带来诸多不便。故出院后患者是否能做好自我管理,对提升生活质量以及预防术后并发症有着重要的意义。

(一)心脏瓣膜病变的临床表现及手术方法

瓣膜性心脏病是二尖瓣、三尖瓣、主动脉瓣和肺动脉瓣的瓣膜因风湿热、黏液变形、退行性改变、先天性畸形、缺血性坏死、感染或创伤等出现了病变,影响血液的正常流动,从而造成心脏功能的异常,最终导致心力衰竭的单瓣膜或多瓣膜病变。此病呈现慢性发展的过程,在瓣膜病变早期可无临床症状,当出现心律失常、心力衰竭,或发生血栓栓塞事件才会出现相应的临床症状。患者常表现为活动后心慌、气短、疲乏和倦怠,活动耐力明显减低稍做运动便会出现呼吸困难(即劳力性呼吸困难),重者出现夜间阵发性呼吸困难甚至无法平卧休息。也有部分可因急性缺血坏死、急性感染性心内膜炎等发生,表现出急性心力衰竭的症状如急性肺水肿。部分二尖瓣狭窄的患者可出现痰中带有血丝及咯出大量新鲜血液。在急性左心衰竭时出现大量粉红色泡沫痰。

(二)心脏瓣膜病变分型

1.二尖瓣狭窄

二尖瓣狭窄(mitral stenosis,MS)是由各种原因使心脏二尖瓣瓣叶、瓣环等结构出现异常,造成功能障碍,造成二尖瓣开放受限,引起血流动力学发生改变(如左心室回心血量减少,左心房压力增高等),从而影响正常心脏功能而出现一系列症状。其中,由于风湿热导致的二尖瓣狭窄最为常见。风湿性瓣膜病中大约有 40％为不合并其他类型单纯性二尖瓣狭窄。

正常二尖瓣口面积为 4～6 cm^2 当瓣口狭窄至 2 cm^2，左心房压力增高，左心房增大，肌束肥厚，患者出现疲劳后呼吸困难、心悸、休息症状不明显，当瓣膜病变进一步加重狭窄至 1 cm^2 左右，左心房扩大超过代偿极限，肺循环淤血。患者低于正常活动感到明显呼吸困难、心悸、咳嗽。可出现咯血、表现为痰中带血或大量咯血。当瓣膜狭窄至 0.8 cm^2 左右，长期肺循环压力增高。超过右心室可代偿能力，继发右心衰竭，表现为肝大、腹水、颈静脉怒张、下肢水肿等。此时，患者除典型二尖瓣面容（口唇发绀，面颊潮红）外，面部、乳晕等部位也可以出现色素沉着。瓣膜病症状明显，造成血流动力学改变尽早手术。单纯狭窄，瓣膜成分好者可行闭式二尖瓣交界分离术或球囊扩张术。伴左心房血栓、瓣膜钙化等，需要直视下行血栓清除及人工心脏瓣膜置换术。

2.二尖瓣关闭不全

任何二尖瓣装置自身各组织结构异常或功能障碍使瓣膜在心室射血期闭合不完全，主要病因中，风湿性病变、退行性病变和缺血性病变等较多见。50％以上病例合并二尖瓣狭窄。左心室收缩，由于二尖瓣两个瓣叶闭合不全，一部分血液由心室通过二尖瓣逆向流入左心房，使排入体循环血流量减少，左心房血流量增多，压力升高，左心房前负荷增加，左心房扩大，左心室也逐渐扩大和肥厚，同时二尖瓣环也扩大，使二尖瓣关闭不全加重，左心室长期负荷加重，最终产生左心衰竭，表现为咳嗽频繁、端坐呼吸、咳白色或粉红色泡沫样痰。同时导致肺循环压力增高，最后可引起右心衰竭。表现为颈静脉怒张、肝大、腹水、下肢水肿。二尖瓣关闭不全症状明显，心功能受影响，心脏扩大应及时行手术治疗。

手术方法：二尖瓣成形术，包括瓣环重建或缩小，腱索和乳头修复及人工腱索和人工瓣环植入。此技术可以保存自身瓣膜功能，对患者术后恢复及远期预后有重大意义。腱索、乳头肌等结构和功能病变较轻。随着手术发展，经皮介入二尖瓣成形术也逐渐成为治疗瓣膜严重增厚、钙化、腱索、乳头肌严重粘连伴或不伴二尖瓣狭窄，不适于实施瓣膜成形的患者需行二尖瓣置换术。二尖瓣置换术后效果较好，但需要严格抗凝及保护心脏功能治疗。临床常使用的人工瓣膜包含机械瓣膜、生物瓣膜两类，各有优缺点，需根据实际情况选用。

3.主动脉瓣狭窄

主动脉瓣狭窄（aortic stenosis, AS）是指由于各种因素所使主动脉瓣膜和附属结构病变，致使主动脉瓣开放受限，主动脉瓣狭窄。单纯的主动脉瓣狭窄病例较少，常伴有主动脉瓣关闭不全及二尖瓣病变。正常成人主动脉瓣口面积约为 3.0 cm^2，按照狭窄的程度可将主动脉瓣狭窄分为轻度狭窄、中度狭窄和重度狭窄。由于左心室收缩力强，代偿功能好，轻度狭窄并不产生明显血流动力学改变。但瓣膜口面积小于 1.0 cm^2，左心室射血受阻，左心室后负荷增加，长期病变结果是左心室代偿性肥厚，单纯的狭窄左心室腔常呈向心性肥厚。早期临床表现常不明显，病情加重后常出现心悸、气短、头晕、心绞痛。心肌肥厚劳损后心肌供血不足更加明显，常呈劳力性心绞痛。心力衰竭后左心室扩大，舒张末压增高，使左心房和肺毛细血管压力也明显升高，患者出现咳嗽，呼吸困难等症状。主动脉区可闻及 3～4 级粗糙收缩期杂音，向颈部传导，伴或不伴有震颤。严重狭窄，出现肝大、腹水、全身水肿表现。重症者可因心肌供血不足发生猝死。主动脉瓣狭窄早期没有临床症状，部分重度主动脉瓣狭窄患者也没有明显症状，但是有猝死和晕厥潜在的风险。临床上出现心绞痛、晕厥和心力衰竭患者，病情往往迅速发展恶化，所以应该尽早实施手术治疗，切除病变瓣膜，进行瓣膜置换术，也有少部分报道用球囊扩张术，但效果差，容易造成瓣膜关闭不全和钙化赘生物脱落，导致栓塞并发症。

4.主动脉瓣关闭不全

主动脉瓣关闭不全是指瓣叶变形、增厚、钙化、活动受限不能严密闭合,主动脉瓣关闭不全不常单独存在,常合并主动脉瓣狭窄。一般可由风湿热、细菌性心内膜炎、马方综合征、先天性动脉畸形、主动脉夹层动脉瘤等引起。

主动脉瓣关闭不全左心室舒张期同时接受来自左心房和经主动脉瓣逆向回流血液,收缩力增强,并逐渐扩大、肥厚。当病变过重,超过了左心室代偿能力,则出现呼吸困难、心脏跳动剧烈、颈动脉波动加强等症状。由于舒张压降低,冠脉供血减少,加上左心室高度肥厚,耗氧量加大,心肌缺血明显,心前区疼痛也逐渐加重,最后出现心力衰竭。听诊可在胸骨左缘第三肋间闻及舒张期泼水样杂音,脉压增大。

人工瓣膜置换术是治疗主动脉瓣关闭不全主要手段,应在心力衰竭症状出现前实施。风湿热和绝大多数其他病因引起主动脉瓣关闭不全都应该实施瓣膜置换术。常用瓣膜为机械瓣膜和生物瓣膜。瓣膜修复术较少使用,不能完全消除主动脉瓣的反流。由于升主动脉动脉瘤使瓣环扩张所致主动脉瓣关闭不全,可行瓣环紧缩成形术。

(三)治疗原则

1.非手术治疗

常给予强心、利尿、补钾、抗凝、抗感染、纠正心力衰竭、营养支持等方式治疗。

2.手术治疗

手术治疗是心脏瓣膜病的根治方法,多采用人工心脏瓣膜置换或瓣膜成形术。

二、术后护理常规

(一)维持稳定的血流动力学

早期监测中心静脉压、动脉压、肺动脉压等,根据监测指标及病情遵医嘱补充血容量,调整正性肌力药物及扩血管药物,维护心功能。控制输液速度和量,预防发生肺水肿、左心衰竭。

(二)呼吸功能监护与护理

严格遵守呼吸机使用原则及注意事项,加强呼吸道的管理,定时翻身、拍背、吸痰,保证供氧,并观察痰液颜色、性质、量,预防肺部并发症。

(三)维持电解质平衡

瓣膜置换术后每天监测血钾情况,低血钾易造成心律失常,一般血清钾维持在 $4\sim5$ mmol/L,静脉补钾时要选择深静脉,补钾后及时复查血钾。

(四)引流液的观察

术后保持引流管的通畅,注意引流液的颜色、量及性质。如引流液过多,应考虑是否鱼精蛋白中和肝素不足。注意观察有无心脏压塞的征象,如出现心率快、血压低、静脉压高、尿量少等应及时通知医师。

(五)周围循环观察

观察肢体末梢皮肤颜色、温度变化,及时保暖。4 小时测量体温 1 次,体温过高时遵医嘱给予降温处理,观察效果。

(六)并发症观察及护理

1.瓣周瘘

瓣周瘘是瓣膜置换术后一种少见而严重的并发症。术后重点评估心功能状态,监测并控制感染。注意观察尿色、尿量,如长期为血红蛋白尿应及时报告医师,同时注意碱化尿液,防止肾衰竭。

2.心律失常

密切观察患者的心电示波及心电图变化,及早发现并纠正引发严重室性心律失常的诱因,如心肌缺血缺氧、低钾等。保持静脉通畅,备好抢救物品及药品。

3.出血

术后应用抗凝治疗期间根据化验结果(PT 值在 24 秒左右、INR 值在 2.0~2.5)调整用药量。密切注意出血倾向(血尿、牙龈出血、皮肤黏膜出血等),必要时减用或暂停抗凝药,但尽量避免用凝血类药。

4.栓塞及中枢神经并发症

加强巡视,严密观察意识、瞳孔、肢体疼痛、皮肤颜色的改变和肢体活动情况等。发现异常情况及时通知医师,及时发现,及时治疗。

5.感染性心内膜炎

术前合理使用抗生素,术后严格无菌操作,监测体温,可疑患者进行多次重复血培养,使用抗生素时严格掌握用量及时间。

(七)健康指导

(1)养成良好生活习惯,避免紧张,保持心情舒畅。

(2)加强营养,不宜吃太咸食物,适当限制饮水,避免加重心脏负担。

(3)预防感冒及呼吸道感染,不乱用抗生素。

(4)增强体质,术后应休息半年,保持适当的活动量,避免活动量过大和劳累,如感到劳累、心慌气短,马上停止活动,继续休息。

(5)在医师指导下按时服用抗凝、强心、利尿、抗心律失常药物,并注意观察药物作用及不良反应,观察有无出血情况等,准确记录出入量。

(6)合并心房颤动或有血栓病史的患者告知其突然出现胸闷憋气等不适症状时,及时就医。

(7)定期门诊复查心电图、超声、胸部 X 线片及血化验。

(田晓静)

第四节　冠状动脉粥样硬化性心脏病

一、疾病概述

冠状动脉粥样硬化性心脏病是指冠状动脉发生严重粥样硬化性狭窄或阻塞,或在此基础上合并痉挛,以及血栓形成,造成管腔阻塞,引起冠状动脉供血不足、心肌缺血或心肌梗死的一种心脏病,简称冠心病。其病变发展缓慢,阻塞性病变主要位于冠状动脉前降支的上、中 1/3,其次为右冠状动脉,再次为左回旋支及左冠状动脉主干,后降支比较少见。处理原则包括内科药物治疗、介入治疗和外科治疗,应根据病情选择单种或多种方法联合治疗。外科治疗主要是应用冠状动脉旁路移植术(coronary artery bypass grafting,CABG,简称"搭桥")。冠状动脉旁路移植物

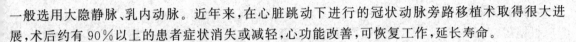

一般选用大隐静脉、乳内动脉。近年来,在心脏跳动下进行的冠状动脉旁路移植术取得很大进展,术后约有90%以上的患者症状消失或减轻,心功能改善,可恢复工作,延长寿命。

(一)病因

1.可改变的危险因素

主要有高血压、吸烟、血脂异常、糖尿病、超重/肥胖,控制四大危险因素(高血压、吸烟、血脂异常、糖尿病)可使缺血性心血管病发病率减少80%,重点防治高血压和戒烟可使缺血性心血管发病的危险性降低2/3。

2.不可改变的危险因素

性别、年龄、家族史。冠心病的发作常常与季节变化、情绪激动、体力活动增加、饱食、大量吸烟和饮酒等有关。

(二)症状及体征

(1)阵发性的前胸压榨性疼痛感,主要位于胸骨后,可放射于心前区和左上肢尺侧,常发生于劳力负荷增加时,持续数分钟,休息或含服硝酸甘油后缓解。

(2)发生心肌梗死时胸痛剧烈,持续时间长(常常超过半小时),硝酸甘油不能缓解,并可有恶心、呕吐、出汗、发热,甚至发绀、血压下降、休克、心力衰竭。

(3)部分患者的症状并不典型,仅仅表现为心前区不适、心悸或乏力,或以胃肠道症状为主。

(4)可伴有全身症状,如发热、出汗、惊恐、恶心、呕吐等。

(5)心绞痛发作时可出现心音减弱,心包摩擦音,并发室间隔穿孔,乳头肌功能不全者,可于相应部位听到杂音。心律失常时听诊心律不齐。

(三)辅助检查

1.心电图

心电图是冠心病诊断中最早,最常用和最基本的诊断方法。与其他诊断方法相比,心电图使用方便,易于普及,当患者病情变化时便可及时捕捉其变化情况,并能连续动态观察和进行各种负荷试验,以提高其诊断敏感性。无论是心绞痛或心肌梗死,都有其典型的心电图变化,特别是对心律失常的诊断更有其临床价值,当然也存在一定的局限性。

2.心电图负荷试验

主要包括运动负荷试验和药物试验(如双嘧达莫,异丙肾上腺素试验等)。心电图是临床观察心肌缺血最常用的简易方法。当心绞痛发作时,心电图可以记录到心肌缺血的心电图异常表现。但许多冠心病患者尽管冠状动脉扩张的最大储备能力已经下降,通常静息状态下冠状动脉血流量仍可维持正常,无心肌缺血表现,心电图可以完全正常。为揭示减少或相对固定的血流量,可通过运动或其他方法,给心脏以负荷,诱发心肌缺血,进而证实心绞痛的存在。运动试验对于缺血性心律失常及心肌梗死后的心功能评价也是必不可少的。

3.动态心电图

动态心电图是一种可以长时间连续记录并编集分析心脏在活动和安静状态下心电图变化的方法。此技术于1947年由Holter首先运用于监测电活动的研究,所以又称Holter监测。常规心电图只能记录静息状态短暂仅数十次心动周期的波形,而动态心电图于24小时内可连续记录多达10万次左右的心电信号,可提高对非持续性异位心律,尤其是对一过性心律失常及短暂的心肌缺血发作的检出率,因此扩大了心电图临床运用的范围,并且出现时间可与患者的活动与症状相对应。

4.核素心肌显像

根据病史,心电图检查不能排除心绞痛时可做此项检查。核素心肌显像可以显示缺血区,明确缺血的部位和范围大小。结合运动试验再显像,则可提高检出率。

5.冠状动脉造影

冠状动脉造影是目前冠心病诊断的"金标准"。可以明确冠状动脉有无狭窄、狭窄的部位、程度、范围等,并可据此指导进一步治疗所应采取的措施。同时,进行左心室造影,可以对心功能进行评价。冠状动脉造影的主要指征为:①对内科治疗下心绞痛仍较重者,明确动脉病变情况以考虑旁路移植手术;②胸痛似心绞痛而不能确诊者。

6.超声和血管内超声

心脏超声可以对心脏形态、室壁运动以及左心室功能进行检查,是目前最常用的检查手段之一。对室壁瘤、心腔内血栓、心脏破裂、乳头肌功能等有重要的诊断价值。血管内超声可以明确冠状动脉内的管壁形态及狭窄程度,是一项很有发展前景的新技术。

7.心肌酶学检查

心肌酶学检查是急性心肌梗死的诊断和鉴别诊断的重要手段之一。临床上根据血清酶浓度的序列变化和特异性同工酶的升高等肯定性酶学改变,便可明确诊断为急性心肌梗死。

(四)鉴别诊断

1.隐匿型冠心病应与下列疾病鉴别

(1)自主神经功能失调:患者多表现为精神紧张和心率增快,在肾上腺素增加的患者,由于心肌耗氧增加,心电图可有 ST 段压低或 T 波倒置。服普萘洛尔 2 小时后心电图恢复正常。

(2)心肌炎、心肌病、心包病及其他心脏病,电解质失调、内分泌疾病,药物作用等均可使 ST 段及 T 波改变,但据其他临床表现不难排除。

2.心绞痛应与下列疾病鉴别

(1)心脏神经症:本病患者常诉胸痛,但为短暂的隐痛,患者常喜叹息,胸痛部位多在左胸乳房下与心尖部附近,但经常变动,症状多在疲劳之后出现,而不再疲劳的当时、轻度活动反觉舒适,有时可耐受较重的体力活动而不发生胸痛或胸闷。含服硝酸甘油无效或在 10 多分钟后见效。常伴有心悸、疲劳及其他神经衰弱的症状。

(2)肌肉、骨、关节疾病:如胸肌劳损、颈椎病、胸椎病、肩关节及周围韧带病变、肋软骨炎等,可表现为类似心绞痛症状,但这些病变都有局部压痛,疼痛常与某些姿势及动作有关,局部体检及 X 线可明确诊断。

(3)胆管和上消化道病变:如食管裂口疝、贲门痉挛、胃炎、消化性溃疡、胆石症、胆囊炎等。食管裂口疝可发生于饱餐后、平卧位,坐起或行走疼痛可缓解。消化性溃疡有与进餐时间相关的规律性,且疼痛时间较长,碱性药物可以缓解。胆石症及胆囊炎疼痛亦为发作性,疼痛时常辗转不安,有局部压痛及黄疸等表现,一般不易误诊。但要注意部分患者同时有胆管疾病和心绞痛,胆绞痛又可引起心绞痛的发作,必须仔细诊断。

3.心肌梗死应与下列疾病鉴别

(1)心绞痛:疼痛性质与心肌梗死相似,但发作较频繁,每次发作历时短,一般不超过 15 分钟,发作前常有诱发因素。不伴有发热、白细胞增加、红细胞沉降率增快或血清心肌酶增高,心电图无变化或有 ST 段压低或抬高。

(2)急性心包炎:有胸闷胸痛、咳嗽、发热和呼吸困难的病史,但疼痛于深呼吸时加重,不伴

休克。心电图除 aVR 导联外,多数导联有 ST 段呈弓背向下的抬高,无异常 Q 波,血清酶无明显升高

(3)急性肺动脉栓塞:肺动脉大块栓塞时,常引起胸痛、气急、休克,但有右心负荷急剧增高的表现。右心室增大,肺动脉瓣区第 2 心音亢进,三尖瓣区出现收缩期杂音,以及发热及白细胞增加。心电图示电轴右偏Ⅰ导联出现 S 波或原有 S 波加深,Ⅲ导联导联出现 Q 波和 T 波倒置,aVR 导联出现高 R 波,胸导联过渡区向左移,右胸导联 T 波倒置,与心肌梗死的心电图表现不同。

(4)动脉夹层动瘤:亦出现剧烈胸痛,似急性心肌梗死的疼痛性质,但疼痛开始即达高峰,常放射到背、肋、腹、腰及下肢。两上肢血压及脉搏可有明显差别,少数患者有主动脉关闭不全,可有下肢暂时性瘫痪或偏瘫。X 线、超声等可检测到主动脉壁夹层内的液体,可资鉴别。

(5)急腹症:急性胰腺炎、消化性溃疡穿孔、急性胆囊炎、胆石症等,患者可有上腹部疼痛及休克,可能与本病疼痛波及上腹部者相混,但急腹症多伴消化系统症状,心电图及血清酶测定有助于明确诊断。

(五)治疗原则

1.药物治疗

目的是缓解症状,减少心绞痛的发作及心肌梗死;延缓冠状动脉粥样硬化病变的发展,并减少冠心病的死亡率。规范药物治疗可以有效地降低冠心病患者的死亡率和再缺血事件的发生,并改善患者的临床症状。而对于部分血管病变严重甚至完全阻塞的患者,在药物治疗的基础上,血管再建治疗可进一步降低患者的死亡率。

(1)硝酸酯类药物:本类药物主要有硝酸甘油、硝酸异山梨酯(消心痛)、5-单硝酸异山梨酯、长效硝酸甘油制剂(硝酸甘油油膏或橡皮膏贴片)等。硝酸酯类药物是稳定型心绞痛患者的常规用药。心绞痛发作时可以舌下含服硝酸甘油或使用硝酸甘油气雾剂。对于急性心肌梗死及不稳定型心绞痛患者,先静脉给药,病情稳定、症状改善后改为口服或皮肤贴剂,疼痛症状完全消失后可以停药。硝酸酯类药物持续使用可发生耐药性,有效性下降,可间隔 8~12 小时服药,以减少耐药性。

(2)抗血栓药物:包括抗血小板和抗凝药物。抗血小板药物主要有阿司匹林、氯吡格雷(波立维)、替罗非班等,可以抑制血小板聚集,避免血栓形成而堵塞血管。阿司匹林为首选药物,维持量为每天 75~100 mg,所有冠心病患者没有禁忌证应该长期服用。阿司匹林的不良反应是对胃肠道的刺激,胃肠道溃疡患者要慎用。冠脉介入治疗术后应坚持每天口服氯吡格雷,通常 0.5~1 年。抗凝药物包括普通肝素、低分子肝素、磺达肝癸钠、比伐芦定等。通常用于不稳定型心绞痛和心肌梗死的急性期,以及介入治疗术中。

(3)纤溶药物:溶血栓药主要有链激酶、尿激酶、组织型纤溶酶原激活剂等,可溶解冠脉闭塞处已形成的血栓,开通血管,恢复血流,用于急性心肌梗死发作时。

(4)β受体阻滞剂:β受体阻滞剂即有治疗心绞痛作用,又能预防心律失常。在无明显禁忌时,β受体阻滞剂是冠心病的一线用药。常用药物有:美托洛尔、阿替洛尔、比索洛尔和兼有α受体阻滞作用的卡维地洛、阿罗洛尔(阿尔马尔)等,剂量应该以将心率降低到目标范围内。β受体阻滞剂禁忌和慎用的情况有哮喘、慢性气管炎及外周血管疾病等。

(5)钙通道阻滞剂:可用于稳定型心绞痛的治疗和冠状动脉痉挛引起的心绞痛。常用药物有维拉帕米、硝苯地平控释剂、氨氯地平、地尔硫草等。不主张使用短效钙通道阻滞剂,如硝苯

地平普通片。

(6)肾素-血管紧张素-醛固酮系统抑制剂:包括血管紧张素转换酶抑制剂(ACEI)、血管紧张素Ⅱ受体阻滞剂(ARB)以及醛固酮阻滞剂。对于急性心肌梗死或近期发生心肌梗死合并心功能不全的患者,尤其应当使用此类药物。常用 ACEI 类药物有依那普利、贝那普利、雷米普利、福辛普利等。如出现明显的干咳的不良反应,可改用血管紧张素Ⅱ受体拮抗剂。ARB 包括缬沙坦、替米沙坦、厄贝沙坦、氯沙坦等。用药过程中要注意防止血压偏低。

(7)调脂治疗:调脂治疗适用于所有冠心病患者。冠心病在改变生活习惯基础上给予他汀类药物,他汀类药物主要降低低密度脂蛋白胆固醇,治疗目标为下降到 80 mg/dL。常用药物有洛伐他汀、普伐他汀、辛伐他汀、氟伐他汀、阿托伐他汀等。最近研究表明,他汀类药物可以降低死亡率及发病率。

2.经皮冠状动脉介入治疗

经皮冠状动脉腔内成形术中应用特制的带气囊导管,经外周动脉(股动脉或桡动脉)送到冠脉狭窄处,充盈气囊可扩张狭窄的管腔,改善血流,并在已扩开的狭窄处放置支架,预防再狭窄。还可结合血栓抽吸术、旋磨术。适用于药物控制不良的稳定型心绞痛、不稳定型心绞痛和心肌梗死等。心肌梗死急性期首选急诊介入治疗,时间非常重要,越早越好。

3.冠状动脉旁路移植术(简称冠脉搭桥术)

冠状动脉旁路移植术通过恢复心肌血流的灌注,缓解胸痛和局部缺血、改善患者的生活质量,并可以延长患者的生命。适用于严重冠状动脉病变的患者,不能接受介入治疗或治疗后复发的患者,以及心肌梗死后心绞痛,或出现室壁瘤、二尖瓣关闭不全、室间隔穿孔等并发症时,在治疗并发症的同时,应该行冠状动脉搭桥术。手术的选择应该由心内、心外科医师与患者共同决策。

二、冠脉搭桥术术后护理

(一)执行外科术后护理常规。
(1)评估麻醉方式、手术方式、术中情况,以及用药情况。
(2)评估术后患者的意识状态、自理能力、疼痛、皮肤及各种安全评估。
(3)密切观察患者生命体征,意识状态、瞳孔及神志等情况。遵医嘱给予心电监护。
(4)保持呼吸道通畅,及时清理呼吸道分泌物,遵医嘱给予氧气吸入、心电监护。
(5)根据手术类型、麻醉方式及神志情况取恰当体位,注意保暖,防止受凉,并注意保护患者安全。
(6)妥善固定各种引流管并保持通畅,防止扭曲、打折、受压,防止脱落,注意观察引流液颜色、性质及量,并准确记录,出现异常及时通知医师。
(7)观察手术切口有无渗血、红肿等感染征象,敷料有无脱落,保持切口部位清洁干燥。
(8)根据医嘱及病情,合理安排输液顺序及滴速,注意营养补充和饮食情况。根据手术性质、麻醉方式遵医嘱给予肠内或肠外营养,给予禁食不禁水、流质、半流质和普通饮食。维持患者营养、水及电解质、酸碱平衡等。
(9)禁食、留置胃管期间,生活不能自理的患者,给予患者口腔护理或协助患者进行口腔清洁,根据口腔情况选择口腔护理频次。留置尿管期间,女患者进行会阴擦洗,男患者进行尿道口擦洗。

(10)皮肤护理:应用压力性损伤评估工具定时对皮肤进行评估,按时为患者实施预防皮肤损伤的护理措施,如给予体位垫、气垫床、骨隆突处给予泡沫敷料等,防止压力性损伤的发生。

(11)休息和活动:保持病室安静,减少对患者的干扰,保证其休息。术后无禁忌,鼓励患者尽早活动,减少相关并发症发生;术后指导患者下肢运动或穿抗血栓压力带、运用下肢静脉回流泵,预防深静脉血栓形成;但对休克、极度衰弱或手术本身需要限制活动者,则不宜早期活动。

(二)执行全身麻醉后护理常规。

(1)妥善搬运、安置患者,根据医嘱连接心电监护、氧气、胃肠减压、尿袋、引流袋等,保持各管路畅通,并妥善固定。

(2)保持呼吸道通畅,麻醉未清醒前取平卧位,头偏向一侧,密切监测患者的生命体征及意识状态,每 10~30 分钟测量血压、脉搏、呼吸及血氧饱和度一次,可根据医嘱实施连续心电监护直至生命体征平稳。监护过程做好相关记录,发现异常及时报告医师。

(3)患者清醒后根据医嘱给予饮食或禁食水,密切观察有无恶心、呕吐、呛咳等不适。注意及时清理口腔内分泌物、呕吐物,防止舌后坠抑制呼吸。

(4)患者清醒后根据医嘱、手术部位和各专科特点决定体位。加强皮肤护理,定时翻身。

(5)做好安全护理,患者躁动时加床挡或使用约束带,防止患者坠床,同时积极寻找躁动原因。

(6)密切观察患者有无反流、误吸、气道梗阻、手术部位出血等并发症发生。

(7)做好患者指导对术后仍存在严重疼痛,需带自控镇痛泵出院的患者,应教会患者及家属正确使用及护理方法。若出现镇痛泵断裂、脱落或阻塞者,及时就医。

(三)执行术后疼痛护理常规。

1.准确评估、记录疼痛

评估疼痛的部位、程度、性质、持续时间、间隔时间、疼痛表达方式、疼痛加剧/缓解的因素、疼痛对患者影响有无伴随症状等;掌握疼痛评估方法;疼痛评估方法准确,评估结果客观。同时加强对患者疼痛感受的主动询问,倾听患者主诉。

2.合理应用超前镇痛

避免术后疼痛对机体产生的不利影响。术后麻醉药物药效尚未消失时,应按计划根据医嘱及时使用镇痛药。镇痛药物使用应遵循三阶梯给药原则。

3.避免诱发或加剧术后疼痛的因素

(1)创造安静的休息环境,调节光线,减少噪声,保持适宜的温度和湿度。

(2)加强心理护理,消除患者紧张情绪,尽量使患者保持平静心情。

(3)保持良好体位,定时更换卧位,确保患者的舒适。

(4)通过躯体或精神上的活动,转移患者对疼痛的注意力,如深呼吸、腹式呼吸、播放音乐等方式。

(5)对于因胸部疼痛影响呼吸者,应协助翻身、咳嗽,拍背时应避开切口,以不影响患者疼痛为宜;患者咳痰前可先给予止痛药,以防止因疼痛不敢咳嗽导致肺部并发症发生。

4.疼痛评分

疼痛评分低于 5 分,每天评估 2 次;如评分高于 5 分,每天评估 3 次。

5.自控镇痛术(PCA)的护理常规

(1)评估患者基本情况,全面了解患者病情,除生理状况外,还需考虑患者的智力、文化水平、年龄、经济能力等,对存在 PCA 禁忌证者,应选择其他镇痛方法。

(2)护士应掌握 PCA 泵的使用方法、参数设定(负荷量、背景剂量、锁定时间、限制剂量)和镇痛药特性。

(3)实施 PCA 前,应向患者及家属解释 PCA 的作用原理及不良反应,经患者及家属同意后方可使用。使用期间做好宣教指导,指导患者正确使用 PCA 泵,避免由于知识缺乏造成患者自行给药过量或给药不及时。

(4)患者术后返回病房时,护士应与麻醉师做好交接,确保 PCA 泵运行通畅,导管固定有效,熟悉 PCA 泵常见报警原因及处理方法。

(5)使用 PCA 泵时,若经硬膜外给药,应协助患者保持正确体位,防止导管受压、牵拉、打折导致管路不通或脱出,保持导管通畅。

(6)使用静脉 PCA 泵时,尽量使用单独的静脉通路,如必须使用 PCA 静脉通路输注其他液体,应严格控制初始给药速度,防止将导管内镇痛药快速冲入体内而发生危及生命的情况。

(7)患者回病房意识清醒后,将 PCA 手柄放在患者手里,告知患者疼痛时按动手柄,护士每30 分钟进行一次疼痛评估,以及时调整镇痛药物剂量。

(8)PCA 泵应低于患者心脏水平放置,电子 PCA 泵勿接近磁共振仪器,不可在高压氧舱内使用。

(9)PCA 泵使用期间,应密切观察用药量、药物浓度、镇痛效果及不良反应,定时监测患者呼吸情况,记录患者的镇痛治疗方案。老年患者、低血容量患者在持续使用 PCA 时将增高呼吸抑制发生率。如镇痛效果不佳,及时通知医师,酌情追加药量。

(10)预防感染:无论静脉 PCA 还是硬膜外 PCA,穿刺时严格无菌操作,穿刺点消毒密封。导管留置时间不超过 2 周,2 周后宜重新穿刺置管,如发现硬膜外腔有感染征象,应立即拔出导管,进行抗感染治疗。

(11)预防并发症:患者使用 PCA 过程中如出现皮肤瘙痒、恶心呕吐、嗜睡、呼吸抑制、腹胀便秘、尿潴留等不良反应,护士应查看用药量、浓度、速度有无异常,防止药物过量引起或加重各种不良反应;如患者出现呼吸抑制等药物不良反应时,应及时采取抢救措施并详细记录。

6.早期观察及时处理镇痛治疗产生的并发症

(1)呼吸抑制:临床表现为患者意识状态改变、嗜睡、呼吸深度减弱。接受镇痛治疗的患者应尽量行血氧饱和度监测,使用 PCA 泵镇痛的患者应定期监测生命体征,确保患者安全。

(2)尿潴留:多发生于镇痛治疗后 24～48 小时,应遵医嘱留置导尿管或静脉注射纳洛酮等。

(3)恶心呕吐:常见于用药后 4～6 小时,可遵医嘱使用甲氧氯普胺、东莨菪碱等药物治疗。

(4)腹胀便秘:对使用镇痛药物的患者应常规使用通便药。

(5)皮肤瘙痒:发生率较高,阿片类镇痛药用量增大时,发生率更高,应遵医嘱对症处理。

(6)过度镇静:硬膜外腔使用麻醉性镇痛药后还需定时进行镇静评分,根据评分结果调整镇痛药剂量。

(7)硬膜外感染:置管操作应严格无菌,每天查看置管局部并更换敷料,疑似感染时立即终止硬膜外镇痛,必要时采取相应的对症处理。

7.做好患者教育指导

止痛前后向患者讲解止痛的方法,注意事项,可能出现的并发症等;掌握正确咳嗽的方法,协助患者变换体位,减少因身体活动不当对手术切口的压力或牵拉,缓解切口疼痛。

(四)病情观察

早期动态监测血流动力学及做好记录,术后血压应控制在不低于术前血压的 $2.7\sim4.0\ kPa$ $(20\sim30\ mmHg)$,根据血压、心律和心率变化,调节药物速度和浓度。维持正常的血容量及水、电解质平衡,观察每小时尿量、尿质、颜色,记出入量,每天监测血糖。

(五)呼吸机护理

维持人工呼吸机辅助呼吸,及时清除呼吸道分泌物,改善肺通气。

(六)执行胸腔闭式引流护理常规。

1.严格无菌操作,防止感染发生

(1)保持引流装置无菌。

(2)每 24 小时更换水封瓶 1 次,当引流液超过水封瓶容量 2/3 时应及时更换。更换水封瓶时应协助患者取坐位,鼓励患者咳嗽并挤压引流管。用两把大弯血管钳夹闭胸腔引流管,距离伤口至少 10 cm,尽量减少夹闭时间。在无菌纱布保护下分离胸腔引流管与连接管。用消毒棉球沿胸腔引流管口切面向外螺旋消毒两次。在无菌纱布保护下将胸腔引流管与更换的水封瓶长管连接,用胶带固定连接处。然后松开大弯血管钳,挤压胸腔引流管,同时嘱患者深吸气后咳嗽,观察水柱波动情况。妥善固定胸腔引流管,将水封瓶固定于水封瓶架上,保持水封瓶低于患者胸部水平以下 60～100 cm,防止发生逆行感染。

(3)保持胸壁引流口处敷料清洁干燥,如有渗湿,应及时更换。

2.保持引流装置密闭,防止气体进入胸膜腔

(1)随时检查引流装置密闭情况及引流管是否衔接牢固。

(2)水封瓶保持直立,长玻璃管没入水中 3～4 cm,避免空气进入胸膜腔。

(3)妥善固定引流管,防止滑脱。

(4)若发生水封瓶被打破或接头滑脱时则应立即用血管钳夹闭或反折近胸端引流管,再行更换。如患者有气胸或胸腔引流管不断排出大量气体时,应禁止夹闭胸腔引流管,直接更换水封瓶,防止造成张力性气胸。

(5)若引流管自胸壁伤口意外脱出,应立即用手顺纹理方向捏紧引流口周围皮肤(注意不要直接接触伤口),立即通知医师处理。对于气胸的患者,应该用密闭的无菌纱布覆盖穿刺部位,同时确保气体可以逸出。

(6)搬运患者时,保持引流管和引流瓶低于患者胸部,引流管没入液面以下 2～4 cm,尽量不要夹闭引流管。若无法保证则用双重用两把大弯血管钳夹闭引流管。夹闭引流管的同时应注意监测,若患者出现血氧降低、呼吸困难等症状则应打开夹闭的引流管恢复引流状态,并立即通知医师。

3.保持引流管通畅

(1)防止引流管受压、扭曲和阻塞,可根据水封瓶长玻璃管中水柱波动情况判断引流管是否通畅。若引流管通畅,则不推荐常规挤压引流管以防堵塞;若引流管引流不畅,则可挤压堵塞处疏通引流管;若挤压后仍引流不畅,应及时通知医师。

(2)协助患者半坐卧位,鼓励患者咳嗽和深呼吸,促进胸腔内液体和气体排出。

4.观察和记录

(1)观察患者生命体征,胸痛及呼吸困难程度,呼吸频率、节律等。

(2)观察胸腔引流管局部情况,有无红、肿、热、痛及皮下气肿等,如有异常及时通知医师。

（3）查看水封瓶密闭性,水柱波动情况(正常水柱波动 4～6 cm)。

（4）密切观察并记录引流液的量、颜色和性质。若出血量多于 100～200 mL/h 且连续 3 小时,呈鲜红色,有血凝块,同时伴有脉搏增快,提示有活动性出血的可能,应及时通知医师。

5.拔管

（1）拔管指征:一般术后 72 小时,无气体、液体排出,或引流量在 100 mL 以下(脓胸、乳糜胸除外),X 线检查肺膨胀良好,即可拔管。

（2）拔管及拔管后护理:拔管时嘱患者深吸气、憋气,在吸气末复张时迅速拔管,并立即用凡士林加厚敷料封闭胸壁伤口。拔管后 24 小时内注意观察患者有无胸闷、呼吸困难、切口漏气、渗液、出血和皮下气肿等,如有异常及时通知医师。拔管后第二天需更换敷料。

6.健康指导

（1）指导患者深呼吸、正确咳嗽及变换体位的方法,并指导其进行呼吸功能锻炼。

（2）指导患者预防脱管的方法及活动时注意事项。

（七）体温护理

进行体温监测,体温＞38 ℃时应及时采取降温措施。低温体外循环患者应积极复温,注意保暖。

（八）用药护理

根据医嘱抗凝治疗,用药期间密切注意出血倾向,如出血、胃肠道不适等,必要时减用或暂停抗凝药,但尽量避免用凝血类药。

（九）加压包扎

弹力绷带加压包扎取血管侧肢体,并抬高 15°～30°,观察患肢皮肤颜色、温度、张力等情况。间断活动患肢,预防血栓形成。

（十）并发症观察及护理

1.低心排血量综合征

术后早期应用扩血管药,补足血容量,纠正酸中毒。一旦临床出现烦躁或精神不振、四肢湿冷、发绀、甲床毛细血管再充盈减慢、呼吸急促、血压下降、心率加快、尿量减少<0.5 mL/(kg·h),血气分析提示代谢酸中毒等,提示出现低心排血量综合征,应立即报告医师。

2.心律失常

以心房颤动、心房扑动和室性心律失常为主。通过监测心率的快慢,维持满意的心律,减低心肌耗氧量,维持水、电解质及酸碱平衡,给予患者充分镇静。发生心律失常可给予镁剂或利多卡因等抗心律失常药物,必要时安装临时起搏器。

3.急性心肌梗死

减少心肌氧耗,保证循环平稳。术后早期给予患者保暖有利于改善末梢循环并稳定循环,能有效防止心绞痛及降低心肌梗死再发生。

4.出血

患者引流量＞200 mL/h,持续 3～4 小时,临床上即认为有出血并发症。术后严格控制收缩压在 12.0～13.3 kPa(90～100 mmHg);定时挤压引流,观察引流液的色、质、量;静脉采血检查 ACT,使其达到基础值范围,确认肝素已完全中和。若出现大量快速出血,血压下降,应立即床旁紧急开胸止血。

5.脑卒中

术后需每小时观察记录瞳孔及对光反射,注意观察患者意识和四肢活动情况。

(十一)健康指导

(1)保持心情愉快,避免情绪过于激动。

(2)合理饮食,进食高蛋白、低脂、易消化饮食,禁忌烟酒、咖啡及辛辣刺激食物。

(3)保持大便通畅,遵医嘱服用缓泻剂,注意排便情况。

(4)应在医师指导下逐渐恢复体力活动及工作,注意劳逸结合。

(5)用药指导:①应定时、定量服用,不可随意中途停药、换药或增减药量;②注意药物的不良反应:服用阿司匹林时可出现皮下出血点或便血,服用阿替洛尔时如出现心率减慢应减量或逐渐停药;③胸部疼痛发作持续时间>30分钟,且含药效果不佳,疼痛程度又较重,应考虑心肌梗死的发生,应迅速就近就医,以免延误治疗抢救时机。

(6)出院后每半月复查1次,以后根据病情可逐渐减为每1～2个月复查1次。

（田晓静）

第五节　房间隔缺损

房间隔缺损(atrial septal defect,ASD)为心房间隔在胎儿期发育不全所致,出生后在心房内造成左向右分流。按病理解剖可分为继发孔(第二孔)缺损及原发孔(第一孔)缺损,以继发孔为多见。目前大多数继发孔房间隔缺损已可以经介入方法治愈。

一、临床表现

(一)症状

小儿时期并无任何症状,常在体检时发现。缺损较大时易反复发作肺部感染,表现为咳嗽、气促等症状。年长儿可有乏力、倦怠,活动后易感气急和心悸。

(二)体征

胸骨左缘2～3肋间闻及Ⅱ～Ⅲ级柔和的喷射性收缩期杂音,肺动脉瓣区第二音增强亢进,固定分裂,部分患儿缺损大者在三尖瓣区可闻及舒张中期杂音。

二、辅助检查

(一)X线检查

右心房、右心室扩大,肺动脉段突出,肺血管纹理增多,部分病例可见肺门舞蹈症。

(二)心电图

电轴右偏,完全性或不完全性右束支传导阻滞。右心室增大,部分病例可见右心房肥大。

(三)超声心动图

右心房、右心室扩大,室间隔与左心室后壁呈同向运动,剑突下及胸骨旁四腔切面可见房间隔中断。

(四)右心导管检查

对不典型病例,若治疗需要时,可用本检查协助诊断。

三、护理评估

(一)健康史

评估患儿饮食和形态、体重增加情形,有无反复发生呼吸道感染,有无活动后气急、发绀及心力衰竭史。了解平常是否服用药物及其药名等。询问患儿母亲妊娠史。

(二)症状、体征

评估患儿有无因心功能不全造成的活动度减少,身高及体重是否符合其年龄的正常范围,评估呼吸、心率、心律有无异常。

(三)社会-心理

了解患儿及家长对疾病的了解程度以及患病的感受,患儿家庭经济状况及社会支持情况。

(四)辅助检查

了解 X 线胸片、心电图、超声心动图、心导管检查结果。

四、护理诊断

(一)活动无耐力

活动无耐力与心功能不全有关。

(二)组织灌注量改变

组织灌注量改变与体液灌注不足有关。

(三)清理呼吸道无效

清理呼吸道无效与反复呼吸道感染、气管插管、术后疼痛有关。

(四)有感染的危险

有感染的危险与术后置入各种侵入性管道及机体抵抗力下降有关。

(五)合作性问题

心律失常。

五、护理措施

(一)术前

(1)预防感染:耐心向家长解释预防感染的重要意义,对患儿进行保护性隔离,限制探视人数,评估患儿体温变化。

(2)饮食护理:给患儿进食高蛋白、高热量、高维生素、易消化的饮食。分流量大的患儿由于气急,进食易疲劳,宜少量多餐。

(3)给予最大限度休息,保证充足的睡眠。

(二)术后

1.心律失常的观察与护理

严密监测生命体征变化,密切观察心率、心律变化,观察有无房室传导阻滞等心律失常症状。维持水电解质及酸碱平衡,各种护理操作要轻柔,减少对患儿的刺激。维持患儿体温及血流动力学稳定,监测恶性心律失常的出现。

2.呼吸道护理

评估肺部呼吸音及气体交换情况,保持呼吸道通畅。持续监测氧饱和度,动脉血气,评估有无缺氧的症状。每2～4小时实施胸部物理治疗,鼓励患儿咳嗽,可以用手护住伤口以减轻咳嗽引起的不适。

3.疼痛护理

评估引起患儿疼痛的原因,疼痛性质、程度。鼓励患儿诉说疼痛。指导患儿采用精神放松法分散注意力,如听音乐、玩玩具、缓慢深呼吸等;注意保护好引流管,防止牵拉、移位引起疼痛、不适;必要时使用镇痛药并评估效果。

4.预防感染

评估各种侵入性管道处有无感染的体征,监测体温。随时观察伤口敷料情况,并保持伤口敷料清洁干燥。保持心包、纵隔、胸腔引流管通畅,术后48小时内勤挤管,观察并记录引流液量及性状,引流量超过100 mL/h或>3 mL/(kg·h)且连续超过3小时的,要怀疑手术后出血可能,需立即通知医师。

5.饮食护理

术后当天禁食,拔除气管插管后12～24小时经口进食,从流质开始逐渐过渡到半流质,注意少量多餐,逐渐增加营养。

(三)健康教育

(1)向父母和学龄前患儿介绍环境,以口头教育、书面教育、观看照片、录像、参观监护室等方法,使其熟悉环境及设备。解释术前准备的意义和配合要点,可将某些仪器用在洋娃娃或小布偶身上操作,更能使患儿减少焦虑。鼓励患儿表达感觉,告诉患儿术后通常在监护室1～2天,父母会一直在外面等候。有条件的医院可设立探视时间,父母的出现可给患儿情绪上的支持,以减少患儿分离性焦虑。

(2)患儿清醒后告诉患儿所处的监护室环境,嘱患儿用手语表达需求。进一步向患儿解释各种生命管道的意义,并鼓励配合咳痰、进餐、排泄及各种治疗。

(3)指导患儿饮食应少量多餐,重视优质蛋白食物的补充,以促进康复。

六、出院指导

(1)活动:患儿可逐渐恢复身体活动,3个月至半年后仍需避免剧烈活动,如跑、跳等。

(2)饮食:以高蛋白、高热量、易消化的均衡饮食为主,切忌暴饮暴食。

(3)出现发热、心悸、气短、咳嗽、水肿等异常情况,应立即到医院就诊。

（田晓静）

第六节　室间隔缺损

室间隔缺损(ventricular septal defect,VSD)是左右心室之间有缺损,是先天性心脏病最常见的类型,可分为流入道型、膜周型、流出道型、肌部4种。室间隔缺损可单独存在,也可与肺动脉狭窄、房间隔缺损、动脉导管未闭、大动脉错位等并存。

一、临床表现

(一)症状

小型室间隔缺损可无症状。缺损大者左向右分流增多,肺循环血量增多,体循环血量减少,影响生长发育,患儿多消瘦、乏力、多汗,易患肺部感染,易导致心力衰竭。

(二)体征

胸骨左缘第3～4肋间可闻及Ⅲ～Ⅳ级全收缩期杂音,分流量大者,于心杂音最响处可扪及震颤,伴肺动脉高压时心杂音可减轻,第二心音亢进,若伴有主动脉瓣脱垂,则可在心前区听到连续性杂音。

二、辅助检查

(一)胸部X线

缺损小者,改变不明显。缺损大者,即提示左、右心室增大,肺动脉段明显突出,肺门充血。

(二)心电图

缺损小者可无异常,缺损大示左心室肥大或左、右心室肥大。

(三)超声心动图

左心房、左心室内径增宽,多普勒彩色血流显像可直接见到分流的位置、方向和区别分流大小。

(四)心导管检查

并发肺动脉高压的年长患儿需要心导管检查,以确定肺高压和肺血管阻力升高的程度、对纯氧吸入和血管扩张剂的反应性。

三、护理评估

(一)健康史

评估患儿活动耐受力、饮食状况、体重增加情形,有无反复发生呼吸道感染,有无发绀及心力衰竭史。了解平常是否服用药物及其药名、服用目的、剂量、时间等。询问母亲妊娠史。

(二)症状、体征

评估患儿有无因心功能不全造成的活动度减少,身高及体重是否符合其年龄的正常范围,评估皮肤颜色在休息和活动时有无差异,评估呼吸频率、节律、深度,有无发绀、发绀的程度和分布及有无心力衰竭表现。

(三)社会-心理

评估家长及患儿的心理状态,了解其心理反应及对疾病的认知,了解经济状况及社会支持系统。

(四)辅助检查

了解胸片、心电图、超声心动图、心导管检查结果,判断疾病的严重程度。

四、护理诊断

(一)活动无耐力

活动无耐力与组织缺氧有关。

（二）组织灌注量改变

组织灌注量改变与体液灌注不足有关。

（三）清理呼吸道无效

清理呼吸道无效与术前肺充血、反复呼吸道感染、气管插管、术后疼痛有关。

（四）疼痛

疼痛与手术切口、引流管刺激有关。

（五）有感染的危险

有感染的危险与肺充血、术后各种侵入性管道、机体抵抗力下降有关。

（六）合作性问题

肺动脉高压危象。

五、护理措施

（一）术前

（1）耐心向家长解释预防感染的重要意义，对患儿进行保护性隔离，限制探视人数，保证室内空气新鲜，温度适宜，评估患儿体温变化。

（2）监测和记录呼吸、脉搏、血压、体温，评估肝脏大小，观察有无颈静脉怒张，及时判断有无心力衰竭发生。伴有肺动脉高压患儿需要间歇低流量给氧，口服地高辛之前要测心率，并观察用药效果及有无洋地黄中毒症状。

（3）饮食护理：室间隔缺损伴肺动脉高压婴儿吸吮力较弱，容易喘、呛咳，需耐心喂养，少量多餐，奶嘴适中，避免过度疲劳及呛咳。喂奶后应拍背排气，吐奶时立即侧卧，避免吸入肺部。儿童应提供高热量、高蛋白、低盐、低脂饮食，若服用利尿剂或洋地黄时，应多吃富含钾的食物，如香蕉、柑橘、菠菜、新鲜肉类等，并观察药物疗效及不良反应。

（二）术后

（1）严密监测生命体征，定时评估患儿全身各系统情况，密切观察血压、心率、心律、肝脏大小、CVP 及尿量。密切观察血管活性药、利尿剂等药物疗效及不良反应。

（2）呼吸道护理：术前伴肺动脉高压患儿，术后呼吸道护理尤其重要，密切评估肺部呼吸音及气体交换情况，保持呼吸道通畅。吸痰前后充分给氧，每次抽吸时间不超过 15 秒。持续监测氧饱和度，动脉血气，评估有无缺氧的症状、体征。每 2～4 小时实施胸部物理治疗，鼓励患儿咳嗽、深呼吸，可以用手护住伤口以减轻咳嗽引起的不适。

（3）疼痛护理：评估引起患儿疼痛的原因、疼痛性质及程度。鼓励患儿诉说疼痛。指导患儿采用精神放松法，分散注意力，如听音乐、玩玩具等，缓慢深呼吸。注意保护好引流管，防止牵拉、移位引起疼痛、不适，必要时使用镇痛药并评估效果。

（4）预防感染：评估各种侵入性管道处有无感染的体征，监测体温。随时观察伤口敷料情况，并保持伤口敷料清洁干燥。保持心包、纵隔、胸腔引流管通畅，术后 48 小时内勤挤管，观察记录引流液量及性状，引流量超过 100 mL/h 或 >3 mL/(kg·h)且连续超过 3 小时时，要怀疑手术后出血可能，需立即通知医师。

（5）肺动脉高压危象的观察：肺动脉高压危象（PHC）是一种综合征，一般发生在术后 72 小时内，多见于大量左向右分流合并肺动脉高压术后的新生儿和婴儿，临床表现为患儿极度烦躁、四肢湿冷、心率增快、呼吸急促、肝脏进行性增大或变硬、少尿等，动脉血气示低氧血症或高碳酸血症或代谢性酸中毒等,须密切监测肺动脉压力、中心静脉压、生命体征、末梢循环、尿量,在心脏术后 24～48 小时,持续的肌松和镇静是一项重要的预防措施,遵医嘱使用肌松、镇静药,避免患儿剧烈哭闹。

(6)饮食护理:术后当天禁食,拔除气管插管后 12～24 小时可进食,从流质开始逐渐恢复到半流质;少量多餐;吞咽功能较弱、插管时间较长者可先予鼻饲牛奶过渡,＜3 月龄患儿给 2∶1 牛奶逐渐过渡到全奶。

(三)健康教育

(1)评估患儿及家长的知识层次、对疾病的认知程度,耐心向家长解释预防感染的重要意义、术前准备和术后治疗过程。利用图片或带患儿熟悉监护环境,提高认知,取得理解和主动配合。让康复患儿现身说法,增强患儿及家长信心。

(2)示教患儿翻身、有效咳嗽、深呼吸,训练床上排尿排便以及用呼吸机期间如何表达需求。

六、出院指导

(1)饮食:手术后 1 个月内应少量多餐,摄入低脂、高蛋白食物,以促进伤口愈合。

(2)伤口护理:一般伤口愈合约需 2 个月,应避免剧烈运动及撞击伤口,衣服宽松,伤口敷料保持清洁干燥。睡眠姿势应平卧,避免侧卧,以防胸骨移位。

(3)活动:逐渐增加活动量,以患儿不劳累为宜。培养正常人格,促进正常发展。

(4)用药指导:部分患儿手术后需继续服药,要帮助家长掌握服药注意事项及药物的不良反应,如需服用洋地黄糖浆,应使用 1 mL 针筒,精确给药,每次服用前需测心率或脉搏 1 分钟。

(5)出现下列症状、体征如发热、心慌、气短、咳嗽、发绀、水肿等应及时复诊。

(田晓静)

第七节　动脉导管未闭

动脉导管未闭(patent ductus arteriosus,PDA)是因动脉导管在成长发育过程中没有关闭(约 90％的婴儿在出生 2 周内即自动关闭),使左心室血液进入主动脉后,有一部分由动脉导管进入肺循环,多见于女性。

一、临床表现

(一)症状

未闭的动脉导管直径小,左向右分流小,小儿可无症状,常在体格检查时发现心脏杂音。导管粗大者分流量大,婴儿期可因左心力衰竭而产生急性呼吸困难,有些患儿可表现为反复呼吸道感染,如扩大的肺动脉压迫喉返神经易引起声音嘶哑。

(二)体征

胸骨左缘第 2 肋间可闻及连续机器样杂音,以收缩末期明显。在胸骨左缘第 2 肋间肺动脉区能扪及震颤,这是由于主动脉血流进入肺动脉所致,震颤呈持续性或出现在收缩期。四肢血压脉压增大,周围血管征阳性。若肺动脉压力升高超过主动脉压力,右向左分流可形成差异性发绀。

二、辅助检查

(一)X线检查

分流小者,心影正常;分流量大者,多见左心室增大(左心房也可增大),主动脉结增宽,可有漏斗征,肺动脉段突出,肺血增多,有"肺门舞蹈症"。

(二)超声心动图

左心房、左心室增大,肺动脉与降主动脉之间有交通。

(三)心电图

心电图正常或左心房、左心室增大,或双室增大。

一般超声心动图检查能准确判定导管的解剖和分流,无须行心导管检查,除非超声心动图提示有严重肺动脉高压,应进行心导管检查,了解有无手术指征。

三、护理评估

(一)健康史

评估活动耐受力、进食、体重增加情形。了解平常是否服用药物及其药名等。询问家长在患儿出生时是否有早产或缺氧现象,有无反复呼吸道感染、有无心力衰竭史。

(二)症状、体征

评估有无活动量减少、呼吸困难、呼吸道感染;有无心力衰竭表现;有无差异性青紫。评估四肢血压,有无脉压增大。

(三)社会-心理

评估患儿情绪、认知、心理行为反应,家庭经济状况,社会支持情况,患儿及家长对疾病的了解程度。

(四)辅助检查

了解胸片、超声心动图、心导管等辅助检查结果。

四、护理诊断

(一)有感染的危险

有感染的危险与肺充血及肺水肿有关。

(二)清理呼吸道无效

清理呼吸道无效与伤口疼痛、咳嗽无力、痰多有关。

(三)有血压升高的危险

有血压升高的危险与术后体循环血量增多、疼痛反射有关。

(四)疼痛

疼痛与手术切口、引流管刺激有关。

(五)知识缺乏

缺乏术后康复知识。

五、护理措施

(一)术前

1.预防感染

耐心向家长解释预防感染的重要意义。对患儿进行保护性隔离,限制探视人数,保证室内空气新鲜,每天通风 2 次,每次 15~30 分钟,评估患儿体温变化,监测血常规,尤其是白细胞计数。

2.饮食护理

给患儿进食高蛋白、高热量、高维生素、易消化饮食。分流量大的患儿由于气急,进食易疲劳,宜少量多餐。注意休息。

(二)术后

1.呼吸道护理

听诊双肺呼吸音,评估呼吸频率、节律,咳嗽是否有效、痰液性质、量。了解肺部情况。按时雾化吸入、吸痰,每 4 小时 1 次胸部物理疗法。鼓励患儿在深呼吸后进行有效咳嗽,咳嗽时用手压住伤口以减轻咳嗽时引起的疼痛。

2.预防高血压危象

严密监测体温、脉搏、呼吸、特别是血压的变化,遵医嘱予降压药、镇静药,并观察药物疗效,保证患儿安静、舒适。

3.疼痛护理

评估引起患儿疼痛的原因、疼痛性质、程度,鼓励患儿诉说疼痛。指导患儿采用精神放松法分散注意力,如听音乐、玩玩具等,缓慢深呼吸。注意保护好引流管,防止牵拉、移位引起疼痛、不适,必要时使用镇痛药并评估效果。

4.定时挤压引流管,保持引流通畅,及时观察、记录引流液量及性质

如引流量>3 mL/(kg·h)且连续超过 3 小时的,要怀疑手术后出血可能;如进食后引流液为乳白色牛奶状,要怀疑术后乳糜胸的可能,需立即通知医师。更换引流袋要严格无菌操作。观察切口敷料渗出情况,保持敷料清洁干燥。

5.饮食护理

术后当天禁食,拔除气管插管后 12~24 小时可进流质,逐渐恢复到半流质,少量多餐,逐渐恢复到正常饮食。

(三)健康教育

(1)根据患儿及家长的知识层次鼓励提问,结合书面与口头教育,使家长及较大儿童了解疾病相关知识及手术的必要性,解释术前准备的必要性,取得理解及主动配合。

(2)指导术后如何增加营养,少量多餐,注意婴儿有无呛咳等情况。

(3)解释术后短时间声音嘶哑是因为喉返神经局部水肿所致,不必紧张,1~2 个月会恢复。

六、出院指导

(1)患儿在院期间就应开始制订出院指导,探讨他们的家庭关系,了解家长对患儿将来的期望,帮助其情绪上的调适,避免过度保护,渐渐恢复患儿身体活动。

(2)饮食指导:采用低脂、少刺激、高蛋白饮食,少量多餐,促进伤口愈合。

（3）伤口护理：伤口在 1 周内保持干燥，2 周后可淋浴，避免用力摩擦。伤口愈合需 1～2 个月，适当限制活动量，避免剧烈活动及碰撞伤口。

（4）预防感染：接受拔牙等治疗时，遵医嘱预防性应用抗生素，以预防感染性心内膜炎，若患儿伴有心功能不全，则出院后仍需继续接受药物治疗。

（5）病情观察：如患儿出现不明原因发热、胸痛、呼吸困难或乏力等症状，应立即到医院复诊。

（6）复查：手术后 3 个月复查 X 线胸片、心电图、心脏超声，观察心脏功能恢复情况。

（田晓静）

第八节　法洛四联症

法洛四联症（tetralogy of fallot，TOF）是小儿最常见的发绀型先天性心脏病，其发病率占先天性心脏病的 10％左右，病理改变包括 4 部分：室间隔缺损；肺动脉狭窄（包括右心流出道梗阻）；主动脉骑跨；右心室肥厚。

一、临床表现

（一）症状
在生后 3 个月左右出现发绀，缺氧。活动后有气促、易疲劳、蹲踞等，常有缺氧发作，表现为呼吸加快、加深，烦躁不安，发绀加重，持续数分钟至数小时。严重者可表现为神志不清、惊厥或偏瘫，甚至死亡。

（二）体征
胸骨左缘 2～4 肋间可闻及粗糙收缩期杂音，部分伴有收缩期震颤。发绀严重者胸骨上部两侧及背部可闻及连续性杂音，为支气管血管与肺血管间的侧支循环引起。肺动脉第二音减弱。

二、辅助检查

（一）X 线检查
心影呈靴形，上纵隔增宽，肺动脉段凹陷，心尖上翘，25％患儿有右位主动脉弓，肺纹理减少，右心房、右心室肥厚。

（二）心电图
电轴右偏，右心房、右心室肥大。

（三）超声心动图
显示主动脉骑跨及室间隔缺损，右心室流出道肥厚、肺动脉狭窄，右心室右心房肥厚。

（四）心导管造影
确定本病的 4 个畸形和程度，了解是否合并冠状动脉畸形、降主动脉侧支循环形成及其他畸形存在。

（五）血常规
红细胞增多，一般在$(5.0～9.0)×10^{12}$，血红蛋白 170～200 g/L，血细胞比容 53％～80％。

三、护理评估

(一)健康史

评估患儿活动力、睡眠、进食状态、体重增加情况,有无明显的生长发育迟缓。了解平常是否服用药物及药名,患儿出现发绀时间,有无晕厥、精神呆滞,甚至抽搐等。询问患儿母亲妊娠史。

(二)症状、体征

评估患儿有无发绀及发绀的程度、分布,有无杵状指、有无特别的喜好姿势如蹲踞、屈膝等,评估呼吸形态、心功能状况。

(三)社会-心理

缺氧限制了患儿正常生活,如学习、游戏、活动、社会交往等,影响了社会适应能力的发展,应评估患儿的心理状态及社会适应能力,了解患儿家长对疾病的认识程度,了解亲子关系、经济状况及社会支持系统。

(四)辅助检查

了解血常规、胸片、超声心电图、心导管检查结果。

四、护理诊断

(一)活动无耐力

活动无耐力与缺氧及心功能不全有关。

(二)焦虑恐惧

焦虑恐惧与对预后的不确定,治疗情境有关。

(三)有晕厥的危险

有晕厥的危险与肺动脉狭窄有关。

(四)营养失调

低于机体需要量与组织缺氧使胃肠功能障碍、喂养困难有关。

(五)有脑血栓的危险

有脑血栓的危险与血液黏稠有关。

(六)有感染的危险

有感染的危险与术后置入各种侵入性管道及机体抵抗力下降有关。

(七)合作性问题

低心脏排血量、心包压塞。

五、护理措施

(一)术前

1.心理护理

患儿及家长长期受疾病的折磨,手术复杂,危险性大,并发症多,患儿及家长往往产生恐惧、焦虑心理,应多与患儿及家长沟通,了解他们的心理特点,加强心理疏导,并介绍患儿父母认识其他类似的心脏疾病家庭,相互交流,减轻焦虑恐惧心理。

2.营养支持

进食高蛋白、高热量、高维生素、易消化食物,以增强机体对手术的耐受力。婴儿喂养时应少量多餐,可采用膝胸位,有助于增加吸吮力。有些病情较重患儿常食欲缺乏,应予以鼓励,并耐心喂养。

3.脑血管栓塞和缺氧发作的预防

监测生命体征,密切观察患儿的意识与行为。鼓励多饮水,尤其夏季要补足水分。如有腹泻、呕吐或出汗过多时,应及时补充液体纠正脱水,以防血液黏稠形成血栓。注意休息,控制活动量,小婴儿要耐心喂养,避免剧烈的活动及剧烈哭闹,防止缺氧发作,必要时给氧。

(二)术后

1.严密监测患儿生命体征,评估患儿全身各系统状况

观察心率、心律、血压、中心静脉压、尿量的变化,随时评估周围循环的情况如皮肤颜色、湿度、温度、动脉搏动及口唇、甲床毛细血管和静脉充盈情况。观察有无低心脏排血量发生,血管活性药应严格控制浓度、速度,并保持通畅,以改善心肌功能,减少心脏前、后负荷,并观察用药效果及有无不良反应。

2.呼吸道护理

保持呼吸道通畅,及时吸出呼吸道分泌物。每次吸痰前、后给予高浓度吸氧使肺膨隆1～2分钟,防止发生缺氧。吸痰次数不要过频,每次吸引时间控制在10秒之内。

3.胸腔引流管的护理

患儿术前低氧血症、侧支循环丰富以及术中抗凝及血液稀释等均可致术后出血,故术后应严密观察引流液的量及性质,避免受压、打折,保持引流管通畅,定时挤压引流管,以防凝血块堵塞,如引流量>3 mL/(kg·h)且连续超过3小时的,要怀疑手术后出血可能,需立即通知医师。

4.并发症观察预防

(1)低心脏排血量:患儿术后需常规应用血管活性药,用以改善和支持循环,要根据患儿血压及中心静脉压的情况调节输液速度,同时观察低心脏排出量改善情况,严格控制出入液量。尿量是反应心排血量的敏感指标,为患儿留置导尿管,每小时测量一次尿量、比重、pH等。

(2)心律失常的观察:密切观察心率、心律变化,维持电解质平衡,充分供氧,保证充足的血容量和冠状动脉灌注,避免心肌缺氧。

(3)出血:胸腔引流不畅会造成术后早期的心包压塞,血液或血块压迫心脏会造成舒张期充盈受损,静脉压增高、颈静脉怒张、脉压缩小、动脉血压明显下降,对扩容几乎无反应。心包压塞需外科紧急探查以排除心包腔内积血并控制出血。

5.给予情绪上的支持

患儿常由于术后疼痛、分离性焦虑等因素而表现不合作情形,护士应了解患儿引起这种改变的原因,给予精神上的支持,多安抚患儿。与监护室外等候的父母不断沟通,提供资讯。

6.饮食护理

拔除气管插管24小时后,尤其小婴儿,先予鼻饲牛奶过渡。拔管48小时后可改经口进食,先流质饮食,逐渐恢复到半流质。如插管时间长,先予鼻饲牛奶过渡。恢复期的婴儿,母乳喂养是最佳的选择。

(三)健康教育

(1)利用口头教育、书面教育、观看照片、录像,参观监护室等方法,让患儿及家长熟悉环境及设备。鼓励患儿多饮水,以防血液过度黏稠。向患儿及父母说明术前准备的意义和配合要点,鼓励患儿及家长提问,协助减轻焦虑。还应告知患儿及家长有关术后治疗的事项及其目的,以取得

患儿及家长配合。

(2)术前训练目的是预防手术后并发症,包括有效咳嗽、深呼吸、翻身及体位引流。可用个别指导、集体训练的形式和游戏的方法进行,使其掌握要领,配合治疗、护理。①咳嗽训练:主要练习仰卧咳痰,嘱患儿用腹肌深吸气后,再利用腹肌动作咳嗽,或让患儿在深吸气后发"啊哈"音,有助于掌握。②深呼吸训练:主要练习腹式呼吸,用吹气球和桌上吹纸玩具等方法教患儿练习腹式呼吸。③示范肺部叩击及体位引流:告诉患儿叩击并非拍打,而是一种特殊的轻敲法。④练习床上翻身及用尿壶或便盆在床上排尿、排便等。⑤上呼吸机手语训练:如叫阿姨用手轻拍床,想大便伸大拇指,想小便伸小拇指,想喝水示指弯向拇指做成杯口状,有痰伸示指,刀口疼握拳。

(3)术后患儿清醒后,告诉患儿所处的监护室环境,嘱患儿用手语表达需求。进一步向患儿解释各种生命管道的意义,鼓励尽量配合咳痰、进餐、排泄及各种治疗。

六、出院指导

(一)活动与休息

活动量由少到多,逐渐适应学习生活,避免剧烈运动。少去公共场所,以防交叉感染。

(二)出院后用药问题

患儿出院后一般还需继续用药,需让父母掌握遵医嘱服药的重要性,提高用药依从性,并注意观察用药后反应。服用地高辛应监测脉搏,以便及时发现洋地黄中毒。服用利尿剂时应多吃含钾高的食物和橘子、香蕉等水果。

(三)饮食护理

应适当增加营养,少量多餐,不宜过饱,更不可暴饮暴食,以免加重心脏负担。

(四)伤口护理

手术切口处避免用力摩擦及碰撞。睡眠宜取平卧位,避免侧卧,防止胸骨移位。

(五)病情观察与复查

若发现患儿有不明原因发热、胸痛、水肿、气急等异常应立即与医师联系。遵医嘱定期来院复查。

(田晓静)

第九节　主动脉夹层动脉瘤

一、概述

主动脉夹层动脉瘤的准确定义是:主动脉壁中层内裂开,并且在这裂开间隙有流动或凝固的血液。中层裂开通常是在中层内 1/3 和外 2/3 交界面。夹层将完整的主动脉壁一分为二:即由主动脉壁内膜层和中层的内 1/3 组成的夹层内壁和由中层外 2/3 和外膜层组成的夹层外壁。夹层内、外壁间隙为夹层腔,或称为假腔,主动脉腔称为真腔。主动脉夹层的病因尚不明确,但其基本病变为含有弹力纤维的中膜的破坏或坏死,常与以下情况有关:高血压、遗传性结缔组织病(如马方综合征、Turner 和 Ehlers-Danlos 综合征)、多囊肾病、主动脉中膜变性、主动脉缩窄、先天性主动脉瓣病、妊娠、动脉硬化、主动脉炎性疾病、钝性或医源性创伤或肾上腺诱导性病变有关。

在夹层形成和发展过程中，主动脉壁中层撕裂导致的疼痛和主动脉夹层动脉瘤 3 个常见并发症（主动脉破裂、主动脉瓣反流、主动脉及其分支血管的阻塞）相应的表现是急性主动脉夹层动脉瘤常见的症状和体征。慢性主动脉夹层动脉瘤患者，主动脉扩大但常无症状。当扩大的主动脉侵犯邻近结构，则表现为相应部位的疼痛。扩大的主动脉压迫邻近组织也产生症状，如声音嘶哑、Hornor 综合征、反复肺炎。近端主动脉发生慢性夹层时，多合并主动脉瓣的关闭不全，严重者产生急性左心衰竭症状。慢性主动脉夹层患者也可出现组织灌注不良，如慢性肾衰竭、跛行等。慢性夹层患者出现低血压，多是由于主动脉破裂或严重的主动脉瓣关闭不全、心力衰竭所致。慢性病症外周脉搏消失较急性常见。主动脉瓣关闭不全时，除典型的舒张期泼水样杂音外，多有外周血管征，如毛细血管搏动、枪击音、脉压增大，腹部体检可发现扩大的主动脉。

未经治疗的主动脉夹层动脉瘤预后很差。急性主动脉夹层动脉瘤患者，50％在夹层发生后 48 小时内死亡，75％的患者在 2 周内死亡。慢性夹层患者，5 年生存率低于 15％。主动脉夹层动脉瘤患者绝大多数死于主动脉破裂。临床实践结果表明，人造血管置换术是主动脉夹层动脉瘤外科治疗的最有效方法。理想的置换术是在一次手术中能用人工血管置换所有夹层病变累及的主动脉段，即所谓完全治愈。然而这是难以达到的，因为大范围的替换手术创伤大，术后并发症多，病死率高。因此，绝大多数仅置换破裂的、危险性很高的主动脉段，而通常是近端主动脉应尽可能大范围的替换。

二、术前护理

（一）一般准备

1.休息

绝对卧床休息，减少不必要的刺激，限制探视的人数。护理措施要相对集中，避免搬动患者，操作时动作要轻柔，避免发出噪声，尽量在患者床边完成相关的检查。

2.术前常规准备

术前停止吸烟，术前 8 小时禁食水，以免麻醉或手术过程中引起误吸。术前晚应常规清洁灌肠，术前一天备皮，剃去手术区及其附近的毛发，术前一晚按照医嘱给镇静药物。完善各项血、尿标本的化验，包括血常规、血型、生化系列、血气分析、尿常规。辅助检查包括 18 导联心电图、胸部 X 线片、超声心动图、CT 或 MRI、主动脉造影等。

3.疼痛

主动脉夹层动脉瘤难以忍受的剧烈疼痛本身引起血压的升高，因此要做好疼痛护理。可以适当应用镇静和镇痛药物，止痛药物要选择对呼吸功能影响小的药物，通常是 10 mg 吗啡皮下或肌内注射，必要时 4～6 小时后可重复给药，年老体弱者要减量。如果疼痛症状不明显，但是患者烦躁不安可给地西泮等镇静药物。在使用镇静药物后要观察患者的呼吸状况，如有异常立即通知医师。

4.吸氧

患者持续低流量吸氧，增加血氧含量。吸氧也可以改善心肌缺氧及应用血管扩张药物而引起的循环血容量减少导致的氧供应不足。另外，疼痛也会增加机体的耗氧量，吸氧后可增加患者的氧供应量，改善患者的不良情绪。

5.防止发生便秘

对于主动脉夹层动脉瘤的患者来说绝对卧床休息和心理的焦虑和抑郁是导致便秘发生的主

要原因,另外患者的饮食结构和生活习惯也是造成便秘的原因,还有一部分患者因为怕用力排便造成动脉瘤破裂而不愿排便。患者要多食素食少食荤,多吃蔬菜水果软化粪便,给胃肠道休息的时间,减少胃肠道的负担,保持胃肠的正常蠕动。多饮水,促进新陈代谢,缩短粪便在胃肠道停留的时间,减少毒素的吸收。安排合理科学的饮食结构,粗细搭配,避免以猪肉、鸡肉等动物性食物为主食。每天睡前或晨起喝一杯温蜂蜜水或淡盐水以保持大便通畅。一旦发生便秘,给予开塞露灌肠,此方法作用迅速有效。服用麻仁软胶囊、蜂蜜水及香蕉虽然有效但作用较慢。禁忌做腹部按摩及运动疗法,以免诱发夹层动脉瘤破裂。因患者绝对卧床,要求床上排便,嘱患者建立定时排便的习惯,每天早餐后排便,早餐后易引起胃-结肠反射,此时锻炼排便,以建立条件反射。另外,患者排便时要注意环境隐私,用屏风遮挡,便后要帮患者做好清洁工作,病室通风,保持空气清新。

6.其他疾病治疗

(1)心血管系统的常见疾病。

缺血性心脏病:动脉瘤手术对患者心脏供血、供氧和氧耗影响都很大,术前如有缺血性心脏病,术中、术后易并发心肌梗死,一旦发生心肌梗死则病死率极高。术前应了解患者有无心绞痛症状或者有无心电图的异常改变。但半数以上的冠心病患者无任何症状,因此对有冠状动脉疾病的患者,可做冠状动脉造影检查。

高血压:轻度高血压并不构成动脉瘤手术的危险因素,中度以上的高血压除非必须做急诊手术外,术前应控制好血压再行择期手术。长期服用降压药物的,要一直服药到术前,术后也要尽早恢复服药。术中要特别注意防止血压忽高忽低,术后要口服降压药维持血压平稳。

心律失常:房性期前收缩一般不需要特别处理。房颤者术中及术后应控制心率,偶发单源性室性期前收缩不需特殊处理,但频发或多源期前收缩需要用利多卡因或胺碘酮等有效药物治疗。新出现的恶性心律失常则应检查有无血生化异常、酸中毒、低氧血症,贫血等。

心脏瓣膜疾病:升主动脉瘤时常伴有主动脉半环扩大或瓣膜附着缘撕脱,一旦因此而出现主动脉瓣关闭不全,常出现急性左心功能不全的表现,因此应尽早进行手术治疗。这种患者不能平卧、心功能Ⅲ级或Ⅳ级,药物控制效果不佳的也应尽早手术或急诊手术,而不必等待心功能改善后再手术治疗。合并轻度主动脉瓣狭窄或轻度二尖瓣脱垂,术中可不处理,如中度以上的病症,术中应同时处理。

(2)呼吸系统疾病。

急性呼吸道、肺部炎症:呼吸系统急性炎症,气管分泌物或痰液增多,再加上麻醉和手术的侵袭,术后感染易扩散,发生肺不张和肺炎并发症的危险性增大。所以,除急诊手术外,术前应先治疗呼吸系统急性炎症,待炎症完全治愈后1～2周再行择期手术。

慢性支气管炎:慢性支气管炎要去除诱因,其次慢性支气管炎时气管内黏液分泌过多和易引起气管支气管痉挛,因此术前准备应以祛痰、排痰和解痉为中心,使用祛痰药物及雾化吸入。

慢性肺气肿:术前应锻炼呼吸以促进呼气,通常采用吹口哨及锻炼腹式呼吸改善肺内气体交换。其次术前也要口服祛痰解痉药物,合并感染要选用敏感抗生素。

(3)糖尿病:合并糖尿病的患者术后易发生感染,主要是因为机体免疫力下降,微血管病的血液循环障碍及白细胞功能降低等原因。术前要正确调节葡萄糖和胰岛素的用量,使血糖值在允许的范围内波动,防止发生酮症酸中毒。通常要求控制空腹血糖在正常范围或7.5 mmol/L以内。但要注意防止发生低血糖。另外还要纠正患者的营养状态,特别是低蛋白现象,并消除潜在感染灶。

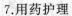

7.用药护理

目前临床上常用的药物有三类:血管扩张剂、β肾上腺素受体阻滞剂和钙通道阻滞剂。主动脉夹层动脉瘤的急性阶段(发病初 48 小时),主动脉破裂的危险性最大,应选择静脉途径给药方法,待病情控制后再改为口服长期维持量。慢性主动脉夹层动脉瘤而无症状的则可提倡口服药物治疗。硝普钠应用输液泵准确输入体内。从小剂量[0.5 μg/(kg·min)]开始,然后根据血压的高低逐渐增加用量,但一般不超过[10 μg/(kg·min)]。当用大剂量硝普钠仍达不到满意的效果时,改用其他血管扩张剂。应用硝普钠时要现用现配,避光泵入,输液泵控制速度。应用硝普钠同时可应用β肾上腺素受体阻滞剂,如艾司洛尔,注射时要稀释并使用输液泵控制速度。值得注意的是艾司洛尔有很强的降压作用,如患者仅应用艾司洛尔就能维持满意的血压和心率,则不需要同时使用硝普钠。在应用艾司洛尔的过程中要密切观察患者的心率。普萘洛尔有很强的心肌收缩功能抑制作用,需要急诊手术的患者应避免使用或用量应小。临床中常用的钙通道阻滞剂是乌拉地尔,应用输液泵泵入,也可稀释后静脉注射。

8.预防瘤体破裂

夹层动脉瘤破裂引起失血性休克是导致患者死亡的常见原因。预防主动脉夹层破裂,及时发现病情变化是术前护理的重要内容。尤其是患者主诉突然发生的剧烈腰背部疼痛,常常是夹层动脉瘤破裂的前兆。高血压是夹层分离的常见原因,导致夹层撕裂和血肿形成的常见原因与收缩压和射血速率的大小有关。因此术前要将血压控制在 13.3~17.3 kPa/8.0~12.0 kPa(100~130/60~90 mmHg),心率 70~100 次/分。血压下降后疼痛会明显减轻或消失,是主动脉夹层停止进展的临床指征,而一旦发现血压大幅度下降,要高度怀疑夹层动脉瘤破裂。

9.周围动脉搏动的观察和护理

当主动脉夹层累及分支血管会引起相应脏器的缺血症状,主动脉分支急性闭塞可导致器官的缺血坏死,要预见性的观察双侧桡动脉、足背动脉的搏动情况,要注意观察末梢的皮肤温度及皮肤颜色。要勤巡视,勤观察,严格交班,做到早发现,早报告,早救治。

10.胃肠道及泌尿系统

观察动脉瘤向远端发展,可延伸到腹主动脉下端,累及肠系膜上动脉或肾动脉,引起器官缺血和供血不足症状,夹层累及肾动脉会出现腰疼、血尿、急性肾衰竭、尿量减少。夹层累及肠系膜上动脉时会出现恶心、呕吐、腹胀、腹泻等症状。每小时记录尿量,尿色,记录 24 小时出入量。

11.休克的观察

患者因刀割样疼痛而表现为烦躁不安、焦虑、恐惧和濒死感,且为持续性,一般镇痛药物难以缓解,患者会伴有皮肤苍白、四肢末梢湿冷、脉搏细速、呼吸急促等休克症状。护士要迅速建立静脉通路,抗休克治疗,观察患者尿量、皮肤温度、血压及心率变化。

12.其他并发症的观察

主动脉分支闭塞会引起器官的缺血坏死,如颈动脉闭塞表现为晕厥,冠状动脉缺血表现为急性心肌梗死,累及骶髂神经可出现下肢瘫痪。累及交感神经节可出现疼痛,累及喉返神经可以发生声音嘶哑,因此护士要严格观察有无呼吸困难、咳嗽、咯血、头痛、偏瘫、失语、晕厥、视力模糊、肢体麻木无力、大小便失禁、意识丧失等征象。

(二)心理护理

绝大部分患者在住院时可以了解自己的病情,对手术和疾病充满了紧张和恐惧,同时夹层动脉瘤的首发症状是胸背部剧烈的疼痛,难以忍受的撕裂样。刀割样疼痛伴有濒死感,严重者伴有短暂的晕厥,因此患者会有烦躁和焦虑,但是患者期盼着手术治疗以减轻痛苦,顾虑重重,同时也担心手术是否成功,这些心理问题会影响患者的休息,同时会使交感神经兴奋,血液中儿茶酚胺含量增加,使血压升高、心率加快,加重病情。不良的心理问题还会降低机体的免疫力,抵抗力下降,对手术治疗不利。首先我们要倾听患者的主诉,鼓励患者说出自己内心的不快、顾虑及身体的不适,与患者建立信任关系。向患者讲述成功病例,组织经验交流会,观看图片讲解疾病相关知识,增强患者战胜疾病的信心。与家属配合鼓励患者增强战胜疾病的信心。

(三)术前访视

术前一天 ICU 护士到病房对拟进行手术者进行访视,术前访视采用视频和发放宣传册及一对一咨询的方式进行,以确保患者及家属能够理解,并且在访视过程中一定要注意询问他们是否能听懂。护士除了常规介绍 ICU 工作环境,还需要向患者及家属解释患者在这里的这段时间内可能会发生什么,他们可能会有什么样的感受及会听到什么并看到什么;气管内插管的存在会对他们产生什么影响,及如何用另一种方式进行交流;重症监护室护士的角色,重症监护设备,及重症监护室的探视制度。所有这些信息都应记录细节备份,以便患者回顾需要说明或提醒的要点。护士需要评价患者心理生理状况,确定可能影响术后恢复的问题。

(四)急诊手术术前准备

急诊的主动脉夹层动脉瘤患者,绝大多数是主动脉瘤濒临破裂危险或已发生破裂、有严重的组织、器官灌注不良,病情危重。为了挽救患者的生命,应在密切的监护和药物治疗的同时,在最短的时间内进行必要的术前检查和作出明确的诊断,以便及早接受手术治疗。

1.监测

所有夹层动脉瘤或可能急诊手术的患者,都必须送至重症监护室或直接到手术室,进行血流动力学连续监测。为了方便静脉应用药物治疗,快速输液和监测中心静脉压,要求建立中心静脉通路。建立动脉连续直接测压,达到实时监测血压的目的。放置导尿管,便于对尿量进行监测,这是对液体的补充,抗高血压治疗效果判断的一个很好的观察指标,在双侧肾无灌注时常产生无尿症。定时触摸并对比四肢动脉脉搏的强弱,在监护过程中,护士用这种简单的方法判断有无组织灌注不良。有条件者还可放置 Swan-Ganz 漂浮导管,进行肺动脉、压肺毛细血管楔压,心排血量等进行监测。除上述监测外还要观察患者的神经系统功能及腹部状况,同时还要密切观察患者的动脉血气分析结果。

2.药物治疗

临床实践中,仅有极少数主动脉夹层动脉瘤患者需要急诊手术。假如已在其他医院确定了主动脉夹层动脉瘤的诊断和明确了夹层累及的范围和有无并发症,来院就诊时可直接送入手术室进行治疗。药物治疗主要是静脉给药,普萘洛尔有很强的心肌收缩功能抑制作用,需急诊手术的患者应避免使用。需要急诊手术而又出现组织灌注不良的患者,术前是否进行降血压治疗仍存在分歧,反对者认为降低血压加重组织缺血,赞成者认为组织灌注不良是由于夹层所致,降低血压是可以防止夹层发展、预防夹层破裂的有力措施。在术前准备过程中,有些患者仍出现难以忍受的疼痛则应肌内或静脉注射止痛药和镇静药。

三、术中护理

由于夹层动脉瘤起病急骤,加上剧烈的疼痛,往往使患者出现恐惧、焦虑的情绪,在拟定手术方案后,手术室护士应当尽快到病房做好术前访视,以亲切的态度介绍手术成员及手术的成功经验,鼓励患者以放松的心态准备手术。洗手护士在术前准备好常规心脏大血管手术器械和敷料包,准备各种类型的人造血管及心血管补片、特殊血管缝线和可吸收缝线,大银夹钳和特殊鼻式针持,胸骨锯、骨蜡、无菌冰泥、除颤器、生物胶、止血粉、止血纱布,特细神经拉钩等。检查各种备用插管、手术器材的有效期,准备好充足的手术器械、用物、药品,保障术中及时准确地配合。

患者进入手术室后,巡回护士要热情接待,仔细核对患者姓名、床号、手术部位及术前用药。安慰关怀患者,减轻其紧张情绪。迅速建立两条良好的静脉通路。麻醉完成后,将患者放置平卧位,头下垫软头圈,胸后垫胸枕。肩胛骨、骶尾部、足跟处分别贴减压贴,减少因手术时间长和深低温体外循环导致皮肤压疮。由于手术位置在主动脉,而且是深低温环境条件下,会引起血流动力学和内环境的变化,术中密切配合麻醉师、体外循环灌注师工作,观察血压、血氧饱和度、尿量及体温的变化。遇异常情况,及时遵医嘱做好相应的处理。

心脏大血管手术器械种类繁多,要求器械护士提前 30 分钟刷手,与巡回护士一起仔细清点缝线、敷料和器械等物品。考虑到手术大,影响术式的不确定因素较多,皮肤消毒范围要足够大。消毒范围原则上同冠状动脉旁路移植手术,但双耳郭、乳突和双上肢也应充分消毒。铺单还是应预留双侧锁骨下动静脉和股动脉切口位置。暴露右侧腋动脉备体外循环插管用。大血管手术开胸时的风险较大,尤以二次开胸行大血管手术为甚。从开胸到完成心脏血管游离的过程中应做好随时应对大出血、心律失常和启动体外循环的准备。

四、术后护理

(一)常规护理

1.ICU 常规护理

准备好麻醉床、心电监护仪、呼吸机、简易呼吸器、吸痰器、除颤仪等急救监测设备。患者回 ICU 后立即给予患者心电、血压、血氧饱和度监测。连接呼吸机进行机械辅助通气。与麻醉师进行交接包括患者使用药物如何配制、血气分析结果及术中是否出现异常情况。同时还要交接患者的衣物,带回的血制品及药物,血制品要严格交接,双人核对。病情允许可与手术室护士共同为患者翻身查看皮肤情况,出现异常要记录在重症护理记录单上,并填写压疮评估表,并且要把情况告知家属。

2.体位

麻醉未醒时采取平卧位,尽量减少搬动患者,如生命体征不稳定患者要禁止翻身。麻醉清醒后生命体征稳定的患者可将床头抬高30°。

3.管道护理

与麻醉师一起确定气管插管的位置,听诊呼吸音,观察双侧是否对称,常规进行 X 线检查,了解气管插管的位置及双肺的情况。交接深静脉及动脉压管路的位置,检查管路是否通畅。妥善固定导尿管、引流管,在引流瓶上贴好标记,以便观察患者的引流量。保持各管路通畅,避免打折、扭曲、脱出、受压,每班需要确定各种管路的位置,每个小时记录深静脉及气管插管的位置。

4.保证外出检查安全

患者外出做检查时要备好抢救设备及药物,准备简易呼吸器、氧气袋、负压吸引器、吸痰管、除颤仪、肾上腺素,以保证患者发生意外情况能够给予及时的救治。

5.血糖监测

术后监测血糖每小时 1 次,连续 3 小时,如有异常立即应用胰岛素,以控制血糖在正常范围。

6.心理护理

患者进入ICU后要掌握患者的心理动态,及早告知患者手术成功,现在正在ICU接受治疗,对患者实施周到的护理及热情的鼓励。积极指导自我放松训练,转移注意力,使其配合治疗,促进康复。对患者提出的问题,要耐心细心解答,让患者信任ICU护士。

（二）并发症的观察与护理

1.控制血压

维持理想的血压,减少血压的波动是大血管术后护理的难点。术后难以控制的持续高血压可增加脑出血、吻合口出血及冠状动脉痉挛,有心肌缺血的危险。术后要给予患者镇痛、镇静,加强心理护理,使患者有安全感,防止由于过度的焦虑和烦躁而引起的血压升高。术后要给予缓慢复温,防止由于体温过低引起的外周血管收缩而导致血压的升高。当患者麻醉苏醒时,可应用丙泊酚镇静,同时血压有升高趋势时,要遵医嘱给硝普钠、亚宁定、利喜定等降压药物,使血压缓慢降低,收缩压维持在16.0 kPa(120 mmHg)左右。术后早期血压低多是因为渗血多、术中出血、失液,血容量不足引起的,应用药物血压仍控制不理想时,要警惕是否发生低心排血量。所有患者均采用有创血压监测,妥善固定穿刺针的位置,每班都要校对零点,保证测量血压的真实可靠。使用血管扩张药物要单路给药,使用微量注射泵是避免应用"快进"键,以免血压骤然降低。

2.心电监测

全主动脉置换涉及主动脉根部的置换及头臂干血管的再造,术前主动脉瓣关闭不全,冠状动脉病变,长时间的体外循环及心肌阻断,都会导致术后的心律失常、心肌缺血,低心排血量甚至心搏骤停。术后立即给予多参数的生理监测及血流动力学监测,定时观察心率、中心静脉压及心电图的变化。高龄患者中心功能较差、心排血量降低,易发生充血性心力衰竭,对于这样的患者术后可以给予主动脉内气囊泵动(IABP)辅助心脏功能,增加心脏射血、心脏灌注,改善肾脏的血液灌注。

3.纠正电解质紊乱、酸碱平衡失调及出入量失衡

术中血液稀释、利尿剂的应用、低流量灌注、应用呼吸机等都会引起酸碱平衡失调及电解质的紊乱。术后也要参照多方面的因素心率、血压、中心静脉压、尿量、引流量、血气分析结果及心肺功能。血容量不足时要以补充胶体为主,维持血红蛋白＞100 g/L,血浆可以预防由于凝血因子减少而造成的引流多,补充胶体还可以防止由于胶体渗透压降低而造成的肺内液体增多,护理过程中不能机械的控制入量小于出量。

4.意识的监测

脑部的并发症是人工血管置换常见的并发症之一。临床表现为苏醒过缓、偏瘫、昏迷、抽搐等。护士在患者未清醒前要观察并记录患者双侧瞳孔是否等大等圆,是否有对光反射及程度如何,清醒后要记录清醒的时间及程度,密切观察患者的认知情况、精神状态及有无脑缺氧。患者清醒后护士要观察和记录四肢的活动情况,皮肤的温度,感觉动脉搏动情况。

5.胃肠道的护理

留置胃管持续胃肠减压是术后常见的护理措施,留置胃管禁食水的患者常有口渴、咽部疼痛等不适,每天要给予两次口腔护理,以促进患者舒适。每班听诊肠鸣音,观察腹部体征,有无腹胀、腹痛,定时测腹围,观察有无腹腔脏器缺血表现。患者肠道功能恢复后可给予胃肠道营养,以促进患者体力的恢复。

6.呼吸道的护理

（1）术后呼吸机辅助呼吸:根据血气分析结果及时调整呼吸机参数。术后带管时间长,不宜

长时间持续镇静的患者易出现呼吸机对抗,随时监测呼吸频率、潮气量、气道压及患者的呼吸状态。调整呼吸机模式为 SIMV+PS(压力支持)或者压力控制通气(PC),在 PC 情况下要注意观察患者的潮气量变化,及时调整压力。

(2)预防呼吸机相关性肺炎(VAP):呼吸机相关性肺炎是指经气管插管行机械通气 48 小时以后发生的肺部感染,或原有肺部感染发生新的病情变化,临床上高度提示是一次新的感染,并经病原学证实者。机械通气是 ICU 常用的一种治疗方法,由于人工气道的建立破坏了呼吸道正常的生理防御机制,使机械通气并发的呼吸机相关性肺炎发生率增加 4~12 倍。呼吸机相关性肺炎的发生使得患者治疗时间延长,住院费用增加,病死率增高,影响疾病的预后。

ICU 环境管理:严格限制探视,减少人员流动,同时也要减少可移动设备的使用。必要探视时家属需要穿隔离服、戴口罩帽子、更换拖鞋后才能进入。每天要进行通风,地面每天用含氯消毒液拖擦,监护仪等设备定期消毒液擦拭,患者转出后对所用物品进行终末消毒处理。ICU 应设立隔离病房,以收治特殊感染患者。使用空气层流装置时要定期清理排风口出的污物,以免影响空气质量。定期对 ICU 工作人员进行手消毒效果监测,洗手后细菌数小于 5 cfu/cm^2,并以未检出致病菌为合格。此外,还要进行定期体检,尤其要进行口咽部细菌培养,带有致病菌株者应停止治疗工作或更换工作岗位。

保持人工气道的通畅:保持人工气道通畅最有效的方法是根据分泌物的颜色、量和黏稠度等情况,按需进行气管内吸痰。吸痰是利用机械吸引的方法,将呼吸道分泌物经口、鼻或人工气道吸除,以保持呼吸道通畅的一种治疗方法。

吸痰手法:可按照送、提、转手法进行操作。①送:在左手不阻塞负压控制孔的前提下,或先反折吸痰管以阻断负压,右手持吸痰管,以轻柔的动作送至气道深部,最好送至左右支气管处,以吸取更深部的痰液。②提:在吸痰管逐渐退出的过程中,再打开负压吸痰,或左手阻塞吸痰管负压控制孔产生负压,右手向上提拉吸痰管,切忌反复上下提插。③转:注意右手边向上提拉时,边螺旋转动吸痰管,能更彻底地充分吸引各方向的痰液,抽吸时间断使用负压,可减少黏膜损伤,而且抽吸更为有效。

吸痰后护理:与呼吸机连接,吸入纯氧。生理盐水冲洗吸痰管后关闭负压。检查气管套管和气囊。听诊。安慰患者取舒适体位,擦净面部,必要时行口腔护理。观察血氧饱和度变化,调节吸入氧浓度(FiO$_2$)。整理用物、洗手和记录:吸痰前后面色、呼吸频率的改善情况,痰液的颜色、性质、黏稠度、痰量及口鼻黏膜有无损伤。

保持人工气道的湿化:人工气道的建立使患者丧失了上呼吸道对气体的加温和加湿的作用,吸入干燥低温的气体未经过鼻咽腔易引起气管黏膜干燥和分泌物黏稠,造成分泌物潴留,发生肺不张,增加了肺部感染的机会。所以,必须保证人工气道充分的湿化。

雾化吸入治疗:有些呼吸机本身有雾化装置,使药液雾化成 3~5 μm 的微粒,可达小支气管和肺泡发挥其药理作用。昏迷患者也可将雾化吸入的面罩直接置于气管切开造口处或固定于其口鼻部,每天4~6 次,每次 10~20 分钟,患者清醒时嘱其深呼吸,尽量将气雾吸入下呼吸道。常用的药物有 β$_2$ 受体激动剂和糖皮质激素等,以扩张支气管。更换药液前要清洗雾化罐,以免药液混淆。使用激素类药物雾化后,及时清洁口腔及面部。

7.并发症的观察及护理

(1)观察有无截瘫:密切观察患者的下肢肌力及感觉,一旦发现异常立即通知医师。胸降主动脉和胸腹主动脉远端的血管置换术,脊髓缺血时间长或者供给脊髓血液的肋间动脉和腰动脉没有重建等因素导致的偏瘫、截瘫等是主动脉夹层动脉瘤术后常见的严重并发症,迄今为止尚未有解决的方法。

(2)观察有无栓塞征象:主动脉人工血管置换术后,在重建血管吻合口、动静脉腔内易发生血栓和栓塞。为防止人工血管内发生血栓,术后3个月内给予抗凝治疗,抗凝药物的应用通常在术后6~12小时,如果引流多要推迟使用。

(3)预防出血和渗血:主动脉人工血管置换的创伤大,吻合技术难,吻合处多,术中和术后发生出血和弥散性渗血往往能够致命。术后对出血的观察和早期发现尤为重要。勤挤引流,保持引流通畅,观察记录引流的色、质和量,如果发现术后1小时引流量>10 mL/kg,或者任何1小时的引流量>200 mL,或2小时内达400 mL,都提示有活动性出血,一旦发现要立即报告医师,给予开胸止血。同时术后控制血压也是预防出血的关键,主动脉人工血管置换手术复杂,技术难度大,吻合口多,吻合口出血是术后致死的首要原因。控制血压在12.0~16.0 kPa/6.7~10.7 kPa(90~120/50~80 mmHg),以保证组织灌注,皮肤温度正常,以尿量为准,保证每小时尿量>1 mL/kg,避免血压过低导致的组织灌注不足。早期引流偏多要排除血液稀释、鱼精蛋白不足、凝血功能障碍等原因,及时给鱼精蛋白,新鲜血浆、血小板、纤维蛋白等,有效地减少术后渗血。

(4)肾脏功能监测:肾脏是对缺血最敏感的腹腔脏器,肾衰竭是主动脉术后常见的并发症之一,发生率10%~20%,常在术后48小时内发生。防止血容量不足引起的少尿、无尿,每小时观察并记录尿量、颜色及性质,查肌酐、尿素氮,出现出入量失衡时及时汇报医师。补足血容量,血细胞比容低于35%时适当输血,维持血压稳定,必要时应用硝普钠降压,必须保持稳定的肾动脉灌注压,舒张压不低于8.0 kPa(60 mmHg)。血压过低者可应用小剂量多巴胺、肾上腺素以提高血压,扩张肾动脉,起到强心利尿作用。发生血红蛋白尿时要给予碱化尿液,防止管型尿形成,保持水电解质酸碱平衡,控制氮质血症,当尿量连续2小时<1 mL/kg时,及时报告医师,应用利尿剂,必要时应用肾脏替代疗法。

8.预防感染

主动脉夹层人工血管置换手术时间长、创伤大、人工血管植入和术后带有引流管,中心静脉导管等侵入性导管多,易发生感染。术后各项操作要严格遵循无菌操作原则,应用广谱抗生素,严格按医嘱时间给药,以维持最佳的血药浓度。有发热的患者要根据血培养的结果选择应用抗生素。要密切观察体温,痰液的色、量及性质。观察皮肤有无红肿、疼痛,尿液有无混浊,一旦发现上述症状,要及时找到原因并及时处理。

(三)康复护理

患者病情平稳后可进行各关节的被动运动,清醒脱机后指导患者进行主动关节运动,练习床上坐起进食,为下床活动做准备。从术后第1天起按摩双下肢,每天两次,每次半小时。翻身叩背促进患者痰液排出,防止呼吸道感染的发生。鼓励患者早期下床活动,促进体力的恢复,初次下床时要注意保护患者安全以免发生摔伤。

五、健康指导

(一)生活指导

减少家庭生活中的不安全因素,防止跌倒,避免体力活动,从事比较轻松的职业。指导患者养成良好的饮食习惯,给予低盐、低胆固醇、富含粗纤维素且清淡易消化饮食,少量多餐,不食刺激性及易引起腹胀的食物,如饮料和咖啡等,以免加重心脏负担。限制摄盐量,限制高胆固醇、高脂肪食物,并适量摄取蛋白质饮食,多吃新鲜的蔬菜和水果,戒烟限酒,保持大便通畅,防止发生便秘而引起腹内压增高。根据天气增减衣物,避免发生感冒。

(二)用药指导

按医嘱服药,漏服后不能补服,缓释片不可掰开服用。控制血压,定期监测血压是药物治疗的关键。合理降低血压,保持血压平稳,防止动脉破裂。每天定时、定部位、定血压计、定体位测量血压并记录数值,以便调整药物用量。

(三)卫生保健

急性期或恢复期患者都有可能因便秘而诱发夹层范围扩大或破裂。应指导患者养成床上排便习惯,必要时给予缓泻剂。加强腹部按摩,减轻患者精神上和心理上的不安,避免排便时用力屏气,可嘱患者食用蜂蜜、香蕉等,每 1～2 天排便 1 次,同时注意及时记录排便情况,排便时应在旁密切观察血压和心电图变化。

(四)病情观察

一旦出现心前区或胸部、腹部等疼痛立即来医院就诊。

(五)复查指导

术后半年内每 3 个月门诊随访 1 次,半年复查增强螺旋 CT,了解夹层愈合情况,如有不适随时就诊。

(田晓静)

第十节 心脏肿瘤

心脏肿瘤颇为少见,其中原发性肿瘤更为罕见,转移性肿瘤为原发性肿瘤的 20～40 倍。原发性心脏肿瘤大多为良性,其中又以心房黏液瘤为主。

心房黏液瘤是常见的心脏良性肿瘤,多数附着在房间隔卵圆窝附近,发生在左心房者约占3/4,发生在右心房者约占 1/4,同时累及几个房室者极为罕见。黏液瘤虽为良性,但如切除不彻底可复发,微瘤栓可发生远处种植,引起再发。瘤组织脱落可引起回流栓塞。瘤体活动严重阻塞瓣孔可发生昏厥,甚至突然死亡。临床表现为心悸、气短、端坐呼吸、晕厥、心脏杂音(舒张期、收缩期、双期)随体位改变而变化。脑动脉栓塞症状为偏瘫、昏迷、失语等。肺动脉栓塞可发生休克、呼吸困难、胸痛、咯血等。

右心房与下腔静脉平滑肌瘤是指原发于该处的平滑肌瘤,十分少见,其表现与心脏下腔静脉其他良性肿瘤相同。临床表现为循环障碍而发生心慌、气短、肝大、尿少、腹水、下肢水肿、胸腔积液、心脏杂音等,类似右心功能不全,也是 Budd-Chiari 综合征的一种类型。

一、护理诊断

(一)有气体交换受损的危险

有气体交换受损的危险与机械通气有关。

(二)有低心排血量的危险

有低心排血量的危险与心肌收缩力低下有关。

(三)电解质紊乱

电解质紊乱与体外循环有关。

(四)潜在并发症

心律失常、出血、右心功能不全、下腔静脉阻塞综合征。

(五)焦虑

焦虑与担心手术效果有关。

(六)知识缺乏

知识缺乏与不了解疾病原因及出院保健知识有关。

二、护理措施

(一)术前护理

(1)严格卧床休息,术前忌剧烈活动,变换体位速度要慢,不能过急,采取平卧位与右侧卧位交替,遵医嘱做好术前准备。

(2)确定手术时机:心脏黏液瘤虽然为良性肿瘤,但如不及时处理,易使瘤体突然阻塞二尖瓣口,造成患者突然死亡,或因肿瘤破碎,碎片脱落栓塞周围血管而使患者致残。有死亡威胁、反复发作的动脉栓塞者,心功能不全者,应进行强心、利尿治疗,改善心功能,尽早手术或急诊在低温体外循环下手术,摘除心腔内肿瘤,防止并发症的发生。有慢性心力衰竭表现,身体衰弱,夜间不能平卧、端坐呼吸、肝大、腹水、下肢水肿的患者,应在排除其他因素,积极控制心力衰竭,待病情平稳后安排手术治疗。

(3)饮食护理:心脏黏液瘤和右心房与下腔静脉平滑肌瘤患者均应忌烟、酒及辛辣刺激性食物;忌肥腻、油煎、霉变、腌制食物;忌羊肉、胡椒、姜、桂皮等温热性食物;禁食桂圆、红枣、阿胶、蜂王浆等热性、凝血性和含激素成分的食品。

(二)术后护理

(1)该病患者病程较长,心脏手术后的心肌缺血再灌注损伤,心肌保护不良,均能引起心肌收缩力下降,使心功能进一步受损,出现心力衰竭。

(2)要特别注意有无瘤栓栓塞征象,遇有肢体栓塞,要积极取栓,脑栓塞要积极进行对症、支持治疗。

(3)心脏黏液瘤术后注重低心排血量综合征的处理,即须补足血容量,进行强心、利尿、调整血压治疗,必要时宜早行主动脉内球囊反搏或左、右心辅助循环。心律失常则须纠正电解质紊乱,使用合适抗心律失常药物,安装临时或永久心脏起搏器。

(4)右心房与下腔静脉平滑肌瘤:右心房的肿瘤细胞质中有雌激素受体存在,雌激素在本病的发生、发展和复发中有重要作用,因此,术后应适当应用抗雌激素制剂,如他莫昔芬等,对防止肿瘤复发,尤其对肿瘤未能完全切除的患者有一定的治疗价值。

(三)健康指导

出院后应逐渐增加活动量,加强营养,保持大小便通畅,预防感冒,定期来院复查,因心房黏液瘤有复发的可能,如出现心悸、气促、昏厥和发热等不适,应及时回院就诊。

(田晓静)

第十章　胃肠外科疾病的护理

第一节　胃十二指肠损伤

一、概述

由于有肋弓保护且活动度较大,柔韧性较好,壁厚,钝挫伤时胃很少受累,只有胃膨胀时偶有发生。上腹或下胸部的穿透伤则常导致胃损伤,多伴有肝、脾、横膈及胰等损伤。胃镜检查及吞入锐利异物或吞入酸、碱等腐蚀性毒物也可引起穿孔,但很少见。十二指肠损害是由于上中腹部受到间接暴力或锐器的直接刺伤而引起的,缺乏典型的腹膜炎症状和体征,术前诊断困难,漏诊率高,多伴有腹部脏器合并伤,病死率高,术后并发症多,肠瘘发生率高。

二、护理评估

(一)健康史

详细询问患者、现场目击者或陪同人员,以了解受伤的时间、地点、环境,受伤的原因、外力的特点、大小和作用方向,坠跌高度;了解受伤前后饮食及排便情况,受伤时的体位,有无防御,伤后意识状态、症状、急救措施、运送方式,既往疾病及手术史。

(二)临床表现

(1)胃损伤若未波及胃壁全层,可无明显症状。若全层破裂,由于胃酸有很强的化学刺激性,可立即出现剧痛及腹膜刺激征。当破裂口接近贲门或食管时,可因空气进入纵隔而呈胸壁下气肿。较大的穿透性胃损伤时,可自腹壁流出食物残渣、胆汁和气体。

(2)十二指肠破裂后,因有胃液、胆汁及胰液进入腹腔,早期即可发生急性弥漫性腹膜炎,有剧烈的刀割样持续性腹痛伴恶心、呕吐,腹部检查可见有舟状腹、腹膜刺激征症状。

(三)辅助检查

(1)疑有胃损伤者,应置胃管,若自胃内吸出血性液或血性物者可确诊。

(2)腹腔穿刺术和腹腔灌洗术:腹腔穿刺抽出不凝血液、胆汁,灌洗吸出 10 mL 以上肉眼可辨的血性液体,即为阳性结果。

(3)X 线检查:腹部 X 线片可显示腹膜后组织积气、肾脏轮廓清晰、腰大肌阴影模糊不清等有助于腹膜后十二指肠损伤的诊断。

(4)CT 检查:可显示少量的腹膜后积气和渗至肠外的造影剂。

(四)治疗原则

抗休克和及时、正确的手术处理是治疗的两大关键。

(五)心理、社会因素

胃、十二指肠外伤性损伤多数在意外情况下发生,患者出现突发外伤后易出现紧张、痛苦、悲哀、恐惧等心理变化,担心手术成功及疾病预后。

三、护理问题

(一)疼痛

疼痛与胃肠破裂、腹腔内积液、腹膜刺激征有关。

(二)组织灌注量不足

组织灌注量不足与大量失血、失液,严重创伤,有效循环血量减少有关。

(三)焦虑或恐惧

焦虑或恐惧与经历意外及担心预后有关。

(四)潜在并发症

出血、感染、肠瘘、低血容量性休克。

四、护理目标

(1)患者疼痛减轻。

(2)患者血容量得以维持,各器官血供正常、功能完整。

(3)患者焦虑或恐惧减轻或消失。

(4)护士密切观察病情变化,如发现异常,及时报告医师,并配合处理。

五、护理措施

(一)一般护理

1.预防低血容量性休克

吸氧、保暖、建立静脉通道,遵医嘱输入温热生理盐水或乳酸盐林格液,抽血查全血细胞计数、血型和交叉配血。

2.密切观察病情变化

每 15～30 分钟应评估患者情况。评估内容包括意识状态、生命体征、肠鸣音、尿量、氧饱和度、有无呕吐、肌紧张和反跳痛等。观察胃管内引流物颜色、性质及量,若引流出血性液体,提示有胃、十二指肠破裂的可能。

3.术前准备

胃、十二指肠破裂大多需要手术处理,故患者入院后,在抢救休克的同时,尽快完成术前准备工作,如备皮、备血、插胃管及留置导尿管、做好抗生素皮试等,一旦需要,可立即实施手术。

(二)心理护理

评估患者对损伤的情绪反应,鼓励他们说出自己内心的感受,帮助建立积极有效的应对措

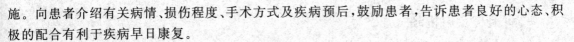

施。向患者介绍有关病情、损伤程度、手术方式及疾病预后,鼓励患者,告诉患者良好的心态、积极的配合有利于疾病早日康复。

（三）术后护理

1.体位

患者意识清楚、病情平稳,给予半坐卧位,有利于引流及呼吸。

2.禁食、胃肠减压

观察胃管内引流液颜色、性质及量,若引流出血性液体,提示有胃、十二指肠再出血的可能。十二指肠创口缝合后,胃肠减压管置于十二指肠腔内,使胃液、肠液、胰液得到充分引流,一定要妥善固定,避免脱出。一旦脱出,要在医师的指导下重新置管。

3.严密监测生命体征

术后 15～30 分钟监测生命体征直至患者病情平稳。注意肾功能的改变,胃十二指肠损伤后,特别有出血性休克时,肾脏会受到一定的损害,尤其是严重腹部外伤伴有重度休克者,有发生急性肾功能障碍的危险,所以,术后应密切注意尿量,争取保持每小时尿量在 50 mL 以上。

4.补液和营养支持

根据医嘱,合理补充水、电解质和维生素,必要时输新鲜血、血浆,维持水、电解质、酸碱平衡。给予肠内、外营养支持,促进合成代谢,提高机体防御能力。继续应用有效抗生素,控制腹腔内感染。

5.术后并发症的观察和护理

(1)出血:如胃管内 24 小时内引流出新鲜血液大于 200 mL,提示吻合口出血,要立即配合医师给予胃管内注入凝血酶粉、冰盐水洗胃等止血措施。

(2)肠瘘:患者术后持续低热或高热不退,腹腔引流管中引流出黄绿色或褐色渣样物,有恶臭或引流出大量气体,提示肠瘘发生,要配合医师进行腹腔双套管冲洗,并做好相应护理。

（四）健康教育

(1)讲解术后饮食注意事项,当患者胃肠功能恢复,一般 3 天后开始恢复饮食,由流质逐步恢复至半流质、普食,进食高蛋白、高能量、易消化饮食,增强抵抗力,促进愈合。

(2)行全胃切除或胃大部分切除术的患者,因胃肠吸收功能下降,要及时补充微量元素和维生素等营养素,预防贫血、腹泻等并发症。

(3)避免工作过于劳累,注意劳逸结合。讲明饮酒、抽烟对胃、十二指肠疾病的危害性。

(4)避免长期大量服用非甾体抗炎药,如布洛芬等,以免引起胃肠道黏膜损伤。

(李　红)

第二节　胃十二指肠溃疡

胃十二指肠溃疡是指发生于胃十二指肠黏膜的局限性圆形或椭圆形的全层黏膜缺损。因溃疡的形成与胃酸-蛋白酶的消化作用有关,故又称为消化性溃疡。纤维内镜技术的不断完善、新型制酸剂和抗幽门螺杆菌药物的合理应用使得大部分患者经内科药物治疗可以痊愈,需要外科手术的溃疡患者显著减少。外科治疗主要用于溃疡穿孔、溃疡出血、瘢痕性幽门梗阻、药物治疗无效及恶变的患者。

一、病因与发病机制

胃十二指肠溃疡病因复杂，是多种因素综合作用的结果。其中最为重要的是幽门螺杆菌感染、胃酸分泌异常和黏膜防御机制的破坏，某些药物的作用及其他因素也参与溃疡病的发病。

(一)幽门螺杆菌感染

幽门螺杆菌(*helieobacter pylori*，Hp)感染与消化性溃疡的发病密切相关。90%以上的十二指肠溃疡患者与近 70%的胃溃疡患者中检出 Hp 感染，Hp 感染者发展为消化性溃疡的累计危险率为 15%～20%；Hp 可分泌多种酶，部分 Hp 还可产生毒素，使细胞发生变性反应，损伤组织细胞。Hp 感染破坏胃黏膜细胞与胃黏膜屏障功能，损害胃酸分泌调节机制，引起胃酸分泌增加，最终导致胃十二指肠溃疡。幽门螺杆菌被清除后，胃十二指肠溃疡易被治愈且复发率低。

(二)胃酸分泌过多

溃疡只发生在经常与胃酸相接触的黏膜。胃酸过多的情况下，激活胃蛋白酶，可使胃、十二指肠黏膜发生自身消化。十二指肠溃疡可能与迷走神经张力及兴奋性过度增高有关，也可能与壁细胞数量的增加及壁细胞对胃泌素、组胺、迷走神经刺激敏感性增高有关。

(三)黏膜屏障损害

非甾体抗炎药、肾上腺皮质激素、胆汁酸盐、酒精等均可破坏胃黏膜屏障，造成 H^+ 逆流入黏膜上皮细胞，引起胃黏膜水肿、出血、糜烂，甚至溃疡。长期使用非甾体抗炎药者胃溃疡的发生率显著增加。

(四)其他因素

包括遗传、吸烟、心理压力和咖啡因等。遗传因素在十二指肠溃疡的发病中起一定作用。O 型血者患十二指肠溃疡的概率比其他血型者显著增高。

正常情况下，酸性胃液对胃黏膜的侵蚀作用和胃黏膜的防御机制处于相对平衡状态。如平衡受到破坏，侵害因子的作用增强、胃黏膜屏障等防御因子的作用削弱，胃酸、胃蛋白酶分泌增加，最终导致消化性溃疡的形成。

二、临床表现

典型消化道溃疡的表现为节律性和周期性发作的腹痛，与进食有关，且呈现慢性病程。

(一)症状

1.十二指肠溃疡

主要表现为上腹部或剑突下的疼痛，有明显的节律性，与进食密切相关，常表现为餐后延迟痛(餐后 3～4 小时发作)，进食后腹痛能暂时缓解，服制酸药物能止痛。饥饿痛和夜间痛是十二指肠溃疡的特征性症状，与胃酸分泌过多有关，疼痛多为烧灼痛或钝痛，程度不一。腹痛具有周期性发作的特点，好发于秋冬季。十二指肠溃疡每次发作时，症状持续数周后缓解，间歇 1～2 个月再发。若间歇期缩短，发作期延长，腹痛程度加重，则提示溃疡病变加重。

2.胃溃疡

腹痛是胃溃疡的主要症状，多于餐后 0.5～1.0 小时开始疼痛，持续 1～2 小时，进餐后疼痛不能缓解，有时反而加重，服用抗酸药物疗效不明显。疼痛部位在中上腹偏左，但腹痛的节律性不如十二指肠溃疡明显。胃溃疡经抗酸治疗后常容易复发，除易引起大出血、急性穿孔等严重并发症外，约有 5%胃溃疡可发生恶变；其他症状：反酸、嗳气、恶心、呕吐、食欲缺失，病程迁延可致消瘦、贫血、失眠、心悸及头晕等症状。

（二）体征

溃疡活动期剑突下或偏右有一固定的局限性压痛，十二指肠溃疡压痛点在脐部偏右上方，胃溃疡压痛点位于剑突与脐的正中线或略偏左。缓解期无明显体征。

三、实验室及其他检查

（一）内镜检查

胃镜检查是诊断胃十二指肠溃疡的首选检查方法，可明确溃疡部位，并可经活检做病理学检查及幽门螺杆菌检测。

（二）X线钡餐检查

可在胃十二指肠部位显示一周围光滑、整齐的龛影或见十二指肠壶腹部变形。上消化道大出血时不宜行钡餐检查。

四、治疗要点

无严重并发症的胃十二指肠溃疡一般均采取内科治疗，外科手术治疗主要针对胃十二指肠溃疡的严重并发症进行治疗。

（一）非手术治疗

1. 一般治疗

包括养成生活规律、定时进餐的良好习惯，避免过度劳累及精神紧张等。

2. 药物治疗

包括根除幽门螺杆菌、抑制胃酸分泌和保护胃黏膜的药物。

（二）手术治疗

1. 适应证

十二指肠溃疡外科手术治疗的主要适应证包括十二指肠溃疡急性穿孔、内科无法控制的急性大出血、瘢痕性幽门梗阻，以及经内科正规治疗无效的十二指肠溃疡，即顽固性溃疡。

胃溃疡外科手术治疗的主要适应证：①包括抗幽门螺杆菌措施在内的严格内科治疗8～12周，溃疡不愈合或短期内复发者。②发生胃溃疡急性大出血、溃疡穿孔及溃疡穿透至胃壁外者。③溃疡巨大（直径＞2.5 cm）或高位溃疡者。④胃十二指肠复合型溃疡者。⑤溃疡不能除外恶变或已经恶变者。

2. 手术方式

胃大部切除术是治疗胃十二指肠溃疡的首选术式。胃大部切除术治疗溃疡的原理：①切除胃窦部，减少G细胞分泌的胃泌素所引起的体液性胃酸分泌。②切除大部分胃体，减少了分泌胃酸、胃蛋白酶的壁细胞和主细胞数量。③切除了溃疡本身及溃疡的好发部位。胃大部切除的范围是胃远侧2/3～3/4，包括部分胃体、胃窦部、幽门和十二指肠壶腹部的近胃部分。胃大部切除术后胃肠道重建的基本术式包括胃十二指肠吻合或胃空肠吻合。术式包括以下几种。

毕（Billrorh）Ⅰ式胃大部切除术：即在胃大部切除后将残胃与十二指肠吻合（见图10-1），多适用于胃溃疡。其优点是重建后的胃肠道接近正常解剖生理状态，胆汁、胰液反流入残胃较少，术后因胃肠功能紊乱而引起的并发症亦较少；缺点是有时为避免残胃与十二指肠吻合口的张力过大致切除胃的范围不够，增加了术后溃疡的复发机会。

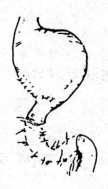

图 10-1　毕Ⅰ式胃大部切除术

毕(Billrorh)Ⅱ式胃大部切除术：即切除远端胃后，缝合关闭十二指肠残端，将残胃与空肠行断端侧吻合(见图 10-2)。适用于各种胃及十二指肠溃疡，特别是十二指肠溃疡。十二指肠溃疡切除困难时，可行溃疡旷置。优点是即使胃切除较多，胃空肠吻合口张力也不致过大，术后溃疡复发率低；缺点是吻合方式改变了正常的解剖生理关系，术后发生胃肠道功能紊乱的可能性较毕Ⅰ式大。

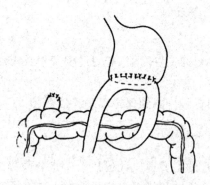

图 10-2　毕Ⅱ式胃大部切除术

胃大部切除后胃空肠 Roux-en-Y 吻合术：即胃大部切除后关闭十二指肠残端，在距十二指肠悬韧带 10～15 cm 处切断空肠，将残胃和远端空肠吻合，据此吻合口以下 45～60 cm 处将空肠与空肠近侧断端吻合。此法临床应用较少，但有防止术后胆汁、胰液进入残胃的优点。

胃迷走神经切断术：此手术方式临床已较少使用。迷走神经切断术治疗溃疡的原理是：①阻断迷走神经对壁细胞的刺激，消除神经性胃酸分泌。②阻断迷走神经引起的促胃泌素的分泌，减少体液性胃酸分泌。可分为 3 种类型：迷走神经干切断术；选择性迷走神经切断术；高选择性迷走神经切断术。

五、常见护理诊断/问题

(一)焦虑、恐惧

焦虑、恐惧与对疾病缺乏了解，担心治疗效果及预后有关。

(二)疼痛

疼痛与胃十二指肠黏膜受侵蚀及手术后创伤有关。

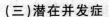

(三)潜在并发症

出血、感染、十二指肠残端破裂、吻合口瘘、胃排空障碍、消化道梗阻、倾倒综合征等。

六、护理措施

(一)术前护理

(1)心理护理：关心、了解患者的心理和想法，告知有关疾病治疗和手术的知识、手术前和手术后的配合，耐心解答患者的各种疑问，消除患者的不良心理，使其能积极配合疾病的治疗和护理。

(2)饮食护理：一般择期手术患者饮食宜少食多餐，给予高蛋白、高热量、高维生素等易消化的食物，忌酸辣、生冷、油炸、浓茶、烟酒等刺激性食品。患者营养状况较差或不能进食者常伴有贫血、低蛋白血症，术前应给予静脉输液，补充足够的热量，必要时补充血浆或全血，以改善患者的营养状况，提高其对手术的耐受力。术前1天进流质饮食，术前12小时禁食水。

(3)协助患者做好各种检查及手术前常规准备，做好健康教育，如教会患者深呼吸、有效咳嗽、床上翻身及肢体活动方法等。

(4)术日晨留置胃管，必要时遵医嘱留置胃肠营养管，并铺好麻醉床，备好吸氧装置，综合心电监护仪等。

(二)术后护理

1.病情观察

术后严密观察患者生命体征的变化，每30分钟测量1次，直至血压平稳，如病情较重仍需每1~2小时测量1次，或根据医嘱给予心电监护。同时观察患者神志、体温、尿量、伤口渗血、渗液情况。并且注意有无内出血、腹膜刺激征、腹腔脓肿等迹象，发现异常及时通知医师给予处理。

2.体位

麻患者去枕平卧头后仰偏向一侧，麻醉清醒、血压平稳后改半卧位，以保持腹部松弛，减少切口缝合处张力，减轻疼痛和不适，以利腹腔引流，也有利于呼吸和循环。

3.引流管护理

十二指肠溃疡术后患者常留有胃管、尿管及腹腔引流管等。护理时应注意：①妥善固定各种引流管，防止松动和脱出，并做好标识，一旦脱出后不可自行插回。②保持引流通畅、持续有效，防止引流管受压、扭曲及折叠等，可经常挤捏引流管以防堵塞。如若堵塞，可在医师指导下用生理盐水冲洗引流管。③密切观察并记录引流液的性质、颜色和量，发现异常及时通知医师，协助处理。留置胃管可减轻胃肠道张力，促进吻合口愈合。护理时还应注意：胃大部切除术后24小时内可由胃管内引流出少量血液或咖啡样液体，若引流液有较多鲜血，应警惕吻合口出血，需及时与医师联系并处理；术后胃肠减压量减少，腹胀减轻或消失，肠蠕动功能恢复，肛门排气后可拔除胃管。

4.疼痛护理

术后切口疼痛的患者，可遵医嘱给予镇痛药物或应用自控止痛泵，应用自控止痛泵的患者应注意预防并处理可能发生的并发症，如尿潴留、恶心、呕吐等。

5.禁食及静脉补液

禁食期间应静脉补充液体。因胃肠减压期间，引流出大量含有各种电解质的胃肠液，加之患者禁食水，易造成水、电解质及酸碱失调和营养缺乏。因此，术后需及时补充患者所需的各种营养物质,包括糖、脂肪、氨基酸、维生素及电解质等,必要时输血、血浆或清蛋白,以改善患者的营养状况,促进切口的愈合。同时详细记录 24 小时液体出入量,为合理补液提供依据。

6.早期肠内营养支持的护理

术前或术中放置空肠喂养管的患者,术后早期(术后 24 小时)可经喂养管输注肠内营养制剂,对改善患者的全身营养状况、维持胃肠道屏障结构和功能、促进肠功能恢复等均有益处。护理时应注意:①妥善固定喂养管,避免过度牵拉,防止滑脱、移动、扭曲和受压;保持喂养管的通畅,每次输注前后及输注中间每隔4~6 小时用温开水或温生理盐水冲洗管道,防止营养液残留堵塞管腔。②肠内营养支持早期,应遵循从少到多、由慢至快和由稀到浓的原则,使肠道能更好地适应。③营养液的温度以 37 ℃左右为宜,温度偏低会刺激肠道引起肠痉挛,导致腹痛、腹泻;温度过高则可灼伤肠道黏膜,甚至可引起溃疡或出血。同时观察患者有无恶心、呕吐、腹痛、腹胀、腹泻和水电解质紊乱等并发症的发生。

7.饮食护理

功能恢复、肛门排气后可拔除胃管,拔除胃管后当天可给少量饮水或米汤;如无不适,第 2 天进半量流食,每次 50~80 mL;第 3 天进全量流食,每次 100~150 mL;进食后若无不适,第 4 天可进半流食,以温、软、易于消化的食物为好;术后第 10~14 天可进软食,忌生、冷、硬和刺激性食物。要少食多餐,开始每天5~6餐,以后逐渐减少进餐次数并增加每餐进食量,逐步过渡到正常饮食。术后早期禁食牛奶及甜品,以免引起腹胀及胃酸。

8.鼓励患者早期活动

围床期间,鼓励并协助患者翻身,病情允许时,鼓励并协助患者早期下床活动。如无禁忌,术日可活动四肢,术后第 1 天床上翻身或坐起做轻微活动,第 2~3 天视情况协助患者床边活动,第 4 天可在室内活动。患者活动量应根据个体差异而定,以不感到劳累为宜。

9.胃大部切除术后并发症的观察及护理

(1)术后出血:包括胃和腹腔内出血。胃大部切除术后 24 小时内可由胃管内引流出少量血液或咖啡样液体,一般 24 小时内不超过 300 mL,且逐渐减少、颜色逐渐变浅变清,出血自行停止;若术后短期内从胃管不断引流出新鲜血液,24 小时后仍未停止,则为术后出血。发生在术后 24 小时以内的出血,多属术中止血不确切;术后 4~6 天发生的出血,常为吻合口黏膜坏死脱落所致;术后 10~20 天发生的出血,与吻合口缝线处感染或黏膜下脓肿腐蚀血管有关。术后要严密观察患者的生命体征变化,包括血压、脉搏、心率、呼吸、神志和体温的变化;加强对胃肠减压及腹腔引流的护理,观察和记录胃液及腹腔引流液的量、颜色和性质,若短期内从胃管引流出大量新鲜血液,持续不止,应警惕有术后胃出血;若术后持续从腹腔引流管引出大量新鲜血性液体,应怀疑腹腔内出血,须立即通知医师协助处理。遵医嘱采用静脉给予止血药物、输血等措施,或用冰生理盐水洗胃,一般可控制。若非手术疗法不能有效止血或出血量大于每小时 500 mL 时,需再次手术止血,应积极完善术前准备,并做好相应的术后护理。

(2)十二指肠残端破裂:一般多发生在术后 24~48 小时,是毕Ⅱ式胃大部切除术后早期的严重并发症,原因与十二指肠残端处理不当及胃空肠吻合口输入袢梗阻引起的十二指肠腔内压升高有关。临床表现为突发性上腹部剧痛、发热和出现腹膜刺激征及白细胞计数增加,腹腔穿刺可有胆汁样液体。一旦确诊,应立即进行手术治疗。

(3)胃肠吻合口破裂或吻合瘘:是胃大部切除术后早期并发症,常发生在术后 1 周左右。原因与术中缝合技术不当、吻合口张力过大、组织供血不足有关,表现为高热、脉速等全身中毒症状,上腹部疼痛及腹膜炎的表现。如发生较晚,多形成局部脓肿或外瘘。临床工作中应注意观察患者生命体征和腹腔引流情况,一般情况下,患者术后体温逐渐趋于正常,腹腔引流液逐天减少和变清。若术后腹腔引流量仍不减、伴有黄绿色胆汁或呈脓性、带臭味,伴腹痛,体温再次升高,应警惕吻合口瘘的可能,须及时通知医师,协助处理。处理包括:①出现吻合口破裂伴有弥漫性腹膜炎的患者须立即手术治疗,做好急症手术准备。②症状较轻无弥漫性腹膜炎的患者,可先行禁食、胃肠减压、充分引流,合理应用抗生素并给予肠外营养支持,纠正水、电解质紊乱和酸碱平衡失调。③保护瘘口周围皮肤,应及时清洁瘘口周围皮肤并保持干燥,局部可涂以氧化锌软膏或使用皮肤保护膜加以保护,以免皮肤破溃继发感染。经上述处理后多数患者吻合口瘘可在4～6周自愈;若经久不愈,须再次手术。

(4)胃排空障碍:也称胃瘫,常发生在术后4～10天,发病机制尚不完全明了。临床表现为拔除胃管后,患者出现上腹饱胀、钝痛和呕吐,呕吐物含食物和胆汁,消化道X线造影检查可见残胃扩张、无张力、蠕动波少而弱,且通过胃肠吻合口不畅。处理措施包括:①禁食、胃肠减压,减少胃肠道积气、积液,降低胃肠道张力,使胃肠道得到充分休息,并记录24小时出入量。②输液及肠外营养支持,纠正低蛋白血症,维持水、电解质和酸碱平衡。③应用胃动力促进剂如甲氧氯普安、多潘立酮,促进胃肠功能恢复,也可用3%温盐水洗胃。一般经上述治疗均可痊愈。

(5)术后梗阻:根据梗阻部位可分为输入袢梗阻、输出袢梗阻和吻合口梗阻。

(6)输入袢梗阻:可分为急、慢性两类。①急性完全性输入袢梗阻,多发生于毕Ⅱ式结肠前输入段对胃小弯的、吻合术式。临床表现为上腹部剧烈疼痛,频繁呕吐,呕吐量少、多不含胆汁,呕吐后症状不缓解,且上腹部有压痛性肿块,是输出袢系膜悬吊过紧压迫输入袢,或是输入袢过长穿入输出袢与横结肠的间隙孔形成内疝所致,属闭袢性肠梗阻,易发生肠绞窄,应紧急手术治疗。②慢性不完全性输入袢梗阻患者,表现为进食后出现右上腹胀痛或绞痛,呈喷射状呕吐大量不含食物的胆汁,呕吐后症状缓解。多由于输入袢过长扭曲或输入袢过短在吻合口处形成锐角,使输入袢内胆汁、胰液和十二指肠液排空不畅而滞留。由于消化液潴留在输入袢内,进食后消化液分泌明显增加,输入袢内压力增高,刺激肠管发生强烈的收缩,引起喷射样呕吐,也称输入袢综合征。

(7)输出袢梗阻:多因粘连、大网膜水肿或坏死、炎性肿块压迫所致。临床表现为上腹饱胀,呕吐食物和胆汁。如果非手术治疗无效,应手术解除梗阻。

(8)吻合口梗阻:因吻合口过小或是吻合时胃肠壁组织内翻过多而引起,也可因术后吻合口炎性水肿出现暂时性梗阻。患者表现为进食后出现上腹部饱胀感和溢出性呕吐等,呕吐物含或不含胆汁。应即刻禁食,给予胃肠减压和静脉补液等保守治疗。若保守治疗无效,可手术解除梗阻。

(9)倾倒综合征:由于胃大部切除术后,胃失去幽门窦、幽门括约肌、十二指肠壶腹部等结构对胃排空的控制,导致胃排空过速所产生的一系列综合征。可分为早期倾倒综合征和晚期倾倒综合征。

(10)早期倾倒综合征:多发生在进食后半小时内,患者以循环系统症状和胃肠道症状为主要表现。患者可出现心悸、乏力、出汗、面色苍白等一过性血容量不足表现,并有恶心、呕吐、腹部绞痛、腹泻等消化道症状。处理:主要采用饮食调整,嘱患者少食多餐,饭后平卧20～30分钟,避免过甜食物、减少液体摄入量并降低食物渗透浓度,多数可在术后半年或一年内逐渐自愈。极少数症状严重而持久的患者需手术治疗。

(11)晚期倾倒综合征：主要因进食后,胃排空过快,高渗性食物迅速进入小肠被过快吸收而使血糖急剧升高,刺激胰岛素大量释放,而当血糖下降后,胰岛素并未相应减少,继而发生低血糖,故又称低血糖综合征。表现为餐后 2～4 小时,患者出现心慌、无力、眩晕、出汗、手颤、嗜睡以至虚脱。消化道症状不明显,可有饥饿感,出现症状时稍进饮食即可缓解。饮食中减少糖类含量,增加蛋白质比例,少食多餐可防止其发生。

七、健康指导

(1)向患者及家属讲解有关胃十二指肠溃疡的知识,使之能更好地配合治疗和护理。

(2)指导患者学会自我情绪调整,保持乐观进取的精神风貌,注意劳逸结合,减少溃疡病的客观因素。

(3)指导患者饮食应定时定量,少食多餐,营养丰富,以后可逐步过渡至正常人饮食。少食腌、熏食品,避免进食过冷、过烫、过辣及油煎炸食物,切勿酗酒、吸烟。

(4)告知患者及家属有关手术后期可能出现的并发症的表现和预防措施。

(5)定期随访,如有不适及时就诊。

(李　红)

第三节　小肠破裂

一、概述

小肠是消化管中最长的一段肌性管道,也是消化与吸收营养物质的重要场所。人类小肠全长 3～9 m,平均 5～7 m,个体差异很大。其分为十二指肠、空肠和回肠三部分,十二指肠属上消化道,空肠及其以下肠段属下消化道。

各种外力的作用所致的小肠穿孔称为小肠破裂。小肠破裂在战时和平时均较常见,多见于交通事故、工矿事故、生活事故如坠落、挤压、刀伤和火器伤。小肠可因穿透性与闭合性损伤造成肠管破裂或肠系膜撕裂。小肠占满整个腹部,又无骨骼保护,因此易于受到损伤。由于小肠壁厚,血运丰富,故无论是穿孔修补或肠段切除吻合术,其成功率均较高,发生肠瘘的机会少。

二、护理评估

(一)健康史

了解患者腹部损伤的时间、地点及致伤源、伤情、就诊前的急救措施、受伤至就诊之间的病情变化,如果患者神志不清,应询问目击人员。

(二)临床表现

小肠破裂后在早期即产生明显的腹膜炎的体征,这是因为肠管破裂肠内容物溢出至腹腔所致。症状以腹痛为主,程度轻重不同,可伴有恶心及呕吐,腹部检查肠鸣音消失,腹膜刺激征明显。

小肠损伤初期一般均有轻重不等的休克症状,休克的深度除与损伤程度有关外,主要取决于内出血的多少,表现为面色苍白、烦躁不安、脉搏细速、血压下降、皮肤发冷等。若为多发性小肠损伤或肠系膜撕裂大出血,可迅速发生休克并进行性恶化。

(三)辅助检查

1.实验室检查

白细胞计数升高说明腹腔炎症;血红蛋白含量取决于内出血的程度,内出血少时变化不大。

2.X 线检查

X 线透视或摄片,检查有无气腹与肠麻痹的征象,因为一般情况下小肠内气体很少,且损伤后伤口很快被封闭,不但膈下游离气体少见,且使一部分患者早期症状隐匿。因此,阳性气腹有诊断价值,但阴性结果也不能排除小肠破裂。

3.腹部 B 超检查

对小肠及肠系膜血肿、腹水均有重要的诊断价值。

4.CT 或磁共振检查

对小肠损伤有一定诊断价值,而且可对其他脏器进行检查,有时可能发现一些未曾预料的损伤,有助于减少漏诊。

5.腹腔穿刺

腹腔穿刺有混浊的液体或胆汁色的液体说明肠破裂,穿刺液中白细胞、淀粉酶含量均升高。

(四)治疗原则

小肠破裂一旦确诊,应立即进行手术治疗。手术方式以简单修补为主。肠管损伤严重时,则应做部分小肠切除吻合术。

(五)心理、社会因素

小肠损伤大多在意外情况下突然发生,加之伤口、出血及内脏脱出的视觉刺激和对预后的担忧,患者多表现为紧张、焦虑、恐惧。应了解其患病后的心理反应,对本病的认知程度和心理承受能力,家属及亲友对其支持情况、经济承受能力等。

三、护理问题

(一)有体液不足的危险

体液不足与创伤致腹腔内出血、体液过量丢失、渗出及呕吐有关。

(二)焦虑、恐惧

焦虑、恐惧与意外创伤的刺激、疼痛、出血、内脏脱出的视觉刺激及担心疾病的预后等有关。

(三)体温过高

体温过高与腹腔内感染毒素吸收和伤口感染等因素有关。

(四)疼痛

疼痛与小肠破裂或手术有关。

(五)潜在并发症

腹腔感染、肠瘘、失血性休克。

(六)营养失调

低于机体需要量与消化道的吸收面积减少有关。

四、护理目标

(1)患者体液平衡得到维持,生命体征稳定。

（2）患者情绪稳定,焦虑或恐惧减轻,主动配合医护工作。

（3）患者体温维持正常。

（4）患者主诉疼痛有所缓解。

（5）护士密切观察病情变化,如发现异常,及时报告医师,并配合处理。

（6）患者体重不下降。

五、护理措施

（一）一般护理

1.伤口处理

对开放性腹部损伤者,妥善处理伤口,及时止血和包扎固定。若有肠管脱出,可用消毒或清洁器皿覆盖保护后再包扎,以免肠管受压、缺血而坏死。

2.病情观察

密切观察生命体征的变化,每15分钟测定脉搏、呼吸、血压1次。重视患者的主诉,若主诉心慌、脉快、出冷汗等,及时报告医师。不注射止痛药(诊断明确者除外),以免掩盖伤情。不随意搬动伤者,以免加重病情。

3.腹部检查

每30分钟检查1次腹部体征,注意腹膜刺激征的程度和范围变化。

4.禁食和灌肠

禁食和灌肠可避免肠内容物进一步溢出,造成腹腔感染或加重病情。

5.补充液体和营养

注意纠正水、电解质及酸碱平衡失调,保证输液通畅,对伴有休克或重症腹膜炎的患者可进行中心静脉补液,这不仅可以保证及时大量的液体输入,而且有利于中心静脉压的监测,根据患者具体情况,适量补给全血、血浆或人血清蛋白,尽可能补给足够的热量和蛋白质、氨基酸及维生素等。

（二）心理护理

关心患者,加强交流,讲解相关病情、治疗方式及预后,使患者了解自己的病情,消除患者的焦虑和恐惧,保持良好的心理状态,并与其一起制订合适的应对机制,鼓励患者,增加治疗的信心。

（三）术后护理

1.妥善安置患者

麻醉清醒后取半卧位,有利于腹腔炎症的局限,改善呼吸状态。了解手术的过程,查看手术的部位,对引流管、输液管、胃管及氧气管等进行妥善固定,做好护理记录。

2.监测病情

观察患者血压、脉搏、呼吸、体温的变化。注意腹部体征的变化。适当应用止痛药,减轻患者的不适。若切口疼痛明显,应检查切口,排除感染。

3.引流管的护理

腹腔引流管保持通畅,准确记录引流液的性状及量。腹腔引流液应为少量血性液,若为绿色或褐色渣样物,应警惕腹腔内感染或肠瘘的发生。

4.饮食

继续禁食、胃肠减压,待肠功能逐渐恢复、肛门排气后,方可拔除胃肠减压管。拔除胃管当天可进清流质饮食,第2天进流质饮食,第3天进半流质饮食,逐渐过渡到普食。

5.营养支持

维持水、电解质和酸碱平衡,增加营养。维生素主要是在小肠被吸收,小肠部分切除后,要及时补充维生素C维生、维生素D、维生素K和B族维生素等维生素和微量元素钙、镁等,可经静脉、肌内注射或口服进行补充,预防贫血,促进伤口愈合。

(四)健康教育

(1)注意饮食卫生,避免暴饮暴食,进易消化食物,少食刺激性食物,避免腹部受凉和饭后剧烈活动,保持排便通畅。

(2)注意适当休息,加强锻炼,增加营养,特别是回肠切除的患者要长期定时补充维生素B_{12}等营养素。

(3)定期门诊随访。若有腹痛、腹胀、停止排便及伤口红、肿、热、痛等不适,应及时就诊。

(4)加强社会宣传,增进劳动保护、安全生产、安全行车、遵守交通规则等知识,避免损伤等意外的发生。

(5)普及各种急救知识,在发生意外损伤时,能进行简单的自救或急救。

(6)无论腹部损伤的轻重,都应经专业医务人员检查,以免贻误诊治。

(李　红)

第十一章 内分泌科疾病的护理

第一节 痛 风

痛风是由于单钠尿酸盐沉积在骨关节、肾脏和皮下等部位,引发的急、慢性炎症与组织损伤,与嘌呤代谢紊乱和/或尿酸排泄减少所导致的高尿酸血症直接相关。其临床特点为高尿酸血症、反复发作的痛风性急性关节炎、间质性肾炎和痛风石形成,严重者可导致关节畸形及功能障碍,常伴有尿酸性尿路结石。根据病因可分为原发性及继发性两大类,其中原发性痛风占绝大多数。

一、病因与发病机制

由于地域、民族、饮食习惯的不同,高尿酸血症的发病率也明显不同。其中原发性痛风属遗传性疾病,由先天性嘌呤代谢障碍所致,多数有阳性家族史。继发性痛风可由肾病、血液病、药物及高嘌呤食物等多种原因引起。

(一)高尿酸血症的形成

痛风的生化标志是高尿酸血症。尿酸是嘌呤代谢的终产物,血尿酸的平衡取决于嘌呤的生成和排泄。高尿酸血症的形成原因:①尿酸生成过多:当嘌呤核苷酸代谢酶缺陷和/或功能异常时,引起嘌呤合成增加,尿酸升高,这类患者在原发性痛风中不足 20%。②肾对尿酸排泄减少:这是引起高尿酸血症的重要因素,在原发性痛风中 80%～90% 的个体有尿酸排泄障碍。事实上尿酸的排泄减少和生成增加常是伴发的。

(二)痛风的发生

高尿酸血症只有 5%～15% 发生痛风,部分患者的高尿酸血症可持续终身但却无痛风性关节炎发作。当血尿酸浓度过高或在酸性环境下,尿酸可析出结晶,沉积在骨关节、肾脏及皮下组织等,引起痛风性关节炎、痛风肾及痛风石等。

二、临床表现

痛风多见于 40 岁以上的男性,女性多在绝经期后发病,近年发病有年轻化趋势,常有家族遗传史。

(一)无症状期

本期突出的特点为仅有血尿酸持续性或波动性升高,无任何临床表现。一般从无症状的高尿酸血症发展至临床痛风需要数年,有些甚至可以终身不出现症状。

(二)急性关节炎期

急性关节炎期常于夜间突然起病,并可因疼痛而惊醒。初次发病往往为单一关节受累,继而累及多个关节。以第一跖趾关节为好发部位,其次为足、踝、跟、膝、腕、指和肘。症状一般在数小时内进展至高峰,受累关节及周围软组织呈暗红色,明显肿胀,局部发热,疼痛剧烈,常有关节活动受限,大关节受累时伴有关节腔积液。可伴有体温升高、头痛等症状。

(三)痛风石及慢性关节炎期

痛风石是痛风的特征性临床表现,典型部位在耳郭,也可见于反复发作的关节周围。外观为大小不一、隆起的黄白色赘生物,表面菲薄,破溃后排出白色豆渣样尿酸盐结晶,很少引起继发感染。关节内大量沉积的痛风石可导致骨质破坏、关节周围组织纤维化及继发退行性改变等,临床表现为持续的关节肿痛、畸形、关节功能障碍等。

(四)肾脏改变

肾脏改变主要表现在两个方面。

1.痛风性肾病

早期表现为尿浓缩功能下降,可出现夜尿增多、低分子蛋白尿和镜下血尿等。晚期发展为慢性肾功能不全、高血压、水肿、贫血等。少数患者表现为急性肾衰竭,出现少尿甚至无尿,尿中可见大量尿酸晶体。

2.尿酸性肾石病

有 10%～25% 的痛风患者出现肾尿酸结石。较小者呈细小泥沙样结石并可随尿液排出,较大的结石常引起肾绞痛、血尿、排尿困难及肾盂肾炎等。

三、辅助检查

(一)尿尿酸测定

经过 5 天限制嘌呤饮食后,24 小时尿尿酸排泄量超过 3.57 mmol(600 mg),即可认为尿酸生成增多。

(二)血尿酸测定

男性血尿酸正常值为 208～416 μmol/L;女性为 149～358 μmol/L,绝经后接近男性。男性及绝经期后女性血尿酸＞420 μmol/L,绝经前女性＞350 μmol/L,可诊断为高尿酸血症。

(三)滑囊液或痛风石内容物检查

偏振光显微镜下可见双折光的针形尿酸盐结晶。

(四)X 线检查

急性关节炎期可见非特异性软组织肿胀;慢性关节炎期可见软骨缘破坏,关节面不规则,特征性变化为穿凿样、虫蚀样圆形或弧形的骨质透亮缺损。

(五)CT 与 MRI

CT 扫描受损部位可见不均匀的斑点状高密度痛风石影像;MRI 的 T_1 和 T_2 加权图像呈斑点状低信号。

四、治疗要点

痛风防治原则:控制高尿酸血症,预防尿酸盐沉积;控制急性关节炎发作;预防尿酸结石形成和肾功能损害。

(一)无症状期的处理

一般无须药物治疗,积极寻找病因及相关因素。如一些利尿药、体重增加、饮酒、高血压、血脂异常等。适当调整生活方式,以减低血尿酸水平。此期的患者需定期监测血尿酸水平。

(二)急性关节炎期的治疗

此期治疗目的是迅速终止关节炎发作。

1.非甾体抗炎药

为急性痛风关节炎的一线药物,代表药物有吲哚美辛、双氯芬酸、依托考昔。

2.秋水仙碱

秋水仙碱为痛风急性关节炎期治疗的传统药物,其机制是抑制致炎因子释放,对控制痛风急性发作具有非常显著的疗效,但不良反应较大。

3.糖皮质激素

上述两类药无效或禁忌时用,一般尽量不用。

(三)间歇期及慢性关节炎期的治疗

主要治疗目的是降低血尿酸水平。抑制尿酸合成的药物有别嘌醇;促进尿酸排泄的药物有丙磺舒、磺吡酮、苯溴马隆等;碱性药物有碳酸氢钠,目的是碱化尿液。

(四)继发性痛风的治疗

除治疗原发病外,对于痛风的治疗原则同前面阐述。

五、护理措施

(一)一般护理

改变生活方式,饮食应以低嘌呤食物为主,鼓励多饮水,每天饮水量至少在 1 500 mL,最好>2 000 mL。限制烟酒,坚持运动和控制体重等。

(二)病情观察

观察关节疼痛的部位、性质、间隔时间等。观察受累关节红肿热痛的变化和功能障碍。观察有无过度疲劳、受凉、潮湿、饮酒、饱餐、精神紧张、关节扭伤等诱发因素。有无痛风石体征,结石的部位,有无溃破,有无症状。观察药物疗效及不良反应,及时反馈给医师,调整用药。卧床患者做好口腔、皮肤护理,预防压疮发生。观察患者体温的变化,有无发热。监测血尿酸、尿尿酸、肾功能的变化。

(三)关节疼痛的护理

急性发作时应卧床休息,抬高患肢,避免受累关节负重。也可在病床上安放支架支托盖被,减少患部受压。也可给予 25%硫酸镁于受累关节处湿敷,消除关节的肿胀和疼痛。如痛风石溃破,则要注意保持受损部位的清洁,避免发生感染。

(四)用药护理

指导患者正确用药,观察药物的疗效,及时发现不良反应并反馈给医师,给予处理。

1.秋水仙碱

口服给药常有胃肠道反应,若患者一开始口服即出现恶心、呕吐、水样腹泻等严重的消化道反应,可静脉给药。但是静脉给药可能发生严重的不良反应,如肝损害、骨髓抑制、弥散性血管内凝血(DIC)、脱发、肾衰竭、癫痫样发作甚至死亡。应用时要密切观察患者状态,一旦出现不良反应立即停药。此外静脉给药时要特别注意切勿外漏,以免引起组织坏死。

2.非甾体抗炎药

要注意有无活动性消化道溃疡或消化道出血的发生。

3.别嘌醇

除有可能出现皮疹、发热、胃肠道反应外,还可能出现肝损害、骨髓抑制等,要密切关注。对于肾功能不全者,使用别嘌醇宜减量。

4.丙磺舒、磺吡酮、苯溴马隆

可能出现皮疹、发热、胃肠道反应等。

5.糖皮质激素

要观察其疗效,是否出现"反跳"现象。

(五)健康指导

给予患者健康指导及心理指导,讲解疾病相关知识,提高患者防病治病的意识,提高治疗依从性。

(1)培养良好的生活习惯,肥胖的患者要减轻体重,避免劳累、受凉、感染、外伤等诱发因素。

(2)限制进食高嘌呤食物,多饮水,尤其是碱性水,多食碱性食物,有助于尿酸的排出。

(3)适度活动与保护关节:急性期避免运动。运动后疼痛超过 1 小时,则暂时停止此项运动。不要长时间持续进行重体力劳动或工作,可选择交替完成轻、重不同的工作。不时改变姿势,使受累关节保持舒适,若局部红肿,应尽可能避免活动。

(4)促进局部血液循环,可通过局部按摩、泡热水澡等促进局部血液循环,避免尿酸盐结晶形成。

(5)自我观察病情,如经常用手触摸耳郭及手足关节,检查是否有痛风石形成。

(6)定期复查血尿酸及门诊随访。

(张　璐)

第二节　肥　胖　症

肥胖症指体内脂肪堆积过多和/或分布异常、体重增加,是包括遗传和环境因素在内的多种因素相互作用所引起的慢性代谢性疾病。肥胖症分单纯性肥胖症和继发性肥胖症两大类。临床上无明显内分泌及代谢性病因所致的肥胖症,称单纯性肥胖症。若作为某些疾病的临床表现之一,称为继发性肥胖症,约占肥胖症的1%。

一、病因与发病机制

病因未明,被认为是包括遗传和环境因素在内的多种因素相互作用的结果。总的来说,脂肪的积聚是由于摄入的能量超过消耗的能量。

(一)遗传因素

肥胖症有家族聚集倾向,但遗传基础未明,也不能排除共同饮食、活动习惯的影响。

(二)中枢神经系统

体重受神经系统和内分泌系统双重调节,最终影响能量摄取和消耗的效应器官而发挥作用。

(三)内分泌系统

肥胖症患者均存在血中胰岛素升高,高胰岛素血症可引起多食和肥胖。

(四)环境因素

通过饮食习惯和生活方式的改变,如坐位生活方式、体育运动少、体力活动不足使能量消耗减少、进食多、喜甜食或油腻食物,使摄入能量增多。

(五)其他因素

1.与棕色脂肪组织(BAT)功能异常有关

可能由于棕色脂肪组织产热代谢功能低下,使能量消耗减少。

2.肥胖症与生长因素有关

幼年起病者多为增生型或增生肥大型,肥胖程度较重,且不易控制;成年起病者多为肥大型。

3.调定点说

肥胖者的调定点较高,具体机制仍未明了。

二、临床表现

肥胖症可见于任何年龄,女性较多见。多有进食过多和/或运动不足,肥胖家族史。引起肥胖症的病因不同,其临床表现也不相同。

(一)体型变化

脂肪堆积是肥胖的基本表现。脂肪组织分布存在性别差异,通常男性型主要分布在腰部以上,以颈项部、躯干部为主,称为苹果型。女性型主要分布在腰部以下,以下腹部、臀部、大腿部为主,称为梨型。

(二)心血管疾病

肥胖患者血容量、心排血量均较非肥胖者增加而加重心脏负担,引起左心室肥厚、扩大;心肌脂肪沉积导致心肌劳损,易发生心力衰竭。由于静脉回流障碍,患者易发生下肢静脉曲张、栓塞性静脉炎和静脉血栓形成。

(三)内分泌与代谢紊乱

常有高胰岛素血症、动脉粥样硬化、冠心病等,且糖尿病发生率明显高于非肥胖者。

(四)消化系统疾病

胆石症、胆囊炎发病率高,慢性消化不良、脂肪肝、轻至中度肝功能异常较常见。

(五)呼吸系统疾病

由于胸壁肥厚,腹部脂肪堆积,使腹内压增高、横膈升高而降低肺活量,引起呼吸困难。严重者导致缺氧、发绀、高碳酸血症,可发生肺动脉高压和心力衰竭。还可引起睡眠呼吸暂停综合征及睡眠窒息。

(六)其他

恶性肿瘤发生率升高,如女性子宫内膜癌、乳腺癌;男性结肠癌、直肠癌、前列腺癌发生率均升高。因长期负重易发生腰背及关节疼痛。皮肤皱褶易发生皮炎、擦烂、并发化脓性或真菌感染。

三、辅助检查

肥胖症的评估包括测量身体肥胖程度、体脂总量和脂肪分布,其中后者对预测心血管疾病危险性更为准确。常用测量方法如下。

(一)体质指数(BMI)

测量身体肥胖程度,BMI=体重(kg)/身长(m)^2,是诊断肥胖症最重要的指标。我国成年人BMI值≥24为超重,≥28为肥胖。

(二)腰围(WC)

目前认为测定腰围更为简单可靠,是诊断腹部脂肪积聚最重要的临床指标。WHO建议男性WC>94 cm、女性 WC>80 cm 为肥胖。中国肥胖问题工作组建议,我国成年男性 WC≥85 cm、女性 WC≥80 cm 为腹部脂肪积蓄的诊断界限。

(三)腰臀比(WHR)

反映脂肪分布。腰围测量髂前上棘和第 12 肋下缘连线的中点水平,臀围测量环绕臀部的骨盆最突出点的周径。正常成人 WHR 男性<0.90,女性<0.85,超过此值为中央性(又称腹内型或内脏型)肥胖。

(四)CT 或 MRI

计算皮下脂肪厚度或内脏脂肪量。

(五)其他

身体密度测量法、生物电阻抗测定法、双能 X 线(DEXA)吸收法测定体脂总量等。

四、诊断要点

目前国内外尚未统一。根据病史、临床表现和判断指标即可诊断。在确定肥胖后,应鉴别单纯性或继发性肥胖症,并注意肥胖症并非单纯体重增加。

五、治疗

治疗要点:减少热量摄取、增加热量消耗。

(一)行为治疗

教育患者采取健康的生活方式,改变饮食和运动习惯,并自觉地长期坚持。

(二)营养治疗

控制总进食量,采用低热卡、低脂肪饮食。对肥胖患者应制订能为之接受、长期坚持下去的个体化饮食方案,使体重逐渐减轻到适当水平,再继续维持。

(三)体力活动和体育运动

体力活动和体育运动与医学营养治疗相结合,并长期坚持,尽量创造多活动的机会、减少静坐时间,鼓励多步行。运动方式和运动量应适合患者具体情况,注意循序渐进,有心血管并发症和肺功能不好的患者必须更为慎重。

(四)药物治疗

长期用药可能产生药物不良反应及耐药性,因而选择药物必须十分慎重,减重药物应根据患者个体情况在医师指导下应用。

(五)外科治疗

外科治疗仅用于重度肥胖、减重失败、又有能通过体重减轻而改善的严重并发症者。对伴有糖尿病、高血压和心肺功能疾病的患者应给予相应监测和处理。可选择使用吸脂术、切脂术和各种减少食物吸收的手术,如空肠回肠分流术、胃气囊术、小胃手术或垂直结扎胃成形术等。

(六)继发性肥胖

应针对病因进行治疗。

六、护理诊断

(一)营养失调

高于机体需要量与能量摄入和消耗失衡有关。

(二)身体形像紊乱

身体形像紊乱与肥胖对身体外形的影响有关。

(三)有感染的危险

有感染的危险与机体抵抗力下降有关。

七、护理措施

(一)安全与舒适管理

肥胖症患者的体育锻炼应长期坚持,并提倡进行有氧运动,包括散步、慢跑、游泳、跳舞、打太极拳、球类活动等,运动方式根据年龄、性别、体力、病情及有无并发症等情况确定。

1.评估患者的运动能力和喜好

帮助患者制定每天活动计划并鼓励实施,避免运动过度和过猛。

2.指导患者固定每天运动的时间

每次运动 30~60 分钟,包括前后 10 分钟的热身及整理运动,持续运动 20 分钟左右。如出现头昏、眩晕、胸闷或胸痛、呼吸困难、恶心、丧失肌肉控制能力等应停止活动。

(二)饮食护理

1.评估

评估患者肥胖症的发病原因,仔细询问患者单位时间内体重增加的情况,饮食习惯,了解患者每天进餐量及次数,进食后感觉和消化吸收情况,排便习惯。有无气急、行动困难、腰痛、便秘、怕热、多汗、头晕、心悸等伴随症状及其程度。是否存在影响摄食行为的精神心理因素。

2.制定饮食计划和目标

与患者共同制定适宜的饮食计划和减轻体重的具体目标,饮食计划应为患者能接受并长期坚持的个体化方案,护士应监督和检查计划执行情况,使体重逐渐减轻(每周降低 0.5~1.0 kg)直到理想水平并保持。

(1)热量的摄入:采用低热量、低脂肪饮食,控制每天总热量的摄入。

(2)采用混合的平衡饮食,合理分配营养比例,进食平衡饮食:饮食中蛋白质占总热量的 15%~20%,碳水化合物占 50%~55%,脂肪占 30% 以下。

(3)合理搭配饮食:饮食包含适量优质蛋白质、复合糖类(如谷类)、足量的新鲜蔬菜(400~500 g/d)和水果(100~200 g/d)、适量维生素及微量营养素。

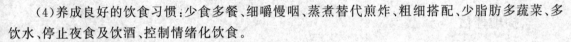

（4）养成良好的饮食习惯：少食多餐、细嚼慢咽、蒸煮替代煎炸、粗细搭配、少脂肪多蔬菜、多饮水、停止夜食及饮酒、控制情绪化饮食。

（三）疾病监测

定期评估患者营养状况和体重的控制情况，观察生命体征、睡眠、皮肤状况，动态观察实验室有关检查的变化。注意热量摄入过低可引起衰弱、脱发、抑郁甚至心律失常，应严密观察并及时按医嘱处理。对于焦虑的患者，应观察焦虑感减轻的程度，有无焦虑的行为和语言表现；对于活动无耐力的患者，应观察活动耐力是否逐渐增加，能否耐受日常活动和一般性运动。

（四）用药护理

对使用药物辅助减肥者，应指导患者正确服用，并观察和处理药物的不良反应。

（1）服用西布曲明患者可出现头痛、口干、畏食、失眠、便秘、心率加快，血压轻度升高等不良反应，故禁用于冠心病、充血性心力衰竭、心律失常和脑卒中的患者。

（2）奥利司他主要不良反应为胃肠胀气、大便次数增多和脂肪便。由于粪便中含有脂肪多而呈烂便、脂肪泻、恶臭，肛门常有脂滴溢出而容易污染内裤，应指导患者及时更换，并注意肛周皮肤护理。

（五）心理护理

鼓励患者表达自己的感受；与患者讨论疾病的治疗及预后，增加战胜疾病的信心；鼓励患者自身修饰；加强自身修养，提高自身的内在气质；及时发现患者情绪问题，及时疏导，严重者建议心理专科治疗。

（六）健康指导

1.预防疾病

加强患者的健康教育，特别是有肥胖家族史的儿童，妇女产后及绝经期，男性中年以上或病后恢复期尤应注意。说明肥胖对健康的危害，使其了解肥胖症与心血管疾病、高血压、糖尿病、血脂异常等密切相关。告知肥胖患者体重减轻 $5\% \sim 10\%$，就能明显改善以上与肥胖相关的心血管病危险因素以及并发症。

2.管理疾病

向患者宣讲饮食、运动对减轻体重及健康的重要性，指导患者坚持运动，并养成良好的进食习惯。

3.康复指导

运动要循序渐进并持之以恒，避免运动过度或过猛，避免单独运动；患者运动期间，不要过于严格控制饮食；运动时注意安全，运动时有家属陪伴。

（张　璐）

第三节　高脂血症

高脂血症是指脂质代谢或运转异常而使血浆中一种或几种脂质高于正常的一类疾病。由于血脂在血液中是以脂蛋白的形式进行运转的，因此高脂血症实际上也可认为是高脂蛋白血症。老年人高脂血症的发病率明显高于年轻人。血浆低密度脂蛋白（LDL）、血清总胆固醇（TC）、高密度脂蛋白（HDL）与临床心血管病事件发生密切相关。

一、护理评估

(一)健康史

(1)询问患者病史,主要是引起高脂血症的相关疾病,如有无糖尿病、甲状腺功能减退症、肾病综合征、透析、肾移植、胆道阻塞等。

(2)询问患者有无高脂饮食、嗜好油炸食物、酗酒、运动少等不良生活和饮食习惯。

(二)临床表现

患者血脂中一项或多项脂质检测指标超过正常值范围。此外,部分患者的临床特征是眼睑黄斑瘤、肌腱黄色瘤及皮下结节状黄色瘤(好发于肘、膝、臀部)。易伴发动脉粥样硬化、肥胖或糖尿病。少数患者有肝、脾大。此外,患者常有眩晕、心悸、胸闷、健忘、肢体麻木等自觉症状,但多数患者虽血脂高而无任何自觉症状。

(三)实验室及其他检查

1.血脂

常规检查血浆 TC 和 TG 的水平。我国血清 TC 的理想范围是低于 5.20 mmol/L,5.23～5.69 mmol/L 为边缘升高,高于 5.72 mmol/L 为升高。TG 的合适范围是低于 1.70 mmol/L,高于 1.70 mmol/L 为升高。

2.脂蛋白

正常值 LDL<3.12 mmol/L,3.15～3.61 mmol/L 为边缘升高,>3.64 mmol/L 为升高;正常 HDL≥1.04 mmol/L,<0.91 mmol/L 为减低。

(四)心理-社会状况

了解老年患者对高脂血症的认识和患病的态度,治疗的需求。

二、主要护理诊断

(一)活动无耐力

活动无耐力与肥胖导致体力下降有关。

(二)知识缺乏

患者缺乏高脂血症的有关知识。

(三)个人应对无效

个人应对无效与不良饮食习惯有关。

三、护理目标

(1)患者体重接近或恢复正常。

(2)患者血脂指标恢复正常或趋于正常。

(3)患者自觉饮食习惯得到纠正。

四、主要护理措施

(一)建立良好的生活习惯

1.饮食

由于降血脂药物的不良反应及考虑治疗费用,并且大部分人经过饮食控制可以使血脂水平有所下降,故提倡首先采用饮食治疗。饮食控制应长期坚持地进行。膳食宜清淡、低脂肪。烹调食用油用植物油,每天低于 25 g。少吃动物脂肪、内脏、甜食、油炸食品及含热量较高的食品,宜多吃新鲜蔬菜和水果,少饮酒、不吸烟。设计饮食治疗方案时应仔细斟酌膳食,尽可能与患者的生活习惯相吻合。以便使患者可接受而又不影响营养需要的最低程度。主食每天不要超过 300 g可适当饮绿茶,以利降低血脂。

2.休息

生活要有规律,注意劳逸结合,保证充足睡眠。

3.运动

鼓励老年人进行适当的体育锻炼,如散步、慢跑、打太极拳、门球等,不仅能增加脂肪的消耗、减轻体重,而且可减轻高脂血症。活动量应根据患者的心脑功能、生活习惯和身体状况而定,提倡循序渐进,不宜剧烈运动。运动后个人最大心率的 80%,若经过饮食和调节生活方式达半年以上,血脂仍未降至正常水平,则可考虑使用药物治疗。

(二)用药护理

对饮食治疗无效,或有冠心病、动脉粥样硬化等危险因素的患者应考虑药物治疗。治疗前应向患者进行药物治疗目的、药物的作用与不良反应等方面的详细指导,以利长期合作。向患者详述服药的剂量和时间,并定期随诊,监测血脂水平。常用的调节血脂药有以下几种。

(1)羟甲基戊二酰辅酶 A(hydroxy-methyl-glutaryl coenzyme A,HMG-CoA):主要能抑制胆固醇的生物合成。

(2)贝特类:此类药不良反应较轻微,主要有恶心、呕吐、腹泻等胃肠道症状。肝肾功能不全者忌用。

(3)胆酸螯合树脂质:此类药阻止胆酸或胆固醇从肠道吸收,使其随粪便排出。不良反应有胀气、恶心、呕吐、便秘,并干扰叶酸、地高辛、甲状腺素及脂溶性维生素的吸收。

(4)烟酸有明显的调脂作用。主要不良反应有面部潮红、瘙痒、胃肠道症状。

(三)心理护理

主动关心患者,耐心解答其各种问题,使患者明了本病经过合理的药物和非药物治疗病情可控制,解除患者思想顾虑,使其保持乐观情绪,树立战胜疾病的信心,并长期坚持治疗,以利控制病情。

五、健康教育

(1)向患者及其家属讲解老年高脂血症的有关知识,使其明了糖尿病、肾病综合征和甲减等可引起高脂血症,积极治疗原发病。

(2)引导患者及其家属建立健康的生活方式,坚持低脂肪、低胆固醇、低糖、清淡的饮食原则,控制体重;生活规律,坚持运动,劳逸结合;戒烟、戒酒。

(3)嘱咐患者严格遵医嘱服药,定期监测血脂、肾功能等。

(张 璐)

第十二章　妇科疾病的护理

第一节　痛　经

痛经是指在行经前、后或月经期出现下腹疼痛、坠胀伴腰酸及其他不适,严重影响生活和工作质量者。痛经分为原发性痛经与继发性痛经两类。前者指生殖器官无器质性病变的痛经,称功能性痛经;后者指盆腔器质性病变引起的痛经,如子宫内膜异位症等。本节仅叙述原发性痛经。

一、护理评估

(一)健康史

原发性痛经常见于青少年,多发生在有排卵的月经周期,精神紧张、恐惧、寒冷刺激及经期剧烈运动可加重疼痛。评估时需了解患者的年龄和月经史、疼痛特点及与月经的关系、伴随症状和缓解疼痛的方法等。

(二)身体状况

1.痛经

痛经是主要症状,多自月经来潮后开始,最早出现在月经来潮前12小时,月经第1天疼痛最剧烈,持续2天后逐渐缓解。疼痛呈痉挛性,多位于下腹正中,常放射至腰骶部、外阴与肛门,少数人的疼痛可放射至大脚内侧。可伴面色苍白、出冷汗、恶心、呕吐、腹泻、头晕、乏力等。痛经多于月经初潮后1～2年发病。

2.妇科检查

生殖器官无器质性病变。

(三)心理-社会状况

患者缺乏痛经的相关知识,担心痛经可能影响健康及婚后的生育能力,表现为情绪低落、烦躁、焦虑;伴随着月经的疼痛,常常使患者抱怨自己是女性。

(四)辅助检查

B超检查生殖器官有无器质性病变。

（五）处理要点

以解痉、镇痛等对症治疗为主，并注意对患者的心理治疗。

二、护理问题

（一）急性疼痛

急性疼痛与经期宫缩有关

（二）焦虑

焦虑与反复疼痛及缺乏相关知识有关。

三、护理措施

（一）一般护理

(1)下腹部局部可用热水袋热敷。

(2)鼓励患者多饮热茶、热汤。

(3)注意休息，避免紧张。

（二）病情观察

(1)观察疼痛的发生时间、性质、程度。

(2)观察疼痛时的伴随症状，如恶心、呕吐、腹泻。

(3)了解引起疼痛的精神因素。

（三）用药护理

遵医嘱给予解痉、镇痛药，常用药物有前列腺素合成酶抑制剂如吲哚美辛（消炎痛）、布洛芬等，亦可选用避孕药或中药治疗。

（四）心理护理

讲解有关痛经的知识及缓解疼痛的方法，使患者了解经期下腹坠胀、腰酸、头痛等轻度不适是生理反应。原发性痛经不影响生育，生育后痛经可缓解或消失，从而消除患者紧张、焦虑的情绪。

（五）健康指导

进行经期保健的教育，包括注意经期清洁卫生，保持精神愉快，加强经期保护，避免剧烈运动及过度劳累，防寒保暖等。疼痛难忍时一般选择非麻醉性镇痛药治疗。

（张桂英）

第二节　围绝经期综合征

绝经是每一个妇女生命过程中必然发生的生理过程。绝经提示卵巢功能衰退，生殖功能终止，绝经过渡期是指围绕绝经前、后的一段时期，包括从绝经前出现与绝经有关的内分泌、生理学和临床特征起，至最后一次月经后一年。

围绝经期综合征（menopausal syndrome，MPS）以往称为更年期综合征，是指妇女在绝经前、后由于卵巢功能衰退、雌激素水平波动或下降所致的以自主神经功能紊乱为主，伴有神经心理症状的一组综合征。多发生于 45～55 岁,约 2/3 的妇女出现不同程度的低雌激素血症引发的一系列症状。绝经分为自然绝经和人工绝经。自然绝经是指卵巢内卵泡生理性耗竭所致的绝经;人工绝经是指双侧卵巢经手术切除或受放射线损坏导致的绝经,后者更易发生围绝经期综合征。

一、护理评估

(一)健康史

了解患者的发病年龄、职业、文化水平及性格特征,询问月经情况及生育史,有无卵巢切除或盆腔肿瘤放疗,有无心血管疾病及其他疾病病史。

(二)身体状况

1.月经紊乱

半数以上妇女出现 2～8 年无排卵性月经,表现为月经频发、不规则子宫出血、月经稀发(月经周期超过 35 天)以至绝经,少数妇女可突然绝经。

2.雌激素下降相关征象

(1)血管舒缩症状:主要表现为潮热、出汗,是血管舒缩功能不稳定的表现,是围绝经期综合征最突出的特征性症状。潮热起自前胸,涌向头颈部,然后波及全身。在潮红的区域患者感到灼热,皮肤发红,紧接着大量出汗。持续数秒至数分钟不等。此种血管功能不稳定可历时 1 年,有时长达 5 年或更长。

(2)精神神经症状:常有焦虑、抑郁、激动、喜怒无常、脾气暴躁、记忆力下降、注意力不集中、失眠多梦等。

(3)泌尿生殖系统症状:出现阴道干燥、性交困难及老年性阴道炎,排尿困难、尿频、尿急、尿失禁及反复发作的尿路感染。

(4)心血管疾病:绝经后妇女冠状动脉粥样硬化性心脏病(简称冠心病)、高血压和脑出血的发病率及死亡率逐渐增加。

(5)骨质疏松症:绝经后妇女约有 25％患骨质疏松症、腰酸背痛、腿抽搐、肌肉关节疼痛等。

3.体格检查

全身检查注意血压、精神状态、皮肤、毛发、乳房改变及心脏功能,妇科检查注意生殖器官有无萎缩、炎症及张力性尿失禁。

(三)心理-社会状况

因家庭和社会环境的变化或绝经前曾有精神状态不稳定等,更易引起患者心情不畅、忧虑、多疑、孤独等。

(四)辅助检查

根据患者的具体情况不同,可选择血常规、尿常规、心电图及血脂检查、B 超、宫颈刮片及诊断性刮宫等。

(五)处理要点

1.一般治疗

加强心理治疗及体育锻炼,补充钙剂,必要时选用镇静剂、谷维素。

2.激素替代疗法

补充雌激素是关键,可改善症状、提高生活质量。

二、护理问题

(一)自我形象紊乱
自我形象紊乱与对疾病不正确认识及精神神经症状有关。

(二)知识缺乏
缺乏性激素治疗相关知识。

三、护理措施

(一)一般护理
改善饮食,摄入高蛋白质、高维生素、高钙饮食,必要时可补充钙剂,能延缓骨质疏松症的发生,达到抗衰老效果。

(二)病情观察
(1)观察月经改变情况,注意经量、周期、经期有无异常。

(2)观察面部潮红时间和程度。

(3)观察血压波动、心悸、胸闷及情绪变化。

(4)观察骨质疏松症的影响,如关节酸痛、行动不便等。

(5)观察情绪变化,如情绪不稳定、易怒、易激动、多言多语、记忆力降低。

(三)用药护理
指导应用性激素。

1.适应证

主要用于治疗雌激素缺乏所致的潮热多汗、精神症状、老年性阴道炎、尿路感染,预防存在高危因素的心血管疾病、骨质疏松症等。

2.药物选择及用法

在医师指导下使用,尽量选用天然性激素,剂量个体化,以最小有效量为佳。

3.禁忌证

原因不明的子宫出血、肝胆疾病、血栓性静脉炎及乳腺癌等。

4.注意事项

(1)雌激素剂量过大可引起乳房胀痛、白带多、头痛、水肿、色素沉着、体重增加等,可酌情减量或改用雌三醇。

(2)用药期间可能发生异常子宫出血,多为突破性出血,但应排除子宫内膜癌。

(3)较长时间的口服用药可能影响肝功能,应定期复查肝功能。

(4)单一雌激素长期应用,可使子宫内膜癌危险性增加,雌、孕激素联合用药能够降低风险。坚持体育锻炼,多参加社会活动;定期健康体检,积极防治围绝经期妇女常见病。

(四)心理护理
使患者及其家属了解围绝经期是必然的生理过程,介绍减轻压力的方法,改变患者的认知、情绪和行为,使其正确评价自己。

(五)健康指导
(1)向围绝经期妇女及其家属介绍绝经是一个生理过程,绝经发生的原因及绝经前、后身体将发生的变化,帮助患者消除因绝经变化产生的恐惧心理,并对将发生的变化做好心理准备。

（2）介绍绝经前、后减轻症状的方法，适当的摄取钙质和维生素 D；坚持锻炼如散步、骑自行车等。合理安排工作，注意劳逸结合。

（3）定期普查，更年期妇女最好半年至一年进行 1 次体格检查，包括妇科检查和防癌检查，有选择地做内分泌检查。

（4）绝经前行双侧卵巢切除术者，宜适时补充雌激素。

（张桂英）

第三节　外阴与阴道损伤

外阴、阴道部位置虽较隐蔽，但损伤并不少见。此处组织薄弱、神经敏感、血管丰富，受伤后损害重，较疼痛。解剖上前为尿道口，后为肛门，易继发感染，使病情复杂化。

一、护理评估

（一）病因评估

（1）分娩：分娩是导致外阴、阴道损伤的主要原因。

（2）外伤：如骑跨在自行车架上或自高处跌落骑跨于硬物上，外阴骤然触于锐器上，损伤有时可伤及阴道，甚至穿过阴道损伤尿道、膀胱或直肠。

（3）幼女受到强暴所致软组织受损。

（4）初次性交可使处女膜破裂：绝大多数可自行愈合，偶可见裂口延至小阴唇、阴道或伤及穹隆，引起大量阴道流血。

（二）身心状况

1.症状

疼痛为主要症状，程度可轻可重，患者常坐卧不安，行走困难，随着局部肿块的逐渐增大，疼痛也越来越严重，甚至出现疼痛性休克；水肿或血肿导致局部肿胀，也是常见症状；少量或大量血液自阴道或外阴损伤处流出。

2.体征

患者出血多，可出现脉搏快、血压低等出血性休克或贫血的体征。妇科检查外阴肿胀出血，形成外阴血肿时，可见外阴部有紫蓝色肿块突起，有明显压痛。

（三）心理-社会状况

由于是意外事件，且创伤又涉及女性最隐蔽部位，患者及家属常表现出明显的忧虑和担心。

二、辅助检查

出血多者红细胞计数及血红蛋白值下降，合并感染者，可见白细胞增高。

三、护理诊断及合作性问题

（一）疼痛

疼痛与外阴、阴道的损伤有关。

（二）恐惧

恐惧与突发损伤事件,担心预后对自身的影响有关。

（三）感染

感染与伤口受到污染,未得到及时治疗有关。

四、护理目标

(1)患者疼痛缓解,舒适感增加。

(2)患者无感染发生或感染被及时发现和控制,体温、血常规正常。

五、护理措施

（一）一般护理

患者平卧、给氧。做好血常规检查,建立静脉通道,配血,必要时输血。

（二）心理护理

对患者及家属表示理解,护士应使用亲切温和的语言给予安慰,鼓励他们面对现实,积极配合治疗。

（三）病情监测

密切观察患者生命体征及尿量变化,并准确记录;严密观察患者血肿的大小及其变化,有无活动性出血;术后观察患者阴道及外阴伤口有无出血,有无进行性疼痛加剧或阴道、肛门坠胀等再次血肿的症状。

（四）治疗护理

1.治疗原则

根据不同情况,给予相应处理,原则是止痛、止血、抗休克和抗感染。

2.治疗配合

(1)预防和纠正休克:立即建立静脉通道,做好输血、输液准备,遵医嘱及时给予患者止血药、镇静药、镇痛药;做好手术准备。

(2)配合护理:对损伤程度轻,血肿小于 5 cm 的患者,采取正确的体位,避免血肿受压;及时给予患者止血、止痛药;24 小时内可冷敷,降低局部神经敏感性和血流速度,有利于减轻患者的疼痛和不适;还可以用丁字带、棉垫加压包扎,预防血肿扩散。24 小时后热敷或外阴部烤灯,促进血肿或水肿的吸收。保持外阴清洁,每天外阴冲洗 3 次,大小便后立即擦洗。血肿较大者,需手术切开血肿行血管结扎术后消炎抗感染。

(3)术前准备:需要急诊手术的应进行皮肤、肠道的准备。

(4)术后护理:术后常需外阴加压包扎或阴道填塞纱条,患者疼痛较重,应积极止痛。外阴包扎松解或阴道纱条取出后,注意观察患者阴道及外阴伤口有无再次血肿的症状。保持外阴清洁,遵医嘱给予抗生素预防感染。

（五）健康指导

减少会阴部剧烈活动,避免疼痛;合理膳食;保持心情平静。保持局部清洁、干燥;遵医嘱用药;发现异常,及时就诊。

(六)护理评价

评价护理目标是否达到,护理措施的实施情况,健康指导是否落实到位,有无新的护理问题出现。

(张桂英)

第四节　外阴与阴道炎

一、外阴炎

外阴炎是妇科常见病,是外阴部的皮肤与黏膜的炎症,可发生于任何年龄,以生育期及绝经后妇女多见。

(一)护理评估

1.健康史

(1)病因评估:外阴炎主要指外阴部的皮肤与黏膜的炎症,以大、小阴唇为多见。由于外阴与尿道、肛门、阴道邻近且暴露,同时,阴道分泌物、月经血、产后的恶露、尿液、粪便的刺激、糖尿病患者的糖尿的长期浸渍,均可引起外阴不同程度的炎症,此外,穿化纤内裤、紧身内裤、使用卫生巾使局部透气性差等,均可诱发外阴部的炎症。

(2)病史评估:评估有无外阴炎的因素存在,有无糖尿病、阴道炎病史。

2.身心状况

(1)症状:外阴瘙痒、疼痛、红、肿、灼热,性交及排尿时加重。

(2)体征:局部充血、肿胀、糜烂,常有抓痕,严重者形成溃疡或湿疹。慢性炎症者,外阴局部皮肤或黏膜增厚、粗糙、皲裂等。

(3)心理-社会状况:了解病程,了解患者对症状的反应,有无烦躁、不安等心理。

(二)护理诊断及合作性问题

(1)皮肤或黏膜完整性受损:与皮肤黏膜炎症有关。

(2)舒适改变:与外阴瘙痒、疼痛、分泌物增多有关。

(3)焦虑:与性交障碍、行动不便有关。

(三)护理目标

(1)患者皮肤与黏膜完整。

(2)患者病情缓解或好转,舒适感增加。

(3)患者情绪稳定,积极配合治疗与护理。

(四)护理措施

1.一般护理

炎症期间宜进食清淡且富含营养的食物,禁食辛辣、刺激性食物。

2.心理护理

患者常出现烦躁不安、焦虑紧张,应帮助患者树立信心,减轻心理负担,坚持治疗,讲究患者常出现烦躁不安、焦虑紧张,应帮助患者树立信心,减轻心理负担,坚持治疗,讲究卫生。

3.病情监护

积极寻找病因,消除刺激原。

4.治疗护理

(1)治疗原则:去除病因,积极治疗原发病,如阴道炎、尿瘘、粪瘘、糖尿病等。

(2)治疗配合:保持外阴清洁干燥,局部使用约40℃的1:5 000高锰酸钾溶液坐浴,每天2次,每次15～30分钟,5～10次为1个疗程。如有破溃,可涂抗生素软膏或紫草油,急性期可用物理治疗。

(五)健康指导

(1)卫生宣教,指导妇女穿棉质内裤,减少分泌物刺激,对公共场所,如游泳池、公共浴室等谨慎出入,注意经期、孕期、产期及流产后的生殖道清洁,防止感染。

(2)定期妇科检查,积极参与普查与普治。

(3)指导用药方法及注意事项。

(4)加强性道德教育,纠正不良性行为。

(六)护理评价

(1)患者诉说外阴瘙痒症状减轻,舒适感增加。

(2)患者焦虑缓解或消失,掌握了卫生保健常识,能养成良好卫生习惯。

二、前庭大腺炎

细菌侵入前庭大腺腺管内致腺管充血、水肿称为前庭大腺炎。

(一)护理评估

1.健康史

(1)病因评估:前庭大腺腺管开口位于小阴唇与处女膜之间,在性交、流产、分娩或其他情况污染外阴部时,病原体易侵入引起炎症,因此,以育龄妇女多见,主要病原体为葡萄球菌、链球菌、大肠埃希菌、淋病奈瑟菌及沙眼衣原体等。急性炎症发作时,细菌先侵犯腺管,腺管口因炎症肿胀阻塞,渗出物不能排出,积存而形成脓肿,称为前庭大腺脓肿(又称巴氏腺脓肿),多发于一侧。如急性炎症消退,腺管口粘连阻塞,分泌物不能外流,脓液转清,则形成前庭大腺囊肿,多为单侧,大小不等,可持续数年不增大。患者往往无自觉症状。

(2)病史评估:了解患者有无反复的外阴感染史及卫生习惯。

2.身心状况

(1)症状:初起时局部肿胀、疼痛、烧灼感,行走不便,可伴有大小便困难等。有时可出现发热等全身症状(表12-1)。

表 12-1 前庭大腺炎临床类型及身体状况

临床类型	身体状况
急性期	(1)大阴唇下1/3处疼痛、肿胀,严重时行走受限。检查局部可见皮肤红、肿、热、压痛。 (2)脓肿形成时,可触及波动感,脓肿直径可达5～6 cm,可自行破溃。如破口大,引流通畅,脓液流出后炎症消退;如破口小,引流欠佳,炎症持续不退或反复发作。 (3)可出现全身不适、发热等全身症状
慢性期	慢性期囊肿形成,患者感到外阴部有坠胀感或性交不适。检查时局部可触及囊性肿物,大小不一,有时可反复急性发作

（2）体征：外阴部皮肤红肿、压痛明显。当脓肿形成时，疼痛加剧，并可触及波动感，脓肿直径可达 5～6 cm。

（3）心理-社会状况：了解病程，了解患者对症状的反应，有无烦躁、不安等心理，患者常有因害羞或怕痛而未及时诊治的心理障碍。

（二）辅助检查

取前庭大腺开口处分泌物做细菌培养，确定病原体。

（三）护理诊断及合作性问题

1.皮肤完整性受损

皮肤完整性受损与脓肿自行破溃或手术切开引流有关。

2.疼痛

疼痛与局部炎症刺激有关。

（四）护理目标

（1）患者皮肤保持完整。

（2）疼痛缓解或好转。

（五）护理措施

1.一般护理

急性期患者应卧床休息，饮食易消化，富含营养。

2.心理护理

患者常常烦躁不安、焦虑紧张，应尊重患者，为患者保密，以解除其忧虑，使其积极治疗，帮助其建立治愈疾病的信心和生活的勇气。

3.病情监护

观察患者的生命体征，重点观察体温变化，观察伤口愈合情况。

4.治病护理

（1）治疗原则：急性期局部热敷或坐浴，抗生素消炎治疗；脓肿形成或囊肿较大时，切开引流或行囊肿造口术，保持腺体功能，防止复发。

（2）治疗配合：急性炎症发作时，取前庭大腺开口处分泌物做细菌培养，确定病原体。根据细菌培养结果和药物敏感试验选用抗生素口服或肌内注射。脓肿形成或囊肿较大时，切开引流或行囊肿造口术，并放置引流条。术后保持局部清洁，引流条每天更换 1 次，外阴用 1∶5 000 氯己定棉球擦拭，每天擦洗外阴2 次，也可用清热解毒中药热敷或坐浴，每天 2 次。

（六）健康指导

（1）向患者及家属讲解此病的病因及预防措施，指导患者注意外阴清洁卫生。

（2）告知患者及家属月经期、产褥期禁止性交；月经期应使用消毒卫生巾预防感染；术后注意事项及正确用药。告知患者相关卫生保健常识，养成良好卫生习惯。

（七）护理评价

（1）患者诉说外阴不适症状减轻，舒适感增加。

（2）患者接受医护人员指导，焦虑缓解或消失。

阴道炎是阴道黏膜及黏膜下结缔组织的炎症，是妇科常见病。正常健康妇女由于解剖结构、组织特点，阴道对病原体的侵入有自然防御功能。当各种因素导致自然防御功能降低，阴道内生态平衡遭到破坏时，病原体侵入导致阴道炎症。幼女及绝经后妇女由于雌激素缺乏，阴道上皮薄,阴道抵抗力低,比青春期及育龄期妇女更易受感染。

三、滴虫性阴道炎

滴虫性阴道炎是由阴道毛滴虫引起的最常见的阴道炎。阴道毛滴虫主要寄生于女性阴道,也可存在于尿道、尿道旁腺及膀胱。男性可存在于包皮皱襞、尿道及前列腺内。滴虫适宜生长在温度为 25~40 ℃,pH 为 5.2~6.6 的潮湿环境。月经前后,阴道内酸性减弱,接近中性,隐藏在腺体及阴道皱襞中的滴虫常得以繁殖,而发生滴虫性阴道炎。此病的传播途径有经性交的直接传播及经游泳池、浴盆、厕所、衣物、器械等途径的间接传播。

(一)护理评估

1.健康史

(1)病因评估:阴道毛滴虫呈梨形,体积为多核白细胞的 2~3 倍。滴虫顶端有 4 根鞭毛,体部有波动膜,后端尖并有轴柱凸出。活的滴虫透明无色,如水滴,鞭毛随波动膜的波动而活动(图 12-1)。阴道毛滴虫极易传播,pH 在 4.5 以下时便受到抑制甚至致死。pH 上升至 7.5 时,其繁殖可完全被抑制。在妊娠期和月经来潮前后,阴道 pH 升高,可使阴道毛滴虫的感染率和发病率升高。

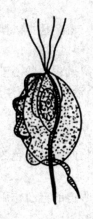

图 12-1 滴虫模式图

(2)病史评估:评估发作与月经周期的关系,既往阴道炎病史,个人卫生情况;分析感染经过;了解治疗经过。

2.身心状况

(1)症状:主要症状为白带呈稀薄泡沫状,量多及伴有外阴、阴道口瘙痒。如有其他细菌混合感染,白带可呈黄绿色、血性、脓性且有臭味。局部可有灼热、疼痛、性交痛。合并尿路感染,可有尿频、尿痛、血尿。阴道毛滴虫能吞噬精子,阻碍乳酸生成,影响精子在阴道内存活,可致不孕。

(2)体征:妇科检查时可见阴道黏膜充血,严重时有散在的出血点。有时可见阴道后穹隆处有液性或脓性泡沫状分泌物。

(3)心理-社会状况:患者常因炎症反复发作而烦恼,出现无助感。

(二)辅助检查

1.悬滴法

在玻片上加 1 滴温生理盐水,自阴道后穹隆处取少许分泌物混于生理盐水中,用低倍镜检查,如有滴虫,可见其活动。阳性率可达 80%～90%。取分泌物检查前 24～48 小时,避免性交、阴道灌洗及阴道上药。

2.培养法

适用于症状典型而悬滴法未见滴虫者,可用培养基培养,其准确率可达 98%。

(三)护理诊断及合作性问题

1.知识缺乏

缺乏对疾病传染途径的认识及缺乏阴道炎治疗的知识。

2.舒适改变

舒适改变与外阴瘙痒、分泌物增多有关。

3.组织完整性受损

组织完整性受损与分泌物增多、外阴瘙痒、搔抓有关。

(四)护理目标

(1)患者能说出疾病传染的途径、阴道炎的治疗与日常防护知识。

(2)患者分泌物减少.舒适度提高。保持组织完整性,无破损。

(五)护理措施

1.一般护理

注意个人卫生,保持外阴部清洁、干燥,避免搔抓外阴导致皮肤破损。

2.心理护理

解除患者因疾病带来的烦恼,减轻其对确诊后的心理压力,增强治疗疾病的信心。告知患者夫妇滴虫性阴道炎的传播途径、临床表现、治疗方法和注意事项,减轻他们的焦虑心理,同时鼓励他们积极配合治疗。

3.病情观察

观察患者的外阴瘙痒症状、阴道分泌物的量及颜色等。

4.治疗护理

(1)治疗原则:杀灭阴道毛滴虫,保持阴道的自净作用,防止复发,夫妻双方要同时治疗,切断直接传染途径。

(2)治疗配合:①局部治疗,增强阴道酸性环境,用 1% 乳酸溶液、0.5% 醋酸溶液或 1∶5 000 高锰酸钾溶液冲洗阴道后,每晚睡前用甲硝唑 200 mg,置于阴道后穹隆,每天 1 次,10 天为 1 个疗程。②全身治疗,甲硝唑(灭滴灵)每次 200～400 mg,每天 3 次口服,10 天为 1 个疗程。③指导患者正确用药,按疗程坚持用药,注意冲洗液的浓度、温度。④观察用药后反应,甲硝唑口服后偶见胃肠道反应,如食欲缺乏、恶心、呕吐、白细胞减少、皮疹等,一旦发现,应报告医师并停药。妊娠期、哺乳期妇女应慎用,因为药能通过胎盘进入胎儿体内,并可由乳汁排泄。

(六)健康指导

(1)做好卫生宣教,积极开展普查普治,消灭传染源,严格禁止滴虫阴道炎或带虫者进入游泳池。医疗单位做好消毒隔离,防止交叉感染。治疗期间勤换内裤,内裤、坐浴及洗涤用物应煮沸消毒 5～10 分钟以消灭病原体,禁止性生活,避免交叉或重复感染的机会。哺乳期妇女在用药期间或用药后 24 小时内不宜哺乳。经期暂停坐浴、阴道冲洗及阴道用药。

(2)夫妻应双双检查,男方若查出毛滴虫,夫妻应同治,有助于提高疗效,治疗期间应禁止性生活。

(3)治愈标准:治疗后应在每次月经干净后复查1次,连续3次均为阴性,方为治愈。

(七)护理评价

(1)患者自诉外阴不适症状减轻,舒适感增加,悬滴法试验连续3个周期复查为阴性。

(2)患者正确复述预防及治疗此疾病的相关知识。

四、外阴阴道假丝酵母菌病

外阴阴道假丝酵母菌病(vulvovaginal candidiasis,VVC)也称外阴阴道念珠菌病,是一种常见的外阴、阴道炎,80%～90%的病原体为白假丝酵母菌,其发病率仅次于滴虫阴道炎。白假丝酵母菌是真菌,不耐热,加热至60 ℃,持续1小时,即可死亡;但对干燥、日光、紫外线及化学制剂的抵抗力较强。

(一)护理评估

1.健康史

(1)病因评估:念珠菌为条件致病菌,可存在口腔、肠道和阴道而不引起症状。当阴道内糖原增多、酸度增加、局部细胞免疫力下降时,念珠菌可繁殖并引起炎症,故外阴阴道假丝酵母菌病多见于孕妇、糖尿病患者及接受大量雌激素治疗者。此外,长期应用抗生素、服用类固醇皮质激素等,可以改变阴道内微生物之间的相互制约关系,易发此症;紧身化纤内裤、肥胖可使会阴局部的温度及湿度增加,也易使念珠菌得以繁殖而引起感染。

(2)传播途径评估:①内源性感染为主要感染,假丝酵母菌除寄生阴道外,还可寄生于人的口腔、肠道,这些部位的假丝酵母菌可互相传染。②通过性交直接传染。③通过接触感染的衣物等间接传染。

(3)病史评估:了解有无糖尿病及长期使用抗生素、雌激素、类固醇皮质激素病史,了解个人卫生习惯及有无不洁性生活史。

2.身心状况

(1)症状:外阴、阴道奇痒,坐卧不安,痛苦异常,可伴有尿痛、尿频、性交痛。阴道分泌物为干酪样或豆渣样。

(2)体征:妇科检查见小阴唇内侧、阴道黏膜红肿并附着白色块状薄膜,容易剥离,下面为糜烂及溃疡。

(3)心理-社会状况:患者常因外阴瘙痒痛苦不堪,由于影响休息与睡眠,产生忧虑与烦躁,评估患者心理障碍及影响疾病治疗的原因。

3.辅助检查

(1)悬滴法:在玻片上加1滴温生理盐水,自阴道后穹隆处取少许分泌物混于生理盐水中,用低倍镜检查,若找到白假丝酵母菌的芽孢和假菌丝即可确诊。

(2)培养法:适用于症状典型而悬滴法未见白假丝酵母菌者,可用培养基培养。

(二)护理诊断及合作性问题

1.焦虑

焦虑与易复发,影响休息与睡眠有关。

2.组织完整性受损

组织完整性受损与分泌物增多、外阴瘙痒、搔抓有关。

（三）护理目标

（1）患者情绪稳定，积极配合治疗与护理。

（2）患者病情改善，舒适度提高。

（3）保持组织完整性，组织无破损。

（四）护理措施

1.一般护理

注意个人卫生，保持外阴部清洁、干燥，避免搔抓外阴以免皮肤破损。

2.心理护理

向患者讲解外阴阴道假丝酵母菌病的病因、治疗方法和注意事项等，消除患者的顾虑和焦虑心理，使其积极配合治疗。

3.病情观察

观察患者的外阴瘙痒症状、阴道分泌物的量及颜色等。

4.治疗护理

（1）治疗原则：消除诱因，改变阴道酸碱度，根据患者情况选择局部或全身应用抗真菌药杀灭致病菌。

（2）用药护理：①局部治疗，用 2%～4% 碳酸氢钠溶液冲洗阴道或坐浴，再选用制霉菌素栓剂、克霉唑栓剂、咪康唑栓剂等置于阴道内，一般 7～10 天为 1 个疗程。②全身用药，若局部用药效果较差或病情顽固者，可选用伊曲康唑、氟康唑、酮康唑等口服。③用药注意，孕妇要积极治疗，否则阴道分娩时新生儿易感染发生鹅口疮。妊娠期坚持局部治疗，禁用口服唑类药物。勤换内裤，内裤、坐浴及洗涤用物应煮沸消毒 5～10 分钟以消灭病原体，避免交叉和重复感染的机会。④用药护理，嘱阴道灌洗或坐浴应注意药液浓度和治疗时间，灌洗药物要充分溶化，温度一般为 40 ℃，切忌过烫，以免烫伤皮肤。

（五）健康指导

（1）做好卫生宣教，养成良好的卫生习惯，每天洗外阴、换内裤。切忌搔抓。

（2）约 15% 男性与女性患者接触后患有龟头炎，对有症状男性也应进行检查与治疗。

（3）鼓励患者坚持用药，不随意中断疗程。

（4）嘱积极治疗糖尿病等疾病，正确使用抗生素、雌激素，以免诱发外阴阴道假丝酵母菌病。

（六）护理评价

（1）患者分泌物减少，性状转为正常，舒适感增加。

（2）患者正确复述预防及治疗此疾病的相关知识，做到积极配合并坚持治疗。

五、萎缩性阴道炎

萎缩性阴道炎属非特异性阴道炎，常见于绝经后及卵巢切除后或盆腔放疗者。绝经后的萎缩性阴道炎又称老年性阴道炎。

（一）护理评估

1.健康史

（1）病因评估：①妇女绝经后；②手术切除卵巢；③产后闭经；④药物假绝经治疗；⑤盆腔放疗后等。由于雌激素水平降低，阴道上皮萎缩变薄，上皮细胞内糖原减少，阴道内 pH 增高，阴道自净作用减弱，局部抵抗力降低，致病菌入侵后易繁殖引起炎症。

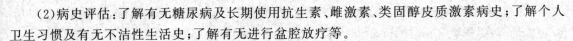

(2)病史评估:了解有无糖尿病及长期使用抗生素、雌激素、类固醇皮质激素病史;了解个人卫生习惯及有无不洁性生活史;了解有无进行盆腔放疗等。

2.身心状况

(1)症状:白带增多,多为黄水状,严重感染时可呈脓性,有臭味。黏膜有浅表溃疡时,分泌物可为血性,有的患者可有点滴出血,可伴有外阴瘙痒、灼热、尿频、尿痛、尿失禁等症状。

(2)体征:妇科检查可见阴道皱襞消失,上皮菲薄,黏膜出血,表面可有小出血点或片状出血点;严重时可形成浅表溃疡,阴道弹性消失、狭窄、慢性炎症、溃疡还可引起阴道粘连,导致阴道闭锁。

(3)心理-社会状况:老年人常因思想比较保守,不愿就医而出现无助感。其他患者常因知识缺乏而病急乱投医,因此,应注意评估影响患者不愿就医的因素及家庭支持系统。

3.辅助检查

取分泌物检查,悬滴法排除滴虫性阴道炎和外阴阴道假丝酵母菌病;有血性分泌物时,常需做宫颈刮片或分段诊刮排除宫颈癌和子宫内膜癌。

(二)护理诊断及合作性问题

1.舒适改变

舒适改变与外阴瘙痒、疼痛、分泌物增多有关。

2.知识缺乏

知识缺乏与缺乏绝经后妇女预防保健知识有关。

3.有感染的危险

有感染的危险与局部分泌物增多、破溃有关。

(三)护理目标

(1)患者分泌物减少,性状转为正常,舒适感增加。

(2)患者正确复述预防及治疗此疾病的相关知识,做到积极配合并坚持治疗。

(3)患者无感染发生或感染被及时发现和控制,体温、血常规正常。

(4)患者无感染发生或感染被及时发现和控制,体温、血常规正常。

(四)护理措施

1.一般护理

嘱患者保持外阴清洁,勤换内裤。穿棉织内裤,减少刺激等。

2.心理护理

使患者了解老年性阴道炎的病因和治疗方法,减轻其焦虑;对卵巢切除、放疗者给予心理安慰与相关医学知识解释,增强其治疗疾病的信心;解释雌激素替代疗法可缓解症状,帮助其建立治愈疾病的信心。

3.病情观察

观察白带性状、量、气味,有无外阴瘙痒、灼热及膀胱刺激症状等。

4.治疗护理

(1)治疗原则:增强阴道黏膜的抵抗力,抑制细菌生长繁殖。

(2)治疗配合:①增加阴道酸度,用 0.5% 醋酸或 1% 乳酸溶液冲洗阴道,每天 1 次。阴道冲洗后,将甲硝唑 200 mg 或氧氟沙星 200 mg,放入阴道深部,每天 1 次,7～10 天为 1 个疗程。②增加阴道抵抗力,针对病因给予雌激素制剂,可局部用药,也可全身用药。将己烯雌酚 0.125～

0.250 mg,每晚放入阴道深部,7 天为 1 个疗程。③全身用药,可口服尼尔雌醇,首次 4 mg,以后每 2～4 周 1 次,每晚 2 mg,维持 2～3 个月。

(五)健康指导

(1)对围绝经期、老年妇女进行健康教育,使其掌握预防老年性阴道炎的措施及技巧。

(2)指导患者及其家属阴道灌洗、上药的方法和注意事项。用药前洗净双手及会阴,减少感染的机会。自己用药有困难者,指导其家属协助用药或由医务人员帮助使用。

(3)告知使用雌激素治疗可出现的症状,嘱乳癌或子宫内膜癌患者慎用雌激素制剂。

(六)护理评价

(1)患者分泌物减少,性状转为正常,舒适感增加。

(2)患者正确复述预防及治疗此疾病的相关知识,做到积极配合并坚持治疗。

（张桂英）

第十三章　儿科疾病的护理

第一节　小儿急性上呼吸道感染

一、概念

急性上呼吸道感染简称上感,俗称"感冒",是小儿时期最常见的疾病。主要侵犯鼻、咽和鼻咽部,常诊断为"急性鼻咽炎、急性咽炎、急性扁桃体炎"等,也可统称为上呼吸道感染。冬春季多发,各种病毒和细菌均可引起,以病毒为多见,约占90％以上,主要有鼻病毒、流感病毒、副流感病毒、呼吸道合胞病毒、腺病毒及冠状病毒、柯萨奇病毒、埃可病毒等。其次为细菌感染,如链球菌、流感嗜血杆菌等,肺炎支原体亦可引起。

二、临床表现

(一)一般类型的上感

(1)年长儿症状较轻,常于受凉后1～3天出现鼻塞、喷嚏、流涕、干咳、咽痛、发热等;婴幼儿局部症状不显著而全身症状重,可骤然起病,高热、咳嗽、食欲差、烦躁,甚至高热惊厥。

(2)有些患儿可伴有呕吐、腹泻、阵发性脐周疼痛。

(3)查体:咽部充血,扁桃体肿大,颌下淋巴结肿大、触痛等,肺部呼吸音正常;部分患儿可有不同形态的皮疹。

(4)可伴有中耳炎、鼻窦炎、咽后壁脓肿、颈淋巴结炎、喉炎、气管炎、支气管肺炎等。年长儿若患链球菌性上感可引起急性肾炎、风湿热等。

(5)血常规:病毒性感染时白细胞总数正常或偏低,分类以淋巴细胞增多为主。如为细菌感染或合并细菌感染,白细胞总数大多升高,分类以中性粒细胞增多为主。

(6)C反应蛋白:取微量血样送检,可辅助鉴别感染源。细菌性感染早期可升高,单纯病毒性感染时正常。

(二)特殊类型的上感

1.疱疹性咽峡炎

疱疹性咽峡炎是柯萨奇A组病毒所致,好发于夏秋季。表现为急起高热、咽痛,流涎、厌食、呕吐等;咽部充血,咽腭弓、悬雍垂、软腭等处有 2～4 mm 大小的疱疹,周围有红晕,疱疹破溃后形成小溃疡,病程 1 周左右。

2.咽-结合膜热

咽-结合膜热由腺病毒 3、7 型所致,常发生于春夏季,可在儿童集体机构中流行。以发热、咽炎、结膜炎为特征;咽部充血,一侧或两侧滤泡性眼结膜炎;颈部、耳后淋巴结肿大,有时伴胃肠道症状。病程 1～2 周。

三、鉴别诊断

(一)流行性感冒

流行性感冒是流感病毒、副流感病毒所致,有明显的流行病史。全身症状重,如发热、头痛、咽痛、肌肉酸痛等。上呼吸道卡他症状可不明显。

(二)急性传染病早期

上感常为各种传染病的前驱症状,如麻疹、流行性脑脊髓膜炎、百日咳、猩红热、脊髓灰质炎等,应结合流行病史、临床表现及实验室资料等综合分析,并观察病情演变加以鉴别。

(三)急性阑尾炎

上感伴腹痛者应与本病鉴别。本病腹痛常先于发热,腹痛部位以右下腹为主,呈持续性,有腹肌紧张和固定压痛点;白细胞及中性粒细胞增高。

四、治疗

(一)一般治疗

休息、多饮水;保持室内通风,适宜的温湿度(室内温度 20 ℃,相对湿度 60%);注意呼吸道隔离;预防并发症。

(二)对症治疗

1.发热

低热可给物理降温;体温≥38.5 ℃可口服对乙酰氨基酚或布洛芬(如百服宁糖浆、泰诺林滴剂或美林糖浆、滴剂);如发生高热惊厥可给予镇静、止惊等处理;如既往有复杂性惊厥史,体温≥38 ℃即可给予药物退热治疗。常用退热药:泰诺林混悬滴剂口服。

2.鼻塞

严重者可给予小儿呋麻液滴鼻。

3.其他

复方锌布颗粒剂,具有良好、迅速的解热、镇痛、消炎、抗过敏及缓解全身症状的作用。用法:小于 3 岁半包或酌减;3～5 岁半包/次;6～14 岁 1 包/次;＞14 岁 1～2 包/次,每天 3 次。儿童每天最大量不超过 3 包。

(三)病因治疗

常用抗病毒药物

1.利巴韦林

广谱抗病毒作用,疗程 5～7 天。剂量为 10～15 mg/(kg·d),分 3～4 次口服。

2.中药

可选用小儿感冒冲剂、小儿热速清口服液、柴胡饮冲剂、双黄连口服液等。

如病情严重、有继发细菌感染或有并发症者可选用抗生素,常用者有青霉素类、头孢一代、头孢二代抗生素,疗程 3～5 天。如证实为链球菌感染、化脓性扁桃体炎,或既往有风湿热、肾炎史者,青霉素疗程应为 10～14 天。病毒性结膜炎可用 0.1％阿昔洛韦滴眼。

五、护理措施

(一)一般护理

保持口腔清洁,避免口唇干燥,及时清除鼻腔及咽喉部分泌物和干痂,并用凡士林、液状石蜡等涂抹鼻翼部的黏膜及鼻下皮肤,以减轻分泌物的刺激。适当休息,减少活动。

(二)病情观察与护理

(1)体温、脉搏、呼吸及精神状态的观察。

(2)有无恶心、呕吐、烦躁等某些传染病的先兆症状。

(3)有可能发生高热惊厥的患儿,备好急救物品和药品,加强巡视,及时发现、及时处理、及时记录,并密切监测体温变化,采取有效措施维持正常体温。

(三)去除和避免诱发因素护理

积极治疗原发病,避免二重感染。

(四)饮食护理

给予富含营养、易消化的饮食,保证水分的供给。根据患儿的年龄,采取适宜的喂养方式,避免饮食用力或呛咳,加重病情。

(五)用药护理

应用解热药后注意补充水分,并观察降温效果。高热惊厥者应用镇静药应观察镇静的效果及药物的不良反应。抗感染药物,注意观察有无变态反应,并及时处理。

(六)心理护理

强化沟通效果,解除患儿及其家长的焦虑情绪。

（于　　波）

第二节　小儿急性支气管炎

一、概念

急性支气管炎是由病毒、细菌或混合感染引起的气管、支气管黏膜发生炎症。常继发于上呼吸道感染后,或为急性传染病的一种临床表现。婴幼儿多见。常见的诱发因素有免疫功能失调、营养不良、佝偻病、特异性体质、鼻炎、鼻窦炎等。

二、临床表现

(一)症状

大多先有上呼吸道感染症状,咳嗽为主要症状,开始为干咳,以后有痰。发热可有可无、体温可高可低。婴幼儿常有呕吐、腹泻等症状;年长儿常述头痛、胸痛。

(二)查体

双肺呼吸音粗,可有不固定的、散在的干湿啰音;一般无气促、发绀。

(三)胸片

显示正常,或肺纹理增粗,肺门阴影增深。

(四)特殊类型的支气管炎-哮喘性支气管炎

特殊类型的支气管炎-哮喘性支气管炎是指婴幼儿时期有哮喘表现的支气管炎。除上述临床表现外,其特点如下:

(1)多见于3岁以下,有湿疹或其他过敏史者。

(2)有类似哮喘的症状,如呼气性呼吸困难,肺部叩诊呈鼓音,听诊两肺布满哮鸣音及少量粗湿啰音。

(3)有反复发作倾向。一般随年龄增长而发作逐渐减少,多数痊愈,少数于数年后发展为支气管哮喘。

三、治疗

(一)一般治疗

同上呼吸道感染,经常变换体位,多饮水,使呼吸道分泌物易于咳出。

(二)控制感染

由于病原体多为病毒,一般不采用抗生素;对婴幼儿有发热、脓痰、白细胞增多者、病毒性感染病程≥7天者或考虑有细菌感染时可适当选用抗生素(如青霉素类、头孢类)。青霉素类首选,如青霉素过敏可选大环内酯类等广谱抗生素。疗程7~10天。病原为肺炎支原体、衣原体者平均疗程常需2周以上。

(三)对症治疗

(1)化痰止咳:痰稠者可选用棕色合剂(每岁1 mL)、乙酰半胱氨酸、氨溴索等;刺激干咳为主者,可用愈美甲麻敏糖浆、右美沙芬;如干咳严重、影响休息者可短期选用复方可待因(可愈糖浆)。

(2)止喘:对喘憋严重者可口服特布他林每次0.1 mg/kg或雾化吸入硫酸沙丁胺醇溶液或复方异丙托溴铵溶液,剂量见表13-1。

表 13-1　雾化吸入药物用量表

年龄	5%吸入用硫酸沙丁胺醇溶液(mL)	0.025%吸入用异丙托溴铵溶液(mL)	NS(mL)	总量(mL)	吸入用复方异丙托溴铵溶液(每支2.5 mL)
1~4岁	0.25	0.5	1.25	2	
4~7岁	0.5	0.75	1.75	3	每次1.25 mL+NS 2 mL稀释
≥8岁	0.75	1.0	1.25	3	

(3)喘息严重时可加用泼尼松,1 mg/(kg·d),或静脉滴注氢化可的松,共1~3天。

四、护理措施

(一)一般护理

卧床休息,减少活动,卧床时需经常变换体位,以便于排除呼吸道分泌物。保持口腔清洁;保持呼吸道通畅,指导并鼓励患儿有效咳嗽、咳痰,加强体位引流,必要时吸痰。

（二）病情观察与护理

观察生命体征的变化，尤其注意体温及呼吸，体温升高者按发热护理常规护理，有呼吸困难、喘憋、发绀者，遵医嘱及时给予适宜的吸氧方式吸氧，并协助医师积极处理。

（三）去除和避免诱发因素护理

积极治疗原发病，避免二重感染。

（四）饮食护理

给予富含营养、易消化的饮食，保证水分的供给。根据患儿的年龄，采取适宜的营养供给方式，应少食多餐，以免因咳嗽引起呕吐，严重者导致误吸。

（五）用药护理

应用解热药后注意补充水分，口服止咳糖浆后不能立即饮水，镇咳药不应常规应用，支气管扩张药应用时观察患儿心率变化，抗感染药物应用时观察有无变态反应等，经常巡视观察用药效果及不良反应，以便及时处理。

（六）心理护理

根据各年龄段患儿及其家长心理特点，采取个性化的沟通技巧，解除患儿及其家长的焦虑情绪。

（于　波）

第三节　小儿反流性食管炎

一、概念

反流性食管炎是因食管下端抗反流屏障作用异常导致病理性酸性胃液反流，使食管的鳞状上皮受胃酸和胃蛋白酶的消化作用而引起的炎症。生理情况下，食管下端括约肌（LES）张力、食管廓清能力、腹腔内食管长度等是阻止胃食管反流最重要的屏障，当其发育不全，或因各种原因如剧烈呕吐、插胃管等破坏了此功能时，均可导致反流性食管炎发生。

二、临床表现

（1）呕吐：新生儿和婴幼儿以呕吐为主要表现。多数发生在进食后，有时在夜间或空腹时，严重者呈喷射状。呕吐物为乳汁或奶块，少数为黄色液体或咖啡色液体。平卧或头低仰卧易诱发。

（2）年长儿可有胸骨下烧灼痛、胸闷饱胀感，在炎症发作期吞咽困难、反酸，餐后或卧床睡觉时，有酸性液体反流至口咽部。

（3）反复的呼吸道感染，在新生儿及婴幼儿易合并吸入性肺炎，年长儿可有支气管哮喘发作。

（4）生长发育迟缓、出血、贫血、消瘦。当食管炎严重、黏膜糜烂，长期少量失血导致缺铁性贫血，并影响生长发育。

三、辅助检查

(一)实验室检查

1.食管 pH 动态测定

将 pH 电极置于食管下括约肌上方 1～5 cm 处,测定食管的 pH,当 pH<4 时提示有反流。病理性反流标准为:睡眠时间有反流,总反流时间>4%监测时间,平均反流持续时间>5 分钟,平均消除时间>15 分钟。

2.食管腔压力测定

正常人静止时 LES 压力>2.0 kPa(15 mmHg),LES 压力/胃内压>1.0。当 LES 压力<1.3 kPa(10 mmHg),或 LES 压力/胃内压<0.8,提示反流。

(二)影像学检查

1.食管钡剂造影

食入钡剂后,贲门持续或间歇性开放,正常腹压下见钡剂反流入食管,在新生儿可见钡剂反流至食管上段,食管黏膜增粗、紊乱或食管壁有毛刷状、锯齿状改变。

2.放射性核素扫描

口服或胃管滴入放射性标记液^{99m}Tc-DAPA 果汁饮料,仰卧位时,用 γ 闪烁照相机探测胃及食管下部,并用腹部加压连续照相,观察胃内放射性向食管反流情况,食管内有放射性者即可诊断胃食管反流。

(三)内镜检查

食管炎在内镜下表现为充血、水肿、糜烂和溃疡。内镜诊断标准如下。轻度:红色条纹和红斑,累及食管下 1/3。中度:糜烂<1/2 食管圆周,仅累及食管中、下段。重度:Ⅰ级糜烂累及>1/2 食管圆周,或已累及上段,或形成溃疡<1/3 食管圆周,在食管任何部分;Ⅱ级溃疡累及>1/3 食管圆周,任何部位。

四、治疗

治疗原则:改善食管下括约肌功能,减少胃食管反流,降低反流液的酸度,增加食管清除能力和保护食管黏膜。

(一)非手术治疗

1.体位疗法

新生儿和小婴儿的最好体位为前倾俯卧位,上身抬高 30°。儿童在清醒状态下最佳体位为直立位和坐位,睡眠时保持右侧卧位,将床抬高 20～30 cm,以促进胃排空,减少反流频率。

2.饮食疗法

以稠厚饮食为主,少量多餐,婴儿增加喂奶次数,缩短喂奶间隔时间。年长儿亦少量多餐,以高蛋白低脂肪饮食为主,睡前 2 小时不进食,避免食用酸性饮料、高脂食物、巧克力和辛辣食物。

3.药物疗法

(1)促胃动力药:吗丁啉每次 0.3 mg/kg,每天 3～4 次;甲氧氯普胺每次 0.1 mg/kg,西沙比利每次 0.2 mg/kg,每天 3 次,饭前 15 分钟口服。

(2)抗酸和抑酸剂:西咪替丁每天 25～35 mg/kg,分 2 次口服;雷尼替丁每天 6～8 mg/kg;奥美拉唑每天 0.6～0.8 mg/kg。

（3）胃黏膜保护剂：蒙脱石散每次 1～3 g，以 10～20 mL 温开水调服，饭后口服，服药后半卧位 15～30 分钟。以及铝碳酸镁每次 0.3～0.5 g，咀嚼服入，口服硫糖铝等。

(二)手术治疗

手术指征包括以下几点。

（1）内科治疗 6～8 周无效，有严重并发症（消化道出血、营养不良、生长发育迟缓）。

（2）严重食管炎伴溃疡、狭窄或发现食管裂孔疝者。

（3）有严重的呼吸道并发症，如呼吸道梗阻、反复发作吸入性肺炎或窒息、伴支气管肺发育不良者。

（4）合并严重神经系统疾病。

抗反流手术方式有 Boerema 胃前壁固定术、Hill 胃后壁固定术、Belsy Ⅳ 型手术及 Nissen 胃底折叠术等。

五、护理措施

(一)一般护理

忌酒戒烟：由于烟草中含尼古丁，可降低食管下段括约肌压力，使其处于松弛状态，加重反流；酒的主要成分为乙醇，不仅能刺激胃酸分泌，还能使食管下段括约肌松弛，是引起胃食管反流的原因之一。尽量减少增加腹内压的活动，如过度弯腰、穿紧身衣裤、扎紧腰带等。就寝时床头整体宜抬高 10～15 cm，对减轻夜间反流是个行之有效的办法。保持心情舒畅，增加适宜的体育锻炼。肥胖者应该减轻体重。因为过度肥胖者腹腔压力增高，可促进胃液反流，特别是平卧位更严重，应积极减轻体重以改善反流症状。

(二)饮食护理

注意少量多餐，吃低脂饮食，可减少进食后反流症状的频率。相反，高脂肪饮食可促进小肠黏膜释放缩胆囊素，易导致胃肠内容物反流。晚餐不宜吃得过饱，避免餐后立刻平卧。

(三)用药护理

应在医师指导下用药，避免乱服药物产生不良反应。

（薛　君）

第四节　小儿消化性溃疡

一、概念

本病是指胃和十二指肠的慢性溃疡，也可发生在与酸性胃液相接触的其他胃肠道部分。溃疡的形成是机体的防御因素和致溃疡因素之间失去平衡的结果。其中胃液的消化作用是溃疡形成的基本条件，胃黏膜屏障损害和幽门螺杆菌感染也是发病的重要因素。

二、临床表现

(一)新生儿期

以突发的上消化道出血及穿孔为主要特征，大多在生后 24～48 小时发生，起病急骤，呕血、便血、腹胀、休克易被误诊,常伴有颅内出血、严重窒息、败血症。常在手术或尸解时才被确诊,病死率较高,胃溃疡多于十二指肠溃疡,且多为应激性溃疡。

(二)婴儿期

以应激性溃疡为主,主要表现突发性呕血、黑便、紊乱性腹膜炎,而原发性溃疡表现食欲差、呕吐、食后哭吵、腹胀、脐周不规则疼痛、生长发育迟缓,胃溃疡与十二指肠溃疡发病率接近。

(三)学龄前期

表现呕吐,腹痛不典型,多位于脐周或全腹,与饮食无明显关系,黑便与呕血仍是胃十二指肠溃疡的主要症状。

(四)学龄期

临床症状逐渐与成人接近,腹痛多表现饥饿痛,进食后缓解,有时有半夜痛醒史。呕吐亦常出现,嗳气、反酸少见。少数患儿平时无慢性胃炎病史,表现突发性呕血、黑便,甚至昏厥,或表现慢性贫血。此期患儿中,十二指肠球部溃疡较胃溃疡多,且男孩多于女孩。

三、辅助检查

(一)实验室检查

胃酸测定,十二指肠球部溃疡患儿基础胃酸与最大胃酸分泌量多增加,而胃溃疡则大多正常或偏低。

(二)内镜检查

内镜检查是诊断消化性溃疡的重要方法。根据部位分型:①胃溃疡;②十二指肠球部溃疡;③复合性溃疡(胃溃疡和十二指肠球部溃疡并存)。内镜下见黏膜缺损呈圆形、椭圆形、线形、不规则形,底部平坦,边缘整齐,为白苔或灰白苔覆盖;或为一片充血黏膜上散在小白苔,形如霜斑,称"霜斑样溃疡"。

内镜下将溃疡病分为 3 期。①活动期(A 期,厚苔膜期):溃疡基底有厚白苔,周边黏膜充血、水肿。②愈合期(H 期,薄苔膜期):溃疡基底苔膜变薄,周边黏膜充血、水肿消失,有黏膜集中。③瘢痕期(S 期,无苔期):溃疡苔膜完全消失,形成红色瘢痕或白色瘢痕。

(三)X 线检查

溃疡的 X 线直接征象为龛影,但十二指肠球部溃疡龛影不易显示,常表现球部变形、激惹和压痛,但球部炎症及溃疡愈合时也可有此征象。

四、鉴别诊断

(1)腹痛:应与肠痉挛、蛔虫症、腹内脏器感染、结石等疾病鉴别。

(2)呕血:新生儿和小婴儿呕血可见于新生儿自然出血症、食管裂孔疝等;年长儿需与肝硬化致食管静脉曲张破裂及全身出血性疾病鉴别。

(3)便血:应与肠套叠、梅克尔憩室、息肉、腹型过敏性紫癜及血液病所致出血鉴别。

五、治疗

治疗原则:降低胃酸,根除幽门螺杆菌感染以及增强胃黏膜保护。

(一)一般治疗

饮食以易消化少刺激为宜,避免过度紧张、劳累,忌食酸辣、咖啡及对胃黏膜有损害的药物。

(二)药物治疗

1.抑制胃酸分泌

H_2受体拮抗剂,如西咪替丁每天 $25\sim35$ mg/kg,分 2 次口服,或法莫替丁每天 $0.7\sim1$ mg/kg,分 2 次口服,雷尼替丁每天 $5\sim7$ mg/kg,分 2 次口服。上述药物效果不佳,可选用质子泵抑制剂奥美拉唑每天 $0.6\sim0.8$ mg/kg,晨服,疗程 6 周,改为半量,维持 6 周。

2.胃黏膜保护剂

蒙脱石散 $1.5\sim3$ g,每天 $2\sim3$ 次;或硫糖铝 $10\sim25$ mg/(kg·d),每天 4 次;或枸橼酸铋钾 $6\sim8$ mg/(kg·d),分 3 次口服。

3.抗幽门螺杆菌治疗

枸橼酸铋钾 $6\sim8$ mg/(kg·d);羟氨苄西林 50 mg/(kg·d);克拉霉素 $15\sim30$ mg/(kg·d);甲硝唑 $25\sim30$ mg/(kg·d)等。

目前采用的方案主要有二联或三联疗法。①含铋剂方案:铋剂＋羟氨苄西林(克拉霉素),铋剂＋羟氨苄西林(克拉霉素)＋甲硝唑(替硝唑)。②不含铋剂方案:质子泵抑制剂＋羟氨苄西林(克拉霉素),H_2受体阻滞剂＋羟氨苄西林(克拉霉素)＋甲硝唑(替硝唑)。

(三)手术治疗

小儿消化性溃疡病一般不主张手术治疗,除非有以下情况:①溃疡合并穿孔。②难以控制的出血,失血量大,48 小时内失血量超过血容量的 30%。③有幽门完全梗阻,经胃肠减压等保守治疗 72 小时仍无改善。④慢性难治性疼痛。

六、护理措施

(一)疼痛护理

注意观察及详细了解患儿疼痛的规律和特点,并按其特点指导缓解疼痛的方法。向患儿及家属解释疼痛的原因和机制,指导和帮助患儿减少或去除加重和诱发疼痛的因素。对有烟酒嗜好者,劝其戒除。对溃疡活动期患儿,症状较重或有上消化道出血等并发症时,嘱其卧床休息,可使疼痛等症状缓解。

(二)饮食护理

患儿饮食应定时定量、少食多餐、细嚼慢咽,避免餐间零食和睡前进食。食物选择应营养丰富、搭配合理、清淡、易于消化,以避免食物对溃疡病灶的刺激。

(三)用药护理

遵医嘱给患儿进行药物治疗,并注意观察药效及不良反应。抗酸药应在饭后 1 小时和睡前服用。服用片剂时应嚼服,乳剂用药前应充分摇匀,不宜与酸性食物及饮料同服。H_2受体拮抗剂应在餐中或餐后即刻服用,也可把 1 天的剂量在睡前服用。奥美拉唑可引起头晕,用药初期,应嘱患儿用药期间避免做必须高度集中注意力的工作。

(四)心理护理

正确评估患儿及家属的心理反应,积极进行健康宣教,减轻不良心理反应。保持乐观情绪,心情愉快,防止精神紧张,忧愁、情绪波动,过度劳累等。

(薛　君)

第十四章　中医科疾病的护理

第一节　咳　嗽

一、概述

咳嗽是指肺失宣降,肺气上逆,发出咳声,或咳吐痰液的一种肺系病证。有声无痰称为咳,有痰无声称为嗽,有痰有声称为咳嗽。咳嗽的病因有外感、内伤两大类。外感咳嗽为六淫外邪犯肺,内伤咳嗽为脏腑功能失调,内邪干肺,而致肺失宣降、肺气上逆发为咳嗽。上呼吸道感染,急、慢性支气管炎,肺炎,支气管扩张症等可参照本病护理。

二、辨证论治

(一)外感咳嗽

1.风寒袭肺

咳嗽声重,痰清稀色白,气急咽痒,鼻塞流清涕,恶寒,发热,无汗,全身酸软。舌苔薄白,脉浮紧。治以疏风散寒,宣肺止咳。

2.风热犯肺

咳嗽频剧,咳痰不爽,痰黄黏稠,鼻塞流黄涕,头痛身热,恶风汗出。舌苔薄黄,脉浮数。治以疏风清热,宣肺止咳。

3.风燥伤肺

干咳无痰,或痰少黏稠,或痰中带有血丝,咳引胸痛,恶风发热,鼻干咽燥。舌红少津,苔薄黄,脉细数。治以疏风清肺,润燥止咳。

(二)内伤咳嗽

1.痰湿蕴肺

咳嗽痰多,尤以晨起咳甚,咳声重浊,痰白而黏,胸闷气憋,痰出则咳缓、憋闷减轻,食欲缺乏、腹胀。舌苔白腻,脉濡滑。治以燥湿化痰,理气止咳。

2.痰热郁肺

咳嗽,痰多质稠色黄,咳吐不爽,甚或痰中带血,胸闷,口干,口苦,咽痛。舌苔黄腻,脉滑数。治以清热肃肺,化痰止咳。

3.肝火犯肺

气逆作咳,阵作,咳时面赤,咳引胸痛,可随情绪波动增减,咽干口苦,常感痰滞咽喉,量少质黏或如絮条。舌苔薄黄少津,脉弦数。治以清肺泻肝,化痰止咳。

4.肺阴亏耗

干咳,咳声短促,痰少黏白,或痰中夹血,或午后潮热,盗汗,日渐消瘦,口干咽燥。舌红少苔,脉细数。治以养阴清热,润肺止咳。

三、病情观察要点

(一)咳嗽的性质

1.干咳或刺激性咳嗽

急性或慢性咽喉炎、喉癌、急性支气管炎初期、胸膜病变等。

2.咳嗽伴咳痰

慢性支气管炎、支气管扩张症等。

(二)咳嗽的时间与规律

1.突发性咳嗽

吸入刺激性气体、淋巴结或肿瘤压迫气管或支气管分叉。

2.发作性咳嗽

支气管内膜结核。

3.慢性咳嗽

咳嗽变异型哮喘、嗜酸性粒细胞支气管炎。

4.夜间咳嗽

左心衰竭和肺结核患者。

(三)咳嗽的声音

1.声音嘶哑

声带炎症或肿瘤压迫喉返神经。

2.金属音

纵隔肿瘤、主动脉瘤或癌肿直接压迫气管所致。

3.声音低微或无力

严重肺气肿、声带麻痹或极度衰弱者。

(四)痰的性质

1.黏液性痰

急性支气管炎、支气管哮喘等。

2.浆液性痰

肺水肿。

3.脓性痰

化脓性细菌性下呼吸道感染。

(五)伴随症状

是否伴有发热、胸痛、呼吸困难、咯血。

(六)脱证表现

年老久病,痰不易咳出,出现体温骤降、汗出、尿少、头晕、心悸、嗜睡、四肢不温等脱证表现时,立即报告医师,配合处理。

四、症状护理要点

(一)剧烈咳嗽

剧烈咳嗽时,协助患者取坐位或半坐位,告知患者有效咳嗽及咳痰的方法及注意事项。

(二)胸痛

频繁咳嗽引起胸痛时,可以手按住胸部痛处,减轻胸廓活动度,减轻胸痛。

(三)黏液痰

痰液黏稠难咳时,可遵医嘱给予药物雾化吸入,雾化后用空心掌自下向上轻叩患者背部协助排痰。

(四)呼吸有浊气

咳痰多、呼吸有浊气时,加强口腔护理,保持口腔清洁。

(五)耳穴埋籽

主穴:肺、气管、平喘等;配穴:交感、神门、大肠等。

(六)拔罐治疗

主穴:大椎、膻中等。痰多者加丰隆;咽痒咳嗽甚者加天突穴温和灸 10～15 分钟;食欲缺乏者加足三里。

(七)穴位按揉

重按风门、肺俞、中府、膻中等穴位 3～5 分钟。外感风热加按风池、大椎、合谷等;燥热咳嗽者加按脾俞、肾俞等;痰多者加按脾俞、胃俞、天突、足三里、丰隆等。

(八)艾灸法

取穴:大椎、肺俞、风门穴。风寒咳嗽加天突、谷穴;痰湿咳嗽加天突、至阳;脾虚者加脾俞;喘甚者加定喘;每天灸 1 次,每次灸 20 分钟。

五、饮食护理要点

饮食以清淡为主,多饮水。忌辛辣、油腻厚味、荤腥、刺激性食物。

(一)外感咳嗽

1.风寒袭肺

宜食葱白、生姜、蒜等辛温、清淡、宣肺止咳之品。

食疗方:姜汁冲白蜜。

2.风热犯肺

宜食梨、枇杷、萝卜、海蜇、荸荠等清凉润肺之品,如咳嗽不止,用金银花、枇杷叶泡水代茶饮。

食疗方:丝瓜汤冰糖炖川贝母。

3.风燥伤肺

宜食梨、荸荠等清凉润肺之品,也可用川贝母桑叶、冰糖研末开水冲服;如干咳无痰或痰中带血,可用白蜜炖梨。

食疗方:冰糖梨粥、玉竹粥、藕粥。

(二)内伤咳嗽

1.痰湿蕴肺

宜食山药、赤小豆等健脾化痰之品。

食疗方:薏米粥、橘红粥。

2.痰热郁肺

宜食梨、白萝卜、柚子、马蹄、冬瓜、丝瓜、苦瓜、川贝母等清热化痰之品。

食疗方:枇杷粥。

3.肝火犯肺

宜食菊花茶、梨、柑橘、萝卜、海蜇、芹菜等清凉疏利之品。

食疗方:麦冬芍药粥。

4.肺阴亏耗

宜食桑椹、黑芝麻、甲鱼、海蛤、银耳、罗汉果、蜂蜜等滋补肺阴、富有营养之品。如干咳无痰或痰中带血,可用梨炖白蜜。

食疗方:沙参山药粥、糯米阿胶粥等。

六、中药使用护理要点

(一)口服中药

口服中药时,应与西药间隔 30 分钟左右。

1.中药汤剂

风寒袭肺宜热服,服药后加盖衣被;风热犯肺宜轻煎温服;风燥伤肺宜轻煎,少量频服;痰湿蕴肺宜饭后服用;痰热郁肺宜饭后稍凉服用;肺阴亏虚宜饭前稍凉服用。

2.急支糖浆

不宜在服药期间同时服用滋补性中药,服药期间忌烟、酒及辛辣、生冷、油腻食物。

3.复方鲜竹沥液

风寒咳嗽者不适用;服药期间,若发热(体温超过 38.5 ℃),或出现喘促气急、咳嗽加重、痰量明显增多者及时就医。

4.复方甘草片

不宜长时间服用,胃炎及胃溃疡患者慎用。

(二)中药注射剂

中药注射剂应单独使用,与西药注射剂合用时须前后用生理盐水做间隔液。

痰热清注射液:静脉滴注时浓度不宜过高,10～20 mL 注射液用 250～500 mL 溶媒稀释为宜;滴速不宜过快,以每分钟 40～60 滴为宜。忌与维生素 C、甘草酸二钠、丹参、加替沙星、甲磺酸帕珠沙星、阿米卡星、奈替米星、乳酸环丙沙星、依替米星、泮托拉唑、葡萄糖依诺沙星、头孢吡肟、盐酸莫西沙星、阿奇霉素、西咪替丁、吉他霉素、果糖二磷酸钠、头孢匹胺等配伍使用。

(三)外用中药

观察局部皮肤有无不良反应。

1.中药贴敷

选用冬病夏治消喘膏。取穴：肺俞（双侧）、心俞（双侧）、膈俞（双侧），于夏季初伏、中伏、末伏每隔 10 天贴 1 次，每次 4～6 小时，连贴 3～5 年。使用时应告知患者敷贴处皮肤可能出现灼热、发痒的情况，观察用药后反应。有明显热证、合并支气管扩张症、咯血的患者不宜贴敷。

2.药枕

一般选用透气性良好的棉布或纱布做成枕芯，药物不可潮湿，否则失效，每天侧卧枕之，使用 6 小时以上。

七、健康宣教

(一)用药

祛痰、止咳药饭后服，服药后勿立即进食水。

(二)饮食

饮食宜清淡，食用易消化、富有营养的食物，鼓励多饮水，忌辛辣刺激、过咸、过甜、油腻食物。

(三)运动

缓解期鼓励患者坚持锻炼，如散步、慢跑、打太极拳等，以增强体质，改善卫外功能。

(四)生活起居

保持空气新鲜，戒烟，消除烟尘及有害气体的污染，慎起居、避风寒，防止外感时邪。

(五)情志

指导患者选择聊天听音乐、散步等方法自我调理。特别是久病体虚的患者要帮助其树立治疗信心。

(六)定期复诊

遵医嘱复诊，对于持续时间长于 2 周的咳嗽，干咳无痰、痰中带血的患者，宜尽早就诊，明确诊断。

（刘　霞）

第二节　感　冒

一、概述

感冒是指感受风邪，出现鼻塞、流涕、打喷嚏、头痛、恶寒、发热、全身不适等症状的一种病证，多由于六淫之邪、时行病毒侵袭人体所致。上呼吸道感染流行性感冒等可参考本病护理。

二、辨证论治

(一)风寒感冒

倦怠乏力、恶寒发热、无汗、头痛身疼、喷嚏、鼻塞流清涕、咳嗽痰稀白。舌苔薄白，脉浮紧。治以辛温解表。

(二)风热感冒

恶风发热、头胀痛、鼻塞流黄涕、咽痛咽肿、声音嘶哑、咳嗽痰黄。舌红,苔薄黄,脉浮数。治以辛凉解表。

(三)暑湿感冒

见于夏秋季节,周身酸困乏力、身热、无汗或少汗、头晕胀重、鼻塞流涕、胸闷泛恶。舌红,苔黄腻,脉濡数。治以清暑祛湿解表。

(四)气虚感冒

恶寒发热、自汗、头痛鼻塞、咳嗽痰白、倦怠乏力。舌淡苔白,脉浮无力。治以益气解表。

(五)阴虚感冒

发热、微恶风寒、无汗或微汗、头痛咽痛、干咳少痰、手足心热、心烦。舌红,少苔或无苔,脉细数。治以滋阴解表。

三、病情观察要点

(一)外感症状

发热恶寒、鼻塞流涕、打喷嚏、周身不适等。

(1)风寒感冒:恶寒重、发热轻、头痛身疼、鼻塞流清涕。

(2)风热感冒:发热重、恶寒轻、口渴,鼻塞流涕黄稠,咽痛或红肿。

(3)咽部肿痛与否常为风寒、风热的鉴别要点。

(二)汗出

(1)发热、汗出、恶风者属表虚证。

(2)发热、无汗、恶寒、身痛者属表实证。

(三)咳嗽、咳痰

咳嗽的程度、时间与规律;痰液的颜色、性质、量,是否易咳出。

(四)胃肠道反应

有无纳呆、恶心、呕吐、腹泻。

(五)用药后反应

若服药后出现大汗淋漓、体温骤降、面色苍白、出冷汗为虚脱,立即通知医师。

四、症状护理要点

(一)病室环境

风寒、气虚者室温可偏高;风热阴虚者室温宜偏凉爽;暑湿感冒者室内避免潮湿。

(二)咳嗽咽痒

应远离厨房、公路、工地等烟尘较多的场所,病室内禁止吸烟。

(三)耳穴埋籽

主穴:肺、气管、肾上腺等。配穴:内鼻、耳尖、咽喉等。

(四)穴位按摩和灸法

主穴:大椎、曲池、足三里等。配穴:风寒型加外关、风池。风热型加印堂、合谷、少商。

(五)刮痧疗法

主穴:风池、合谷、百会、曲池、列缺。配穴:鼻塞不通者配迎香;咽痛配尺泽;热甚配十宣;头痛甚配百会、太阳(双)、印堂。

(六)拔罐法

取穴:肺俞、心俞、膈俞、天突、膻中、神阙,每穴留罐 5~10 分钟,每天 1 次。

五、饮食护理要点

饮食以清淡稀软易于消化为主,多饮水,少食多餐。忌辛辣、油腻厚味、荤腥食物。

(一)风寒感冒

宜食发汗解表之品,如葱、姜、蒜等调味的食物,或予生姜红糖水热饮。

食疗方:姜葱粥、紫苏粥。

(二)风热感冒

宜食清淡凉润助清热之品,如秋梨、枇杷、藕、甘蔗等,可用鲜芦根煎水代茶饮等。

食疗方:黄豆香菜汤、银翘粥(金银花、连翘、芦根水煎去渣取汁与粳米同煮)等。

(三)暑湿感冒

宜食清热解表、祛暑利湿之品,如冬瓜、萝卜、鲜藿香或佩兰代茶饮等。

食疗方:荷叶粥、绿豆粥等。

(四)气虚感冒

宜食红枣、牛奶等温补易消化之品。

食疗方山药粥、黄芪粥。

(五)阴虚感冒

宜食甲鱼、银耳、海参等滋阴之品。

食疗方:百合粥、银耳粥等。

六、中药使用护理要点

(一)口服中药

口服中药时,应与西药间隔 30 分钟左右。

(1)中药汤剂:汤药不宜久煎、风寒感冒宜热服,服药后盖被安卧;风热感冒、暑湿感冒宜凉服。

(2)感冒清热冲剂:不宜在服药期间同时服用滋补性中药。

(3)清热解毒口服液:风寒感冒者不适用。

(4)感冒软胶囊:服药期间如出现胸闷、心悸等严重症状,立即停药。

(5)蓝芩口服液:不宜在服药期间同时服用温补性中药;脾虚大便溏者慎用。

(6)藿香正气水(软胶囊):过敏体质者慎用,服药期间忌烟、酒及辛辣生冷食物。

(二)中药注射剂

中药注射剂应单独使用,与西药注射剂合用时须前后用生理盐水做间隔液。

1.双黄连注射液

首次静脉滴注过程中的前 30 分钟应缓慢,不宜与氨基糖苷类(庆大霉素、卡那霉素、链霉素、硫酸妥布霉素、硫酸奈替米星、硫酸依替米星)、大环内酯类(红霉素、吉他霉素)、诺氟沙星葡萄糖、氯化钙、维生素 C、氨茶碱、穿琥宁、刺五加、丹参、川芎嗪等配伍。过敏体质者慎用。

2.柴胡注射剂

只用肌内注射方式给药,严禁静脉滴注或混合其他药物一起肌内注射;月经期、体虚者慎用,无发热者不宜使用。

(三)外用中药

观察局部皮肤有无不良反应。

1.贴敷药

取穴:大椎、神阙等。风热感冒加涌泉(双);风寒感冒加合谷(双),早、晚各1次。

2.药浴法

药浴的水位宜在胸部以下,药浴温度38~40℃,药浴时间10分钟为宜。饥饿或过饱时不宜全身药浴;心脑血管疾病患者不建议药浴;60岁以上患者药浴时须有家属陪伴。药浴时注意观察患者生命体征的变化,如出现任何不适,立即停止浸浴并报告医师。泡洗中、后要适量饮水。

3.药枕

一般选用透气性良好的棉布或纱布做成枕芯,药物不可潮湿,否则失效。每天使用6小时以上,连续使用2~3周。

七、健康宣教

(一)用药

服药期间不宜同时服用滋补性中药;服用发汗药后,注意观察出汗量,防止大汗虚脱,避免汗出当风。

(二)饮食

多饮温开水,饮食有节,忌烟酒及生冷、辛辣、油腻的食物。

(三)运动

感冒期间宜避免过劳,痊愈后加强锻炼以增强体质。

(四)生活起居

慎起居,避风寒,天暑地热之时,切忌坐卧湿地;坚持每天凉水洗脸,冷敷鼻部,增强耐寒能力;流行季节,避免去人口密集的公共场所,防止交叉感染,外出戴好口罩。

(五)情志

保持心情舒畅,多与人聊天,选择性听音乐:头痛者可听贝多芬的《A大调抒情小乐曲》;消除疲劳者可听《矫健的步伐》《水上音乐》;增进食欲可听《餐桌音乐》等。

(六)定期复诊

遵医嘱定时复诊,若出现服解热药后体温骤降、面色苍白、出冷汗或服药后无汗、体温继续升高、咳嗽、胸痛、咯血,或热盛动风抽搐时及时就医。

(刘 霞)

第三节 哮 病

一、概述

哮病是以发作性喉中哮鸣有声,呼吸困难,甚则喘息不得平卧为主要表现的顽固发作性肺系疾病。哮病的病因为脏气虚弱,宿痰伏肺,复因外邪侵袭、饮食不当、情志失调、劳累过度等因素诱发。支气管哮喘和喘息型支气管炎以及其他原因引起的哮喘均可参考本病护理。

二、辨证论治

(一)寒哮

呼吸急促,喉中哮鸣有声,胸膈满闷如塞,咳不甚,痰少、咳吐不爽,口不渴或口渴喜热饮,面色晦滞带青,形寒畏冷。舌淡苔白滑,脉浮紧或弦紧。治以温肺散寒、化痰平喘。

(二)热哮

气粗息涌,喉中痰鸣如吼,胸高胁胀,咳呛阵作,咳痰色白或黄,黏稠厚浊,咳吐不利,烦闷不安,面赤汗出,口苦,口渴喜饮。舌红苔黄腻,脉滑数或弦滑。治以清热肃肺、化痰定喘。

(三)肺虚

气短声低,咳痰清稀色白,喉中常有轻度哮鸣音,每因气候变化而诱发,面色㿠白。舌淡苔薄白,脉细弱或虚大。治以补肺固卫。

(四)脾虚

气短不足以息,少气懒言,每因饮食不当而引发。舌淡苔薄腻或白滑,脉细弱。治以健脾化痰。

(五)肾虚

平素气息短促,动则为甚,腰酸腿软,脑转耳鸣,不耐劳累,下肢欠温,小便清长。舌淡,脉沉细。治以补肾纳气。

三、病情观察要点

(一)发作前症状

如打喷嚏、流鼻涕、干咳,鼻咽、咽部发痒等黏膜过敏表现。

(二)诱发因素

如受寒、过热、饮食不当、疲劳过度、烟酒和异味刺激等。

(三)呼吸道症状

观察患者呼吸频率、节律、深浅及呼气与吸气时间比,观察患者痰的色、质、量,咳痰时的伴随症状,咳痰的难易程度,呼吸道是否通畅。

(四)伴随症状

观察病情变化,哮病发作及持续时间,患者的神志、面色、汗出体温、脉搏、血压等情况,口唇及四肢末梢的发绀程度。

(五)并发症

有无电解质酸碱平衡失调、呼吸衰竭、自发性气胸等。

(六)危重症的观察

(1)发作持续 24 小时以上,出现呼吸困难、发绀、大汗、面色苍白提示病情危重。

(2)患者出现头痛、呕吐、意识障碍时,应观察是否有二氧化碳潴留,配合医师实施治疗、抢救。

四、症状护理要点

(一)病室环境

(1)病室应避免各种变应原,如烟雾、油漆、花草等异味刺激性气体。

（2）寒哮患者病室温度宜偏暖，避风寒。

（3）热哮患者病室应凉爽通风，防止闷热，但应避免对流风。

（二）避免诱发因素

哮病患者应避免寒冷、饮食不节、疲劳、烟酒等诱发因素。

（三）及时处理发作前症状

当哮病患者出现打喷嚏、流鼻涕、干咳、咽痒等发作前症状时，立即通知医师，及时用药，减轻或预防哮病的发生。

（四）体位

（1）哮病发作时给予端坐位或半坐卧位，也可让患者伏于一小桌上，以减轻疲劳。

（2）出现烦躁时应给予床挡保护，防止跌伤。

（五）痰多，痰黏

哮鸣咳痰多，痰黏难咳者，用叩背、雾化吸入等法，助痰排出。

（六）喘息哮鸣，心中悸动

喘息哮鸣，心中悸动者，应限制活动，防止喘脱。

（七）吸氧

遵医嘱给予用氧治疗。

（八）艾灸法

哮病发作时可艾灸肺俞、膈俞 20 分钟，寒哮发作时艾灸天突、膻中、气海等穴。

（九）中药吸入剂

寒哮发作时，用洋金花叶放在纸卷中点火燃烧，作吸入剂用。

（十）拔火罐治疗

热哮取肺俞（双）、大椎、双风门、伏兔、丰隆等穴。

（十一）穴位按揉

足三里、合谷、后溪、昆仑等穴，或指压舒喘穴。

（十二）哮病持续发作

哮病持续发作者，且伴有意识障碍、呼吸困难、大汗、肢冷等症，应立即通知医师，配合抢救。

五、饮食护理要点

饮食宜清淡，富营养，少食多餐，不宜过饱。忌生冷、辛辣、鱼腥发物、烟酒等食物。

（一）寒哮

宜进食温热宣通之品，以葱、姜、胡椒等辛温调味以助散寒宣肺，忌生冷、海腥、油腻等食物。

食疗方：麻黄干姜粥（麻黄、干姜、甘草、粳米煮粥服用）。

（二）热哮

宜食清淡、易消化的半流饮食，多饮果汁，如梨汁。

食疗方：加味贝母梨膏（川贝母、杏仁、前胡、生石膏、甘草、橘红、雪梨熬成糊状服用）。

（三）肺虚

宜食动物肺、蜂蜜、银耳、百合、黄芪膏等补肺气之品。

食疗方：黄芪炖乳鸽、黄芪炖燕窝等。

(四)脾虚

宜食如莲子、山药、糯米、南瓜、芡实等清淡,易消化、补脾之品,注意少食多餐。

食疗方:参芪粥、山药半夏粥。

(五)肾虚

宜食木耳、核桃、胡桃、杏仁等补肾纳气之品。

食疗方:白果核桃粥、五味子蛋(五味子煮汁腌鸡蛋)。

六、中药使用护理要点

(一)口服中药

口服中药时,应与西药间隔 30 分钟左右。

(1)哮病发作时暂勿服药,一般在间歇时服用。如有定时发作者,可在发作前 1~2 小时服药,有利于控制发作或减轻症状。

(2)寒哮汤药宜热服;热哮汤药宜温服。

(3)固肾定喘丸:过敏体质者慎用。

(4)哮病因痰而起,故哮病合并咳嗽者慎用止咳药,以免痰液瘀积,加重病情。

(二)中药注射剂

中药注射剂应单独使用,与西药注射剂合用时须前后用生理盐水做间隔液。

止喘灵注射液:孕妇及高血压病、心脏病、前列腺肥大、尿潴留患者慎用;出现多尿时应立即通知医师,并观察是否发生血容量降低,电解质紊乱。不宜与氨茶碱配伍。

(三)外用中药

观察局部皮肤有无不良反应。

中药敷贴:使用时应告知患者敷贴处皮肤可能出现灼热、发痒的情况,观察用药后反应。有明显热证、合并支气管扩张症、咯血的患者不宜贴敷。

七、情志护理要点

(1)病室环境宜安静,减少探视,避免不良情绪刺激。

(2)哮病发作时来势凶猛,患者多表现为惊恐万分,因此发作期首先应稳定患者的情绪,使其积极配合治疗。

(3)慢性反复发作的哮病迁延不愈,患者易悲观、焦虑,护士应关心安慰患者,让患者了解哮病是可以控制和缓解的,稳定患者情绪,以利康复。

(4)与哮病患者共同分析、寻找变应原和诱发因素并设法避免,树立战胜疾病的信心。

八、健康宣教

(一)用药

掌握常用吸入制剂的用法、用量,急性发作时能正确地使用,以快速缓解支气管痉挛。

(二)饮食

宜清淡,忌油腻;宜温和,忌过冷、过热;宜少食多餐,不宜过饱;忌过甜过咸;不吃冷饮及人工配制的含气饮料;避免吃刺激性食物和产气食物。

(三)运动

加强体质训练,根据个人情况,选择打太极拳、内养功、八段锦、慢跑、呼吸操等方法长期锻炼,避免剧烈运动。

(四)生活起居

注意气候变化,做好防寒保暖,防止外邪诱发;避免接触刺激性气体及灰尘;忌吸烟、饮酒。随身携带吸入制剂。

(五)情志

保持情绪稳定,勿急躁、焦虑;避免情绪刺激诱发哮喘。

(六)定期复查

遵医嘱定期复诊。

(七)预防

做好哮喘日记,记录发病的症状、发作规律、先兆症状、用药情况及用药后反应;积极寻找变应原,预防哮病复发。

(刘　霞)

第四节　喘　证

一、概述

喘证是因久患肺系疾病或受他脏病变影响,致肺气上逆,肃降无权,以气短喘促,呼吸困难,甚则张口抬肩,不能平卧,唇甲青紫为特征的病证。多因外感六淫侵袭肺系,或饮食不当、情志失调、劳欲久病所致。肺炎、喘息性支气管炎、肺气肿、肺源性心脏病、心源性哮喘、硅肺及癥症等发生呼吸困难时,可参照本病护理。

二、辨证论治

(一)风寒闭肺

喘咳气急,胸部胀闷,痰多稀薄色白,伴有头痛,恶寒,或伴发热,口不渴无汗。舌苔薄白,脉浮紧。治以宣肺散寒。

(二)表寒里热

喘逆上气,胸胀或痛,鼻煽,咳而不爽、痰吐黏稠,伴有形寒,身热,烦闷,身痛,有汗或无汗,口渴。舌红苔薄白或黄,脉浮数。治以宣肺泄热。

(三)痰热遏肺

喘咳气涌,胸部胀痛,痰多黏稠色黄,或痰中带血,或目睛胀突,胸中烦热,面红,身热有汗、尿赤。舌红苔黄或黄腻,脉滑数。治以清泄痰热。

(四)痰浊阻肺

喘而胸满闷窒,甚则胸盈仰息,咳嗽痰多黏腻色白,咳吐不利,兼有呕恶,纳呆,口黏不渴。苔厚腻,脉滑。治以化痰降逆。

301

(五)肺气虚

喘促气短,气怯声低,喉有鼾声,咳声低弱,痰吐稀薄,自汗畏风。舌淡苔薄,脉细弱。治以补肺益气。

三、病情观察要点

(一)呼吸形态

(1)是否有呼吸急促,张口抬肩,胸部满闷,不能平卧等。

(2)喘证发作的时间、程度等特点。

(二)咳嗽、咳痰

(1)咳嗽的时间、频次、诱发因素。

(2)咳痰的色、量、性质及咳吐的难易度。

(三)发作时的伴随症状

(1)发热、汗出的情况。

(2)水肿患者观察尿量和皮肤等情况。

(四)生命体征

密切观察患者生命体征及喘息,咳嗽,面色,神志。如出现呼吸困难、神志不清、四肢厥冷、面青唇紫时应立即报告医师,配合处理。

四、症状护理要点

(一)喘憋、气促

(1)空气清新,避免刺激性气味或粉尘,定时开窗通风。

(2)急性发作时绝对卧床休息,取半坐位,鼓励适当活动下肢,防止动脉血栓形成;缓解期注意休息,体位以患者舒适为宜;出现神志恍惚或躁动不安时,加床挡保护,防止跌伤。

(3)遵医嘱吸氧。

(4)拔火罐:主穴取定喘、风门、肺俞,配穴取中脘、肾俞,走罐2～3遍。

(5)穴位按揉:重按肺俞、脾俞、膏肓俞。实证加按风池、风府、迎香、足三里;虚证加按中脘、风池、风府。

(6)刮痧疗法:主穴取大椎、定喘、肺俞、天突,配穴取太渊、天突、内关。先刮主穴,再刮配穴,由轻到重,出现痧痕为度。

(二)咳嗽、咳痰

(1)遵医嘱予清肺化痰的中药雾化吸入,稀释痰液,协助患者漱口、叩背。

(2)如喉中痰鸣,咳痰不畅,应翻身拍背,以助咳痰,必要时给予吸痰。

(三)伴随症状的护理

(1)喘证高热的患者,慎用冰袋和乙醇擦浴进行物理降温,以防邪气郁闭不得宣达,喘作更甚。

(2)因外感诱发的喘证,要注意观察使用解表药后的汗出情况,如出汗较多,应勤换衣被。

(3)长期卧床水肿的患者,准确记录出入量,注意保持皮肤清洁干燥,做好受压部位的皮肤护理。

五、饮食护理要点

饮食宜高热量、高蛋白、多维生素、易消化饮食,少食多餐为宜,忌辛辣、油腻、刺激、生冷和产气的食物,禁吸烟、饮烈性酒,水肿者限制钠盐摄入。

(一)风寒闭肺

宜食海带、大豆、莲子、萝卜等清肺散寒之品。

食疗方:杏仁粥。

(二)表寒里热

宜食梨肉、罗汉果、莲子、薏苡仁、银耳等祛火化痰之品。

食疗方:百合糯米粥。

(三)痰热遇肺

宜食梨肉、大豆、银耳等清肺热,和气平喘之品。

食疗方:银耳莲子粥。

(四)痰浊阻肺

宜食蔬菜、栗子、木耳、大枣等生津化痰之品。

食疗方:薏苡仁粥。

(五)肺气虚

宜食梨肉、杏肉、百合、大枣、花生等清淡甘润,益肺健脾之品。

食疗方:山药茯苓粥。

六、中药使用护理要点

(一)口服中药

口服中药时,应与西药间隔 30 分钟左右。

1.麻黄汤或定喘汤

服用麻黄汤或定喘汤时,不宜同时服用滋补性中药。

2.小青龙颗粒(合剂、胶囊)

高血压、心脏病患者慎服。

3.苦甘颗粒

高血压、心脏病患者慎服。

4.痰饮丸

可导致便秘,应注意观察患者的大便情况。

(二)中药注射剂

中药注射剂应单独使用,与西药注射剂合用时须前后用生理盐水做间隔液。

1.清开灵注射液

注射液稀释后必须在 4 小时以内使用。忌与硫酸庆大霉素、青霉素 G 钾、肾上腺素、重酒石酸间羟胺、乳糖酸红霉素、多巴胺、洛贝林、肝素钠、硫酸美芬丁胺、葡萄糖酸钙、B 族维生素、维生素 C、硫酸妥布霉素、硫酸庆大霉素、西咪替丁、精氨酸、氨茶碱等药物配伍使用。

2.双黄连注射液

首次静脉滴注过程中的前 30 分钟应缓慢,不宜与氨基糖苷类(庆大霉素、卡那霉素、链霉素、硫酸妥布霉素、硫酸奈替米星、硫酸依替米星)、大环内酯类(红霉素、吉他霉素)、诺氟沙星葡萄糖、氯化钙、维生素C、氨茶碱、穿琥宁、刺五加、丹参、川芎嗪等配伍,以免产生浑浊或沉淀,过敏体质者慎用。

3.痰热清注射液

静脉滴注时浓度不宜过高,10～20 mL注射液用250～500 mL溶媒稀释为宜;滴速不宜过快,以每分钟40～60滴为宜。忌与维生素C、甘草酸二钠、丹参、加替沙星、甲磺酸帕珠沙星、阿米卡星、奈替米星乳酸环丙沙星、依替米星、泮托拉唑、葡萄糖依诺沙星、头孢吡肟、盐酸莫西沙星、阿奇霉素、西咪替丁、吉他霉素、果糖二磷酸钠、头孢匹胺等配伍。

(三)外用中药

观察局部皮肤有无不良反应。

中药敷贴:使用时告知患者敷贴处皮肤可能出现灼热、发痒的情况,观察用药后反应。有明显热证、合并支气管扩张症、咯血的患者不宜贴敷。

七、健康宣教

(一)用药

遵医嘱按时服药,不可随意增减药量或停药,正确掌握吸入制剂的方法。

(二)饮食

合理膳食,增加营养,增加机体抵抗力,少量多餐,忌烟、酒。

(三)运动

可进行散步、打太极拳等有氧运动,增强体质。

(四)生活起居

戒烟,避免接触刺激性气体及灰尘;注意四时气候变化,随时增减衣被,以防外邪从皮毛口鼻侵入;注意休息,防止过劳。

(五)情志

保持良好情绪,防止七情内伤。

(六)氧疗

如患者有严重慢性缺氧状况,应坚持长期氧疗,提高生活质量。

(七)定期复诊

遵医嘱按时服药,定时来医院复查,出现喘憋气短、乏力等症状及时就诊。

(刘　霞)

第五节　真　心　痛

一、概述

真心痛是胸痹进一步发展的严重病症,其特点为剧烈而持久的胸骨后疼痛,伴心悸、水肿肢冷、喘促、汗出、面色苍白等症状,甚至危及生命。真心痛多与年老体衰、七情内伤、气滞血瘀、过食肥甘或劳倦伤脾、痰浊化生、寒邪侵袭、血脉凝滞等因素有关。急性冠状动脉综合征可参照此病护理。

二、辨证论治

(一)寒凝心脉

胸痛彻背,胸闷气短,心悸不宁,神疲乏力,形寒肢冷。舌淡黯,苔白腻,脉沉无力,迟缓或结代。治以温补心阳,宣痹通阳。

(二)气虚血瘀

心胸刺痛,胸部闷窒,动则加重,伴气短乏力,汗出心悸。舌体胖大,边有齿痕,舌黯淡或有瘀点、瘀斑,苔薄白,脉弦细无力。治以益气活血,通脉止痛。

(三)正虚阳脱

心胸绞痛,胸中憋闷或有窒息感,喘促不宁,心慌,面色苍白,大汗淋漓,烦躁不安或表情淡漠,重则神识昏迷,四肢厥冷,口开目合,手撒尿遗,脉疾数无力或脉微欲绝。治以回阳救逆,益气固脱。

三、病情观察要点

(1)疼痛的部位、性质、程度、持续时间。

(2)伴随症状,有无牙痛、咽喉紧缩感、胃痛、呼吸困难等症状。

(3)心电监护,密切观察心电图、呼吸、血压的变化,必要时行血流动力学监测。

(4)尽早发现病情变化,通知医师进行处理。①心律失常:观察心电图有无频发室性期前收缩,成对出现或短暂室性心动过速。②休克:疼痛缓解而收缩压≤10.7 kPa(80 mmHg),患者表现面色苍白、皮肤湿冷、脉细速、大汗、烦躁不安、尿量减少,甚至晕厥。③心力衰竭:患者表现呼吸困难、咳嗽烦躁、发绀等,重者出现肺水肿。

四、症状护理要点

(1)疼痛发作时,可行穴位按压,取穴内关、合谷、心俞等穴;也可耳穴埋籽,取心、肾上腺、皮质下等穴。

(2)发病后1~3天绝对卧床休息,以减少心肌耗氧。限制探视,避免干扰,保持患者情绪稳定。保证睡眠。

(3)用药后严密观察病情变化、生命体征,及时通知医师,根据医嘱调整给药速度、剂量。

(4)持续吸氧,以增加心肌氧的供应,控制梗死面积扩大,减轻胸痛、呼吸困难和发绀的程度,减少并发症。

(5)危重患者安置在监护室内,严密观察生命体征、心电图等参数的变化,做好护理记录。

(6)保持大便通畅,多食水果、蔬菜等富含纤维素的食物,也可采取顺时针环形按摩腹部的方法,刺激肠蠕动,利于大便排出。

(7)便秘时给予耳穴埋籽,主穴:大肠、直肠下端、皮质下、便秘点;配穴:肺、结肠、腹、脾。

(8)对于卧床患者可用紫草油按摩骶尾部及骨隆突出部,以免发生压疮。

五、饮食护理要点

饮食宜少食多餐,进低盐、低脂、低热量、高纤维、清淡易消化的饮食,忌暴饮暴食,肥甘厚味、辛辣等刺激性食物,戒烟酒,浓咖啡或浓茶。控制摄入总量,减轻心脏负担,尤其发病初期,应给予少量清淡流质或半流质饮食;限制钠盐的摄入量,每天不超过 6 g。

(一)寒凝心脉

宜食生姜、大葱、核桃、山药等温补心阳之品,可饮少量米酒,忌食生冷瓜果。

食疗方:薤白粥。

(二)气虚血瘀

宜食山楂、木耳、山药、海参、黄芪等益气活血之品,也可饮桃仁参茶(桃仁、明党参、茶叶)。

食疗方:归参鳝鱼汤、黄芪川芎兔肉汤。

(三)正虚阳脱

宜食龙眼肉、田鸡、鸡肉,可用调味品生姜、大葱、大蒜等;食物宜热服,忌寒凉性食品。

食疗方:虫草炖鸡、桂圆莲子粥。

六、中药使用护理要点

(一)口服中药

口服中药时,应与西药间隔 30 分钟左右。

(1)中药汤剂宜温热服,正虚阳脱证者遵医嘱频频喂服独参汤或鼻饲。

(2)滴丸剂开瓶后易风化、潮解,夏季常温保存 1 个月有效;药品性状发生改变时不宜使用。

(3)速效救心丸:可扩张眼内血管而引起眼压增高,故青光眼患者慎用。

(4)麝香保心丸:孕妇禁用。不宜与维生素 C、烟酸谷氨酸胃酶合剂、降糖药、可待因、吗啡、哌替啶等同服。

(5)冠心苏合滴丸:消化道溃疡活动期,大出血的患者或月经过多者应慎用。

(二)中药注射剂

中药注射剂应单独使用,与西药注射剂合用时须前后用生理盐水做间隔液。严格控制输液速度,一般控制在每分钟 20~40 滴,控制输液量。

1.参麦注射液

新生儿、婴幼儿禁用;溶媒宜用 50% 葡萄糖或 5%~10% 葡萄糖注射液;不能与抗生素类药物混合应用;忌与维生素 C、枸橼酸舒芬太尼配伍。

2.参附注射液

忌与辅酶 A、维生素 K_1、氨茶碱、维生素 C、碳酸氢钠、氯霉素、硫酸阿托品、甲磺酸酚妥拉明、盐酸普萘洛尔、洋地黄毒苷、枸橼酸舒芬太尼配伍;不宜与中药半夏、瓜蒌、贝母、白蔹、白及和藜芦等同时使用。

(三)外用中药

观察局部皮肤有无不良反应。

1.宽胸气雾剂

将瓶倒置,每次喷 2~3 下;使用后用清水漱口。

2.冠心膏

于膻中、心俞各贴 1 片,12~24 小时更换;注意观察局部皮肤反应。

七、健康宣教

(一)用药

严格遵医嘱服药,服用抗凝药及活血的中药,应按时监测凝血时间。

(二)饮食

宜清淡易消化,低盐低脂;注意钠、钾的平衡,适当增加镁的摄入。

(三)运动

进行轻松的体育锻炼,如散步、气功、打太极拳,避免剧烈运动。

(四)生活起居

保持室内温湿度适宜;生活起居有规律,注意劳逸结合,保证充足睡眠;避免各种诱发因素,如紧张、劳累、饱食、情绪激动、便秘、感染等;戒烟酒。

(五)情志

避免过于激动或喜怒忧思过度,保持心情平静愉快、积极乐观。

(六)自救

随身携带保健盒及急救卡。

(七)定期复诊

遵医嘱定期复诊,如心前区闷胀不适、钝痛时有向左肩、颈部放射,伴有恶心、呕吐、气促、出冷汗,应立即就诊。

(八)预防相关疾病

积极防治高血压、糖尿病、高血脂等病症。

(刘 霞)

第六节 心 悸

心悸是自觉心中悸动,惊惕不安,甚则不能自主的一种病症,临床一般多呈阵发性,每因情志波动或劳累而诱发。且常与胸闷、气短、失眠、健忘、眩晕、耳鸣等症状同时出现。病情轻者为惊悸,病情重者为怔忡,相当于现代医学的心律失常。心血管神经症,心肌病等以心悸为主症时,可属本症范畴。

一、心悸的常见证型

(一)气阴两虚,心神失养

心慌气短,劳累后加重,体倦乏力,少寐多梦,心烦口干,五心烦热,白汗盗汗,舌质红、少苔,脉沉细或细数。

(二)肝肾阴虚,心神失养

心慌气短,头晕耳鸣,失眠多梦,胸胁隐痛,手足心热,腰膝酸软,盗汗,舌质暗红,脉沉细。

(三)心脾两虚,心神失养

心慌气短,倦怠乏力,腹胀便溏,食欲缺乏,舌质淡、苔薄白,脉沉细或结代。

(四)痰热内扰,心神不宁

心慌烦躁,呕恶,口干口苦,大便干结,尿赤,痰多气短,舌质暗红、苔黄腻,脉弦滑。饮食以清热化痰,宁心安神为原则。

(五)气滞血瘀,心神失养

心慌,发作每与情绪变化有关,胸闷不舒,善叹息,唇甲青紫,舌质紫暗、苔薄或薄腻,脉弦细。

(六)心阳虚弱,心神失养

心悸不安,胸闷气短,动则尤甚,面色㿠白,形寒肢冷,舌质淡、苔白,脉虚弱或结、代。饮食以温补心阳,安神定悸为原则。

(七)水饮凌心,心神不宁

心慌,胸闷痞满,渴不欲饮,尿少,下肢水肿,形寒肢冷,或伴头晕,恶心,舌质淡、苔白滑,脉弦滑或沉细。

二、常见症状、证候施护

(1)心悸频发且加重,伴有胸闷、心痛,尿量减少,下肢水肿,短时间内体重增加较快,呼吸气短或喘促,及时报告医师,给予吸氧,心电监护,做好抢救准备。

(2)心悸频发或长期不愈者,病情稳定时可给予射频消融术,做好围术期护理,严密观察有无出血、心包填塞、心房-食管瘘、气胸、血胸、新发心悸等并发症。发现异常,及时报告医师并配合处理。

(3)心房纤颤患者易并发中风,注意观察患者意识、言语及肢体活动,有无口眼㖞斜、流涎等中风表现,发现异常及时处理。

(4)心悸脉缓者,可给予永久起搏器植入术,做好围术期护理,防止发生手术部位感染、出血及电极脱落等并发症。并教育患者及其家属做好出院后起搏器功能的检测和维护,定期复查,避免接触强电磁场等,出现心慌、胸闷或起搏器感应下降时要及时就医。

(5)心悸发作伴脉促且持续不缓解者,经刺激迷走神经和药物治疗无效,可给予同步心脏电复律术,做好术前评估,备好急救药品及物品。静脉注射镇静剂并嘱患者查数,直至进入睡眠状态。除颤器选择同步状态及合适的能量水平,一般为 100 J,最高为 200 J,首次失败后增加 50～100 J。电复律后观察患者心率、心律、呼吸、血压、意识及肢体活动有无障碍、疼痛,以防心房血栓脱落引起中风及肺、周围血管栓塞等并发症。

(6)当患者出现心阳暴脱、抽搐、意识丧失等危候时,立即给予抢救,心室颤动者可立即给予非同步电复律术,能量水平为 200～360 J,心电示波为矮、细颤动波时,应先静脉注射盐酸肾上腺素使矮、细的颤动波变为粗大时再行电复律,注意电极板均匀涂抹导电糊,防止灼伤患者皮肤,放电时嘱他人勿接触患者及病床。复律后持续心电监测,严密观察病情变化。

(7)心悸伴发眩晕、黑矇者,要卧床休息,活动时有人陪伴扶持,以防晕倒摔伤。

(8)气阴两虚,心神失养:心悸发作时绝对卧床休息,给予吸氧。严密观察面色、呼吸、血压和脉象的变化。遵医嘱给予耳穴贴压,取穴:心、小肠、神门、皮质下。

(9)肝肾阴虚,心神失养:注意休息,节房事,保持情绪稳定,避免精神刺激,积极配合治疗。

(10)心脾两虚,心神失养:心悸发作时卧床休息,平时可按摩或艾灸心俞、足三里、脾俞。

(11)痰热内扰,心神不宁:保持环境整洁安静,温湿度适宜,避免突然的高声、噪声的干扰。注意观察病情,避免精神刺激,保持大便通畅。

(12)气滞血瘀,心神失养:调畅情志,避免七情刺激。本证常伴胸闷,心痛,要密切观察病情变化,若出现剧烈胸痛,面色苍白,脉结代或细微欲绝者,应及时报告医师并配合抢救。

(13)心阳虚弱,心神失养:注意休息,保证充足睡眠,发作时绝对卧床休息,并给予吸氧,注意防寒保暖。

(14)水饮凌心,心神不宁:记录24小时出入水量,下肢水肿甚者,做好皮肤护理,预防压疮。

(15)体液失衡、药物中毒者,可及时给予纠正水、电解质失衡,并对症处理。

三、心悸的中医特色治疗与护理

(一)药物治疗

1.内服中药

(1)安神定志药物宜早、晚服。睡眠困难者可加酸枣仁、红糖煎水服;心烦者可用竹茹、贝母煎水饮。给药一定按医嘱的剂量与时间,不可给患者自行服用。

(2)脉有结代者,可口服人参皂苷片,每次3片,每天3次。

(3)肝肾阴虚者,汤药宜温服,睡眠前可增服一次成药,以安神止悸。服用天王补心丹时,忌胡荽、大蒜、白萝卜、鱼腥草、烧酒。因朱砂有毒,无论汤剂或丸药含朱砂者,均要减小剂量,且不可久服。

(4)心阳虚弱者常用附子、四逆汤或洋地黄类药物,要密切观察药物的毒性反应,如出现恶心、呕吐、视物模糊、黄绿视、心悸、眩晕等,应立即报告医师,及时处理。附子应先煎、久煎,减少毒副反应。

(5)水饮凌心者汤药宜浓煎温服,少量多次频服。

(6)心血瘀阻者若见胸闷、心痛,或脉搏紊乱,乍疏乍疾时,可给予冠心苏合香丸、速效救心丸或硝酸甘油片等,舌下含服。避免直立体位。

(7)一般汤药宜温热服,心阳虚弱者宜趁热服用,以振奋心阳。

2.注射用药

(1)应用洋地黄类药物、铃兰毒苷、万年青总苷等药物时,应注意严格控制液体输入速度和剂量,观察毒副作用及用药后反应,若出现恶心、呕吐、腹痛、腹泻、视物异常、心悸等立即报告医师并配合处理。

(2)水饮凌心者严格控制输入液体量,以免加重心脏负担。

(3)静脉注射时注意配伍禁忌。

(4)静脉输液时不可擅自调节输液速度。

(二)中医特色技术

(1)耳穴贴压:心悸、胸闷时耳穴贴压心、肾、神门、小肠、皮质下等。

(2)穴位贴敷:可取穴内关、膻中、心俞、膈俞、肾俞、胆俞等。

(3)艾灸:虚证者,可艾灸心俞、脾俞、肾俞、膈俞、膻中、足三里等穴位,并刺神门、内关等以温通心阳,调养气血,安神定悸。

(4)针灸:心悸发作时可针刺内关、神门、足三里等穴位。心血瘀阻者可取心俞、膈俞、膻中、内关等穴以活血行气,止痛定悸。痰多者可针刺廉泉、丰隆、内关等穴宣肺化痰。

(5)有脉搏加快而无结代脉,无器质性病变者,可用压迫颈动脉窦法或压迫眼球法止悸。压迫颈动脉窦法:事先需准备好阿托品、肾上腺素等急救药品,操作时,患者取卧位,头偏向一侧,于相当甲状软骨上缘水平,颈动脉搏动最明显处施行该法。指轻压一侧颈动脉窦 10～20 秒,两侧可交替进行,但不可两侧同时压迫,且时间要短。压迫眼球法:嘱患者轻闭双眼下视,以拇指压迫一侧眼球上部,逐渐增加压力,至患者感到轻微疼痛,心悸减轻为止,压迫一侧无效时可改换另一侧,每次时间不超过 30 秒。注意不可同时压迫双眼,不能用力太猛,以免发生意外或损伤眼球。患者感心悸减轻立即停止。

(6)每晚睡前按摩神门、郄门、内关、巨阙等穴位 3～5 分钟,以增强宁心安神、定惊止悸作用,若心悸甚者,可取双侧内关穴同时按压 1 分钟。

四、心悸的康复与锻炼

正常人的心脏按照一定的节律稳定而有规律地跳动,心跳频率为每分钟 60～100 次(成人)。当心跳的频率和节律发生改变时,即发生了心悸。

心悸的发病特点多为时发时止,常与诱因有关,如劳累、寒冷、精神刺激、感染、饱餐、紧张、体液失衡、突发疾病、药物中毒等。因此控制心悸发作,要避免各种诱发因素。进行力所能及的活动和锻炼,运动时以不发作心悸、胸闷、头晕、乏力症状等为宜。宜进行和缓的肢体动作或娱乐活动,如打太极拳、玩扑克、球类、游戏、美术、演奏等,在娱乐活动中达到治疗疾病,促进康复的目的。不宜做快跑、登山等剧烈运动。

(一)心律失常的康复锻炼

心律失常可见于各种器质性心脏病,其中以冠状动脉粥样硬化性心脏病(简称冠心病)、心肌病、心肌炎和风湿性心脏病(简称风心病)为多见,尤其在心力衰竭或急性心肌梗死时。发生在基本健康者或自主神经功能失调患者中的心律失常也不少见。老年人心律失常者极为多见,不少老年人常年坚持体育锻炼,对心律失常者来说,运动有正面作用,也有负面影响,因此有些类型心律失常者应避免运动。

1.窦性心搏缓慢、窦房性传导阻滞

如有眩晕、晕厥等症状,应禁止运动并应积极进行治疗。

2.房室传导阻滞

一度原则上仍可适当进行平时所能承受的运动;二、三度通过运动负荷试验如有改善可适当运动,如加重则禁止运动。

3.期前收缩

室上性期前收缩原则上可以适当运动;室性期前收缩如运动后减少或消失可以继续运动;如加重或患有器质性心脏病,则禁止运动。

4.预激综合征

有阵发性心房颤动或扑动者禁止运动。

5.Q-T 间期综合征

运动后出现室性心动过速者禁止运动。

6.其他注意事项

除上述列举的几种类型外,其他类型心律失常者可与主治医师研究能否运动及适宜的运动量;冬季老年人室外运动可因寒冷刺激而引起血压升高,因此要注意保温;有常年坚持体育运动习惯的老年人,如遇身体不适或心律失常,不要强行进行运动;过去人们习惯于清晨锻炼,目前认为意外猝死多发生在清晨或午前,因此清晨空腹时应避免运动,特别是有冠状动脉危险因素者更应注意。

7.心律失常患者适合的运动

心律失常患者是否可以参加运动及适合什么样的运动是由心脏代偿功能来决定的。适度的体育锻炼能改善神经和血液循环,对心脏有加快心率,加强传导的作用,并能促使心肌的侧支循环建立,改善心肌供血。一般来说,心律失常患者适合做的运动有散步、慢跑、打太极拳、八段锦、保健操等。运动中应保证自我感觉良好,不伴有胸闷、胸痛、心慌、气短和咳嗽、疲劳等,若有上述不适出现,则应立即停止运动。

8.安置心脏起搏器术后的功能锻炼

术后一般应绝对卧床 24 小时,24～48 小时可在床上翻身,48～72 小时可在床上坐起活动,3 天后可下床逐渐增加活动量。如果是植入螺旋电极,术后不要求绝对卧床。安置心脏起搏器要穿刺锁骨下静脉,因此患者术后 2 天内不能活动上肢。一般术后 7 天伤口即愈合拆线,从这时起应进行功能锻炼。如用患肢做摸墙运动(尽可能摸得高些),或摸对侧耳朵等。刚开始活动时可能会感到疼痛,以后就会逐渐习惯。术后几周内应避免突然、快速的手臂移动或高举过头的动作,以防止起搏器的导线移位或折断。

9.心肌炎的康复锻炼

心肌炎是由多种原因引起心肌内局灶性或弥漫炎性病变,可呈急性或慢性的发病过程。除少数人外,大多数急性心肌炎,经适当治疗后都能完全恢复正常,无后遗症。患心肌炎后还能不能运动,要根据病情决定。急性发作期,一般应卧床休息 2～4 周,急性期后仍应休息 2～3 个月。严重心肌炎伴心界扩大者,应休息 6～12 个月,直到症状消失,心界恢复正常。心肌炎后遗症者,可与正常人一样地生活工作,但不宜长时间看书、工作甚至熬夜。适当的体育疗法有助于增强心脏功能,促进心肌炎康复。轻型心肌炎患者,在退热、心率和心律恢复正常及心脏功能改善后,可参加 10～30 分钟的有氧运动,如步行。步行时应掌握适宜的强度,可根据身体情况规定一定的步行速度和距离。锻炼 3 个月后,如果步行时的心率能达到本人最大心率的 65％时,则还可以参加一些其他感兴趣的缓和的有氧运动,如游泳、骑自行车和做体操等。但一定要注意循序渐进。运动前应做 5～10 分钟的准备活动,以预防因突然用力活动对心脏的应激作用。活动后还应有 5～10 分钟的整理运动,以避免因突然停止运动可能引起的头晕、虚脱症状。此外,可在心脏康复医师指导下进行四肢肌肉力量的锻炼,做短时间和轮流交替的体操、哑铃、拉力器等运动,不过要避免做屏气动作。约半年后,还可在耐力、力量、速度逐渐增加的基础上,进行一些有氧运动专项训练,如距离不太长的长跑等。但不能做大强度的训练和比赛,也不宜进行力量性的举重、摔跤等,以防止病情复发。

(二)心肌病的康复治疗

心肌病的康复治疗参考心衰病。

五、心悸的健康指导

(一)一般指导

(1)正确对待、心胸开阔。不要因为患了心悸而忧心忡忡。只要早发现、早治疗,心律失常并非不能控制。

(2)合理安排休息与活动。心律失常患者应减少劳累,保证睡眠充足,并适当地进行锻炼;只有严重心律失常、心功能极差的患者,才应长期卧床休息。对运动诱发心律失常患者应控制运动,直至心律失常得到控制。

(3)保持情绪稳定。情绪急剧激动或情绪过度忧虑,都可引起心律失常。

(4)随季节、气候变化调节生活起居,采取预防感冒措施,以免加重病情。

(5)合理安排饮食。宜清淡,少辛辣;不暴饮暴食;少饮浓茶、咖啡、冷饮等;戒烟、酒是预防心律失常的重要一环。

(6)定期复查有关项目,合理调整药物。

(7)积极治疗原发病,避免劳累、情绪激动、饱餐、紧张、寒冷等诱发因素。

(8)保持大便通畅,切忌排便时过度用力。

(9)定期门诊随访,遵医嘱按时服药,自我监测药物的毒性反应。自备急救药品,易取、易用。呼叫器放在伸手可及之处。定期进行肝功能、血脂、心电图、彩超等相关检查。

(10)教会患者及其家属测脉搏和心率的方法,以利于自我监测病情。教会患者或其家属在心悸发作时的缓解方法。如出现心悸频发且重,并伴有胸闷、心痛;尿量减少,下肢水肿,短时间内体重增加较快;以及出现呼吸气短或喘促等症状时,及时就医。并教会家属在患者出现心阳暴脱、厥脱时的救护方法。

2.生活起居

(1)病室或卧室保持整洁舒适,经常通风换气,保证温湿度适宜,室内空气新鲜。

气阴两虚者,病室宜阳光充足,空气新鲜,环境安静,温度适宜,注意随气候变化增减衣服,以防伤及心气。

肝肾阴虚、阴虚火旺及痰热扰心者,室温宜偏低,通风,凉爽,睡眠时光线宜暗,薄衣薄被。心悸发作时阴虚者宜卧床休息,生活有节,慎房事,以防肾水亏耗,水不济火,加重心悸。痰火扰心者宜保持环境安静,避免噪声,限制探视,减轻患者烦躁情绪。病室空气湿度可稍高,以利化痰排痰。

心阳不振者,病室宜阳光充足,空气新鲜。若患者畏寒明显,应防寒保暖,预防感冒,但不宜加盖太厚、太重的被子,以免影响心肺功能。

水饮凌心者,病室宜温暖,空气新鲜,严防受凉,保持绝对卧床休息,若患者心悸,喘咳,胸闷,不得平卧,应采取半卧位。

气滞血瘀者,病室宜阳光充足,空气新鲜,室内可多放置花草、书报等怡情养性之品,且芳香可行气,减轻气滞血瘀之心悸。

(2)避免突然而来的噪声及恐怖、惊骇等刺激,在操作或巡视时要做到操作轻、说话轻、走路轻、关门轻。

(3)休息可减少耗伤气血,防止活动后诸症加剧。根据病情适当安排休息与活动。病情危重者绝对卧床休息,避免多探视;轻症患者可酌情练静养功,打太极拳、五禽戏等使气血流畅,经脉通利。

(4)危重患者要给予吸氧,氧气属于清气,增加清气可推动气血运行,减少气血瘀滞,达到活血化瘀的目的。

(5)无论做治疗或者给患者翻身、擦背等,都要注意防寒保暖,以防风寒之邪侵袭而发生上呼吸道感染。

(6)痰多者应做好排痰,以防窒息。可勤翻身拍背,或侧卧位以利排痰,或手法做背部推拿,疏通气血,加速肺的宣发肃降功能,防止肺部感染。昏迷患者可用吸痰器吸痰。

(7)昏迷或抽搐者,可加床栏或约束带,防止意外发生。

(8)按时作息,保证充足的睡眠。

3.饮食指导

饮食宜营养丰富,易消化,以低脂肪、高维生素及高蛋白质为主。进食速度不宜过快,可少量多餐,忌过饥过饱。忌烟、酒、浓茶、咖啡等刺激性物品及肥甘厚味之品。心悸辨证施膳如下。

(1)气阴两虚,心神失养:饮食以益气养阴,宁心安神为原则,如山药、大枣、阿胶、百合、荸荠、莲藕、甲鱼、桑葚、银耳等。食疗方:莲子羹、山药粥、百合粥等。

(2)肝肾阴虚,心神失养:饮食以滋补肝肾,养心安神为原则。宜进食补益心肝肾之阴的食物,既清淡养阴,又富于营养,如甲鱼、桑葚、银耳、大枣、鲜藕、莲子等。忌烟酒、浓茶、咖啡等辛辣刺激动火劫阴之品。食疗方:银耳羹、百合鸡蛋汤、西洋参煎水代茶饮等。

(3)心脾两虚,心神失养:饮食以益气健脾,补血养心为原则。宜进食补益心脾、益气生血之品,如山药、大枣、莲子、猪肝、瘦肉、蛋类、牛奶等。忌食寒凉、生冷之品。忌烟酒、浓茶、咖啡等辛辣刺激之品。食疗方:百合龙眼粥、参龙猪心粥等。

(4)痰热内扰,心神不宁:饮食以清热化痰,宁心安神为原则。宜食清热化痰生津之品,如白萝卜、梨、甘蔗、西瓜、荸荠、芹菜、香蕉、蜂蜜等。忌肥甘油腻刺激性食品。食疗方:芹菜汁、莲子糕等。

(5)气滞血瘀,心神失养:饮食以理气化瘀,宁心安神为原则。宜食疏肝理气之品,如金橘、萝卜、新鲜果蔬等。也可每天饮红花酒少许。食疗方:三七炖瘦肉等。

(6)心阳虚弱,心神失养:饮食以温补心阳,安神定悸为原则。宜食安神温补之品,如山药、大枣、羊肉、蛋类、牛奶、海参、胡桃肉等。鹿角胶烊化内服,或紫河车粉装胶囊吞服。给予低盐或无盐饮食,以防伤肾损阳,加重病情。食疗方:人参炖乌鸡。

(7)水饮凌心,心神不宁:饮食以振奋心阳,化气利水为原则。宜低盐饮食,少量多餐、易消化,适当限制入水量,记录 24 小时出入水量。宜食新鲜蔬菜、藕粉、蛋花汤、牛奶、酸奶、莲子、薏苡仁、赤小豆、牛羊肉等。

4.情志护理

心悸患者受七情变化影响较大,故情志护理颇为重要。

(1)避免一切不良刺激,医护人员及患者家属对患者态度要热情,关心体贴,语言和蔼,护理技术操作要轻,不在患者面前谈论病情,使患者的心情平稳,以防伤五脏之气。

(2)注意患者的思想情绪变化,解除其紧张恐惧心理,及时解决患者提出的问题,消除其烦恼和顾虑,调整心态,以护心神,避免病情加重。

(3)指导患者掌握自我排解不良情绪的方法,如转移法、放松法、音乐疗法等。

(4)患者心悸发作时常自觉六神无主、心慌不宁,有恐惧感,此时应有患者家属或医护人员在旁陪伴,使其感到放心,稳定情绪,并设法止悸。

(5)心肌病患者多较年轻,病程长,病情复杂,预后差,故常出现紧张、焦虑及恐惧心理,甚至对治疗悲观失望,导致心肌耗氧量增加,病情加重。鼓励和安慰可帮助其消除悲观情绪,增强其治疗疾病的信心。

(刘 霞)

第七节 呕 吐

一、概述

凡由于胃失和降,气逆于上,迫使胃中之物从口中吐出的一种病证,称为呕吐。多由于外感六淫,内伤饮食,情志不调,禀赋不足等影响于胃,使胃失和降,胃气上逆所致。急性胃炎、胃黏膜脱垂症、神经性呕吐、幽门痉挛、不完全性幽门梗阻、胆囊炎、胰腺炎等出现呕吐时可参照本病护理。

二、辨证论治

(一)外邪犯胃

突然呕吐,胸脘满闷,发热恶寒,头身疼痛。舌苔白腻,脉濡缓。治以疏邪解表,化浊和中。

(二)饮食停滞

呕吐酸腐,脘腹胀满,嗳气厌食,大便或溏或结。舌苔厚腻,脉滑实。治以消食化滞,和胃降逆。

(三)痰饮内停

呕吐清水痰涎,脘闷不食,头眩心悸。舌苔白腻,脉滑。治以温中化饮,和胃降逆。

(四)肝气犯胃

呕吐吞酸,嗳气频作,胸胁胀痛。舌红苔薄腻,脉弦。治以疏肝理气,和胃降逆。

(五)脾胃虚寒

呕吐反复迁延不愈,劳累或饮食不慎即发,伴神疲倦怠,胃脘隐痛,喜暖喜按。舌淡或胖苔薄白,脉弱。治以温中散寒,和胃降逆。

(六)胃阴不足

时时干呕恶心,呕吐少量食物黏液,饥不欲食,咽干口燥,大便干结。舌红少津,脉细数。治以滋阴养胃,降逆止呕。

三、病情观察要点

(一)呕吐

观察呕吐的虚实,呕吐物的性状与气味,呕吐时间等。

1.呕吐的虚实

发病急骤,病程较短,呕吐量多,呕吐物酸腐臭秽,多为实证;起病缓慢,病程较长,呕而无力,呕吐量不多,呕吐物酸臭不甚,伴精神萎靡,倦怠乏力多为虚证。

2.呕吐物的性状

酸腐难闻,多为食积内腐;黄水味苦,多为胆热犯胃;酸水绿水,多为肝气犯胃;痰浊涎沫,多为痰饮中阻;泛吐清水,多为胃中虚寒。

3.呕吐的时间

大怒、紧张或忧郁后呕吐,多为肝气犯胃;暴饮暴食后发病,多为食滞内停;突然发生的呕吐伴有外感表证者,多为外邪犯胃;晨起呕吐在育龄女性,多为早孕;服药后呕吐,则要考虑药物反应。

(二)伴随症状

如出现下述症状,及时报告医师,配合抢救。

(1)呕吐剧烈,量多,伴见皮肤干燥,眼眶下陷,舌质光红。

(2)呕吐频繁,不断加重或呕吐物腥臭,伴腹胀痛、拒按、无大便及矢气。

(3)呕吐物中带有咖啡样物质或鲜血。

(4)呕吐频作,头昏头痛,烦躁不安,嗜睡、呼吸深大。

(5)呕吐呈喷射状,伴剧烈头痛、颈项强直、神志不清。

四、症状护理要点

(一)呕吐

(1)虚寒性呕吐:胃脘部要保暖,热敷或可遵医嘱隔姜灸中脘,或按摩胃脘部。

(2)寒邪犯胃呕吐时,可用鲜生姜煎汤加红糖适量热服。

(3)食滞欲吐者,可先饮温盐水,然后用压舌板探吐。

(4)呕吐后用温热水漱口,保持口腔清洁。

(5)呕吐频繁者可耳穴埋籽:取脾、胃、交感等穴;亦可指压内关、合谷、足三里等穴。

(6)穴位贴敷:取穴足三里、中脘、涌泉、内关、神阙等穴位。

(7)昏迷呕吐者,应予侧卧位,防止呕吐物进入呼吸道而引起窒息。

(二)胸胁胀痛

稳定患者情绪,可推拿按揉肝俞、脾俞、阳陵泉等穴。

(三)不思饮食

可自上而下按揉胃脘部,点按上脘、中脘、天枢、气海等穴。

(四)咽干口燥

可用麦冬、玉竹或西洋参代茶饮。

(五)恶寒发热

做好发热护理,根据医嘱采取退热之法,注意观察生命体征的变化。

五、饮食护理要点

饮食应清淡开胃易消化,禁食辛辣、煎炸、肥甘、生冷、油腻的食物。宜少食多餐。

(一)肝气犯胃

宜食陈皮、萝卜、山药、柑橘等理气降气之品,禁食柿子南瓜、马铃薯等产气的食物。

食疗方:香橙汤(香橙、姜、炙甘草)。

(二)饮食停滞

宜食山楂、米醋等消食化滞,和胃降逆之品。

食疗方:山楂麦芽饮,炒莱菔子粥,山楂粥等。

(三)阴虚呕吐

宜食木耳、鸡蛋、鲜藕、乳制品等益胃生津之品。

食疗方:雪梨汁、荸荠汁、藕汁、西洋参泡水、银耳粥等。

(四)脾胃虚寒

宜食鸡蛋、牛奶、姜、熟藕、山药、红糖等温中健脾之品。

食疗方:姜丝红糖水,紫菜鸡蛋汤。

(五)痰饮内停

宜食温化痰饮,和胃降逆之品,如姜、薏苡仁、山药、红豆等。

食疗方:山药红豆粥。

六、中药使用护理要点

(一)口服中药

口服中药时,应与西药间隔 30 分钟左右。

1.中药汤剂

(1)取坐位服药,少量频服,每次 20～40 mL,忌大口多量服药。

(2)外邪犯胃、脾胃虚寒者宜饭后热服;饮食停滞、痰饮内停者宜饭后温服;肝气犯胃者宜饭前稍凉服。

2.中成药

(1)舒肝丸(片、颗粒):不应与西药甲氧氯普安合用。

(2)沉香化气丸:不宜与麦迪霉素合用。

(3)藿香正气散,保和丸,山楂丸:应在饭后服用。

(二)外用中药

观察局部皮肤有无不良反应。

遵医嘱选穴,穴位贴敷时注意按时更换。

七、情志护理要点

(1)护士应多与患者交谈,了解患者的心理状态,建立友好平等的护患关系。关怀、同情患者,减轻其紧张、烦躁及怕他人嫌弃的心理压力。

(2)教会患者进行自我舒缓情绪的方法,如音乐疗法、宣泄法、转移法等。

(3)鼓励患者多参与娱乐活动,如下棋、读报、看电视、听广播等。

(4)对精神性呕吐患者应消除一切不良因素刺激,必要时可用暗示方法解除患者不良的心理因素。

八、健康宣教

(一)用药

遵医嘱服药,中药汤剂应少量频服。

(二)饮食

饮食应清淡开胃易消化,禁食辛辣、煎炸、肥甘、生冷、油腻的食物。注意饮食卫生,规律进食,少食多餐,逐渐增加食量,不暴饮暴食。

(三)运动

加强身体锻炼,提高身体素质。每天饭前、饭后可用手掌顺时针方向按摩胃脘部 10 分钟。

（四）生活起居

养成良好的生活习惯，注意冷暖，特别注意胃部保暖，以减少或避免六淫之邪或秽浊之邪的侵袭。平日可于饭前饭后按摩内关、足三里等穴，每次 5～10 分钟。

（五）情志

调摄精神，保持心情舒畅，避免精神刺激，防止因情志因素引起呕吐。

（六）定期复查

遵医嘱定时复诊，若出现呕吐频繁，或伴腹胀腹痛无排便，或呕吐带血时需及时就医。

（刘　霞）

第八节　便　秘

一、概述

便秘是指粪便在肠内滞留过久，秘结不通，排便周期延长；或周期不长但粪质干结，排出艰难；或粪质不硬，虽有便意，但便而不畅的病证。多由于饮食不节、情志失调、外邪犯胃、禀赋不足所致。各种疾病引起的便秘均可参照本病护理。

二、辨证论治

便秘的证治分为实秘和虚秘两类，实秘辨证分为肠胃积热，气机郁滞 2 型。虚秘的辨证分为脾气虚弱、脾肾阳虚、阴虚肠燥 3 型。

（一）肠胃积热

大便干结，腹胀满，按之痛，口干口臭。舌红苔黄燥，脉滑实。治以清热润肠通便。

（二）气机郁滞

大便干结，欲便不出，或便而不爽，少腹作胀。苔白，脉弦细。治以理气导滞，降逆通便。

（三）脾虚气弱

便干如栗，临厕无力努挣，挣则汗出气短，面色无华。舌淡苔白，脉弱。治以补脾益气，润肠通便。

（四）脾肾阳虚

大便秘结，面色㿠白，时眩晕心悸，小便清长，畏寒肢冷。舌淡体胖大，苔白，脉沉迟。治以温补脾肾，润肠通便。

（五）阴虚肠燥

大便干结，努挣难下，口干少津，纳呆。舌红少苔，脉细数。治以滋阴生津，养血润燥。

三、病情观察要点

（一）排便情况

（1）排便间隔时间，大便性状，大便量，有无排便困难等情况。

（2）伴随症状：有无腹痛、腹胀、头晕、心悸、汗出，有无便后出血，腹部有无硬块，年老体弱伴有其他疾病的患者,要防止出现疝气、虚脱,甚至诱发中风、胸痹心痛等。

(二)便秘的诱发因素

(1)饮食中缺乏纤维素或饮水量不足。

(2)食欲下降或进食量少。

(3)长期卧床,腹部手术及妊娠。

(4)生活环境改变,精神紧张,滥用药物等。

(5)各种原因引起便秘的肠道疾病,如肠梗阻、肿瘤、痔疮等。

四、症状护理要点

(一)大便秘结

(1)实秘者,可推按中脘、天枢、大横、大肠俞等穴位;胃肠实热者可按揉足三里穴;气机郁滞者可按揉中府、云门、肝俞等穴。多日秘结不通,可遵医嘱给缓泻剂,如番泻叶沸水浸泡代茶饮,或用开塞露等通便,必要时遵医嘱给予药物灌肠。

(2)虚秘者,注意防寒保暖,可予热敷、热熨下腹部及腰骶部。或遵医嘱艾灸,取穴:大肠俞、天枢、支沟等。

(3)培养定时排便的习惯,即使无便意,也应坚持每天晨间或早餐后蹲厕。

(4)指导患者顺结肠方向按摩下腹部,每天 1～3 次,每次 10～20 分钟。根据病情增加运动量。

(5)采取最佳的排便姿势,气血虚弱或年老虚羸的患者,排便最好在床上或采用坐式为宜,勿临厕久蹲,用力努挣,防止虚脱。

(6)耳穴埋籽。主穴:脾、胃、大肠、直肠下段、便秘点;配穴:内分泌、交感、肺、肾等。

(二)皮肤护理

便后用软纸擦拭,温水清洗;肛肠疾病引起的便秘,便后可遵医嘱中药熏洗。

五、饮食护理要点

饮食宜清淡易消化,多食富含纤维的粗粮及绿色新鲜蔬菜、水果。禁食辛辣刺激,肥甘厚味,生冷煎炸之品,忌饮酒无度。可每天晨起用温开水冲服蜂蜜 1 杯。

(一)肠胃积热

宜食白菜、油菜、梨、藕、甘蔗、山楂、香蕉等清热通便之品。

食疗方:白萝卜蜂蜜汁。

(二)气机郁滞

宜食柑橘、萝卜、佛手、荔枝等调气之品,可饮蜂蜜柚子茶、玫瑰花茶。

食疗方:香槟粥(木香、槟榔、粳米、冰糖)。

(三)脾气虚弱

宜食山药、白薯、白扁豆粥等健脾益气之品。

食疗方:黄芪苏麻粥(黄芪、苏子、火麻仁、粳米)。

(四)阴虚肠燥

宜食黑芝麻、阿胶、核桃仁等滋阴润燥之品,可研粉以蜂蜜水调服。

食疗方:枸杞子粥、山药粥。

（五）脾肾阳虚

宜食牛肉、羊肉、狗肉、洋葱、韭菜等温性之品,忌生冷瓜果,烹调时加葱、姜等调味。

食疗方:杏仁当归炖猪肺。

六、中药使用护理要点

（一）口服中药

口服中药时,应与西药间隔 30 分钟左右。

1.中药汤剂

（1）脾虚气弱,阴虚肠燥、脾肾阳虚者,汤药可温服,于清晨或睡前服用效果佳。

（2）肠道实热者,汤药宜偏凉服用,清晨空腹服用效果更佳。

2.中成药

（1）麻仁润肠丸:含鞣质,不宜与抗生素、生物碱、洋地黄类、亚铁盐、维生素 B_1 等同用,孕妇忌服,月经期慎用。

（2）牛黄解毒片(丸、胶囊、软胶囊):性质寒凉,不宜与强心苷类、磺胺类、氨基糖苷类、四环素类等多种药物合用。

（3）三黄片(胶囊):不宜与治疗贫血的铁剂、含金属离子的制剂、维生素 B_1、多酶片等合用,孕妇忌服。

（二）外用中药

观察局部皮肤有无不良反应。

敷脐:外用中药装入布袋置于神阙穴,盖布后热熨,每天 1～2 次,每次 30 分钟。

七、健康宣教

（一）用药

遵医嘱服药,切忌滥用泻药。

（二）饮食

清淡易消化,多食富含纤维的粗粮,及绿色新鲜蔬菜、水果。多饮水,不饮浓茶。禁食辛辣刺激,肥甘厚味,生冷煎炸之品,禁忌饮酒无度。

（三）运动

适当运动,避免少动、久坐、久卧。可根据具体情况选用打太极拳、五禽戏、气功、八段锦、慢跑、快走等方法。其中腰腹部的锻炼对便秘患者更适合。

（四）生活起居

每天按揉腹部,养成良好的排便习惯,定时如厕,即使无便意,也应定时蹲厕,但勿久蹲,不应超过 3 分钟;勿如厕时看书报;排便时勿过度屏气。

（五）情志

调畅情志,戒忧思恼怒,保持情绪舒畅,克服排便困难的心理压力。

（六）定期复诊

遵医嘱定时复查,若出现腹胀、腹痛,或大便带血、肛门有物脱出时及时就医。

（刘　霞）

第十五章 血液净化的护理

第一节 血液透析血管通路的护理

血管通路是血液透析关键环节之一,通路问题常会影响患者有效透析治疗,导致透析不充分。血液透析护士是血管通路的使用者,在血管通路护理中血液透析护士需掌握正确的方法解决通路问题,才能更好地维护血管通路的功能。

建立一条有效而通畅的血管通路是血液透析患者得以有效透析、长期存活的基本条件,血管通路也是血液透析患者的生命线。

一、血管通路的特点及分类

建立能够反复使用的血管通路是维持血液透析患者保证长期透析质量的重要环节。无论选择何种方式建立的血管通路,都应该具备以下几个特征:①易于反复建立血液循环;②血流量充分、稳定;③能长期使用;④没有明显的并发症;⑤可减少和防止感染;⑥不影响和限制患者活动;⑦使用安全,能迅速建立。

根据血管通路使用的时间,临床将血管通路分为两大类:临时性血管通路和永久性血管通路。临时性血管通路包括动静脉直接穿刺、中心静脉留置导管;永久性血管通路包括动静脉内瘘、移植血管内瘘。目前临床常用的血管通路有动静脉内瘘、中心静脉留置导管、聚四氟乙烯人造血管通路等。

二、临时性血管通路及护理

临时性血管通路指建立迅速、能立即使用的血管通路,包括动静脉直接穿刺、中心静脉留置导管。临时性血管通路主要适用于急性肾衰竭;慢性肾衰竭还没建立永久性血管通路,内瘘未成熟或因阻塞、流量不足、感染等暂时不能使用者或出现危及生命的并发症,如高血钾、急性左心衰竭或酸碱平衡紊乱需紧急透析或超滤者;中毒抢救、腹膜透析、肾移植术后紧急透析;其他疾病需行血液净化治疗,如血液灌流、免疫吸附、血浆置换、连续性血液净化治疗等。

(一)直接动脉穿刺

直接动脉穿刺操作简便,血流量大,可以立即使用,适用于各年龄组,常用穿刺部位有桡动脉、足背动脉、肱动脉。其缺点是透析中和透析后并发症较多,如早期的血肿和大出血;后期的假性动脉瘤;透析中活动受限,透析后止血困难;反复穿刺易导致血管损伤,与周围组织粘连,对慢性肾功能不全的患者影响永久性血管通路——动静脉内瘘的建立,因此临床的使用受到严格的限制。

1.穿刺方法

(1)穿刺前评估患者,包括神志、皮肤黏膜有无出血、需选用的穿刺部位、动脉搏动强弱、患者合作性及对疼痛耐受性。

(2)充分暴露血管,摸清血管走向。

(3)让患者采用舒适体位,做好穿刺肢体的固定,以免透析中患者体位不适影响血流量。

(4)连接好血液管路与穿刺针,常规消毒后穿刺针先进入皮下,摸到明显搏动后沿血管壁进入血管。

(5)见有冲击力的回血和搏动后固定针翼。

2.护理

(1)不宜反复进行穿刺,反复穿刺容易引起出血、血肿。穿刺尽量做到"一针见血"。

(2)穿刺后血流量不足,多受疼痛导致血管痉挛的影响,此时不用调节穿刺针位置,只要穿刺针在血管内,随疼痛缓解血流量会逐渐改善。如仍不足,可另穿刺一条浅表动脉或静脉,用无过滤器的输液管连接穿刺针,另一端接泵前侧动脉侧管,形成两条闭式循环通路,保证血流量。

(3)透析过程中加强巡视,穿刺肢体严格制动,发现针体移位致血肿或渗血应及时处理。

(4)透析结束后穿刺点做好局部止血,先指压 30 分钟,再用纸球压迫弹力绷带固定 2 小时后逐渐放松,同时观察有无出血。

(5)透析结束后做好患者宣传教育,教会患者对局部穿刺点出血、血肿的观察,出血处理的要点及措施,如出现出血先指压出血部位,再寻求帮助,出现血肿当天(24 小时内)进行冷敷,次日(24 小时后)开始热敷或用喜疗妥(多磺酸黏多糖软膏)局部敷,保持局部清洁,预防感染。

(6)由于动脉直接穿刺有损伤血管、出血、血肿及影响以后内瘘建立等缺点,故有条件应尽量选择中心静脉置管。

(二)中心静脉留置导管通路

1.中心静脉导管的种类

(1)不带涤纶套的中心静脉导管:最早的临时性血液通路是动静脉套针穿刺,后来被单腔或单针双腔静脉导管取代,如图 15-1 所示。随着材料的改进,一种外形设计统一的单针双腔导管被普遍采用。该导管尖部的侧孔作为出血的通路,即动脉出口;端口作为回血通路,称为静脉入口。为减少血液透析时重复循环,端孔与侧孔的距离相距 2～3 cm。用聚氨基甲酸乙酯或聚乙烯材料制成的导管在室温下相对较韧,在不用鞘管的情况下即可轻松插入静脉内。进入静脉后,由于体温及血流的作用,导管变得较柔软,这样便减少了对血管的机械损伤。由于不带涤纶套,在插管时不需要做皮下隧道,因此操作过程快捷、损伤小,在床旁及无 X 线透视条件下即可进行。

(2)带涤纶套的中心静脉导管:带涤纶套的中心静脉导管是 1987 年开始应用。这种导管是由硅胶材料制成,其硬度比普通双腔导管小,需要采用 Seldinger 技术并在撕开式鞘管帮助下插入静脉,做皮下隧道并将涤纶套埋入皮下导管出口处,如图 15-2 所示。由于涤纶套与皮下组织紧密粘贴,从而阻止了致病菌进入隧道引起感染。该种导管口径粗,且质地柔软,可以在 X 线下将导管尖端放置于心房内,因此具有较高的血流量。

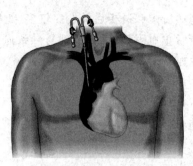

图 15-1 置于颈内静脉的不带涤纶套的中心静脉导管

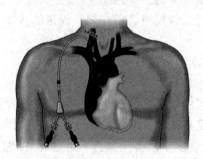

图 15-2 置于颈内静脉的带涤纶套的中心静脉导管

2.中心静脉导管插管部位

中心静脉(如颈内静脉、锁骨下静脉和股静脉)置管具有血流量充足、操作简单易行、不损害血管和可以反复使用等优点,已成为最常用的临时性血管通路,中心静脉置管可立即行血液透析,并保证透析充分,是一种安全、迅速和可靠的血管通路。通常置管部位有股静脉、锁骨下静脉及颈内静脉,在不同的临床情况下有各自不同的优缺点,见表 15-1。

表 15-1 中心静脉置管部位优缺点比较

置管部位	优点	缺点	患者选择
股静脉	置管技术要求低 致命性并发症罕见	留置时间短、易感染 活动受限	ICU 有心脏和呼吸支持患者
颈内静脉	留置时间长 中心静脉狭窄发生率低、活动不受限	置管技术要求高 对气管插管有影响	除气管切开和气管插管患者
锁骨下静脉	留置时间长 舒适、易固定	置管技术要求高 易发生严重并发症	上述通路无法选择时

颈内静脉插管手术较易,并发症少,且能提供较高的血流量,一般作为插管首选途径。右侧颈内静脉较粗且与头静脉、上腔静脉几乎成一直线,插管较易成功;左侧颈内静脉走行弯曲,手术难度相对较大,一般应选择右侧颈内静脉。锁骨下静脉插管手术难度和风险大,易出现血气胸等并发症,一般情况下不提倡锁骨下静脉插管。股静脉插管手术简单、操作简便、安全有效,不易发生危及生命的严重并发症,但由于位置原因,较颈内静脉容易发生感染、血栓,且血流量差、留置时间短,给患者行动带来不便,故股静脉插管只适用于短期透析的卧床患者或颈部无法建立临时性血管通路的患者。

3.中心静脉留置导管的护理

(1)中心静脉留置导管的常规护理。

治疗前取下置管部位覆盖敷料,检查导管固定翼缝线是否脱落,置管口有无渗血、渗液、红肿或脓性分泌物,周围皮肤有无破溃、皲裂等过敏现象,如无特殊,采用常规消毒置管部位、更换无菌敷料。

取下导管外延端敷料,铺无菌治疗巾,取下肝素帽,消毒导管口两次后用 5 mL 注射器回抽出导管内的封管肝素液及可能形成的血凝块,回抽腔内容量在导管腔容量基础上增加 0.2~0.3 mL,以避免患者失血过多。

从静脉导管端注入首次量抗凝剂,连接血管通路管,开启血泵进行透析。透析管路与留置导管连接处用无菌治疗巾覆盖。

做好透析管路的固定:固定血管通路管时注意给患者留有活动长度,最好固定在患者身上某个部位(根据留置导管置管部位决定),以免患者翻身或移动时将导管带出。

透析结束后常规消毒导管口,用 20 mL 生理盐水冲洗导管动脉端管腔,按常规回血后再注入相应导管腔容量的肝素封管液于动、静脉导管腔内。肝素封管液的浓度采用个体化进行封管,推注肝素时速度应缓慢,在注入管腔等量肝素封管液的同时立即夹闭导管,使导管腔内保持正压状态,然后拧紧消毒的肝素帽。导管外延端用无菌敷料包扎并妥善固定。

严格无菌操作,避免感染;抗凝剂封管液量应视管腔容量而定;肝素帽应于下次透析时更换。

指导留置导管患者每天监测体温,体温异常应及时告知医务人员,以便做进一步处理。

(2)中心静脉留置导管并发症的护理:中心静脉导管相关并发症主要有插管手术相关并发症和导管远期并发症。

与插管相关并发症的护理:与留置导管技术相关的并发症有气胸、血胸、心律失常、相邻的动脉损伤、空气栓塞、纵隔出血、心包压塞、臂丛神经损伤、血肿、穿刺部位出血等。除血肿、穿刺部位出血外,上述并发症均需紧急处理,必要时通过手术拔管,并进行积极抢救。①穿刺部位出血及护理:穿刺部位出血是常见的并发症之一,多由反复穿刺造成静脉损伤较重或损伤了穿刺路径上的血管造成。置管后,全身使用抗凝剂或对置管处的过度牵拉,也可能导致出血。局部压迫止血是有效而简便的方法,如指压 20~30 分钟。应用云南白药或凝血酶局部加压包扎或冰袋冷敷时应注意伤口的保护。嘱患者不能剧烈运动,应静卧休息。如透析过程中出血,可适当减少肝素用量,用低分子量肝素或无抗凝透析;如透析结束后出血仍未停止,可经静脉注入适量鱼精蛋白中和肝素。②局部血肿形成的护理:局部血肿也是较常见并发症,多与穿刺时静脉严重损伤或误入动脉造成。一旦形成血肿,尤其出血量较多时应拔管,同时用力压迫穿刺部位 30 分钟以上,直至出血停止,之后局部加压包扎,并严密观察血肿是否继续增大,避免增大血肿压迫局部重要器官造成其他严重后果。

置管远期并发症的护理:留置导管使用过程中的远期并发症如血栓形成、感染、静脉狭窄、导管功能不良、导管脱落等可直接影响到患者血液透析的顺利进行及透析的充分性,预防留置导管使用过程中的远期并发症的发生是血液透析护士的主要职责。

血栓:留置导管因使用时间长,患者高凝状态,抗凝剂的使用量不足,封管时肝素用量不足或封管操作时致管腔呈负压状,或有部分空气进入或管路扭曲等原因易引起血栓形成。与导管相关的血栓形成可分为导管腔内血栓、导管外尖部血栓、静脉腔内血栓和附壁血栓。导管腔内血栓多由注入封管肝素量不足,肝素液流失或血液反流入导管腔内所致。导管尖部血栓因封管后肝素封管液从导管侧孔流失而不能保留在尖部引起微小血栓形成。在护理中应首先重视预防:每次透析前应认真评估通路的通畅情况,在抽吸前次封管液时应快速抽出,若抽出不畅时,切忌向导管内推注液体,以免血凝块脱落而致栓塞。如有血栓形成,可采用尿激酶溶栓。具体方法:5 万~15 万 U 尿激酶加生理盐水 3~5 mL 分别注入留置导管动静脉腔内,保留 15~20 分钟,回抽出被溶解的纤维蛋白或血凝块,若一次无效可重复进行。局部溶栓治疗适用于早期新鲜血栓,如果血栓形成时间比较长,则不宜采用溶栓治疗。反复溶栓无效则拔管。

感染:感染是留置导管的主要并发症。根据导管感染部位不同可将其大致分为 3 类:①导管出口处感染。②皮下隧道感染。③血液扩散性感染。引起导管感染的影响因素有很多,如导管保留时间、导管操作频率、导管血栓形成、糖尿病、插管部位、铁负荷过大、免疫缺陷、皮肤或鼻腔带菌等。许多研究表明,股静脉置管感染率明显高于颈内静脉或锁骨下静脉插管。带涤纶套的导管比普通导管菌血症的发生率低。减少留置导管感染的护理重在预防,加强置管处皮肤护理。①置管处的换药:每天 1 次。一般用安尔碘由内向外消毒留置导管处皮肤两遍,消毒范围直径>5 cm,并清除局部的血垢,覆盖透气性好的无菌纱布并妥善固定;换药时应注意观察置管部位或周围皮肤或隧道表面有无红、肿、热或脓性分泌物溢出等感染迹象。可疑伤口污染应随时换药。随着新型伤口敷料的临床应用,局部换药时间已逐渐延长,一般仅需在透析时进行伤口护理。②正确封管:根据管腔容量采用纯肝素封管,保留时间长,可减少封管次数,减少感染的机会;尽量选用颈内静脉,少用股静脉。③感染的监测:每天监测患者体温变化;透析过程中注意观察导管相关性感染的临床表现;患者血液透析开始 1 小时左右,患者出现畏寒,重者全身颤抖,随之发热,在排除其他感染灶的前提下,应首先考虑留置导管内细菌繁殖致全身感染的可能;导管出口部感染是局部感染,一般无全身症状,普通透析导管可拔出并在其他部位插入新导管;对于带涤纶套的导管应定时局部消毒换药、局部应用抗生素或口服抗生素,以供继续使用。隧道感染主要发生于带涤纶套的透析导管,一旦表现为隧道感染应立即拔管,使用有效抗生素 2 周。若需继续透析在其他部位置入新导管。血液扩散性感染时应予以拔管,并将导管前端剪下做细菌培养,根据细菌对药物的敏感情况使用抗生素。

导管功能障碍:导管功能障碍主要表现为导管内血栓形成、血流不畅、完全无血液引出或单向阻塞,不能达到透析要求的目标血流量。置管术后血流不佳,通常是导管尖端位置或血管壁与导管侧孔相贴造成"贴壁"引起,后期多是由于血栓形成引起。可先调整导管位置至流出通畅。随着使用时间的延长和患者活动,虽然导管借助固定翼和皮肤缝合,导管位置也会发生不同程度改变,血液透析过程中突然出现血流不畅或完全出血停止,有时触及导管震颤感,护士应首先考虑是否是导管动脉开口处吸附管壁,立即给予置管创口处导管外延部和局部皮肤消毒,必要时停止血泵,小角度旋转导管或调整导管留置深度即可恢复满意血流量。当导管动脉端出现功能障碍而静脉端血流量充足时,可将两端对换使用,静脉导管作为引血、动脉导管作为静脉回路,这种处理方法的缺陷是导管血栓在泵压力下有可能进入体内循环,同时也和动脉端开口于侧壁型导管的使用设计原理相矛盾,其再循环率及透析的充分性受到影响。如导管一侧堵塞而另一侧通畅,可将通畅一侧作为引血,另行建立周围静脉作回路。

导管脱落:临时性静脉留置导管因保留时间长,患者活动多,造成固定导管的缝线断裂;或人体皮肤对异物(缝线)的排斥作用,使缝线脱离皮肤;或在透析过程中由于导管固定不佳,由于重力牵拉作用等导致导管滑脱。为防止留置导管脱出,应适当限制患者活动,换药、封管及透析时注意观察缝线是否断裂,置管部位是否正常,一旦缝线脱落或断裂应及时缝合固定好插管。当发生导管脱出时,首先判断插管是否在血管内,如果插管前端仍在血管内,插管脱出不多,在插管口无局部感染情况下可在进行严格消毒后重新固定,并尽快过渡到永久通路。如果前端已完全脱出血管外,应拔管并局部压迫止血,以防局部血肿形成或出血。

中心静脉留置导管拔管的护理:中心静脉留置导管拔管时先消毒局部皮肤,拆除固定翼缝线,用无菌敷料按压插管口拔出导管,局部指压 30 分钟后观察局部有无出血现象。患者拔管采取卧位,禁取坐位拔管,以防静脉内压力低而产生气栓,拔管后当天不能沐浴,股静脉拔管后应卧床 4 小时。

(3)中心静脉留置导管自我护理及卫生宣传教育:①置管术后避免剧烈活动,以防由于牵拉致导管滑脱。②做好个人卫生,保持局部清洁干燥,如需淋浴,应先将导管及皮肤出口处用无菌敷贴封闭,以免淋湿后导致感染,淋浴后及时更换敷贴。③每天监测体温变化,观察置管处有无肿、痛等现象,如有体温异常,局部红、肿、热、痛等症状应立即告知医务人员,及时处理。④选择合适的卧位休息,以平卧位为宜。避免搔抓置管局部,以免导管脱出。⑤股静脉留置导管者应限制活动,颈内静脉、锁骨下静脉留置导管运动不受限制,但也不宜剧烈运动,以防过度牵拉引起导管滑脱,一旦滑出,立即压迫局部止血,并立即到医院就诊。⑥留置导管者,在穿脱衣服时需特别注意,避免将导管拔出,特别是股静脉置管者,颈内静脉或锁骨下静脉置管应尽量穿对襟上衣。⑦中心静脉留置导管是患者透析专用管路,一般不作其他用途,如输血、输液、抽血等。

三、动静脉内瘘的护理

动静脉内瘘是指动脉、静脉在皮下吻合建立的一种安全并能长期使用的永久血管通路,包括直接动静脉内瘘和移植血管内瘘。直接动静脉内瘘是利用自体动静脉血管吻合而成的内瘘,其优点是感染发生率低,使用时间长。其缺点是等待"成熟"时间长或不能成熟,表现为早期血栓形成或血流量不足,发生率在 9%～30%,如超过 3 个月静脉仍未充分扩张,血流量不足,则内瘘失败,需重新制作。

动、静脉吻合后静脉扩张,管壁肥厚即为"成熟",一般需要 4～8 周,如需提前使用,至少应在 3 周以后,NKF-DOQI 推荐内瘘成型术后 1 个月使用。我国的透析通路使用指南建议术后 3 个月后使用。

(一)制作动静脉内瘘部位及方法

自体动静脉内瘘常见手术部位:①前臂内瘘。桡动脉-头静脉(图 15-3)、桡动脉-贵要静脉、尺动脉-贵要静脉和尺动脉-头静脉,此外还可以采用鼻咽窝内瘘。②上臂内瘘。肱动脉-上臂头静脉、肱动脉-贵要静脉、肱动脉-肘正中静脉。③其他部位,如踝部、小腿部内瘘、大腿部内瘘等,临床上很少采用。

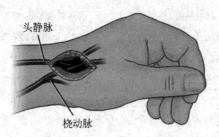

头静脉

桡动脉

图 15-3 上肢桡动脉与头静脉的动静脉血管内瘘

动静脉内瘘吻合方式包括端-端吻合法、端-侧吻合法、侧-侧吻合法。吻合口径大小与血流量密切相关,一般为 5～7 mm。吻合口径＜3 mm 时,血流量常＜150 mL/min,此时透析效果差或透析困难。如吻合口＞7 mm 或血流量＞300～400 mL/min 时影响心脏功能,增加心脏负荷。进行血管吻合的方法有两种。①缝合法:可采用连续缝合或间断缝合。②钛轮钉法:动静脉口径相差比较小的患者很适合钛轮钉吻合法,一般采用直径 2.5～3 mm 的钛轮钉。采用钛轮钉法手术损伤小,内膜接触良好,吻合口大小恒定,不会因吻合口扩张而导致充血性心力衰竭;吻合后瘘管成熟相对比较快;钛金属组织相容性好,体内可长期留置。其缺点是容易造成远端组织缺血;动静脉口径不一致、血管与钛钉口径不一致时,血管壁易造成撕裂或损伤。

(二)动静脉内瘘制作应遵循的原则

动静脉内瘘是维持血液透析患者的生命线,制作时应根据患者的血管条件最大限度地利用最合适的血管。选择内瘘血管应遵循的原则:①由远而近,从肢体的最远端开始,逐渐向近端移行。②从左到右,选择非惯用性上肢造瘘,以方便患者的生活和工作。③先上后下,上肢皮下浅静脉多,血液回流阻力小,关节屈曲对血液循环影响较少;而下肢动静脉位置较深,两者间距大,吻合后静脉充盈不良不利于穿刺,且下肢蹲、坐、站立影响下肢静脉回流,易形成血栓,感染率也高,故应选择上肢做内瘘。④先选择自身血管后移植血管。

(三)动静脉内瘘制作的时机及功能评估

终末期肾病患者都应由肾科医师做出早期治疗安排,包括药物、饮食疗法及最终的治疗方式(如腹膜透析、血液透析、肾移植);对于准备行血液透析的患者应保护好静脉血管,避免在这些静脉上行穿刺或插管,特别是上肢静脉血管;有预期血液透析的患者在透析前 2～3 个月、内生肌酐清除率＜25 mL/min 或血清肌酐＞400 mmol/L 时建议制作动静脉血管内瘘,这样可有充足时间等待瘘管成熟,同时如有失败也可有充足时间进行另一种血管通路的建立,减少患者的痛苦。

除了选择合适的时机、选择最佳的方法和理想的部位制作血管通路外,要保持血管通路长久使用,采用正确的方法解决血管通路并发症,需要对血管通路建立前、使用过程以及处理并发症之后进行功能评价。血管通路建立前评估见表 15-2。

表 15-2　血管通路建立前患者评价

病史	影响
是否放置过中心静脉导管	可能致中心静脉狭窄
是否放置心脏起搏器	可能导致中心静脉狭窄
患者惯用的上臂	影响患者生活质量
是否有心力衰竭	血管通路可能改变血流动力学及心排血量
是否有糖尿病	患者血管不利于血管通路的通畅
是否使用过抗凝剂或有凝血方面的问题	可能较易使血管通路产生血栓或不易止血
是否有建立血管通路的历史	失能的血管通路使身上能为血管通路的地方减少
是否进行肾移植	临时性血管通路即可
是否有手臂、颈部、胸腔的受伤史或手术史	可能有血管受损使其不适合做血管通路

血管通路使用过程的功能评估主要有物理检查、超声波和影像学检查。临床常用观察瘘管外部情况、触诊震颤和听诊杂音来判断瘘管功能,此方法既简单、方便,也很有价值。每天定期的物理检查能够早期发现通路狭窄以及手臂渐进性水肿等异常。也可以早期发现自体动静脉内

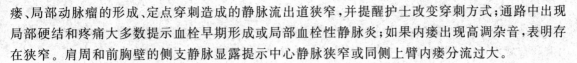

瘘、局部动脉瘤的形成、定点穿刺造成的静脉流出道狭窄,并提醒护士改变穿刺方式;通路中出现局部硬结和疼痛大多数提示血栓早期形成或局部血栓性静脉炎;如果内瘘出现高调杂音,表明存在狭窄。肩周和前胸壁的侧支静脉显露提示中心静脉狭窄或同侧上臂内瘘分流过大。

(四)动静脉内瘘的护理

1.动静脉内瘘术前宣传教育及护理

动静脉内瘘是透析患者的生命线,维持一个功能良好的动静脉内瘘,需要护患双方的共同努力。手术前心理护理如下。

(1)术前向患者介绍建立内瘘的目的、意义,解除患者焦虑不安、恐惧的心理,积极配合手术。

(2)告知患者手术前配合的具体事项,如准备做内瘘的手臂禁做动静脉穿刺,保护好皮肤勿破损,做好清洁卫生,以防术后发生感染。

(3)手术前进行皮肤准备,肥皂水彻底清洗造瘘肢皮肤,剪短指甲。

(4)评估制作通路的血管状况及相应的检查:外周血管脉搏、双上肢粗细的比较、中央静脉插管史、外周动脉穿刺史;超声检查血管,尤其是需要吻合的静脉走行、内径和通畅情况,此可为内瘘制作成功提供依据。

2.动静脉内瘘术后护理

(1)内瘘术后将术侧肢体抬高至水平以上 30°,以促进静脉回流,减轻手臂肿胀。术后72 小时密切观察内瘘通畅及全身状况。观察指标:①观察患者心率、心律、呼吸,询问患者有无胸闷、气急,如有变化及时向医师汇报并及时处理。②观察内瘘血管是否通畅,若于静脉侧扪及震颤,听到血管杂音,则提示内瘘通畅,如触摸不到或听不到杂音,应查明局部敷料是否缚扎过紧致吻合口静脉侧受压,并及时通知医师处理。③观察吻合口有无血肿、出血,若发现渗血不止或内瘘侧手臂疼痛难忍,应及时通知医师处理。④观察内瘘侧手指末梢血管充盈情况,如手指有无发麻、发冷、疼痛等缺血情况。

(2)定期更换敷料:内瘘术后不需每天更换敷料,一般在术后 5～7 天更换;如伤口有渗血应通知医师检查渗血情况并及时更换敷料,更换时须严格无菌技术操作,创口用安尔碘消毒,待干后包扎敷料,敷料包扎不宜过紧,以能触摸到血管震颤为准。

(3)禁止在造瘘肢进行测血压、静脉注射、输液、输血、抽血等操作,以免出血造成血肿或药物刺激导致静脉炎等致内瘘闭塞。

(4)指导患者内瘘的自我护理:①保持内瘘肢体的清洁,并保持敷料干燥,防止敷料浸湿,引起伤口感染。②防止内瘘肢体受压,衣袖要宽松,睡眠时最好卧于健侧,造瘘肢体不可负重物及佩戴过紧饰物。③教会患者自行判断内瘘是否通畅,每天检查内瘘静脉处有无震颤,如扪及震颤则表示内瘘通畅。

(5)内瘘术后锻炼:术后 24 小时可做手指运动,3 天即可进行早期功能锻炼,每天进行握拳运动,每天 3～4 次,每次 10～15 分钟。术后 5～7 天开始进行内瘘的强化护理,用另一手紧握术肢近心端,术肢反复交替进行握拳、松拳或挤压握力球锻炼,或用止血带压住内瘘手臂的上臂,使静脉适度扩张充盈,同时捏握健身球,1 分钟循环松压,每天 2～3 次,每次 10～15 分钟,以促进内瘘的成熟。

(6)内瘘成熟情况判断:内瘘成熟指与动脉吻合后的静脉呈动脉化,表现为血管壁增厚,显露清晰,突出于皮肤表面,有明显震颤或搏动。其成熟的早晚与患者自身血管条件、手术情况及术后患者的配合情况有关。内瘘成熟一般至少需要 1 个月,一般在内瘘成形术后 2～3 个月开始使用。

3.内瘘的正确使用与穿刺护理

熟练正确的穿刺技术能够延长内瘘的使用寿命,减少因穿刺技术带来的内瘘并发症。新建内瘘和常规使用的内瘘在穿刺技术上有些不同,需要血液透析护士认真把握。

(1)穿刺前评估及准备:①首先检查内瘘皮肤有无皮疹、发红、淤青、感染等,手臂是否清洁。②仔细摸清血管走向,感觉震颤的强弱,发现震颤减弱或消失应及时通知医师。③穿刺前内瘘手臂尽量摆放于机器一侧,以免因管道牵拉而使穿刺针脱落;选择好合适的体位同时也让患者感觉舒适。④工作人员做好穿刺前的各项准备,如洗手、戴口罩、帽子、手套及穿刺用物品。

(2)选择穿刺点:①动脉穿刺点距吻合口的距离至少在3 cm以上,针尖呈离心或向心方向穿刺。②静脉穿刺点距动脉穿刺点间隔在5~8 cm,针尖呈向心方向穿刺。③如静脉与动脉在同一血管上穿刺至少要相距8 cm,以减少再循环,提高透析质量。④注意穿刺部位的轮换,切忌定点穿刺。

沿着内瘘血管走向由上而下或由下而上交替进行穿刺,每个穿刺点相距1 cm左右,此方法优点在于:①由于整条动脉化的静脉血管受用均等,血管粗细均匀,不易因固定一个点穿刺或小范围内穿刺而造成受用多的血管处管壁受损,弹性减弱,硬结节或瘢痕形成及严重时形成动脉瘤,减少未受用的血管段的狭窄而延长瘘管使用寿命。②避免定点穿刺处皮肤变薄、松弛,透析时穿刺点渗血。此方法的缺点是不断更换穿刺点,将增加患者每次穿刺时的疼痛,需与患者沟通说明此穿刺方法的优点,从而取得患者的配合。

(3)进针角度:穿刺针针尖与皮肤呈30°~40°、针尖斜面朝左或右侧进针,使针与皮肤及血管的切割面较小,减轻穿刺时患者疼痛,保证穿刺成功率及治疗结束后伤口愈合速度。

(4)新内瘘穿刺技术的护理:刚成熟的内瘘管壁薄而脆,且距吻合口越近,血液的冲击力就越大,开始几次穿刺很容易引起皮下血肿。因此在最初几次穿刺时应由骨干层护士操作。操作前仔细摸清血管走向后再行穿刺,以保证"一针见血"。穿刺点一般暂时选择远离造瘘口的肘部或接近肘部的"动脉化"的静脉,沿向心或离心方向穿刺做动脉引血端,另择下肢静脉或其他小静脉作静脉回路,待内瘘进一步成熟后,动脉穿刺点再往下移,这样动脉发生血肿的概率就会减少。针尖进皮后即进血管,禁止针尖在皮下潜行,后再进血管。首次使用时血流量在150~250 mL/min,禁止强行提高血流量,以免造成瘘管长时间塌陷。在血液透析过程中避免过度活动,以免穿刺针尖损伤血管内膜,引起血栓形成。透析结束后应由护士负责止血,棉球按压穿刺点的力度宜适当,不可过重,同时注意皮肤进针点与血管进针点是否在同一部位。穿刺点上缘及下缘血管亦需略施力压迫,手臂略微举高,以减少静脉回流阻力,加快止血。

(5)穿刺失败的处理:新内瘘穿刺失败出现血肿应立即拔针压迫止血,同时另建血管通路进行透析,血肿部位冷敷以加快止血,待血肿消退后再行穿刺。作为动脉引血用的血管在穿刺时发生血肿,应首先确认内瘘针在血管内,当血肿不大时,可在穿刺处略加压保护,同时迅速将血液引入体外循环血管通路管内以减轻患者血管内压力,通常可维持继续透析。但如血肿明显增大,应立即拔出,加压止血,在该穿刺点以下(远心端)再做穿刺(避开血肿);如重新穿刺有困难,可将血流量满意的静脉改为动脉引血,另择静脉穿刺做回血端继续透析。如静脉回路发生血肿应立即拔针,局部加压止血。透析未结束,应为患者迅速建立静脉回路继续透析,如选择同一条血管,再穿刺时应在前一次穿刺点的近心端或改用其他外周静脉穿刺。

(6)内瘘拔针后的护理:内瘘拔针后的护理内容主要包括正确止血方法应用以及维持内瘘的良好功能。拔针前用无菌止血贴覆盖针眼,拔针时用1.5 cm×2 cm大小的纸球或纱球压迫穿刺部位,弹性绷带加压包扎止血,按压的力量以既能止血又能保持穿刺点上下两端有搏动或震颤为宜,20分钟后缓慢放松,2小时后取下纸球或纱球,止血贴继续覆盖在穿刺针眼处,12小时后再取下,同时注意观察有无出血发生,如出血再行局部穿刺部位指压止血10~15分钟,同时寻求帮助。术后按压过轻或过重都会造成皮下血肿,损伤血管,影响下次穿刺或血流量不足,严重血肿可致血管硬化、周围组织纤维化及血栓形成等,造成内瘘闭塞。

(7)内瘘患者的自我护理指导:良好正确的日常护理是提高动静脉内瘘使用寿命的重要环节,因此指导患者正确地进行自我护理是透析护理工作者的一项重要工作。①提高患者自护观念,让其了解内瘘对其生命的重要性,使患者主动配合并实施保持内瘘良好功能状态的措施。②保持内瘘皮肤清洁,每次透析前彻底清洗手臂。③透析结束当天穿刺部位不能接触水及其他液体成分,保持局部干燥清洁,用无菌敷料或创可贴覆盖12小时以上,以防感染。提醒患者尽早放松止血带,如发生穿刺处血肿或出血,立即按压止血,再寻求帮助。出现血肿24小时内先用冰袋冷敷,24小时后可热敷,并涂搽喜疗妥消肿,如有硬结,可每天用喜疗妥涂搽按摩,每天2次,每次15分钟。④造瘘肢手臂不能受压,衣袖要宽松,不佩戴过紧饰物;夜间睡觉不将造瘘肢手臂压于枕后,尽量避免卧于造瘘侧,不可提重物。⑤教会患者自我判断动静脉内瘘通畅的方法。⑥适当活动造瘘手臂,可长期定时进行手握橡皮健身球活动。⑦避免造瘘手臂外伤,以免引起大出血。非透析时常戴护腕,护腕松紧应适度,过紧易压迫动静脉内瘘导致内瘘闭塞。有动脉瘤者应用弹性绷带加以保护,避免继续扩张及意外破裂。

感染:瘘管局部表现为红、肿、热、痛,有时伴有内瘘闭塞,全身症状可见寒战、发热,重者可引起败血症、血栓性静脉炎。原因:①手术切口感染。②未正确执行无菌技术操作,穿刺部位消毒不严或穿刺针污染。③长期使用胶布和消毒液,致动静脉穿刺处皮肤过敏,发生破损、溃烂或皮疹,用手搔抓引起皮肤感染。④透析后穿刺处接触污染液体引起的感染。⑤穿刺不当或压迫止血不当致血肿形成或假性动脉瘤形成引起感染。⑥内瘘血栓切除或内瘘重建。预防和护理:①严格执行无菌技术操作,穿刺部位严格消毒,及时更换可疑污染的穿刺针。②避免在有血肿、感染或破损的皮肤处进行通路穿刺,提高穿刺技术,避免发生血肿。③内瘘有感染时应及时改用临时性血管通路,并积极处理感染情况:局部有脓肿时应切开引流,并全身使用抗生素;发生败血症者应用有效抗生素至血细菌培养阴性。④做好卫生宣传教育,让患者保持内瘘手臂皮肤清洁、干净,透析后穿刺处勿沾湿、浸液。

血栓形成。原因:①早期血栓多由于手术中血管内膜损伤、血管外膜内翻吻合、吻合时动静脉对位不良、静脉扭曲、吻合口狭窄旋转及内瘘术后包扎过紧,内瘘受压所致。②自身血管条件差,如静脉炎、动脉硬化、糖尿病血管病变、上段血管已有血栓。③患者全身原因,如高凝状态、低血压、休克、糖尿病等。④药物影响,如促红细胞生成素的应用,使血细胞比容上升,增加了血栓形成的危险。⑤反复低血压。⑥反复定点穿刺导致血管内膜损伤。⑦压迫止血不当,内瘘血管长时间受压。临床表现:患者动静脉内瘘静脉侧搏动、震颤及杂音减弱,患者主诉内瘘处疼痛。部分堵塞时透析引血时血流量不足,抽出血为暗红色,透析中静脉压升高。完全阻塞时搏动震颤及杂音完全消失,不能由此建立血液通路进行透析。预防和护理:①严格无菌技术,正确手术方法、规范术后护理;避免过早使用内瘘,一般内瘘成熟在6~8周,最好在内瘘成熟后再使用。②计划应用内瘘血管,切忌定点穿刺,提高内瘘穿刺成功率,力争一次穿刺成功,避免反复穿刺引起血肿形成。③根据患者情况,指导患者用拇指及中指指腹按压穿刺点,注意按压力度,弹力绷带不可包扎过紧。④避免超滤过多引起血容量不足、低血压。⑤做好宣传教育工作,内瘘手臂不能受压,夜间睡眠时尤其要注意。⑥高凝状态的患者可根据医嘱服用抗凝药。⑦穿刺或止血时发生血肿,先行按压并冷敷,在透析后 24 小时热敷消肿,血肿处涂搽喜疗妥并按摩。早期血栓形成,可用尿激酶25 万~50 万 U 溶于 20 mL 生理盐水中,在动静脉内瘘近端穿刺桡动脉缓慢注入。若无效,则应通知医师,行内瘘再通或修补术。

血流量不足。原因:①反复定点穿刺引起血管壁纤维化,弹性减弱,硬结、瘢痕形成,管腔狭窄,而未使用的血管因长期不使用也形成狭窄。②内瘘未成熟,过早使用。③患者本身血管条件不佳,造成内瘘纤细,流量不足。④穿刺所致血肿机化压迫血管。⑤肢体受冷致血管痉挛、动脉炎症、内膜增厚。⑥动静脉内瘘有部分血栓形成。临床表现:主要表现为血管震颤和杂音减弱,透析中静脉端阻力增加而动脉端负压上升;血流量增大时,可见血管明显塌陷,患者血管处有触电感,静脉壶滤网上血流量忽上忽下,同时有大量泡沫析出,并伴有静脉压、动静脉压的低压报警。预防及护理:①内瘘成熟后有计划地使用内瘘血管。②严格执行正确的穿刺技术,切忌反复定点穿刺。③提高穿刺技术,减少血肿发生。④嘱患者定时锻炼内瘘侧手臂,使血管扩张。⑤必要时手术扩张。

窃血综合征。原因:桡动脉-头静脉侧-侧吻合口过大,前臂血流大部分经吻合口回流,引起肢体远端缺血;血液循环障碍,如糖尿病、动脉硬化的老年患者。临床表现:①轻者活动后出现手指末梢苍白、发凉、麻木、疼痛等一系列缺血症状,患者抬高时手指隐痛。②严重者休息时可出现手痛及不易愈合的指端溃疡,甚至坏死,多发生于桡动脉和皮下浅静脉侧-侧吻合时。预防及护理:定期适量活动患肢,以促进血液循环。手术治疗:将桡动脉-头静脉侧-侧吻合改为桡动脉-头静脉端-端吻合,可改善症状。

动脉瘤:由于静脉内压力增高,动脉化的静脉发生局部扩张并伴有搏动,称为真性动脉瘤;穿刺部位出血后,在血管周围形成血肿并与内瘘相通,伴有搏动称为假性动脉瘤。动脉瘤的形成一般发生在术后数月至数年。原因:①内瘘过早使用,静脉壁太薄。②反复在同一部位进行穿刺致血管壁受损,弹性差或动脉穿刺时离吻合口太近致血流冲力大。③穿刺损伤致血液外渗形成血肿,机化后与内瘘相通。临床表现:内瘘局部扩张明显,局部明显隆起或呈瘤状。严重扩张时可增加患者心脏负担和回心血量,影响心功能。预防及护理:有计划地使用内瘘血管,避免反复在同一部位穿刺,提高穿刺技术,穿刺后压迫止血力度要适当,避免发生血肿,若内瘘吻合口过大应注意适当加以保护,减少对静脉和心脏的压力。小的血管瘤一般不需手术,可用弹力绷带或护腕轻轻压迫,防止其继续扩大,禁在血管瘤处穿刺。如果血管瘤明显增大,影响了患者活动或有破裂危险,可采用手术处理。

手肿胀综合征:常发生于动静脉侧-侧吻合时,由于压力差的原因,动脉血大量流入吻合静脉的远端支,手臂处静脉压增高,静脉回流障碍,并干扰淋巴回流,相应的毛细血管压力也升高而产生肿胀。主要的临床表现为手背肿胀,色泽暗红,皮肤发痒或坏死。早期可以通过握拳和局部按压促进回流,减轻水肿,长期肿胀可通过手术结扎吻合静脉的远侧枝,必要时予重新制作内瘘。

充血性心力衰竭:当吻合口内径过大,超过 1.2 cm,分流量大,回心血量增加,从而增加心脏负担,使心脏扩大,引发心力衰竭。主要临床表现为心悸、呼吸困难、心绞痛、心律失常等。一旦发生,可用弹力绷带加压包扎内瘘,若无效则采用外科手术缩小吻合口内径。

(郎永华)

第二节 血液透析治疗技术及护理

一、对患者评估

(一)透析前评估

血液透析前对患者进行必要的评估,是防止透析中并发症的最重要的要素。透析前评估包括体重、血压和脉搏,对于静脉置管的患者还包括体温。

1.水负荷状况

查看患者前次透析记录,讨论以前透析中出现的问题,评估目前的水负荷状况并作出恰当的判断。需要记录患者的水肿、高血压、体重、中心静脉压、病史、尿量、液体入量等情况。

2.血管通路

应认真评估、检查通路是否有感染和肿胀。

3.感染征象

检查穿刺部位有无感染及局部敷料清洁度等。如有感染征象,应做拭子培养;如有发生,应进行静脉血培养。更换敷料时必须执行无菌操作。

(二)透析后评估

(1)根据透析后体重、透析前体重和干体重来确定预定的超滤量是否实现,并调整干体重。

(2)通过观察患者全身情况和血压评估患者对超滤量的耐受情况。

(3)如实际超滤量与预定量不符,最可能原因有体重下降值计算错误、超滤控制错误、患者在透析过程中额外丢失液体、透析过程中静脉补液或进食水、透析前后称体重时的着装不一致及体重秤故障等。

二、血液透析技术规范

(一)超滤

1.确定超滤

患者确定超滤必须考虑超滤率和患者的生理状况及心血管并发症。如果透析过程中始终保持过高超滤率、耐受性差、透析期间容量增加较多的患者和血管再充盈差的患者,需个体化的超滤曲线。透析时体液的清除率可以是阶梯式或恒定式。

2.钠曲线

钠曲线即为调钠血液透析,指透析液钠浓度从血液透析开始至结束呈从高到低或从低到高,或高低反复调整变化,而透析后血钠浓度恢复正常的透析方法。可以帮助达到超滤目标,但应注意钠超负荷的风险。

3.容量监测

利用超声或光电方式通过计算机反映患者血细胞比容和血红蛋白浓度,计算出相对血容量,防止超滤过多、过快引起有效血容量减少,引发不良反应。协助医务人员为患者设定理想的干体重。

（二）透析液离子浓度的选择

应根据不同患者的个体差异或同一患者的病情变化选择合适的透析液成分。

（三）透析器的选择

（1）对慢性肾衰竭患者，透析器的选择应参考溶质分子清除、超滤率、透析时间、生物相容性、是否血液滤过和患者体重决定。

（2）对急性肾衰竭患者，透析器应根据患者的生化指标和体液平衡情况进行选择。

（四）血液透析机及管路的准备

（1）在治疗前彻底预冲透析器（按照不同透析器厂家说明进行预冲处理），并必须将所有的空气排出透析器，以避免治疗开始后回路中形成泡沫。

（2）预冲完毕，透析机即进入重复循环模式。

（3）在透析机上设定好目标脱水量、治疗时间、肝素剂量以及任何需修改的治疗内容。

（五）开始透析

主要包括以下方式和步骤。

（1）连接动脉管路和静脉管路，开启血泵至 100 mL/min；或只连接动脉管，开启血泵至 100 mL/min，当血流到静脉端时接通管路。

（2）逐渐增加泵速到预定速度。

（3）患者进入透析治疗阶段后应确保：①动脉和静脉管路安全；②患者舒适；③机器处于透析状态；④抗凝已经启动；⑤悬挂 500 mL 生理盐水与血管通路连接以备急需；⑥已经按照程序设定脱水量；⑦完成护理记录；⑧用过的敷料已经丢掉；⑨如果看不到护士，确定患者伸手即可触及呼叫器。

（4）在整个透析过程中，应巡视、观察、记录患者的一般情况、血压、脉搏、静脉压、动脉压、超滤量、超滤率、肝素剂量等，对首次透析和急诊透析的患者应予以监护。

（5）透析时工作人员应时刻注意个人卫生和无菌操作，每次进行操作都应确保洗手、手套和工作服清洁、戴防血液或化学物质的面罩，或对高危患者采取针对性预防措施等。

（六）结束透析

（1）透析结束时，透析机将发出听觉或视觉信号，提醒程序设定的治疗时间已经达到。为避免延迟下机，之前就应准备好下机所需物品，确定至少有 500 mL 的生理盐水可用于回输血液。

（2）血泵速度为 150 mL/min 时，要用 100～300 mL 的生理盐水才能使体外循环的血液回到患者循环中。

（3）测量患者血压，如血压无异常，当静脉管中的颜色呈现亮粉色时，即可以停止回输血液。因为有空气栓塞的风险，不推荐用空气回血。

（4）动静脉内瘘和人工血管瘘患者下机处理：①在患者带瘘上肢下垫一块治疗巾作为无菌区，暂停血泵。②拔除动脉针，封闭动脉管。③无菌操作将动脉管与回水管连接，开启血泵，回输血液。④当血液完全回输到患者体内后，关闭血泵。⑤拔除针头，纱布加压穿刺点止血。⑥当出血停止，用纱布和敷料覆盖过夜。

（5）静脉置管患者下机处理：①在患者的置管上肢下垫一块治疗巾作为无菌区，戴无菌手套，采用非接触技术断开血管通路。②提前消毒导管接头，断开后用至少 10 mL 生理盐水冲洗导管，肝素封管（1 000～5 000 U/mL，用量恰好充满而不溢出管腔），立即接上无菌帽。

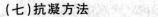

(七)抗凝方法

(1)应个体化并且经常回顾性分析。其方法和剂量应参考活化凝血时间值、通路情况及透析后透析器和管路的清洁程度等。

(2)肝素是最常使用的抗凝剂,可以采取初始注射剂量、初始注射剂量＋维持量、仅给维持量、间断给药等方式给药。还可以选择低分子肝素、局部用枸橼酸盐、前列环素或无肝素透析。

(3)急性肾衰竭患者肝素的用法应该参照患者整体状况和每次透析情况而定。

(4)尿毒症的患者可能有血小板功能异常和活动性出血,合并有创操作的患者应使用小剂量肝素或无肝素透析。

(5)在无肝素透析时,应保持较高血流速,每隔15～30分钟用盐水冲洗管路和透析器以防止血栓形成。冲洗盐水的量应在超滤量中去除。但目前很少使用无肝素透析,因为血栓形成将会引起整个管路血液损失。

(八)血标本采集方法

1.透析前

进针后立即从瘘管针采血样本,针不要预冲,如瘘管针预冲或通过留置导管透析先抽出10 mL血,再收集样本,以免污染。

2.透析后

考虑到电解质的反跳,样本再循环或回血生理盐水污染等,应在透析结束时,超滤量设置为零,减慢血流速至50～100 mL/min。约10秒后,从动脉瘘管处采血留取标本。通常电解质反跳发生在透析结束后2～30分钟。

三、透析机报警原因及处理

(一)血路部分

1.动脉压(血泵前)

通常动脉压(血泵前)为−26.6～−10.6 kPa(−200～−80 mmHg),超过−33.3 kPa(−250 mmHg)将发生溶血。如果血管通路无法提供足够的血流,动脉负压会增大,进而报警,关闭血泵。血泵关闭后,动脉负压缓解,报警消除,血泵恢复运转直到再次产生负压报警,如此反复循环。

(1)负压过大的原因:①动脉针位置不当(针不在血管内或紧贴血管壁);②患者血压降低(累及通路血流);③通路血管痉挛(仅见于动静脉内瘘);④吻合口狭窄(动静脉内瘘吻合口或移植血管动脉吻合口);⑤动脉针或通路凝血;⑥动脉管道打结;⑦抬高手臂后通路塌陷(如怀疑,可让患者坐起,使通路低于心脏水平);⑧穿刺针口径太小,血流量太大;⑨深静脉导管尖端位置不当、活瓣栓子形成或纤维阻塞。

(2)处理:①减少血流量,动脉负压减低,使报警消除;②确认动脉针或通路无凝血,动脉管道无打结;③测定患者血压,如降低,给予补液、减少超滤率;④如压力不降低则松开动脉针胶布,稍做前后移动或转动;⑤提高血流量到原先水平,如动脉压仍低,重复前一步骤;⑥若仍未改善,在低血流量下继续透析,延长透析时间,或另外打开动脉针透析(原针保留,肝素盐水冲洗,透析结束时才拔除)。如血流量需要＞350 mL/min,一般需用15G针;⑦如换针后动脉低负压仍持续存在,则血管通路可能有狭窄。用两手指短暂加压阻断动脉针和静脉针之间的血流,如泵前负压明显加大,说明动脉血流部分来自下游,而上游通道的血流量不足;⑧检查深静脉导管是否扭结;

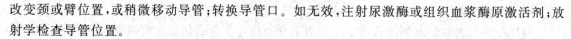

改变颈或臂位置,或稍微移动导管;转换导管口。如无效,注射尿激酶或组织血浆酶原激活剂;放射学检查导管位置。

2.静脉压监测

通常压力为 6.6～33.3 kPa(50～250 mmHg),随针的大小、血流量和血细胞比容变化。

(1)静脉压增高的原因:①移植血管的静脉压可高达 26.6 kPa(200 mmHg),因移植血管的高动脉压会传到静脉血管;②小静脉针(16G),高血流量;③静脉血路上的滤器凝血,这是肝素化不充分的最早表现,也是透析器早期凝血的表现;④血管通路静脉端狭窄(或痉挛);⑤静脉针位置不当或静脉血路扭结;⑥静脉针或血管通路静脉端凝血。

(2)静脉压增高的处理:①用生理盐水冲洗透析器和静脉滤器。如果静脉滤器凝血,而透析器无凝血(冲洗时透析器纤维干净),立即更换凝血的静脉管道,调整肝素剂量后重新开始透析;②静脉针或血管通路静脉端是否阻塞可以采用关闭血泵,迅速夹闭静脉血路,与静脉针断开,用生理盐水注入静脉针,观察阻力大小的方法判定;③用两手指轻轻加压阻断动脉针和静脉针之间的血流,如为下流狭窄引起静脉流出道梗阻,静脉压会因上流受阻而进一步增高。

3.空气探测

最容易发生空气进入血液循环的部位在动脉针和血泵之间,因为这部分为负压。常见于动脉针周围(特别是负压很大时)、管道连接处、泵段血管破裂以及输液管。透析结束时用空气回血操作不当也会引起空气进入体内。许多空气栓塞是在因假报警而关闭空气探测器后发生的,应注意避免。因空气栓塞可能致命。处理方法见本节血液透析治疗常见急性并发症及处理之(五)空气栓塞。

4.血管路扭结和溶血

血泵和透析器之间的血管路扭结会造成严重溶血,这一段的高压通常测不出,因为动脉压监测器通常设在泵前,即使泵后有动脉压力监测器,如果扭结发生在探测器之前,此处的高压也无法被测出。处理方法见本节"血液透析治疗常见急性并发症及处理"之(六)溶血。

(二)透析液路

1.电导度

电导度增高最常见的原因是净化水进入透析机的管道扭结或低水压造成供水不足;电导度降低最常见的原因是浓缩液桶空;比例泵故障也可导致电导度增高或降低。当电导度异常时,将透析液旁路阀打开,使异常透析液不经过透析器而直接排出。

2.温度

温度异常通常是由加热器故障引起,但旁路阀可以对患者进行保护。

3.漏血

气泡、黄疸患者的胆红素或污物进入透析液均会引起假漏血报警。当透析液可能不出现肉眼可见的颜色改变时,需用测定血红蛋白尿的试纸检测流出透析器的透析液来判断漏血报警的真伪。如果确定漏血,透析液室压力应设置在 6.6 kPa 以下,以免细菌或细菌产物从透析液侧进入血液。空心纤维型透析器轻微漏血有时会自行封闭,可继续透析,但一般情况下应回血,更换透析器或停止透析。预防:①预冲时进行透析器漏血检测;②透析中避免跨膜压过高,如有凝血、静脉回路管弯曲打折等立即处理;③透析中跨膜压不能超过透析器的承受力。

四、血液透析治疗常见急性并发症及处理

(一)低血压

低血压最常见,发生率可达50%~70%。

1.原因

有效血容量减少、血管收缩力降低、心源性及透析膜生物相容性差、严重贫血及感染等。

2.临床表现

典型症状为出冷汗、恶心、呕吐,重者表现为面色苍白、呼吸困难、心率加快、一过性意识丧失,甚至昏迷。

3.处理

取头低足高位,停止超滤,给予吸氧,必要时快速补充生理盐水100~200 mL或葡萄糖溶液20 mL,输血浆和清蛋白,并结合病因,及时处理。

4.预防

如:①用容量控制的透析机,使用血容量监测器;②教育指导患者限制盐的摄入,控制饮水量;③避免过度超滤;④透析前停用降压药,对症治疗纠正贫血;⑤改变透析方法如采用碳酸氢盐透析、血液透析滤过、钠曲线和超滤曲线、低温透析等;⑥有低血压倾向的患者避免透析期间进食。

(二)失衡综合征

失衡综合征发生率为3.4%~20%。

1.原因

血液透析时血液中的毒素迅速下降,血浆渗透压下降,而由于血-脑屏障使脑脊液中的尿素等溶质下降较慢,以至脑脊液的渗透压大于血液渗透压,水分由血液进入脑脊液形成脑水肿。这也与透析后脑脊液与血液之间的pH梯度增大,即脑脊液中的pH相对较低有关。

2.临床表现

轻者头痛、恶心、呕吐、困倦、烦躁不安、肌肉痉挛、视力模糊、血压升高;重者表现为癫痫发作、惊厥、木僵甚至昏迷。

3.处理

轻者不必处理;重者可减慢透析血流量,以降低溶质清除率和pH改变,但透析有时需终止。可给予50%葡萄糖溶液或3%氯化钠溶液10 mL静脉推注,或静脉滴注清蛋白,必要时给予镇静剂及其他对症治疗。

4.预防

主要包括:①开始血液透析时采用诱导透析方法,透析强度不能过大,避免使用大面积高效透析器,逐步增加透析时间,避免过快清除溶质;②长期透析患者则适当提高透析液钠浓度。

(三)肌肉痉挛

肌肉痉挛发生率为10%~15%,主要部位为腓肠肌和足部。

1.原因

常与低血压同时发生,可能与透析时超滤过多、过快,低钠透析等有关。

2.临床表现

多发生在透析的中后期,老年人多见,以肌肉痉挛性疼痛为主,一般持续约10分钟。

3.处理

减慢超滤速度,静脉输注生理盐水 100~200 mL、高渗糖水或高渗盐水。

4.预防

如:①避免过度超滤;②改变透析方法,如采用钠曲线和超滤曲线等;③维生素 E 或奎宁睡前口服;④左旋卡尼汀透析后静脉注射。

(四)发热

常发生在透析中或透析后。

1.原因

感染、致热源反应及输血反应等。

2.临床表现

若为致热源反应通常发生在透析后 1 小时,主要症状有寒战、高热、肌痛、恶心、呕吐、痉挛和低血压。

3.处理

静脉注射地塞米松 5 mg,通常症状在几小时内自然消失,24 小时内完全恢复;若有感染存在应及时与医师沟通,应用抗生素。

4.预防

如:①严格执行无菌操作;②严格消毒水处理设备和管道。

(五)空气栓塞

1.原因

血液透析过程中,各管路连接不紧密、血液管路破裂、透析器膜破损及透析液内空气弥散入血,回血时不慎等。

2.临床表现

少量无反应,如血液内进入空气 5 mL 以上可出现呼吸困难、咳嗽、发绀、胸部紧迫感、烦躁、痉挛、意识丧失甚至死亡。

3.处理

一旦发生空气栓塞应立即夹闭静脉通路,并关闭血泵。患者取头低左侧位,通过面罩或气管吸入 100% 氧气,必要时做右心房穿刺抽气,同时注射地塞米松,严重者要立即送高压氧舱治疗。

4.预防

如:①透析前严格检查管道有无破损,连接是否紧密;②回血时注意力集中,气体近静脉端时要及时停止血泵转动;③避免在血液回路上输液,尤其泵前负压部分;④定期检修透析机,确保空气探测器工作正常。

(六)溶血

1.原因

透析液低渗、温度过高;透析用水中的氧化剂和还原剂(氯胺、酮、硝酸盐)含量过高;消毒剂残留;血泵和管道内红细胞的机械损伤及血液透析中异型输血等。

2.临床表现

急性溶血时,患者有胸部紧迫感、心悸、心绞痛、腹背痛、气急、烦躁,可伴畏寒、血压下降、血红蛋白尿甚至昏迷;大量溶血时患者可出现高钾血症,静脉回路血液呈淡红色。

3.处理

立即关闭血泵,停止透析,丢弃体外循环血液;给予高流量吸氧,明确溶血原因后应尽快开始透析;贫血严重者应输入新鲜全血。

4.预防

如:①透析中防止凝血;②保证透析液质量;③定期检修透析机和水处理设备;④患者输血时,认真执行查对制度,严格遵守操作流程。

五、透析器首次使用综合征

在透析时因使用新的透析器发生的临床综合征,称为首次使用综合征。分为 A 型首次使用综合征和 B 型首次使用综合征。

(一)A 型首次使用综合征

A 型首次使用综合征又称超敏反应型。多发生于血液透析开始后 5～30 分钟。主要表现为呼吸困难、全身发热感、皮肤瘙痒、麻疹、咳嗽、流泪、流涕、打喷嚏、腹部绞痛、腹部痉挛,严重者可发生心搏骤停甚至死亡。

1.原因

主要是患者对环氧乙烷、甲醛等消毒液过敏或透析器膜的生物相容性差或对透析器的黏合剂过敏等,使补体系统激活和白细胞介素释放。

2.处理原则

(1)立即停止透析,勿将透析器内血液回输体内。

(2)按抗变态反应常规处理,如应用肾上腺素、抗组胺药和激素等。

3.预防措施

(1)透析前将透析器充分冲洗(不同的透析器有不同的冲洗要求),使用新透析器前要仔细阅读操作说明书。

(2)认真查看透析器环氧乙烷消毒日期。

(3)部分透析器反应与合并应用 ACEI(血管紧张素转换酶抑制剂)有关,应停用。

(4)对使用环氧乙烷消毒透析器过敏者,可改用 γ 射线或蒸气消毒的透析器。

(二)B 型首次使用综合征

B 型首次使用综合征又称非特异型。多发生于透析开始后数分钟至 1 小时,主要表现为胸痛,伴有或不伴有背部疼痛。

1.原因

目前尚不清楚。

2.处理原则

(1)加强观察,症状不明显者可继续透析。

(2)症状明显者可予以吸氧和对症治疗。

2.预防措施

(1)试用不同的透析器。

(2)充分冲洗透析器。

六、血液透析突发事件应急预案

(一)透析中失血

1.原因

管路开裂、破损,接管松脱和静脉针脱落等。

2.症状

出血、血压下降,甚至发生休克。

3.应急预案

如:①停血泵,查找原因,尽快恢复透析通路;②必要时回血,给予输液或输血;③心电监护,对症处理。

4.预防

如:①透析前将透析器管路、管路针等各个接头连接好,预冲时要检查是否有渗漏;②固定管路时,应给患者留有活动的余地。

(二)电源中断

1.应急预案

如:①通知工程师检查稳压器和线路,电话通知医院供电部门;②配备后备电源的透析机,停电后还可运行 20～30 分钟;③若没有后备电源的透析机,停电后应立即将动静脉夹打开,手摇血泵,速度每分钟 100 mL 左右;④若 15～30 分钟恢复供电可不回血。若暂时仍不能恢复供电可回血结束透析,并尽可能记录机器上的各项参数。

2.预防

如:①保证透析中心为双向供电;②停电后 15 分钟内可用发电机供电;③给透析机配备后备电源,停电后可运行 20～30 分钟。

(三)水源中断

1.应急预案

如:①机器报警并自动改为旁路;②通知工程师检查水处理设备和管路,电话通知医院供水部门;③1～2 小时不能解除,终止透析,记录机器上的各项参数。

2.预防

如:①保证透析中心为专路供水;②在水处理设备前设水箱,并定期检修水处理设备。

(郎永华)

第三节　血液灌流治疗技术及护理

一、概述

(一)血液灌流

血液灌流是指将患者的血液引出体外并经过具有光谱解毒效应的血液灌流器,通过吸附的方法来清除体内有害的代谢产物或外源性毒物,最后将净化后的血液回输患者体内的一种血液

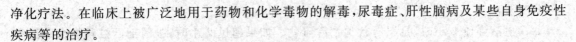

净化疗法。在临床上被广泛地用于药物和化学毒物的解毒,尿毒症、肝性脑病及某些自身免疫性疾病等的治疗。

(二)吸附剂

经典的吸附剂包括活性炭和树脂。

1.活性炭

活性炭是一种非常疏松多孔的物质,其来源相当多样,包括植物、果壳、动物骨骼、木材、石油等,经蒸馏、炭化、酸洗及高温、高压等处理后变得疏松多孔。活性炭吸附力强的主要原因就在于多孔性,无数的微孔形成了巨大的比表面积。活性炭的特点是大面积(1 000 m/g 以上)、高孔隙和孔径分布宽,它能吸附多种化合物,特别是极难溶于水的化合物,对肌酐、尿酸和巴比妥类药物具有良好的吸附性能。

2.树脂

树脂是一类具有网状立体结构的高分子聚合物,根据合成的单体及交联剂的不同分为不同的种类。血液净化吸附剂采用吸附树脂,吸附树脂又分为极性吸附树脂和非极性吸附树脂。XAD-4、XAD-7 等对有机毒物、脂溶性毒物的吸附作用大;XAD-2 树脂,对疏水集团毒素(如有机磷农药、地西泮等)的吸附力大;XAD 系列树脂的解毒作用优于活性炭,其吸附的毒物分子量为 500~20 000 D。一般认为血液灌流的吸附解毒作用优于血液透析。如对苯巴比妥钠等镇静安眠药、解热镇静剂、三环类抗忧郁药、洋地黄、地高辛、茶碱、卡马地平、有机氯、百草枯等的解毒作用优于血液透析。对脂溶性高、分布容积大、易与蛋白结合的毒物解毒作用也优于血液透析。

(三)理想的血液灌流吸附必须符合以下标准

(1)与血液接触无毒无变态反应。

(2)在血液灌流过程中不发生任何化学反应和物理反应。

(3)具有良好的机械强度,耐磨损,不发生微粒脱落,不发生变形。

(4)具有较高的血液相容性。

(5)易消毒清洗。

二、血液灌流的方法、观察及护理

(一)方法

进行血液灌流时,应将吸附罐的动脉端向下,垂直立位,位置高度相当于患者右心房水平,用 5%葡萄糖溶液 500 mL 冲洗后,再用肝素盐水(2 500 U/L 盐水)2 000 mL 冲洗,将血泵速度升至 200~300 mL/min 冲洗灌流器,清除脱落的微粒,并使碳颗粒吸水膨胀,同时排尽气泡。冲洗过程中,可在静脉端用止血钳反复钳夹血路以增加血流阻力,使冲洗液在灌流器内分布更均匀。灌流时初始肝素量为 4 000 U 左右,由动脉端注入,维持量高,总肝素量为每次 6 000~8 000 U,较常规血液透析量大,因活性炭可吸附肝素,要求部分凝血活酶时间、凝血酶时间及活化凝血时间达正常的 1.5~2.0 倍。

(二)血管通路

应用临时血管通路。首选股静脉、颈内静脉及锁骨下静脉。也可采用桡动脉-贵要静脉,足背动脉-大隐静脉。个别情况下也可使用内瘘或外瘘。血流量以 50 mL/min 开始,若血压、脉搏和心率稳定可提高至 150~200 mL/min。

(三)观察

每次血液灌流2小时,足以有效地清除毒物。如果超过2小时,吸附剂已被毒物饱和而失效。如果1次灌流后又出现反跳时(组织内毒物又释放入血液),可再进行第2次灌流,但1次灌流时间不能超过2小时。血液灌流如与血液透析联合治疗,则灌流器应装于透析器之前;结束时把灌流器倒过来,动脉端在上,静脉端在下,用空气回血,不能用生理盐水,以免被吸附的物质重新释放入血。

(四)不良反应

(1)血小板减少:临床上较多见。另外活性炭也可吸附纤维蛋白原,这是造成出血倾向的原因之一。

(2)对氨基酸等生理性物质的影响:血液灌流能吸附氨基酸,尤其对色氨酸、蛋氨酸等芳香族氨基酸吸附量最大,但一般机体有代偿功能,若长期使用,应引起警惕。

(3)对药物的影响:因能清除许多药物,如抗生素、升压药等,药物治疗时应注意调整剂量。

(4)低体温:常发生于冬天使用简易无加温装置血液灌流时。

(五)护理措施及注意事项

(1)密切观察患者的生命体征、神志变化、瞳孔反应等,保持呼吸道通畅。呼吸道分泌物过多的昏迷患者,应将头侧向一边,并及时减慢血流速度,去枕平卧。使用升压药,扩充血容量,如补液及输血、清蛋白、血浆等。但药物应在血路管的静脉端注入,或经另外的补液途径注入,否则药物被灌流器吸附,达不到有效浓度。若患者在灌流之前血压已很低,则可将充满预冲液的管路直接与患者的动静脉端相连接。

(2)血液灌流前大多数患者由于药物影响处于昏迷状态,随着血液灌流的作用,药物被灌流器逐渐吸附,1.0小时后患者逐渐出现躁动、不安,需用床挡加以保护,以防坠床;四肢和胸部可用约束带进行约束,但不能强按患者的肢体,防止发生肌肉撕裂、骨折或关节脱位;背部应垫上软垫防止背部擦伤和椎骨骨折;必要时用包有纱布的压舌板垫在患者的上下齿之间,防止咬伤舌头,并注意防止舌后坠。

(3)保持体外循环通畅。导管应加以固定,对躁动不安的患者适当给予约束,必要时给予镇静剂。防止因剧烈活动而使留置导管受挤压变形、折断、脱出,管道的各个接头须紧密连接,防止滑脱出血或空气进入导管引起空气栓塞。

(4)严密观察肝素抗凝情况,若发现灌流器内血色变暗、动脉和静脉壶内有血凝块,则应调整肝素剂量,必要时更换灌流器及管路。

(5)如用简易的血泵做血液灌流,没有监护装置,则必须严密观察是否有凝血、血流量不足和空气栓塞等情况。如出现动脉除泡器凹陷,则提示血流量不足,应考虑动脉穿刺针是否位置不当、动脉管道是否扭曲折叠、血压是否下降;若动脉除泡器变硬、膨胀,血液溢入除泡器的侧管,提示动脉压过高,灌流器凝血;若同时伴有静脉除泡器液面下降,则应适当增加肝素的用量;在无空气监测的情况下,一旦空气进入体内将会发生严重的空气栓塞,因此要密切注意各管道的连接,严防松脱,注意动静脉除泡器和灌流器的安全固定。

(6)维持性血液透析患者合并急性药物或毒物中毒需要联合应用血液透析和血液灌流时,灌流器应置于透析器之前,有利于血液的加温,以免经透析器脱水后血液浓缩,使血液阻力增大,导致灌流器凝血。

(7)患者有出血倾向时,应注意肝素的用法,如有需要,可遵医嘱输新鲜血或浓缩血小板。

(8)若患者在灌流 1 小时左右出现寒战、发热、胸闷、呼吸困难等反应,可能是灌流器生物相容性差所致,可静脉注射地塞米松,给予吸氧,但不要盲目终止灌流,以免延误抢救。

(9)观察反跳现象:血液灌流只是清除了血中的毒物,而脂肪、肌肉等组织已吸收的毒物的不断释放、肠道中残留毒物的再吸收等,都会使血中毒物浓度再次升高而再度引起昏迷,会出现昏迷-灌流-清醒-再昏迷-再灌流-再清醒的情况。因此,对脂溶性药物如有需要,应继续多次灌流,直至病情稳定为止。如有条件,应在灌流前后采血做毒物、药物浓度测定。

(10)血液灌流只能清除毒物本身,不能纠正毒物已经引起的病理生理的改变,故中毒时一定要使用特异性的解毒药。如有机磷农药中毒时,血液灌流不能恢复胆碱酯酶的活性,必须使用解磷定、阿托品治疗。

(11)应根据病情采取相应的治疗措施,如洗胃、导泻、吸氧、呼吸兴奋剂、强心、升压、纠正酸中毒、抗感染等。

(12)做好心理护理。多数药物中毒患者都是因对生活失去信心或与家庭成员、同事发生矛盾而服药,故当患者神志逐渐清楚时,护士要耐心劝解、开导、化解矛盾,使患者情绪稳定,从而积极配合治疗。

(郎永华)

第四节 血浆置换治疗技术及护理

一、概述

(一)血浆置换(plasma exchange,PE)

血浆置换是一种用来清除血液中大分子物质的体外血液净化疗法,指将患者的血液引出体外,经离心法或膜分离法分离血浆和细胞成分,迅速地选择性地从循环血液中去除病理血浆或血浆中的病理成分(如自身抗体、免疫复合物、副蛋白、高黏度物质和蛋白质结合的毒物等),而将细胞成分以及补充的等量的平衡液、血浆、清蛋白溶液回输入体内,达到清除致病物质的目的。此方法可治疗一般疗法无效的多种疾病。

(二)每次血浆交换量

每次血浆交换量尚未标准化。一般每次交换 2～4 L。一般来说,若该物质仅分布于血管内,则置换第 1 个血浆容量可清除总量的 55%,如继续置换第 2 个血浆容量,却只能使其浓度再下降 15%。因此每次血浆置换通常仅需要置换 1 个血浆容量,最多不超过 2 个。

(三)置换频率

置换频率要根据基础疾病和临床反应来决定。每次血浆交换后,未置换的蛋白浓度重新升高,通过从血管外返回血管内和再合成这 2 个途径。血浆置换后血管内外蛋白浓度达到平衡需1～2 天。因此,绝大多数血浆置换疗法的频率是间隔 1～2 天,连续 3～5 次。

(四)置换液

为了保持机体内环境的稳定,需要维持有效血容量和胶体渗透压。

(1)置换液种类:①晶体液,如生理盐水、葡萄糖生理盐水、林格液,用于补充血浆中各种电解质的丢失;②胶体液,如血浆代用品,主要有中分子右旋糖酐、右旋糖酐-40、羟乙基淀粉,三者均为多糖,能短时有效的扩充和维持血容量;血浆制品,最常用的有 5% 清蛋白、新鲜冰冻血浆,后者是唯一含枸橼酸盐的置换液。

(2)置换液的补充原则:①等量置换;②保持血浆胶体渗透压正常;③维持水、电解质平衡;④适当补充凝血因子和免疫球蛋白;⑤减少病毒污染机会;⑥无毒性,没有组织蓄积。

二、血浆置换的并发症及应对

(一)变态反应

1.原因

在血浆置换治疗过程中,由于弃去了含有致病因子的血浆,为了保持血浆渗透压稳定和防止发生威胁生命的体液平衡紊乱,在分离血浆后要补充等容量液体。新鲜冰冻血浆含有凝血因子、补体和清蛋白,其成分复杂,常可诱发变态反应。据文献报道,变态反应的发生率<12%。

2.预防

在应用血浆前静脉给予地塞米松 5～10 mg 或 10% 葡萄糖酸钙 20 mL;应用血浆时减慢置换速度,逐渐增加置换量。同时应选择合适的置换液。

3.护理措施

治疗过程中要严密观察患者状况,如出现皮肤瘙痒、皮疹、寒战、高热时,不可让患者随意搔抓皮肤,应及时给予激素、抗组胺药或钙剂,可为患者摩擦皮肤缓解瘙痒。另外,治疗前认真执行"三查八对",核对血型,血浆输注速度不宜过快。

(二)低血压

1.原因

置换与滤出速度不一,滤出过快、置换液补充过缓;体外循环血量多,有效血容量减少;疾病原因引起,如应用血制品引起变态反应;补充晶体液时,血渗透压下降。

2.预防

血浆置换术中血浆交换应等量,即血浆出量应与置换液入量保持平衡,当患者血压下降时可先置入胶体,血压稳定时再置入晶体,避免血容量的波动。其次,要维持水、电解质的平衡,保持血浆胶体渗透压稳定。

3.护理措施

密切观察患者生命体征,每 30 分钟监测 1 次生命体征。出现头晕、出汗、恶心、脉速、血压下降时,立即补充清蛋白,加快输液速度,减慢血浆出量,延长血浆置换时间。一般血流量应控制在 50～80 mL/min,血浆流速为 25～40 mL/min,平均置换血浆 1 000～1 500 mL/h,血浆出量与输入血浆和液体量平衡。

(三)低钙血症

1.原因

新鲜血浆含有枸橼酸钠,输入新鲜血过多、过快容易导致低钙血症,患者出现口麻、腿麻及小腿肌肉抽搐等低钙血症表现,严重时发生心律失常。

2.预防

治疗中常规静脉注射 10% 葡萄糖酸钙 10 mL。

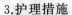

3.护理措施

严密观察患者有无低钙血症表现及血液生化改变,如出现低钙血症表现可给予热敷、按摩或补充钙剂等对症处理。

(四)出血

1.原因

血浆置换过程中血小板破坏、抗凝剂输入过多以及疾病本身导致。

2.预防

治疗前常规检测患者的凝血功能,根据情况确定抗凝剂剂量及用法。

3.护理措施

治疗中严密观察皮肤及黏膜有无出血点;进行医疗护理操作时,动作轻柔、娴熟,熟练掌握静脉穿刺技巧,尽量避免反复穿刺;一旦发生出血,立即通知医师采取措施,治疗结束时用鱼精蛋白中和肝素,用无菌纱布加压包扎穿刺点,术后 6 小时注意观察穿刺部位有无渗血。

(五)感染

1.原因

置换液含有致热源;血管通路感染;疾病原因引起的感染。

2.预防

严格无菌操作。

3.护理措施

血浆置换是一种特殊的血液净化疗法,必须严格无菌操作;患者必须置于单间进行治疗,治疗室要求清洁,操作前紫外线照射 30 分钟,家属及无关人员不得进入治疗场所;操作人员必须认真洗手、戴口罩和帽子,配置置换液时需认真核对、检查、消毒,同时做到现配现用。

(六)破膜

血浆分离的滤器因为制作工艺而受到血流量及跨膜压的限制,如置换时血流量过大或置换量增大,往往会导致破膜,故血流量应为 100～150 mL/min,每小时分离血浆 1 000 mL 左右,跨膜压控制于 50.0 kPa(375 mmHg)。预冲分离器时注意不要用血管钳敲打排气,防止破膜的发生。

(郎永华)

第十六章 公共卫生的护理

第一节 医疗服务与公共卫生服务

医疗机构是公共卫生服务体系重要的组成部分,也是公共卫生服务的重要环节。随着社会经济的快速发展和广大人民群众健康需求的日益提高,医疗机构在公共卫生工作中的地位也日渐突出,大量的疾病控制和妇女儿童保健等工作需要医疗机构共同合作完成,医疗机构与专业公共卫生机构、医疗服务与公共卫生服务的关系也日益紧密。

一、公共卫生基本知识

(一)公共卫生基本概念

公共卫生内涵随着社会经济的发展和人类对健康认识的加深而不断发展。19 世纪,公共卫生在很大程度上被理解为环境卫生和预防疾病的策略,如疫苗的使用。20 世纪,公共卫生扩大到包括环境卫生、控制疾病、进行个体健康教育、组织医护人员对疾病进行早期诊断和治疗,发展社会体制,保障公民都享有应有的健康权益。目前,学术界通常采用 WHO 的定义:公共卫生是一门通过有组织的社区活动来改善环境、预防疾病、延长生命与促进心理和躯体健康,并能发挥个人更大潜能的科学和艺术。

公共卫生就是组织社会共同努力,改善环境卫生条件,预防控制传染病和其他疾病流行,培养良好卫生习惯和文明生活方式,提供医疗卫生服务,达到预防疾病,促进健康的目的。

(二)公共卫生基本职能

公共卫生的基本职能指的是影响健康的决定因素、预防和控制疾病、预防伤害、保护和促进人群健康、实现健康公平性的一组活动。具体来说,基本职能包括以下服务内容。

(1)疾病预防控制管理。

(2)公共卫生技术服务。

(3)卫生监督执法。

(4)妇女儿童保健。

(5)健康教育与健康促进。

（6）突发性公共卫生事件处理等。

(三)公共卫生基本特点

公共卫生是以促进人群健康为最终目标、以人群为主要研究重点、强调防治结合和广泛的社会参与、以多学科公共卫生团队为支撑,具有以下基本特点。

1.社会性

公共卫生服务是一项典型的社会公益事业,是人民的基本社会福利之一,因此公共卫生服务不能以营利为目的。

2.公共性

公共卫生服务表现为纯公共产品或准公共产品的供给,具有排他性和消费共享性的特点。

3.健康相关性

公共卫生服务的直接目的是保障公民的健康权益,所采取的措施和方法必须遵循医学科学理论和技术。

4.政府主导性

公共卫生服务的提供是政府公共服务职能的一个重要内容,政府必须承担公共卫生服务的供给责任:统一组织、领导和直接干预,提供必要的公共财政支出。

二、医疗服务与公共卫生服务的关系

(一)医疗机构与公共卫生专业机构

医疗机构和专业公共卫生机构均是依据相关法规设立的具有独立法人代表资格的机构,前者主要依据《医疗机构管理条例》而设立,为当地居民提供临床诊疗服务以及部分公共卫生服务,主要包括临床综合医院和肿瘤、口腔、眼科、传染病、妇产、儿童等专科医院。后者主要依据《中华人民共和国传染病防治法》《精神卫生法》《中华人民共和国食品卫生法》《职业卫生法》等设立的专业公共卫生机构,主要包括:疾病预防控制中心、卫生监督中心(所)、妇幼保健中心(院)、职业病防治院(中心)、健康教育和健康促进中心(所)、精神卫生中心(所)等。在同一地区医疗机构和专业公共卫生机构均隶属同级卫生行政部门管理。

医疗机构在医院内部为了统筹协调、指导和监督落实院内公共卫生服务工作,预防与控制医院内感染的发生和流行,并联系相关专业公共卫生机构,依据《医疗机构管理条例》的要求,设立了预防保健科(或公共卫生科)和医院感染控制科。在我国绝大部地区医院都设立预防保健科和医院感染控制科。近年来,我国许多地方卫生行政部门为了进一步明确医疗机构公共卫生职能,规定医院统一设置公共卫生科,便于辖区内公共卫生工作的衔接。无论称谓是预防保健科,还是公共卫生科,其基本职责都是统筹协调院内公共卫生服务工作,指导和监督院内各有关科室开展公共卫生服务工作,联系并接受专业公共卫生机构业务技术指导。

公共卫生专业机构是以开展和完成区域内公共卫生服务业务为主的部门,负责区域内公共卫生规划、计划的制订,公共卫生监测,开展专项调查研究,提出并落实预防与控制措施,分析和评估实施效果。

公共卫生专业机构与医疗机构之间是密不可分的合作伙伴关系,在公共卫生服务中,医疗机构离不开公共卫生机构,公共卫生机构也离不开医疗机构,两者间应实行无缝衔接。

(二)公共卫生服务与医疗服务的关系

医疗服务主要是针对个体,为个体提供诊断、治疗、预防保健方面服务。与医疗服务相比,公共卫生服务是针对群体,以人群为主要重点,强调防治结合和广泛的社会参与,以多学科公共卫生团队为支撑。公共卫生服务是一项典型的社会公益事业,不能以营利为目的,表现为纯公共产品或准公共产品的供给。除了基本医疗服务以外,医疗服务都不能列为公共产品。因此,公共卫生服务的提供是政府公共服务职能的一个重要内容,政府在公共卫生领域的主要职能包括:制定政策法规,制订和实施公共卫生发展规划计划,协调部门的公共卫生职责,执行公共卫生监督执法,组织、领导和协调公共卫生的应急服务。

三、医疗机构在公共卫生工作中的地位和作用

公共卫生工作离不开医疗机构,医疗机构是公共卫生体系不可或缺的重要组成部分,无论是传染病、慢性病、寄生虫病、地方病、职业病、因病死亡,还是突发公共卫生事件、食物中毒的发现都离不开医疗机构,其报告也依赖医疗机构,新生儿预防接种、妇女儿童保健、疾病监测、健康教育与干预,以及实施传染病的预防控制和传染病的救治、慢性病的治疗与控制均在医疗机构内完成。

医疗机构本身是传染病传播的高危场所,也是院内感染发生的高危场所,因而对医院在预防控制传染病的播散和医院内感染的发生提出了更高的要求,医院的规划、设计、布局,空调通风冷暖系统,给排水及污水处理系统,人流和物流系统,传染病门诊、洁净手术室、洗消供应室和 ICU室等设置必须充分考虑满足控制传染病播散和院内感染发生的需要。医疗机构的医务工作者应掌握公共卫生基本知识,有承担公共卫生的责任意识,还应按相应法律、法规的要求切实履行其职责,及时、准确地发现报告传染病、精神病、职业病、糖尿病、高血压等疾病,实施重要传染病的监测、控制工作,做好就诊者的健康教育和干预工作。

(顾君惠)

第二节　医疗机构公共卫生基本职能

医疗机构种类繁多,有综合医院,也有专科医院。医疗机构的级别也不尽相同,有三级甲(乙)医院,也有二级甲(乙)等医院,还有一级医院、门诊等。不同类型的医疗机构所承担的公共卫生职能不尽统一,根据国家有关法律法规以及我国医疗机构开展公共卫生工作的实际,医疗机构的公共卫生基本职能主要包括以下几方面:突发公共卫生事件的报告及应急处理;食物中毒的发现报告与救治;传染病的发现报告及预防控制;预防接种服务;主要慢性病的发现报告与管理;职业病的发现与报告;精神病的发现与报告;医院死亡病例的报告;妇女儿童保健服务;健康教育与健康促进;放射防护和健康监测;医院感染与医疗安全管理。

一、突发公共卫生事件的发现报告及应急处理

突发公共卫生事件发现。无论是重大传染病,还是食物中毒和职业中毒,当患者感到身体不适时,首先就诊地点为医疗机构,医疗机构医师生根据诊疗规范、诊断标准和专业知识,进行疑似或明确诊断。

(一)突发公共卫生事件报告

医疗机构发现突发公共卫生事件或疑似突发公共卫生事件,医院应及时启动突发公共卫生事件处置应急程序,逐级汇报。

(二)患者救治或转诊

医疗机构在报告的同时要做好患者救治工作,特殊情况需要转诊者,应做好相应转诊工作。

二、食物中毒发现报告与救治

患者食用了被生物性(如细菌、病毒、生物毒素等)、化学性(如亚硝酸钠等)有毒有害物质污染的食品,出现急性或亚急性中毒症状。

(一)食物中毒的发现

患者到医疗机构就诊,医疗机构医师生根据食物史、患者症状、结合相关诊断标准确认食物中毒或疑似食物中毒。

(二)食物中毒的报告

医疗机构发现群体性食物中毒,应及时启动疑似食物中毒事件处置应急程序,逐级汇报,并协助疾病预防控制机构进行事件的调查及确证工作。

(三)食物中毒患者救治

医疗机构在报告的同时做好中毒患者的救治工作。

三、传染病的发现报告及预防控制

传染病的预防控制是医疗机构主要工作内容之一,包括传染病的发现、报告、监测、预防控制、救治及转诊工作。

(一)传染病的发现

医疗机构医师接诊疑似传染病患者,应按《传染病诊断标准》对疑似传染病例进行诊断,必要时请会诊予以明确诊断。

(二)传染病的报告

医疗机构发现疑似或确诊传染病后,要按《中华人民共和国传染病防治法》规定的内容及时限,录入中华人民共和国国家疾病预防控制信息系统进行网络直报。

(三)传染病监测

医疗机构应按公共卫生专业机构要求,开展传染病的监测工作,报送相关监测信息。做好传染病阳性标本留样,传送给疾病预防与控制中心实验室复核。

(四)传染病预防控制

在医疗机构中实施传染病的预防与控制,如预防控制艾滋病乙肝梅毒母婴传播项目,孕产妇进行筛查、随访、治疗,都需在医疗机构内实施。

(五)传染病的救治

传染病治疗和重症传染病的救治都需依赖医疗机构。

(六)慢性传染病患者的转诊

有些传染病发现后需转至专门机构进行随访治疗,如疑似麻风患者(临床诊断为主)、疑似肺结核患者(临床诊断和胸片结果为主)医疗机构除报告外,还要转诊至辖区慢性病防治院或传染病医院进行治疗。

四、预防接种服务

预防接种是最有效、最经济的预防控制疾病的措施,预防接种服务主要在社区健康服务中心完成,医疗机构主要承担新生儿疫苗接种,犬伤后狂犬疫苗接种及冷链的管理。

(一)新生儿疫苗接种

孕妇在医院生产后,医院应及时为新生儿免费接种乙肝疫苗、卡介苗,接种时应严格按疫苗接种规范操作。

(二)狂犬疫苗接种

对动物咬伤的就诊者,医疗机构应根据狂犬病暴露预防处置工作规范处理伤口及接种狂犬疫苗,必要时注射狂犬免疫球蛋白。

(三)冷链管理

医疗机构应严格按预防用生物制品保存要求执行存放(在冷藏或冷冻区)、领取、运输等。

五、主要慢性非传染病的发现报告与管理

主要慢性非传染病是指高血压、糖尿病,以及恶性肿瘤、脑卒中和冠心病等,医疗机构承担患者发现、报告、治疗及转诊工作。

(一)患者的发现

医疗机构要积极主动发现高血压、糖尿病患者,落实首诊测血压措施。

(二)病例的报告

医疗机构一旦发现高血压、糖尿病患者,以及恶性肿瘤、脑卒中和冠心病病例,按要求报告给公共卫生专业机构。

(三)患者的治疗

一旦明确诊断,医疗机构应采取合适的措施对患者进行治疗。

(四)患者的转诊

医疗机构待患者病情稳定后转诊至所在的社区健康服务中心,由社区健康服务中心进行随访管理。

六、职业病的发现与报告

医疗机构对有职业接触的疑似职业病的病例,应结合职业接触史和临床表现进行诊断和鉴别诊断,必要时邀请职业病防治机构的专家会诊,一旦发现疑似的职业病,应及时按要求进行报告,必要时转诊至相应的专业机构进行治疗。

七、重症精神病的发现与报告

医疗机构对疑似精神病患者应进行诊断和鉴别诊断,必要时邀请精神病专科医院专家会诊,一旦发现疑似精神病患者,按要求进行报告,必要时转诊至精神病专科医院进行明确诊断和治疗。

八、死亡病例的报告

医疗机构出现死亡病例,应按要求及时、准确填报死亡医学证明,专人定期收集全院死亡医

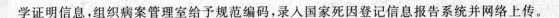

学证明信息,组织病案管理室给予规范编码,录入国家死因登记信息报告系统并网络上传。

九、妇女儿童保健服务

具有相应资质的医疗机构提供孕产妇保健服务和儿童保健服务,并管理出生医学证明和妇幼保健信息。

(一)孕产妇保健

医疗机构为育龄期妇女开展孕前妇女保健检查和咨询,对孕期妇女提供定期产检服务和相关疾病的筛查,以及适宜的生产技术,指导母乳喂养,发现与报告孕产妇死亡情况。

(二)儿童保健

医疗机构提供新生儿疾病筛查、儿童保健服务,发现与报告新生儿和 5 岁以下儿童死亡情况。

(三)出生医学证明管理

专人管理、核发出生医学证明,并及时上报。

(四)妇幼信息管理

医疗机构负责管理妇幼保健信息系统和母子保健手册,准确录入妇幼保健相关内容,按权限完成相应工作,按期完成妇幼保健报表的统计、核实、报送等工作。

十、健康教育与健康促进

医疗机构根据其特殊性提供健康教育宣传、健康处方、健康指导,并带头做好控烟工作。

(一)健康教育

各医疗机构各专业科室应根据自身专业特点,定期制作健康教育宣传栏,宣传相关知识。

(二)健康处方

各专业科室编写本专业诊治疾病的健康处方,对就诊者进行宣传,普及相关专业知识。

(三)健康指导

医务人员适时对患者或家属进行健康指导,住院部医务人员应对患者进行健康教育指导并在病历记录。

(四)控制吸烟

禁烟标识张贴、劝止吸烟行动、医院内吸烟现况监测,带头控烟。

十一、放射防护与健康监测

医疗机构为了疾病的诊断和治疗配备了许多带有放射性的装置,如 X 线机、CT 等,因而要加强辐射防护,并做好医护人员和就诊者的保护。

(一)放射防护

对带有放射性的装置,其选址、布局及防护设计要合理,设计方案应报批,竣工后要通过专业部门验收,场所要进行防辐射处理。

(二)放射人员防护

放射工作人员要做好个人防护,上班时佩戴个人放射剂量仪,定期进行健康体检。

(三)患者的防护

医疗机构在给患者进行带有放射线装置检查或治疗时,要做好防护,尤其是敏感部位务必采取有效的防护措施。

十二、医院感染与医疗安全管理

医院内感染控制是医疗机构的重要职责,包括医院感染的报告与处理,医院消毒效果监测,医疗废弃物管理,实验室感染控制,以及感染性职业暴露处置等工作内容。

(一)医院感染的报告与处理

医务人员按《医院感染诊断标准(试行)》发现院内感染个案时,应及时报告。如果发生医院感染暴发,要按医院感染暴发处理程序进行调查、报告,必要时请专业机构协助处理,提出感染控制措施并部署实施。

(二)医院消毒效果监测

医院感染管理部门应定期对消毒剂、消毒产品、医务人员的手、空气、物体表面等进行消毒效果监测,并向当地专业公共卫生机构报告,接受公共卫生机构督导检查。

(三)废弃物管理

医院机构应按《医疗废物管理条例》要求做好医院污水处理,定期监测污水处理后的卫生指标,定期检查医疗废物处理是否规范。如果发生医用废物的流失、泄漏、扩散等意外事故应及时报告并做好相应处理。

(四)实验室感染控制

医疗单位实验室,尤其是感染性实验室要严格按照实验室生物安全要求进行规范操作,做好个人防护,菌种保藏、运输等安全防范工作。

(五)感染性职业暴露处理

医务人员要严格执行各项诊疗操作规范,发生感染性职业暴露要及时报告、评估并给予医学处理,根据职业暴露级别定期随访。

(顾君惠)

第三节　公共卫生与社区护理

一、公共卫生

(一)公共卫生护理的定义

美国耶鲁大学公共卫生教授温斯乐早在 1920 年即指出:"公共卫生是一种预防疾病、延长寿命、促进身心健康和工作效能的科学与艺术。通过有组织的社会力量,从事环境卫生、传染病控制及个人卫生教育;并组织医护事业,使疾病能获得早期预防及诊断治疗;进而发展社会机构,以保证社会上每一个人都能维持其健康的生活;使人人都能够实现其健康及长寿的权利。"

公共卫生的定义是:"公共卫生是通过有组织的社会力量,以维持、保护和增进群众健康的科学和艺术。它除了提供特殊团体的医疗服务和关心疾病的防治外,对需要住院的群众,尤其贫穷的群众更是如此,以此保护社会。"

(二)目的及重要性

公共卫生的目的,主要是保护和促进整个社区人群的健康、预防疾病、早期发现、早期诊断和早期治疗疾病,如遇不可避免的残障及某些疾病,寻求最有效的措施,并争取服务对象的参与,以发挥每个人最大的潜能。因此,社区医疗与社区护理应运而生。自解放尤其是改革开放以来,我国的政治、经济、文化、教育等方面均有长足发展,社区卫生从死亡率的降低、平均寿命的延长、急性传染病的有效控制、医疗人力资源的增长及医疗设施的不断提高等方面,更显示出社区医疗和社区护理工作的成效及重要性。

(三)目标

公共卫生的目标是减少不应发生的死亡、残障、疾病和不适,同时要保护、维持和促进人们的健康,以保证整体社区的福利。

二、公共卫生与社区护理

(一)公共卫生的业务范围

公共卫生业务是为解决大众健康问题而设的,它随时代的不同而异,可概分为"环境问题"与"卫生服务"两大类。

1.公共卫生的范围

自温斯乐及世界卫生组织的定义来分析公共卫生的范围如下。

(1)以"人"为对象:包括孕产妇、婴幼儿、托儿所、幼稚园学童、学生、员工等。

(2)环境:如环境卫生、安全用水、食物、营养、农药污染、噪声等。

(3)法规:如传染病防治条例、医疗法、护理人员法等法规的制定。

(4)医护人员训练、流行病学等调查、各项研究、卫生计划的执行及评价、生命统计、电脑化等。

(5)其他:如法律、政治体制、经济生活、生物环境、农业、工业、住宅、交通、教育等。

2.亨伦将公共卫生工作归纳为七类

(1)需以社区为基础来处理的活动。

(2)防范易引起疾病、残障或夭折的疾病因子或环境因子。

(3)综合性健康照顾活动。

(4)生命统计资料的收集、保存、分析和管理。

(5)开展个人及社区民众的卫生教育。

(6)从事卫生计划及评估。

(7)从事医学、科学、技术及行政管理的研究工作。

我国的业务范围:预防、医疗、保健、康复、健康教育、计划生育、技术服务。

综合以上可知,凡是能够促进健康、维持健康、预防疾病、早期诊断、早期治疗、加强复健及安宁照护等医学及与健康息息相关的非医学部门的业务,都是公共卫生的业务范围。

(二)社区护理的业务范围

社区保健服务中心是直接提供群众公共卫生护理的服务单位,而其护理人员亦是公共卫生团体中与群众接触最频繁的人员,以下就护理人员在社区保健服务中心的业务介绍如下。

1.医疗

门诊、转介服务,如在山区等医疗资源缺乏的边远地区另设有观察床及急救设施。

2.预防及传染病管理

各项预防接种、性病防治、肝炎防治、寄生虫防治、结核病控制、慢性病(高血压、糖尿病、精神病、脑卒中)防治。

3.家庭计划

应加强两性平等平权教育、家庭咨商、组织家庭的意义及功能、降低离婚率、单亲家庭子女的辅导。目前的工作着重在优生保健及有偶妇女的生育管理与宣导,并将低收入户、身体功能障碍(智障、残障)、精神科患者、不孕夫妇等列入优先服务对象。

4.妇幼卫生

将孕产妇、婴幼儿有遗传疾病等高危险群列为优先服务,并作子宫颈癌、乳癌筛检、婴幼儿发展测验等服务。

5.卫生教育

对预防、保健、医疗、复健、营养、视力保健、减少抽烟、嚼槟榔等,制定每个月宣导活动的主题,并透过义工、社区事业促进委员会的宣导,使群众获得足够的知识,改变态度,进而影响个人及家庭成员的行为,达到自我照顾的目的。

6.社区评估

评估社区年龄、疾病、十大死因、教育程度、性别、职业、交通等情形,另借由门诊、地段管理、转介及居家护理服务来评估个人、家庭、社区人口的卫生问题。

7.卫生行政

各项资料的搜集、统计、分析,并配合研究、流行病调查开展各项活动,推行政府卫生政策。

三、社区护理的特性、功能、目标与执行方法

(一)社区护理的特性

(1)社区护理的特性随着卫生所设立的宗旨而有所不同。一般而言,卫生所以防疫、传染病管制、促进健康、维持健康及预防保健为主,医疗为辅,对辖区所有群众提供服务。

(2)它运用社区护理专业知识、技术、理论、方法及评价方式来开展工作。

(3)以"家庭"为基本服务单位。

(4)服务对象为社区整体,包括健康与疾病、残障或临终者、家庭、团体、各年龄层及各社会阶层的人群。

(5)提供具有就近性、连续性、方便性、主动性、政策性、综合性、独立性及初级医疗性服务。

(6)运用社区组织力量,如妈妈教室、社区事业促进委员会、家政班等,以及群众的参与来推展工作。

(二)社区护理的功能

(1)控制传染病的发生及蔓延。

(2)发现除个人以外家庭、社区的共同性健康问题,并予以彻底治疗,解决卫生问题。

(3)以最少的预算达到最大的效果,即以预防保健为主,医疗为辅,达四两拨千斤之功能。

(4)以卫生教育的教导方式普及保健常识,群众能达到自我照顾的能力。

(5)社区评估,以社区群众的需求为导向,更切合社区群众的实际需要。运用流行病学的概念,及早发现疾病开始流行前的征兆,以抑制其扩大。

(三)社区护理的目标

公共卫生护理的立足之本是预防疾病,促进和维护健康,它的主要目标是培养社区群众解决健康问题的能力,进而能独立实行健康生活。

1.启发及培养保健观念

公共卫生护理工作步骤中以健康教育最为重要,而健康教育又以学校为基础。"世界卫生组织对学校健康教育主要强调保健教育普及,以及健康行为的养成"。一般公共卫生护理人员在筛检或团体活动时所做的护理指导或保健教育,其效果远不及家庭访视这种一对一的、密集的、针对个案专门问题的服务来得大。在中老年病服务中,年龄大的个案行为改变非常慢,若不经常家访并改变家人的观念,其饮食及行为改变将更加困难。培养群众正确的保健观念,不仅可减少疾病发生率,更可使人们获得高度的健康状态。

2.协助群众早期发现疾病、早期治疗

公共卫生护理人员接触群众的次数多、时间久,如有基本身体评估技巧及高筛检率,对潜在罹患疾病的个案能及早发现,所获得早期治疗的效果最佳。平时妇女防癌抹片检查、乳房自我检查、量血压、验血糖及个案的一些早期表现(如蜘蛛痣为肝硬化的先兆)等,均为协助群众早期发现疾病并能早期治疗,以及早去除不健康行为,而减少许多疾病的发生及不幸。

3.帮助群众建立健康的生活方式

生活习惯自幼即养成,父母教育及托儿所、幼儿园及其他就学期间培养健康行为较容易。影响健康生活的因素甚多,重要是要辅导群众自助助人,成立志愿者团体或运用社区促进委员会、家政班、妇女会发挥力量,做到保健人人一起来,使社会更健康。

四、社区护理的实施方式

公共卫生护理的执行方式可分为二大类。

(一)综合性的社区护理方式

综合性的公共卫生护理方式采取"社区管理"的不分科护理方式。此种护理方式即由社区护理人员负责该区域与健康有关的一切问题,包括社区的护理需要评估、诊断、计划、执行及评价;而其服务的对象则包括各年龄层、各社会阶层的人口群体,以及各种潜在或已存在的健康问题。

1.优点

(1)护理人员容易与家庭建立专业性人际关系,并取得家庭的信任。

(2)由于对该社区有较深入的了解,因此社区护理人员较能发现群众的真正问题,而所提供的服务也较能满足群众的健康需求。

(3)可减少对社区、家庭的干扰。

(4)可减少护理人力的浪费。

(5)社区护理人员较能以"家庭"整体为中心来考虑健康需要。

2.缺点

护理人员不可能样样专精,因此当其遇到无法解决的问题时,必须有能力去寻求社会资源,并作转介。

(二)分科的社区护理方式

分科的社区护理方式依护理业务的特性来分配工作,每一个护理人员均负责某一特定的业务,如家庭计划、结核病防治等。

1.优点

由于护理人员容易对其所负责的业务专精而成为该方面的专家。

2.缺点

分科的社区护理方式的缺点即为无法达到综合性的社区护理方式的优点。

（顾君惠）

第四节　健　康　教　育

一、健康教育的基本概念

（一）健康的内涵

1948 年,世界卫生组织将健康定义为:"健康不仅仅是没有疾病或不虚弱,而是身体的、精神的健康和社会适应的完美状态。"在《阿拉木图宣言》中,世界卫生组织不但重申了该定义,还进一步指出:"达到尽可能高的健康水平是世界范围内一项最重要的社会性目标,而其实现则要求卫生部门及社会各部门协调行动。"我国也在宪法中明确规定,维护全体公民的健康和提高各族人民的健康水平,是社会主义建设的重要任务之一。这些均说明健康是人们的基本权利,促进人群的健康是政府及相关部门所应承担的责任。社区卫生服务机构作为卫生部门的基层单位,在维护和促进人群健康的工作中起着举足轻重的作用。社区护士也应当学习和掌握相关知识,做好居民健康"守门人"。

对于健康的理解,应当注意以下两个方面内容。首先,健康是一个全方位的概念,包括生理健康、心理健康及社会适应能力良好。每一个人都是一个完整的整体,不应将其割裂成不同的部分。同样的,一个人的健康也应当是身体、精神的健康和社会适应完好状态,而不仅仅是不得病。基于这种理解,社区护士在工作中应当努力促进居民各方面健康水平的提高,而不仅仅将工作重点放在对躯体疾病的管理上。其次,从健康到疾病是一个连续变化的过程,即健康与疾病之间不存在明确的界限。真正绝对健康和极重度疾病的人在人群中都是极少数,绝大多数人是在两个极端之间的位置上不断地变化。换句话说,健康与疾病的状态是可以相互转化的。如果有适宜的干预,人们就能向更健康的水平发展,反之则可能向疾病的方向变化。因此,社区护士可以积极地采取健康教育、健康促进等干预措施,以便提高人群的健康水平。

（二）影响健康的因素

影响健康的因素种类繁多,基本可以归纳为以下 4 类。

1.行为和生活方式因素

行为和生活方式因素是指因自身不良行为和生活方式,直接或间接给健康带来的不利影响。如冠心病、高血压、糖尿病等均与行为和生活方式有关。

(1)行为因素:行为是影响健康的重要因素,许多影响健康水平的因素都通过行为来起作用。因此,改变不良行为是健康教育的根本目标。按照行为对自身和他人健康状况的影响,健康相关行为可以分成促进健康的行为与危害健康的行为两种。促进健康行为指朝向健康或被健康结果所强化的基本行为,客观上有益于个体与群体的健康。促进健康行为可以分成基本健康行为、预警行为、保健行为、避开环境危险的行为和戒除不良嗜好5种。基本健康行为指日常生活中一系列有益于健康的基本行为。如平衡膳食、合理运动等。预警行为指预防事故发生和事故发生以后正确处置的行为，如交通安全、意外伤害的防护等。保健行为指正确合理地利用卫生保健服务，以维持身心健康的行为。例如，定期体检、患病后及时就诊、配合治疗等。避开环境危险的行为指主动地以积极或消极的方式避开环境危害的行为。例如，离开污染的环境、避免情绪剧烈波动等。戒除不良嗜好指戒除生活中对健康有危害的个人偏好，如吸烟、酗酒等。危害健康的行为是指偏离个人、他人乃至社会的健康期望，客观上不利于健康的行为。危险行为可以分成不良生活方式与习惯、致病行为模式、不良疾病行为和违反社会法律、道德的危害健康行为4种。不良生活方式是一组习以为常、对健康有害的行为习惯，常见的有高脂饮食、高盐饮食、缺乏锻炼等。这些不良生活方式与肥胖、心血管系统疾病、癌症和早亡等密切相关。致病行为模式是指导致特异性疾病发生的行为模式。常见的是A型行为模式和C型行为模式。A型行为模式是与冠心病密切相关的行为模式，其特征为高度的竞争性和进取心，易怒，具有攻击性。而C型行为模式是与肿瘤发生有关的行为模式，核心行为表现是情绪过分压抑和自我克制。疾病行为指个体从感知到自身有病到完全康复这一过程中所表现出的一系列行为，不良疾病行为多为疑病、讳疾忌医、不遵从医嘱等。违反社会法律、道德的危害健康行为。例如，吸毒、药物滥用、性乱等。

（2）生活方式：生活方式是一种特定的行为模式，是建立在文化、社会关系、个性特征和遗传等综合因素及基础上逐渐形成的稳定的生活习惯，包括饮食习惯、运动模式、卫生习惯等。生活方式对健康有巨大影响。有资料显示，只要有效控制不合理饮食、缺乏体育锻炼、吸烟、酗酒和滥用药物等不良生活方式，就能减少40％～70％的早死，1/3的急性残疾，2/3的慢性残疾。

2.环境因素

人的健康不仅仅包括个体的健康，还包括个体与环境的和谐相处。良好的环境可以增进健康水平，反之可能危害健康。一般环境可以分为内环境和外环境。内环境指机体的生理环境，受到遗传、行为和生活方式以及外环境因素的影响而不断变化。外环境则包括自然环境与社会环境。自然环境包括阳光、空气、水、气候等，是人类赖以生存和发展的物质基础，是健康的根本。良好的自然环境对于维持和促进健康具有重要意义。社会环境包括社会制度、法律、经济、文化、教育、人口、职业、民族等与社会生活相关的一切因素，这些因素对健康的影响主要通过影响个体的健康观念、健康行为来实现。

3.生物学因素

常见的生物学因素包括遗传因素、病原微生物以及个体的生物学特性。

（1）遗传因素：遗传因素主要影响了个体在某些疾病上的发病倾向。有些人由于遗传缺陷而在出生时即表现为某些先天遗传病，也有些人则由于某些基因的变化而更容易罹患某些慢性疾病，如高血压、糖尿病和肿瘤。

（2）病原微生物：病原微生物导致的感染曾经是引起人类死亡的主要原因，而随着社会的发展，生活方式因素对健康的影响越来越大。但是，在儿童和老年人中间，病原微生物导致的感染仍然十分常见。

（3）个人的生物学特征：个人的生物学特征包括年龄、性别、健康状态等。不同的生物学特征导致个体对疾病的易感性不同。例如，结核病在老人、儿童和体弱的人群中更容易发生。

4.健康服务因素

健康服务又称卫生保健服务，是维持和促进健康的重要因素。社区卫生服务机构就是提供卫生保健服务的重要部门。健康服务水平的高低直接影响到人群的健康水平。

(三)社区健康教育

1.社区健康教育的概念和目标

健康教育是通过有计划、有组织、有系统的社会和教育活动,促使人们自愿改变不良的健康行为和影响健康行为的相关因素,消除或减轻影响健康的危险因素,预防疾病,促进健康和提高生活质量。社区健康教育是在社区范围内,以家庭为单位,社区居民为对象,以促进居民健康为目标,有计划、有组织、有评价的健康教育活动。其目的是发动和引导社区居民树立健康意识,关心自身、家庭和社区的健康问题,积极参与社区健康教育活动,养成良好的卫生行为和生活方式,以提高自我保健能力和群体健康水平。

社区健康教育的目标是:①引导和促进社区人群健康和自我保护意识。②使居民学会基本的保健知识和技能。③促使居民养成有利于健康的行为和生活方式。④合理利用社区的保健服务资源。⑤减低和消除社区健康危险因素。健康教育的核心目标是促使个体或群体改变不健康的行为和生活方式。然而,改变行为和生活方式是一项艰巨而复杂的任务。很多不良行为受到社会习俗、文化背景、经济条件和卫生服务状况的影响。仅凭社区卫生服务人员一己之力是很难达到理想效果的。因此,真正的健康教育除了包括卫生宣传,还要提供改变不良行为所必需的条件以便促使个体、群体和社会的不良行为改变。因此,社区护士在工作中,除了要出色地完成健康教育讲座等卫生宣传工作,还要有意识地与社区中各种部门或组织合作,努力创造适宜的环境与完备的条件,以便提高健康教育的效果。

2.社区健康教育的重点对象及主要内容

社区健康教育是面对社区全体居民的,因此,社区健康教育的对象不仅仅包括患者群,还包括健康人群、高危人群及患者的家属和照顾者。

(1)健康人群:健康人群是社区中的主体人群,他们由各个年龄阶段的人群组成。对于这类人群,健康教育主要侧重于促进健康与预防疾病的知识与技能。目的是帮助他们保持健康、远离疾病。由于年龄段不同,各个群体的健康教育重点也不尽相同。儿童的主要健康教育内容包括生长发育的促进、常见病的预防、意外伤害的防治、健康生活习惯的建立等。成年人的主要健康教育内容包括良好生活习惯的维持、避免不良生活刺激、老年期疾病的早期预防、心理健康保健等。女性则还要增加生殖健康、围产期保健、更年期保健等。老年人的主要健康教育内容包括养生保健、老年期常见病的预防以及心理健康等。

(2)具有致病危险因素的高危人群:高危人群主要是指那些目前仍然健康,但本身存在某些致病的生物因素或不良行为及生活习惯的人群。这一类人群发生某些疾病的概率高于一般健康人群,如果希望减少疾病发生率,这类人群是干预的重点。对高危人群的健康教育重点依然是健康促进与疾病预防,但与高危因素有关的疾病预防应当作为首选教育内容。高危人群主要健康教育内容包括对危险因素的认识、控制与纠正。

(3)患者群:患者群包括各种急、慢性病患者。这类人群依据疾病的分期可以分为临床期患者、恢复期患者、残障期患者及临终患者。对前三期患者的健康教育重点是促进疾病的康复,主要健康教育内容是与疾病治疗和康复相关的知识与技能。临床期患者更侧重于与治疗相关的内容,恢复期及残障期患者更侧重于康复的内容。对于临终患者,健康教育重点是如何轻松地度过人生的最后阶段,主要健康教育内容包括正确认识死亡、情绪的宣泄与支持等。

(4)患者的家属和照顾者:患者家属和照顾者与患者长期生活在一起,一方面他们可能是同类疾病的高危人群,另一方面长期的照顾工作给他们带来了巨大的生理和心理压力,因此对他们的健康教育也十分必要。对于这类人群,健康教育的重点是提供给他们足够的照顾技巧以及自我保健知识。主要健康教育内容包括疾病监测技能、家庭护理技巧以及自我保健知识等。

3.社区医护人员的健康教育职责

依照《中华人民共和国执业医师法》等有关法律法规,对患者进行健康教育是社区医护人员必须履行的责任和义务。原卫生部在 2001 年 11 月印发的《城市社区卫生服务基本工作内容(试行)》中,将健康教育列为社区卫生服务的一项基本工作任务。因此,健康教育是社区医护人员向社区居民提供社区卫生服务的一项重要手段,社区医护人员是社区健康教育的主要实施者,其具体任务如下。

(1)做好辖区内的社区诊断,掌握影响社区居民健康的主要问题。

(2)依据市、区健康教育规划和计划要求,结合本社区的主要健康问题,制订社区健康教育工作计划和实施方案。

(3)普及健康知识,提高社区居民健康知识水平,办好社区健康教育宣传。

(4)针对社区不同人群,特别是老人、妇女、儿童、残疾人等重点人群,结合社区卫生服务,组织实施多种形式的健康教育活动。

(5)负责社区疾病预防控制的健康教育,针对社区主要危险因素,对个体和群体进行综合干预。

(6)对社区居民进行生活指导,引导社区居民建立科学、文明、健康的生活方式。

(7)对社区健康教育效果进行评价。

(8)指导辖区学校、医院、厂矿、企业、公共场所的健康教育工作。

二、健康教育计划的制订

健康教育计划是社区卫生服务人员根据实际情况,通过科学的预测和决策,制定出的在未来一定时期内所要达到的健康教育目标以及实现这一目标的方法、途径的规划表。同时,健康教育计划也应当是质量控制的标尺和效果评价的依据。制订健康教育计划的步骤与护理程序的实施步骤相仿,包括需求评估、确认问题、制订目标、制订计划与评价标准。

(一)健康教育需求评估

社区健康教育需求评估是社区护士通过各种方式收集有关教育对象和教育环境的资料,并对此进行分析,了解教育对象对健康教育的需求,为健康教育诊断提供依据。当社区护士希望在一个社区开展健康教育工作之前,一般需要进行以下两方面的评估。

1.教育对象的评估

在社区中,健康教育的对象可以是人群、小组或个人。对教育对象进行评估的主要目的是掌握教育对象的一般状况、各种健康问题及相对应的各种危险因素的发生率、分布、频率、强度,并了解教育对象的学习能力、学习态度和动机等。教育对象的一般状况包括年龄分布、性别构成、职业状况、受教育程度、家庭经济条件以及一般的生活习惯等,这部分资料可以通过问卷调查的方式获得。健康问题与危险因素则可以通过健康体检和相关因素调查来获得。学习能力可以通过观察、测量、考核等方式确定,学习态度和动机可以通过访谈、问卷调查等方式进行考察。

除了上述常用指标外,在对社区人群进行评估时,还可以调查居民对健康知识的了解程度、对相关信息的信任程度以及健康相关行为实施情况。例如,社区护士希望将高血压的防治作为下一步的健康教育内容,则可以通过访谈或调查问卷的方式了解社区居民是否了解高血压防治的相关知识,他们是否相信自己可以控制高血压,他们是否愿意通过改变自己的生活方式来防治高血压,他们实际的生活方式是什么样的等问题。通过对居民健康知识、健康信念和健康行为现状的评估,还可以发现他们真正的健康教育需求,为进一步开展健康教育工作做好准备。

2.社区环境评估

主要是指对社区的社会环境进行评估,以此了解居民的生产生活环境及可能存在的健康风险。一般包括两方面内容:①社区物理环境。常用的有明确社区边界范围;医疗保健服务地点距离居民居住地的远近,提供的服务是否及时;自然环境是否适宜居住,有无污染源或危险环境;人工建筑是否与自然环境协调,是否会威胁社区安全等。②人文社会环境。主要包括各种社会系统,如保健系统、福利系统、教育系统、经济系统、宗教系统、娱乐系统、沟通系统、安全与运输系统等。

单独依靠社区护士一般难以进行全面详细的社区环境评估,此时就需要借助社区内的其他资源,如居委会、业主委员会等机构,通过它们的协助了解社区基本的生活设施、卫生条件、交通状况及周边单位的性质等。社区护士通过分析获得的信息,可以发现社区内的健康风险并提供相应的健康指导。例如,通过环境评估,社区护士发现某小区有大量建设年代久远的楼房,走廊内的照明条件较差而且楼梯较陡,而在其中又居住了大量离退休老人。通过分析,护士认为这些老人发生跌落伤的可能性高于其他地区的老人,因此,在对这些老人进行合理运动的健康教育时,可以适当增加一些改善关节灵活性的运动方法,以减少老人发生跌落伤的概率。

社区护士在进行健康教育需求评估时,需要注意的问题是,所谓的健康教育需求,并不仅仅指社区居民主动提出希望了解的健康知识,还包括一些隐性的健康教育需求,即通过调查分析所发现的健康问题或健康风险。

(二)确认优先进行健康教育的问题

社区护士通过社区健康教育需求评估,常常会发现社区的需求是多方面的,此时就需要明确优先进行健康教育的问题。它应当是社区居民最迫切需要的,并且教育效果最为明显的问题。确认优先问题的基本原则如下。

1.依据对社区居民健康威胁的严重程度选择

优先选择致残致死率高者进行健康教育;优先选择发病率高者进行健康教育;优先选择相关危险因素影响面大者进行健康教育;优先选择与疾病转归结局有密切联系的内容进行健康教育。以本章开始案例中的社区为例,该社区经过评估,发现社区居民高血压患病率为25%,冠心病为13%,高血脂为11%,糖尿病为10%,脑卒中为3%。在这5类疾病中直接致残致死的疾病应当为糖尿病和脑卒中,但发病率最高者却是高血压,而且与另外几种疾病之间又有一定的联系,因此可以将高血压定为需要优先选择的健康教育问题。

2.依据危险因素的可干预性选择

优先选择明确的致病因素进行健康教育;优先选择可测量可定量评价的项目进行健康教育;优先选择可以预防控制、有明确健康效益的项目进行健康教育;优先选择社区居民能够接受、操作简便的项目进行健康教育。以我国老年人群常见的慢性病为例,高血压、冠心病、高血脂、糖尿病都与肥胖有密切联系,已有的大量研究资料都证实了肥胖与这些疾病的关系。此外,肥胖程度的变化可以通过测量身高体重和腰围等方法进行定量评价,因此,可以选择控制体重作为优先选择的健康教育内容。控制体重的方法有很多,最为简便易行的方法就是改变饮食习惯与适度运

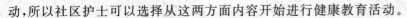

动,所以社区护士可以选择从这两方面内容开始进行健康教育活动。

3.按照成本-效益估计选择

优先选择能用最低成本达到最大的效果的项目进行健康教育。

4.分析主客观因素选择

优先选择居民最迫切希望了解而且外部客观环境较为理想的项目进行健康教育。如在2003年"非典"流行的时期,社区护士可以有针对性地对社区居民进行家庭消毒隔离知识的健康教育。

(三)制定健康教育目标

任何一个健康教育计划都必须有明确的目标,这是计划实施和效果评价的依据,如果目标制定不当,将直接影响健康教育计划的执行效果。

1.计划的总体目标

总体目标是计划希望达到的最终结果,是总体上的努力方向。如社区糖尿病管理的总体目标可以是"人人保持正常血糖"。这个目标一般较为宏观,需要长时间的努力才能达到,有时计划制订者本人并不能看到其实现,但正是因为总体目标的存在,可以使健康教育工作具有连续性和明确的方向。

2.计划的具体目标

具体目标是为实现总体目标而设计的具体、量化的指标。其基本要求是具体、可测量、可完成、可信并有时间限制。在实际工作中,经常出现的问题是目标不具体,如"通过健康教育使居民改变不良生活习惯",这个目标就过于笼统。目标不具体的直接表现就是目标的可测量性较差。例如,在上述目标中,不良生活习惯的改变就难以测量。此外,可完成和可信也是容易受到忽视的方面。以某社区糖尿病干预计划为例,其目标是"通过一年的健康教育,降低该社区糖尿病患者的死亡率和并发症的发生率与致残率。"在这个目标中,降低糖尿病患者的死亡率与致残率已经属于三级预防的目标,单纯依靠社区医疗力量已经无法达到。另一方面,降低并发症的发生率虽然属于二级预防目标,但也不是仅仅依靠安排十几次讲座就可以达到的,而是需要综合运用讲座、社区护士个体化咨询、患者同伴教育等手段来完成的。因此,一个良好的具体目标应当可以回答"对谁? 将实现什么变化? 在多长时间之内实现这种变化? 在什么范围内实现这种变化? 变化程度多大? 如何测量这种变化?"例如,"通过1年的健康教育,使社区内体质指数超过28的老年人中有30%体质指数下降到24以内"就是一个较好的具体目标的例子。在这个目标中明确回答了对谁(体质指数超过28的老年人),实现什么变化(体质指数控制在24以内),在多长时间之内实现这种变化(1年),在什么范围内实现这种变化(社区内),变化程度多大(30%的目标老人)等问题;对于如何测量的问题则可以在计划中详细阐述。

(四)制订健康教育计划

当健康教育目标确定以后,就需要制订健康教育计划了,其目的是准确地阐明健康教育的内容,即确定具体培训哪些内容,给予多少知识和技能以及如何培训这些技能。健康教育计划的制订主要是通过任务分析的方法来完成。

1.任务分析

设计健康教育的具体内容,首先应对教育对象所要完成的任务进行分解剖析,从分解后的每一部分任务中去寻找需要进行教育的具体内容。其基本原则就是把每一项工作看成是由一系列任务组成的,每一个任务包含不同的子任务,每个子任务的执行都需要一定的能力和技能,而这些能力与技能就是需要进行健康教育的内容。换而言之,健康教育的实质就是培训那些为完成任务所必须具备的知识、态度、交流技能、操作技能和决策技能,而后三者又可以看作为行为技能(图 16-1)。

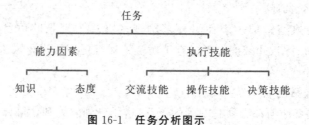

图 16-1 任务分析图示

下面以对社区糖耐量受损人群进行健康教育为例进行任务分析和确定健康教育内容的示例。

依据《中国糖尿病防治指南》中的要求,为减少糖耐量受损人群糖尿病的发生率,需要完成的任务包括重点人群筛查、生活方式干预和药物干预。其中,生活方式干预这一任务又包含下列子任务:使体质指数达到或接近 24,或体重至少减少 5%~7%;至少减少每天总热量 400~500 kcal;饱和脂肪酸摄入占总脂肪酸摄入的 30% 以下;体力活动增加到 250~300 分钟/周。根据任务分析可以确定培训内容。

(1)知识:体质指数的定义;食物的热量和饱和脂肪酸的含量;食物烹调方法对热量摄入的影响;有益于减少热量摄入和饱和脂肪酸摄入的食品;体力活动的定义。

(2)态度:相信减低体质指数可以降低糖尿病的发生率;认为可以通过调整饮食和适度运动来控制体重;相信自己可以改变以往的生活习惯。

(3)交流技能:能够向医护人员描述自己目前的生活习惯;能够与同伴交流改变不良健康行为的好处;能够正确寻求医护人员的协助。

(4)操作技能:学会/掌握正确的体重称量方法;正确的食物烹调方法;正确的运动方法。

(5)决策技能:正确选择低热量、低饱和脂肪酸的食品;正确选择适宜的运动;合理安排每天运动时间以便长期坚持。

如果觉得这样的分析还是较为笼统,可以进一步分析子任务的子任务,如在上述例子中可以再进一步分析"饱和脂肪酸摄入占总脂肪酸摄入的 30% 以下"这个子任务所需要的能力因素和技能因素,以便使健康教育的内容更为具体化。

2.选择评价方法

通过任务分析得出教育内容之后,可以根据需要培训的内容选择评价方法。知识性的内容可以通过让社区居民复述、解释、判断正误及举例说明的方法来评价其对知识的掌握程度。态度方面的内容可以通过访谈、观察等方法进行评价。交流技能可以通过实例示范或访谈的方法来评价。操作技能可以通过让居民实际操作演示的方法评价。决策技能则可以通过观察、示范、判断正误的方法来评价。

3.完成健康教育计划

明确的健康教育计划可以帮助社区护士准备教学内容、用具以及合理安排时间及准备评价用具,同时还可以使不同的护士在进行相同的健康教育内容时保持一致。

三、社区健康教育方法与技巧

所谓"工欲善其事,必先利其器",要想获得良好的健康教育效果,必须合理选择教育方法。在社区中进行健康教育可以针对个人、家庭和群体,采取多种多样的方法。社区护士常用的健康教育方法有健康教育专题讲座、健康咨询、发放健康教育宣传材料等。社区护理人员掌握健康教育的基本方法和技能,将大大促进社区卫生服务中健康教育的开展,不断提高为社区居民健康服务的水平。

(一)健康教育专题讲座

健康教育专题讲座是专业人员就某一专题向社区的相关人群进行理念、知识、方法、技能等的传授。如糖尿病患者的饮食治疗、高血压患者的家庭用药指导等。在健康教育专题讲座中可能用到的方法和技巧主要有讲授、提问与讨论、角色扮演与案例分析、示教与反示教等。在具体实践过程中,社区护士可以根据教育对象的特点和教育内容的不同,综合选择这些技巧和方法。

1.讲授

讲授适用于传授知识,是最常用的教育方法,常常用来传授机制、定义或概念性的知识等,用其他方法不容易表达清楚,必须使用讲解、逻辑推理等方法方能阐明的部分。社区健康教育中的讲授最好能满足短小精悍、重点突出、直观生动的特点。

(1)短小精悍:是指讲座规模与讲座时间不宜过大过长。一般社区健康教育活动每次人数不超过 30 个,这样有利于护士和听课者之间的互动,能够提高居民听课的兴趣,也有利于护士观察居民的反应。每次讲授的时间也不要过长,最好不要超过 2 小时,一般以 30～60 分钟为宜。一般成年人注意力集中的时间大约在 1 小时,过长的时间容易引起听课者的疲劳,降低讲授效果。

(2)重点突出:在制订健康教育计划时,应当明确所讲的核心知识点是什么。所谓核心知识点,就是在任务分析中确定的为了达到目标所必须掌握的各种知识与技能。讲授时要给重点内容留出充分的讲授时间,以保证居民可以充分理解所讲的内容。需要的话还可以结合其他的方法反复强调或解释重点内容。

(3)直观生动:讲授时选用的教具以直观教具为宜,如挂图、模型等。直观的教具可以加深居民的理解,提高讲授效果。讲课的语言则应当生动鲜活。用居民可以理解的生活用语代替专业用词,用居民身边的例子代替枯燥的说教的方式可以起到提高讲授效果的作用。

以讲解高血压的监测为例,可以先用小区里高血压患者发生的危险情况作为开端,吸引居民关注高血压的危害性。接下来讲解什么是高血压,此时注意用"高压""低压"代替"收缩压""舒张压"这样的专业术语。接下来就是有关血压监测的意义和方法的讲解,这应当是这一次课的重点,至少要将一半以上的时间留给这部分内容。此外,还可以辅助以常用的血压监测仪器的实物或照片,以便加深居民的印象。

讲授时容易出现的问题是护士单方面向居民灌输知识,此时教育效果不如启发居民学习的动机、与居民产生双向互动的效果好。在上面的例子里,讲授开始时使用的实际例子就是启发居民学习动机的方法,而在讲解血压测量的方法时,还可以向居民提问或请居民协助做示范,这种互动既可以提高居民的学习兴趣,又可以改善居民的注意力,提高讲课效果。

2.提问与讨论

提问和讨论是鼓励居民参与到健康教育互动中来的最常用的方法。一般由护士提出希望大家回答或讨论的问题,然后通过居民的反馈或讨论来了解其对相关内容的认知程度、态度或其他相关技能的掌握程度。提问既可以用于讲授或讨论前的评估,也可以用于健康教育后的评价手段。而讨论则可以通过居民之间的互相交流、互相启发,起到调动居民学习积极性、丰富教学内容、提高教学效果的作用。提问和讨论适用于培训知识、态度、交流技能、决策技能,是使用广泛的健康教育方法。

(1)提问的要点:①问题应当是经过精心准备的,或者能够激发学习兴趣,或者可以开启思路,或者用于评估或评价。②提问之后要给居民留有充分的时间进行思考和反馈,让听众有时间消化问题才能强化认识、加深思考,问题与答案连接过分紧密会降低提问的效果。③当居民对问题进行反馈或讨论时,不要急于评价正确与否,应当为居民提供充分发表自己意见的机会。过快地对居民的看法进行评价容易打消其思考和表达的积极性,对以后类似的活动造成阻碍。④不要过度使用提问。每一次提问都可以吸引居民的注意力,提高他们听课的兴奋性,但过度使用会导致听众疲劳,减弱教育效果。

(2)讨论的要点:①控制分组讨论的人数。如果希望讨论气氛热烈,每个人都能够发表看法,则应控制每组讨论人数以5～6人为宜,最多不要超过15～20人。②明确需要讨论的内容。要提前充分准备,对需要讨论的内容和中间可能出现的问题要做到心中有数,以便控制讨论的节奏与方向。③讨论的时间要充分。根据讨论内容决定讨论时间,一般至少需要5～10分钟。这样才能保证每个人都能有时间思考和表达。④护士在讨论中起到主持的作用。由护士根据讨论的内容和预期的目的来引导讨论的方向与节奏,同时可以做记录。注意在讨论过程中也不要评价居民反应正确与否,以防阻碍讨论的进行。⑤在讨论结束后要及时总结。每一次讨论都有其预期的目的。如果是评估,则在讨论后要将评估的结果予以小结;如果是评价,则在讨论后应当对居民的反应予以评判,说明其对知识或技能的掌握程度如何,应当如何保持或改进。

以促进母乳喂养的健康教育为例,在开始课程之前可以先提问,"请各位妈妈们都说说你们现在用的是哪种喂养方法呀?为什么你们愿意使用这种方法喂养孩子呢?"这是对喂养现状的评估。根据评估结果,护士可以讲授母乳喂养与人工喂养相比所具有的优点。之后,可以组织妈妈们讨论:目前导致她们不愿意母乳喂养的原因是什么?那些选择了母乳喂养的妈妈是如何克服这些困难的?此时应当鼓励听众踊跃表达自己的看法,护士仅仅起到记录和鼓励所有人都发言的作用。在讨论之后护士还应当总结大家的意见,针对干扰母乳喂养的因素提出一些解决的方法或建议。整体时间控制在1小时左右,根据参加人数,保证讨论时间不少于5～10分钟。

3.角色扮演与案例分析

角色扮演是一种独特的教学方法,它主要用于改善态度和交流技能,培训决策技能时也可以使用这种方法。而案例分析主要用于培训决策技能和解决问题的方法。这两种方法有很多相似的地方,在实际工作中有时会混合使用。为完成一次角色扮演或案例分析,一般经过下列几个步骤。

(1)编写脚本或案例:编写的内容必须与教育内容密切相关,同时应当具有典型的背景、人物、人物关系。为提高教育效果,可以准备正反两个脚本,或者可以选择社区中实际发生的案例进行改编。

(2)组织角色扮演或案例分析:首先,确定角色时本着自愿的原则,决不能强迫。接下来护士需要给表演者解释剧情和各自扮演的角色的特点,保证其能够按照角色的特点表演。之后向观众解释他们需要观察的内容。整体表演时间以5～10分钟为宜,过于冗长会令人厌烦。表演结束后,护士可以提问观众对表演的反应,或者请扮演者陈述自己的感受,最后进行小结。组织案例分析的过程一般包括介绍案例、讨论案例、汇报与总结 3 个步骤,与分组讨论的方法相似,在此不再加以赘述。

4.示教与反示教

要达到最好的教育效果,必须同时提供给受教育者听、看和动手实践的机会,示教与反示教就是这样一种教育方法。所谓示教与反示教是指由教育者为教育对象演示一个完整程序及正规的操作步骤,然后由教育对象在教育者的帮助指导下重复这一正确操作的全过程。示教与反示教是培训操作技能的最重要的方法。在进行示教与反示教时应当注意以下几个问题。

(1)充分准备:教育者在进行示教前必须对所示教的内容有充分了解。以示教血压测量为例,护士不但要能够正确进行血压测量的步骤,还要对血压测量过程中容易出现的问题和需要注意的地方有深刻认识,这样在示范的时候才能够既准确又有针对性。此外,在社区开展的健康教育活动一定要立足于居民实际生活情景。还以测量血压为例,护士不但要能够正确使用水银血压计,还要能够使用家庭中常见的电子血压计。因此在准备教具的时候,不能仅仅准备医院里常见的,更应当准备家庭中常见的用具。还要注意的是,为保证练习效果,需要准备数量充足的教具,以便每个受教育者都有机会练习。

(2)分解示范:对居民不太熟悉的各种操作,尤其是较为复杂的操作,或者教育对象是年纪较大的老人,应当把整个操作过程分解成一个个简单的步骤,让受教育者掌握每一个分解步骤之后,再连贯操作。护士可以先连贯地将操作过程示范一次,然后分解示范每一个步骤,并同时讲解每个步骤的操作要点,最后再连贯示范全过程一次。

(3)指导反示教:在护士讲解和示范完毕后,应当让居民进行反示教,即练习。当居民在反示教的过程中,护士需要仔细观察居民每一个步骤是否正确,及时给予指导或纠正。首先可以让居民对每一个步骤单独练习,当每一个步骤都正确无误之后,则开始连贯地进行全部操作的反示教,此时主要是增加受教育者的熟练度。

(二)健康咨询

咨询就是通过帮助咨询对象分析明确他们的问题和提供正确的信息,帮助咨询对象自己做出正确的决定。健康咨询则是围绕健康问题展开的咨询。作为健康教育的形式之一,社区护士进行的健康咨询常常是一对一、面对面的咨询,此时护士不但要有丰富的医学护理知识,还要能够正确运用人际交流技巧。

1.健康咨询的基本步骤

健康咨询有 6 个基本步骤,而每一步骤又都需要不同的交流技能,各步骤间是相互衔接并需要不断地反复循环使用于咨询过程中。

(1)问候:咨询中的问候不是一般的寒暄,而是与咨询对象建立良好关系的关键性开始,特别是初次见面时的问候。护士不仅要衣着整洁、热情、大方,还要态度真诚。此时,要合理运用语言与非语言沟通技巧,尤其是非语言沟通技巧,让居民产生亲切和信任的感觉,这样才会将自己的真实问题告诉护士。需要注意的是,护士不要将自己的情绪带进咨询过程中,在整个咨询过程中都应该保持积极、宽容的心态,这样才能使健康咨询顺利进行。

(2)询问:询问先从一般性问题问起,逐渐深入到问题的本质。此时宜多使用开放性问题。如"今天感觉如何?""这两天血糖控制得如何?"在交谈中,护士要认真倾听,不要随便打断对方的讲话,以免导致其不能充分表达自己的问题。当居民提出问题之后,护士还要注意自己的反应,应当以正面、积极的反应为主,尽量不要简单评价对与错。

例如,一名新近诊断为糖尿病的老人对护士倾诉:"自从诊断为糖尿病以后,我就什么都不敢吃了。以前我一顿可以吃四两米饭,现在最多吃一两,饿的我好难受!"护士适宜的反应可以是:"是呀,饭量从一顿四两一下子减到一顿一两,这样恐怕谁都难以适应。可是糖尿病患者也可以吃饱呀。您如果有时间的话,我就给您说说怎么才能吃得饱又不会影响血糖,好不好?"在这段话中,护士首先理解了患者的感受,让他感觉到自己被接纳,之后又提出建议,进而引导患者学习食品交换份法。如果护士说的是:"谁让您什么都不吃的?糖尿病患者也不是什么都不能吃呀?来,我给您说说怎么吃。"与上一种方式相比,护士这样的表达会让对方感到自己的行为受到了否定,这种情况下,护士即便给患者讲解,也不容易引起对方的共鸣。

(3)讲解基本知识及方法:讲述和介绍一些基本知识与技能需要利用健康教育的手段。但由于此时教育对象比较单一,常常就只有1个居民在听,因而要针对前来咨询的人的具体情况给予讲解,做到有的放矢。例如,有位居民前来询问母乳喂养的方法,护士就可以不必从母乳喂养的优点谈起,而是直接介绍母乳喂养的具体方法。常用的教育手段可参见前面健康教育方法的介绍。

(4)帮助咨询对象做出合理的选择:咨询是帮助咨询对象做出选择,而不是强迫和劝告。这是护士在进行健康咨询中需要注意的重要问题。作为专业人士,护士常常会下意识地认为自己的建议都是正确的,因而忽略了居民才是真正最了解自己生活的人。要知道,一个人如果不是自觉自愿地做出改变,那么即便是暂时发生的改变,也无法持续很久。在社区健康教育与咨询的内容中,改变生活方式的内容占了很大的比重。对这一类的知识,如果居民不是发自内心的认可接受的话,是很难真正持久地改变自己的习惯的。因而,护士此时要做的是,客观地从各个方面为居民分析利弊,最终让居民自己做出决定。当然,护士此时可以有一定的倾向性。例如,一名高血压患者对是否有必要每天监测血压有疑问,则护士可以向其介绍监测血压的重要性,同时询问是什么原因使他觉得不需要每天监测,然后针对这些原因提出解决的方法。如果最终居民还是没有接受建议,护士也不应该批评对方,而是可以通过主动为其测量血压的方法来完成血压监测。

(5)解释如何使用这些方法:如果希望知识真正转化为行为,则如何运用知识是很重要的问题。同样的,在健康咨询中护士除了讲解基本知识以外,还需要教导居民如何运用这些知识。尤其需要注意的是,知识的运用方法一定要符合居民本身的实际情况。如介绍家庭消毒方法时,应当以家庭内已有的设施为基础,如蒸煮、微波消毒、阳光暴晒等,而不一定非要使用消毒柜。只有符合居民实际条件又简便易行的方法才最容易被居民接受。

(6)接受反馈:接受反馈实际上发生在咨询的每一个步骤当中,每当护士讲解时或讲解后应当注意倾听和观察居民的反应。根据对方的反馈调整下一步要咨询的内容。例如,某位老人因为血压一直控制不稳定前来咨询,经询问,他一直没有改善饮食习惯。于是,护士开始向其讲解高血压患者饮食调节的方法,可是老人表示对此已经很熟悉,并且能够准确说出具体方法。此时护士就应当及时调整咨询方向,转而询问究竟是什么原因使老人无法改善饮食习惯,进而提出相应的解决方案。此外,对咨询对象的随访与追踪也是接受反馈的方法之一,尤其是慢性病管理中,长期连续的追踪有利于调节咨询方案,以便更好地为居民服务。

2.健康咨询的特点

成功而有效的咨询往往具有以下特点,也是护士在健康咨询中需要遵循的。

（1）良好的人际关系：信任是良好人际关系的基础，成功的健康咨询也是以信任为基础的。为建立良好的人际关系，护士必须合理运用沟通技巧，从初次见面开始就发展出相互信任和接纳的关系。

（2）宽松的沟通氛围：在健康咨询中应当允许居民充分地表达自己的意见，无论其问题如何，护士都应该保持着开放与接纳的态度，让对方感到无论自己有什么问题都不会被批评否定。此外，护士的咨询建议也不应该是强迫对方必须执行的，而是充分尊重居民的选择权，由居民自己做决定。开放宽松的沟通氛围有利于咨询的顺利进行。

（3）准确地发现问题：发现问题是解决问题的基础。社区护士在健康咨询中要保持一颗敏感的心，要能对居民的情况感同身受，这样才能准确发现对方的问题。尤其是对于一些隐藏的问题，可能居民本人也说不清楚，这时就需要护士利用专业技能来帮助居民分析和确认问题了。如一位脑卒中患者的家属告诉护士该患者不配合康复。评估后护士发现，一方面这名患者十分迫切地希望康复，另一方面又总是不愿意进行训练。为找出问题所在，护士连续几天上门为患者进行康复训练，还亲自为其进行示范。最终发现，原来家属使用的一些辅助器械与患者的身体不相称，导致患者在使用过程中肢体疼痛，而他本人语言表达又有困难，无法与家属沟通，最后只好选择抵制康复训练的方法来表达。在这个例子中，正是由于护士能够亲自尝试患者的训练过程，才发现了问题。因而，切实体验居民的感受是发现问题的关键。

（4）合理建议：健康咨询的建议应当是针对咨询对象的实际情况、能够确实解决其问题而又简便易行的方法。千篇一律、笼统模糊的建议是难以被接受的，只有结合实际情况、可操作性强的建议才会受到居民的欢迎。如在有关均衡膳食的咨询中，说明每天应当摄入多少热量、蛋白质、脂肪、糖不算好的建议，只有把这些数字转化成相当于多少菜、多少饭、几个鸡蛋、几两肉这样具体的食物时，才是真正解决问题的建议。

（5）保密：由于健康咨询与居民的生活密切相关，因而可能会涉及一些个人隐私问题，所以护士一定要注意遵守保密原则，不可以把居民的情况随便告诉给其他人。这是建立信任的基础。

（三）健康教育资料的设计制作

在进行健康教育时，如何选择和制定合适的教育资料是一项关键性的工作。在社区工作中，除了利用现有的健康教育资料以节省时间和经费外，很多情况下需要制作新的材料。制作健康教育资料应当注意以下的问题。

1.正确选择健康教育资料的媒介

按照媒介的特性不同，教育资料可以分成印刷类媒介和电子类媒介两大类型。基于制作简便、费用低廉的优点，印刷类媒介是最常见的类型。所谓印刷类媒介，就是一般所说的文字性资料，常见的有标语、宣传册或宣传单、宣传画等。其主要的优点是可以让居民享有阅读的主动权，不会产生强迫对方接受的感觉。此外便于保存也是印刷类媒介的一大优点。但由于阅读的主动权在居民手中，为提高阅读兴趣和效果，社区护士需要结合社区居民的特点及需求制作宣传资料，以保证受众的范围。相比较而言，电子媒介，也就是所谓的视听性资料，受众面就比较广，而且传播迅速、生动逼真，因而成为现代社会广为使用的传播手段。但其缺点是需要专业人员制作、费用高昂，因而在一般社区内的小型健康教育中并不经常使用。

2.合理安排健康教育资料的内容和形式

电子媒介的健康教育资料制作过程比较复杂，专业性强，因此通常不是由社区护士制作完成。此处仅介绍印刷类媒介的设计制作。

（1）标语：是最简练和最富有宣传性的一种健康教育形式。为吸引居民的注意,标语应当颜色鲜艳、字体醒目。而标语的内容则应当言简意赅而又具有鼓动性。例如,在小区门口张贴黄底红字的大标语"每天运动一小时,健康长寿过百岁"。要注意的是,由于字数有限,标语最主要的目的就是要告诉居民该做什么。如果还有空间,则可以说明为什么这么做以及如何去做。如"均衡饮食好"就说明了要求做什么。而"均衡饮食保健康"则说明了做什么和为什么这么做。"膳食宝塔为基础,均衡饮食保健康"中则包含了全部 3 个方面的信息。

（2）宣传册或宣传单：是印刷类宣传品中最常用而效果较好的一种。一般适用于内容较多、文字较长的情况。宣传单(册)常常被作为讲座的辅助资料,因而内容应当与讲座密切相关,既可以是讲座重点内容的总结或再现,也可以是讲座内容的补充。例如,讲解糖尿病食品交换份法时,宣传册的内容可以是食品交换份法的具体操作步骤,也可以是常见食物的食品交换份值。在形式方面,图文并茂的宣传单(册)更容易吸引居民的学习兴趣。制作出的宣传单(册)文字与纸张的对比应当强烈,字体应当清晰、大小适中,方便居民,尤其是老年人阅读。

（3）宣传画：是利用直观形象的方式进行健康教育,而且不受文化水平的影响,突破文字和语言的限制,是社区居民喜闻乐见的宣传方式。好的宣传画应当主题突出、色彩鲜明、清晰易懂。如果要配以文字,则注意不可喧宾夺主。

（顾君惠）

第十七章　腹腔镜的护理

第一节　腹腔镜胃穿孔修补术

一、术前准备

(一)器械敷料

腹腔镜胃器械包、腹腔镜器械(10 mm 30°电子镜、气腹针、10 mm Trocar 1 个,5 mm Trocar 3 个,分离钳 4 把、剪刀、电钩及电凝线 1 套、吸引器、肠钳 3 把,钛夹钳、Hemolok 钳、超声刀刀头及手柄线 1 套、二氧化碳管)剖腹单、基础敷料包、手术衣、盆、持物钳、灯把手。

(二)一次性物品

3-0 丝线、2-0 丝线、1-0 丝线、剖腹针、手套、5 mL 注射器、伤口敷料、吸引器连接管、吻合器、缝合器。

(三)仪器

腹腔镜、气腹机、超声刀。

二、麻醉方法

气管插管全身麻醉。

三、手术体位

水平仰卧位。

四、手术配合

(1)常规消毒,铺手术巾,连接光源线、摄像头等管路。

(2)取脐上 1 cm 皮肤切口,建立气腹。置入 10 mm Trocar,腹腔镜观察腹腔,探查有无出血及损伤,于剑突下略偏右侧置入 5 mm Trocar,于右肋缘下锁骨中线置入 5 mm Trocar。

(3)探查腹腔情况,如有无腹水、脓苔、结节、各脏器有无异常。

(4)找到穿孔部位,吸净腹水,用可吸收线或丝线 7×17 圆针贯穿全层缝合穿孔处。

(5)用大量温生理盐水冲洗腹腔,观察有无活动性出血后关闭腹腔。

(6)置腹腔引流管,清点纱布器械无误。

五、手术配合注意事项

(1)术中密切观察患者生命体征的变化。

(2)固定好体位,充分暴露手术野,使患者舒适。

(3)腹腔镜需轻拿轻放,避免碰撞造成损坏。

(4)术中传递锐利器械(如刀片、缝针等),应避免划伤光缆线及腹腔镜,光缆线应避免打折。

(5)调节好二氧化碳的流量,气腹压力设定在 1.6~1.9 kPa,气腹成功后,流量应从低挡依次调至中、高挡。

(6)按要求检查腔镜器械的各种配件,确保腔镜器械的完整性及功能正常,防止术中遗留于体腔。

(7)腔镜器械较精细,使用过程中应注意避免损坏。

(杜志丹)

第二节　腹腔镜胃癌根治术

一、术前准备

(一)器械敷料

腹腔镜胃器械包、腹腔镜器械(30°电子镜、气腹针、10 mm Trocar 1 个、5 mm Trocar 3 个、12 mm Trocar 1 个、分离钳 2 把、剪刀、电钩及电凝线 1 套、吸引器、持针器、肠钳 3 把,钛夹钳、Hemolok 钳、巴克钳、超声刀刀头及手柄线 1 套、二氧化碳管)剖腹单、基础敷料包、手术衣、盆、持物钳、灯把手。

(二)一次性物品

1-0 丝线、2-0 丝线、3-0 丝线、剖腹针、手套、电刀手柄、吸引器连接管、5 mL 注射器、伤口敷料、缝合器、吻合器。

(三)仪器

腹腔镜、超声刀、气腹机、冲洗器。

二、麻醉方法

气管插管全身麻醉。

三、手术体位

大字形体位(分腿水平仰卧位)。

四、手术配合

(1)常规消毒,铺手术巾,连接光源线、摄像头等管路。

(2)脐下切口长约 1.2 cm,切开皮肤,穿刺置入气腹针,生理盐水(负压试验成功后建立气腹)。拔出气腹针穿刺置入 10 mm Trocar,分别在腹腔镜监视下于左右侧适当位置置入操作 Trocar。

(3)进入镜头后探查:见腹内无腹水,腹膜、大网膜、肠壁无结节;肝、胆、胃、脾无结节,结肠无肿物可及,腹主动脉前肠系膜下血管、横结肠血管根部未及肿大淋巴结。触及胃部有无肿块并结合胃镜以及 CT 确定手术方式。

(4)用超声刀或电钩剥离胃结肠韧带、横结肠系膜前叶、十二指肠上壁脂肪,游离十二指肠外侧腹膜等,用钛夹或 Hemolok 夹结扎胃左动脉、胃冠状静脉、胃网膜右动静脉等,用剪刀或超声刀离断。此过程中注意清扫淋巴结。

(5)将胃体大部、胃窦、十二指肠上段等于腹腔镜下游离操作完成后,关闭气腹并拔出 Trocar,于腹部正中切口长约 10 cm,逐层开腹。

(6)将胃体、胃窦牵出体外,距幽门 2 cm 十二指肠处用扣克和荷包钳离断,消毒残端,置入吻合器底钉座,形成十二指肠待吻合端。

(7)于病变上端 4 cm 大弯侧处置缝合器将胃切除,小弯侧留约 3 cm 置入吻合器与十二指肠待吻合端吻合,胃小弯侧用缝合器闭合。

(8)冲洗腹腔、置管,必要时使用止血纱布止血,逐层关腹。

五、手术配合注意事项

(1)术中密切观察患者生命体征的变化。

(2)固定好体位,充分暴露手术野,使患者舒适。

(3)调节好二氧化碳的流量,气腹压力设定在 1.6～1.9 kPa,气腹成功后,流量应从低挡依次调至中、高挡。

(4)腹腔镜需轻拿轻放,避免碰撞、造成损坏。

(5)术中传递锐利器械(如刀片、缝针等),应避免划伤光缆线及腹腔镜,光缆线避免打折。

(6)按要求检查腔镜器械的各种配件,确保腔镜器械的完整性及功能,防止术中遗留体腔。

(7)腔镜器械较精细,使用过程中应注意轻拿轻放,避免损坏。

(8)超声刀手柄避免碰撞,以免影响超声刀的振幅。

(9)随时检查超声刀刀头的完整性,持续工作 7 秒后应断开,工作超过 10 秒对刀头的损伤最大。每工作 10～15 分钟应将刀头在生理盐水中超洗一次,以免刀头被组织或血块阻塞。

(10)使用超声刀时应将组织夹在刀头 2/3 的部位操作,夹住组织后避免上挑,应提醒医师把组织拉紧,保持一定的张力才能达到最佳的切割效果。

(11)随时检查超声刀刀头的硅胶垫圈有无损坏、断裂。

(12)术中中转开腹后应认真清点台上所有物品,腹腔镜及时撤下,妥善放入镜盒内。

(龚小倩)

第三节 腹腔镜根治性右半结肠切除术

一、术前准备

(一)器械敷料

腹腔镜结肠器械包、腹腔镜器械(30°电子镜、气腹针、10 mm Trocar 1 个、5 mm Trocar 3 个、12 mm Trocar 1 个,分离钳 2 把、剪刀、电钩及电凝线 1 套、吸引器、肠钳 3 把,钛夹钳、Hemolok 钳、超声刀刀头及手柄线 1 套、二氧化碳管)剖腹单、基础敷料包、手术衣、盆、持物钳、灯把手。

(二)一次性物品

3-0 丝线、2-0 丝线、1-0 丝线、直肠针、手套、电刀手柄、吸引器连接管、5 mL 注射器、伤口敷料、吻合器、缝合器。

(三)仪器

腹腔镜、气腹机、超声刀。

二、麻醉方法

气管插管全身麻醉。

三、手术体位

水平仰卧位。

四、手术配合

(1)常规消毒,铺手术巾,留置导尿管,连接光源线、摄像头等管路。

(2)腹部行气腹针穿刺建立气腹:依次在脐部、脐水平左、右锁骨中线外侧缘分别置 Trocar、以下腹麦氏点内下侧置一 Trocar(或腹壁下动脉外侧缘置 Trocar),必要时在腹中线耻骨上置入 Trocar。

(3)进入镜子后探查:见腹腔内无腹水、腹膜、大网膜、肠壁无结节;肝胆、胃、脾无结节,膀胱无异常,行右半结肠切除术。

(4)用超声刀或电钩游离右半结肠系膜及显露肠系膜下血管。清扫肠系膜根部淋巴结、脂肪组织,于结肠血管根部 1-0 丝线结扎或钛夹夹闭后切断。

(5)下腹部切约 8 cm 小切口,将结肠拉出腹腔,扣克钳切断肠管,点而康棉球消毒,将近端用荷包钳缝荷包放置吻合器底座,用缝合器将肠管切断,移走标本,吻合器行肠管远端和近端吻合,检查两切缘肠管圈完整,用缝合器闭合残端,冲洗腹腔,放置引流管,逐层关腹。

五、手术配合注意事项

同腹腔镜胃癌根治术。

(孙慧芸)

第四节 腹腔镜阑尾切除术

一、术前准备

(一)器械敷料

腹腔镜阑尾器械、腹腔镜器械(10 mm 0°电子镜、气腹针、10 mm Trocar 2 个、5 mm Trocar 1 个、分离钳 2 把、剪刀、电钩及电凝线 1 套、吸引器、抓钳、二氧化碳管)剖腹单、基础敷料包、手术衣、持物钳。

(二)一次性物品

5 mL 注射器、3-0 丝线、2-0 丝线、1-0 丝线、腔镜针、手套、伤口敷料、吸引器连接管。

(三)仪器

腹腔镜、气腹机、超声刀。

二、麻醉方法

气管插管全身麻醉。

三、手术体位

水平仰卧位。

四、手术配合

(1)麻醉成功后,常规消毒铺无菌巾。

(2)建立气腹:在脐上缘切开皮肤及皮下做一 10 mm 弧形切口,布巾钳提起脐两侧腹壁,垂直刺入气腹针,用 5 mL 注射器抽生理盐水置于气腹针上,见水柱自然流于腹腔内,确定气腹针置入腹腔后,连接二氧化碳接口,充气建立气腹。

(3)放置 Trocar:脐下缘进 10 mm Trocar,置入腹腔镜探查,以排除其他急腹症。分别穿刺置入 5 mm Trocar 和 10 mm Trocar 各一个。

(4)切阑尾:沿盲肠找到阑尾,明确阑尾炎症及范围。分离钳钳住阑尾头部及系膜,向上提起,用电钩或分离钳电灼分离系膜至阑尾根部,在阑尾根部用 1-0 丝线结扎,切断阑尾,用电钩烧灼阑尾残端。将阑尾放入标本袋内取出。

(5)止血关切口:用腹腔镜探查阑尾残端,无出血后关闭气腹,缝合切口。

五、手术配合注意事项

同腹腔镜胃穿孔修补术。

(文正矫)

第五节　腹腔镜腹股沟疝修补术

一、术前准备

(一)器械敷料

腹腔镜基础器械包、腹腔镜器械(10 mm 30°电子镜、气腹针、12 mm Trocar 1 个、10 mm Trocar 1 个,5 mm Trocar 2 个,分离钳 2 把、剪刀、电钩及电凝线 1 套、吸引器、肠钳 3 把、钛夹钳、Hemolok 钳、超声刀刀头及手柄线 1 套、二氧化碳管)剖腹单、基础敷料包、手术衣、盆、持物钳、灯把手。

(二)一次性物品

3-0 丝线、2-0 丝线、1-0 丝线、电刀、吸引器连接管、手套、伤口敷料、护皮膜、剖腹针。

(三)仪器

腹腔镜、超声刀、气腹机。

二、麻醉方法

气管插管全身麻醉。

三、手术体位

水平仰卧位。

四、手术配合

(1)常规消毒,铺手术巾,连接光源线、摄像头等管路。

(2)取脐下 1 cm 皮肤切口,建立气腹。置入 10 mm Trocar,置入腹腔镜观察腹腔,未见出血及损伤,腹腔脏器未见异常。于脐偏下双侧腹直肌外侧缘分别置入 Trocar,患侧 12 mm Trocar、健侧 5 mm Trocar。

(3)探查腹腔情况,找到内环口,于其上方至腹内侧壁切开腹膜,游离腹膜前间隙、内环处,游离还纳疝囊,并清除精索脂肪组织。

(4)游离腹膜前间隙上至联合腱上方约 3 cm,内下至耻骨梳韧带和闭孔水平,外下至精索血管、输精管腹壁约 6 cm,内侧至耻骨联合,外侧至腰大肌及髂前上棘;将补片置于腹膜前间隙并展平,与陷窝韧带、耻骨梳韧带、腹前壁疝钉固定,连续缝合腹膜切口。

(5)观察有无活动性出血,关闭气腹,拔出 Trocar,关腹。

五、手术配合注意事项

同腹腔镜胃穿孔修补术。

(刘　颖)

第六节　腹腔镜肝肿瘤切除术

一、术前准备

(一)器械敷料

腹腔镜肝器械包、腹腔镜器械(30°电子镜、气腹针、10 mm Trocar 3 个,5 mm Trocar 2 个,分离钳 4 把、剪刀、电钩及电凝线 1 套、吸引器、肠钳 3 把,钛夹钳、Hemolok 钳、超声刀刀头及手柄线 1 套、二氧化碳管)、剖腹单、基础敷料包、手术衣、盆、持物钳、灯把手。

(二)一次性物品

3-0 丝线、2-0 丝线、1-0 丝线、电刀、吸引器连接管、手套、敷贴、护皮膜、剖腹针。

(三)仪器

腹腔镜、超声刀、气腹机。

二、麻醉方式

气管插管全身麻醉。

三、手术体位

水平仰卧位。

四、手术配合

(1)患者取平卧位,全麻后消毒,铺手术巾。

(2)脐部切口长 1 cm,刺入 10 mm Trocar,置入腹腔镜观察腹腔,查看穿刺孔有无出血及腹腔内脏器有无损伤,肝脏肿瘤大小,周围是否粘连。决定是否行腹腔镜肝左叶或右叶切除。

(3)以腹腔镜肝左外叶切除为例:患者改为头高脚低右侧 20°卧位,于剑突下 4 cm 偏左刺入 5 mm Trocar,于右锁骨中线肋骨交点下刺入另一 5 mm Trocar,于剑突下 4 cm 偏右置入 12 mm Trocar。置入分离钳,分离肝圆韧带,给予钳夹、切断、结扎,超声刀切断肝镰状韧带及左肝冠状韧带和三角韧带,于第二肝门汇合,显露肝左静脉,于肝表面距肿瘤 1 cm 切开肝包膜,分离肝组织。

(4)牵拉肝圆韧带,显露左肝脏面,于肝圆韧带左侧,用超声刀分离肝组织。至左肝外叶 Glison 鞘,进行分离,Hemolok 钳夹切断,分离肝组织于肝内寻出肝静脉 Hemolok 钳夹切断,切除肝脏,腹壁切口 6.0 cm,将左肝取出,肝创面行 3-0 prolene 线缝合,观察有无胆漏。

(5)温蒸馏水冲洗腹腔,于肝创面置引流管,于右侧腹壁引出体外。查无活动性出血,清点器械纱布无误后关腹。

五、手术配合注意事项

(1)术中密切观察患者生命体征的变化。

（2）固定好体位，充分暴露手术野，使患者舒适。

（3）腹腔镜需轻拿轻放，避免碰撞，造成损坏。

（4）术中传递锐利器械（如刀片、缝针等），应避免划伤光缆线及腹腔镜，光缆线应避免打折。

（5）调节好二氧化碳的流量，气腹压力设定在 1.6～1.9 kPa，气腹成功后，流量应从低挡依次调至中、高挡。

（6）按要求检查腔镜器械的各种配件，确保腔镜器械的完整性及功能，并防止术中遗留体腔。

（7）腔镜器械较精细，使用过程中应注意避免损坏。

（8）备好开腹器械物品、止血材料及自体输血装置。

（穆　娟）

第七节　腹腔镜胆囊切除术

一、术前准备

（一）器械敷料

腹腔镜胆囊器械、腹腔镜器械（10 mm 0°电子镜、气腹针、10 mm Trocar 2 个、5 mm Trocar 1 个、分离钳 2 把、剪刀、吸引器、电钩及电凝线 1 套、抓钳、钛夹钳）剖腹单、基础敷料包、手术衣、持物钳。

（二）一次性物品

3-0 丝线、1-0 丝线、5 mL 注射器、手套、吸引器连接管、伤口敷料。

（三）仪器

腹腔镜、气腹机。

二、麻醉方法

气管插管全身麻醉。

三、手术体位

水平仰卧位。

四、手术配合

（1）麻醉成功后，常规消毒铺无菌巾。

（2）建立气腹：在脐下缘切开做一 10 mm 弧形切口，布巾钳提起脐两侧腹壁，垂直刺入气腹针，用 5 mL 注射器抽生理盐水按在气腹针上，见水柱自然流于腹腔内，确定气腹针置入腹腔后，连接二氧化碳接口，充气建立气腹。

（3）游离胆囊并切除：将手术床置头高脚低、左倾位，术者用一把分离钳钳夹胆囊底部，用另一把分离钳游离胆总管和胆囊血管，在胆总管和胆囊动脉的近端夹两道钛夹，远端夹一道钛夹，用剪刀分别切断胆总管和胆囊动脉。将胆囊从胆囊床分离，胆囊床出血点可用电凝止血。

（4）取标本：将标本袋置入腹腔，将胆囊装入标本袋内，关气腹。将胆囊从上腹部切口取出。

（5）关闭切口：排尽腹腔内气体，依次将 Trocar 拔出，用酒精棉球消毒切口后缝合，用伤口敷料覆盖伤口。

五、手术配合注意事项

同腹腔镜胃穿孔修补术。

（易春梅）

参 考 文 献

[1] 李庆印,张辰.心血管病护理手册[M].北京:人民卫生出版社,2022.

[2] 于翠翠.实用护理学基础与各科护理实践[M].北京:中国纺织出版社,2022.

[3] 万霞.现代专科护理及护理实践[M].开封:河南大学出版社,2020.

[4] 邓雄伟,程明,曹富江.骨科疾病诊疗与护理[M].北京:华龄出版社,2022.

[5] 窦超.临床护理规范与护理管理[M].北京:科学技术文献出版社,2020.

[6] 陈群.用药护理[M].杭州:浙江大学出版社,2018.

[7] 张晓霞,于丽丽.外科护理[M].济南:山东人民出版社,2021.

[8] 李英霞,卢伟静,付海鸥.实用急诊ICU护理技术[M].北京:中国纺织出版社,2022.

[9] 张文燕,冯英,柳国芳,等.护理临床实践[M].青岛:中国海洋大学出版社,2019.

[10] 张金兰.实用临床肿瘤护理[M].沈阳:沈阳出版社,2020.

[11] 顾宇丹.现代临床专科护理精要[M].开封:河南大学出版社,2022.

[12] 吴欣娟.临床护理常规[M].北京:中国医药科技出版社,2020.

[13] 郑娜,郭静,杨雅景.实用重症护理技术[M].北京:中国纺织出版社,2022.

[14] 张晓艳.临床护理技术与实践[M].成都:四川科学技术出版社,2022.

[15] 叶志香,吴文君,邵广宇.外科护理[M].武汉:华中科技大学出版社,2018.

[16] 孙丽博.现代临床护理精要[M].北京:中国纺织出版社,2020.

[17] 白志芳.实用临床护理技术与操作规范[M].长沙:湖南科学技术出版社,2019.

[18] 初钰华,刘慧松,徐振彦.妇产科护理[M].济南:山东人民出版社,2021.

[19] 李勇,郑思琳.外科护理[M].北京:人民卫生出版社,2019.

[20] 石晶,张佳滨,王国力.临床实用专科护理[M].北京:中国纺织出版社,2022.

[21] 高清源,刘俊香,魏映红.内科护理[M].武汉:华中科技大学出版社,2018.

[22] 张薇薇.基础护理技术与各科护理实践[M].开封:河南大学出版社,2021.

[23] 李绮薇,刘悦新.妇产科临床护理手册[M].广州:中山大学出版社,2022.

[24] 张苹蓉,卢东英.护理基本技能[M].西安:陕西科学技术出版社,2020.

[25] 安旭姝,曲晓菊,郑秋华.实用护理理论与实践[M].北京:化学工业出版社,2022.

[26] 蔡华娟,马小琴.护理基本技能[M].杭州:浙江大学出版社,2020.

［27］周晓露,洪爱蓉.护理管理［M］.重庆:重庆大学出版社,2019.

［28］高正春.护理综合技术［M］.武汉:华中科技大学出版社,2021.

［29］纪欢欢,孟萌,侯涛.神经外科疾病护理常规［M］.北京:化学工业出版社,2022.

［30］任秀英.临床疾病护理技术与护理精要［M］.北京:中国纺织出版社,2022.

［31］刘玉春,牛晓琳,何兴莉.临床护理技术及管理［M］.北京:华龄出版社,2020.

［32］吴晓琴.神经系统疾病病人护理［M］.杭州:浙江大学出版社,2018.

［33］赵安芝.新编临床护理理论与实践［M］.北京:中国纺织出版社,2020.

［34］王艳秋,玄春艳,孙健,等.现代临床护理实践与管理［M］.重庆:重庆大学出版社,2022.

［35］张兰凤.护理院护理技术［M］.北京:科学出版社,2021.

［36］张瑞瑞,王懿华.肝硬化合并上消化道出血患者门静脉血栓形成因素分析与护理措施探讨［J］.血栓与止血学,2021,27(3):503-505.

［37］丁凤琴.慢性子宫颈炎、盆腔炎的病因分析及护理措施［J］.中外女性健康研究,2020(5):86-87.

［38］彭照雯,赵文文,杨静,等.正念护理在三叉神经痛围术期中对疼痛与情绪的影响［J］.中国疼痛医学杂志,2020,26(7):516-521.

［39］刘冬晓.临床路径在风疹患者诊疗护理中的应用效果分析［J］.皮肤病与性病,2020,42(6):924-925.

［40］田美丽,黄俊婷,李朵朵,等.运动-心理-睡眠护理干预对食管癌患者生活质量及癌因性疲乏的影响［J］.中华现代护理杂志,2019,25(11):1409-1412.